Karin Dannecker (Hrsg.)

Internationale Perspektiven der Kunsttherapie

W0464226

Karin Dannecker (Hrsg.)

Internationale Perspektiven der Kunsttherapie

NAUSNER & NAUSNER | Verlag
Graz-Wien

Bibliografische Information Der Deutschen Bibliothek
Die Deutsche Bibliothek verzeichnet diese Publikation in der Deutschen Nationalbibliografie; detaillierte bibliografische Daten sind im Internet über http://dnb.ddb.de abrufbar.

Dannecker, Karin (Hrsg.):
Internationale Perspektiven der Kunsttherapie
Graz: Nausner & Nausner
ISBN 3-901402-32-2
Erste Auflage
© 2003 Verlag Nausner & Nausner,
A-8010 Graz, Leechgasse 56
http://www.nnv.at
Die Wiedergabe von Gebrauchsnamen, Handelsnamen, Warenbezeichnungen, Webadressen, Darstellungen usw. in diesem Buch berechtigt auch ohne besondere Kennzeichnung nicht zu der Annahme, dass solche Namen im Sinne der Warenzeichen- und Markenschutzgesetzgebung als frei zu betrachten wären und daher von jemandem benutzt werden dürften.
Produkthaftung: Sämtliche Angaben in diesem Fachbuch/wissenschaftlichen Werk/Essay erfolgen trotz sorgfältiger Bearbeitung und Kontrolle ohne Gewähr und sind stets als zu testende Hypothesen und mithin lediglich als begründete freie Meinungen zu verstehen.
Insbesondere Angaben über Dosierungsanweisungen, Applikationsformen, Hintergründe und strukturelle Zusammenhänge müssen vom jeweiligen Anwender im Einzelfall anhand anderer Literaturstellen und/oder anderer umfassender Tests auf ihre Richtigkeit überprüft werden. Eine Haftung des Autors oder des Verlages aus dem Inhalt dieses Werkes ist ausgeschlossen.
Alle Rechte vorbehalten
Lektorat: Sabine Spring
Umschlag: Iris Rampula
Druck: Druck- und Verlagshaus M. Theiss Ges.m.b.H., St. Stefan i. Lavanttal

Inhaltsverzeichnis

Die Autoren

Simone Alter-Muri

Dr. Simone Alter-Muri ist Begründerin, Leiterin und Associate Professorin des Studiengangs Kunsttherapie und Kunsterziehung am Springfield College in Massachusetts, USA. Seit mehr als zwanzig Jahren arbeitet sie als Kunsttherapeutin mit verschiedenen Patienten. Sie veröffentlichte Aufsätze und produzierte ein Video über verschiedenen Themen aus dem Gebiet der Kunsttherapie. Sie hält Vorträge und gibt Workshops auf nationalen und internationalen Konferenzen und ist aktiv in mehreren Fachorganisationen. Sie führt Forschungsprojekte durch, ist praktizierende Künstlerin und stellt ihre Bilder an vielen Orten aus.

Barbara Ball

erwarb ihren Ph.D. in Kunsttherapie an der New York University. Sie befasste sich dort mit Forschungsfragen in der Kunsttherapie und erarbeitete eine qualitative Studie des Prozesses in der Kunsttherapie. Sie hat unter anderem ein Kunsttherapieprojekt in einer Schule in New York geleitet und arbeitet derzeit mit schwer traumatisierten und emotional gestörten Jugendlichen. Sie hat als Lehrbeauftragte an der New York University und am Kolleg für Kunsttherapie Berlin mitgewirkt und unterrichtet an der Loyola Marymount University in Los Angeles.

Gerd Biermann

ist Professor der Medizin, Kinderarzt und Psychotherapeut, Autor und Herausgeber zahlreicher Aufsätze und Bücher wie *Kinder und Jugendliche – Entwicklungen, Entwicklungsstörungen – Entwicklungshilfen, 1985, S. Fischer, Frankfurt, Handbuch der Kinderpsychotherapie, Bd. V, 253, 1992, Reinhardt Verlag München, Kinder im Schulstreß, 1977, Reinhardt Verlag München, Das kranke Kind und seine Umwelt (Gerd und Renate Biermann)*. Zusammen mit seiner Frau arbeitete er weltweit mit traumatisierten Kindern in Krisengebieten.

Kate Charbonneau

ist Leiterin eines Programms *Youth in Advancement through Music and Art* in einer familientherapeutischen Einrichtung in Albany, New York. Sie arbeitete zuvor als Kunsttherapeutin in einem Zentrum für AIDS Kranke im *Living Through Art* Programm.

Ihre künstlerische Ausbildung absolvierte sie am Bard College und studierte Kunsttherapie an der New York University. Sie stellt ihre eigenen und die Bilder ihrer Patienten aus, gibt Workshops, hält Vorträge und ist Lehrbeauftragte an verschiedenen Universitäten.

Karin Dannecker

hat über Kunsttherapie promoviert (Dr. phil.) und ist Leiterin der Kunsttherapie Berlin, Kolleg für Weiterbildung und Forschung gGmbH. Nach dem Studium der Fächer Sonder- und Heilpädagogik, Diplompädagogik und Kunstpädagogik erwarb sie den Abschluss zur Kunsttherapeutin an der New York University. Sie unterrichtete Kunsttherapie am heilpädagogischen Seminar der Universität zu Köln und entwickelte an der Hochschule der Künste Berlin einen Studiengang Kunsttherapie. Sie ist Autorin von *Kunst, Symbol und Seele – Thesen zur Kunsttherapie* (1992/2000), Peter Lang, Frankfurt/M. und veröffentlichte zahlreiche Buch- und Zeitschriftenaufsätze. Sie arbeitet als Kunsttherapeutin in einer psychiatrischen Abteilung.

Esther Dreifuss-Kattan

besitzt den Ph.D (Doktortitel) in Kunsttherapie und in Psychoanalyse. Sie ist Mitglied des Southern California Psychoanalytic Institute und der University of California in Los Angeles in dem Fachbereich Bildende Kunst. 1989 veröffentlichte sie *Praxis der klinischen Kunsttherapie,* Verlag Hans Huber; und 1993 *Krebs, Kreativität und Selbst-Heilung,* Sachbuch Fischer sowie Analytic Press NJ (1990/94).

Martina Gmerek

ist staatlich geprüfte Grafik-Designerin (Hochschule der Künste Berlin), arbeitet als Künstlerin in den Bereichen Visuelle Kommunikation, Grafik, Design, Wirtschaftswerbung. Nach dem Studium der Diplompädagogik (Freie Universität Berlin) war sie in verschiedenen Institutionen tätig. Sie studierte anschließend Kunsttherapie in Berlin und New York und schloss dort mit dem MA ihr Studium ab. Bis heute arbeitet sie in einer Abteilung für inneren Medizin und Psychosomatik in Berlin.

Martha Haeseler

MA, ATR-BC, ist Kunsttherapeutin seit 1972. Sie arbeitet für das VA Connecticut Health Care System in einer Einrichtung für Langzeitpatienten; sie unterrichtet als Adjunct Professor an der New York University und hat eine eigene Praxis. Sie ist in der Ethik-Kommission der American Art Therapy Association und Mitherausgeberin von Art Therapy, Journal of the American Art Therapy Association. Sie veröffentlichte zahlreiche Beiträge zu Themen wie Kunsttherapie mit Jugendlichen, Ethik, Essstörungen, Gruppen, Außenseiter-Kunst und multikulturelle Aspekte.

Uwe Herrmann

studierte Kunsttherapie an der University of Hertfordshire, Sozialpädagogik an der FH Hagen und Freie Kunst an der FH Hannover. Den MA in Art Psychotherapy erwarb er am Goldsmiths College der Universität London mit einer Forschungsarbeit über die Rolle der Skulptur bei der Entwicklung von Körperbild und Ich-Strukturen in der Kunstpsychotherapie mit geburtsblinden Menschen. Er praktiziert Kunsttherapie mit blinden und hochgradig sehbehinderten Menschen in Hannover im Landesbildungszentrum für Blinde in Hannover und forscht im

Rahmen seiner Promotion am Goldsmiths College über Kunstpsychotherapie mit Blinden. Er hat vielfach Aufsätze zu diesem Thema veröffentlicht.

Edith Kramer

ist Malerin und Kunsttherapeutin und zählt zu den Pionierinnen der Kunsttherapie. Sie ist Adjunct Professorin an der New York University und an der George Washington University, Autorin dreier Bücher: *Art Therapy in a Children's Community (1958), Kunst als Therapie mit Kindern (1971, 1999),* Reinhardt Verlag, München und *Childhood and Art Therapy (1979),* Schocken Books, New York. Sie hat zahlreiche Beiträge in Büchern und Zeitschriften geschrieben, von denen die meisten im Jahr 2000 veröffentlicht wurden in *Art As Therapy – Collected Papers (herausgegeben von Lani Alaine Gerity)* Jessica Kingsley Publishers, London. Als Malerin stellt Edith Kramer weltweit aus. Sie lebt in New York, Wien und bei Salzburg.

Vera Müller

studierte nach ihrem Psychologiestudium Kunsttherapie an der New York University. Nach ihrer Rückkehr arbeitete sie zunächst als Kunsttherapeutin in einer Kinder- und jugendpsychiatrischen Beratungsstelle und dann auf einer Psychotherapiestation einer psychiatrischen Klinik. Anschließend machte sie sich als Therapeutin für Kinder- und Jugendliche in Berlin selbständig. Ihre Interessenschwerpunkte sind neben dem Körperbild die Themen Psychosomatik, Säuglingsforschung und die sogenannten projektiven Verfahren.

Leo Navratil

ist Professor für Psychiatrie und war bis 1986 an der Niederösterreichischen Landesnervenklinik Maria Gugging tätig. Er ist Entdecker und Förderer zahlreicher Künstler unter den chronisch kranken Patienten und gründete 1981 in Gugging das „Haus der Künstler", aus dem einige heute weltbekannte Künstler wie August Walla, Oswald Tschirtner und Johann Hauser hervorgingen. Er initiierte für diese Künstler Ausstellungen und ist Autor zahlreicher Publikationen, darunter *Schizophrenie und Sprache, Schizophrenie und Kunst (1976), dtv, München, Johann Hauser – Kunst aus Manie und Depression (1978), Rogner und Bernhard, München, Die Überlegenheit des Bären – Theorie der Kreativität (1995), Arcis Verlag, München. Die Gugginger Methode – Kunst in der Psychiatrie (1998), Gustav Fischer Verlag, Ulm. Manisch-depressiv – Zur Psychodynamik des Künstlers (1999), Christian Brandstätter Verlag, Wien.*

Heidrun Pupp

ist ausgebildet als Künstlerin (Wien), Kunsterzieherin (Bozen) Kunsttherapeutin bei Edith Kramer (New York), Kinder- und Jugendlichenpsychotherapeutin, psychoanalytische Teamsupervisorin und Organisationsberaterin (München).

Kunsttherapeutisch arbeitet sie mit autistischen und psychotischen, traumatisierten und verhaltensgestörten Kindern und Jugendlichen. Sie führt Kreativitätstraining mit Erwachsenen durch. Ihre wissenschaftlichen Arbeiten thematisieren die Symbolbildung; sie hat über ihre kunsttherapeutische Arbeit veröffentlicht und ist Gastdozentin an der Ludwig-Maximilian-Universität in München und zeigt ihre Bilder in Einzelausstellungen im In- und Ausland.

Shirley Riley

ist seit mehr als zwanzig Jahren praktizierende Kunsttherapeutin und Professorin für Kunsttherapie. 2001 erhielt sie die höchste Ehrung der American Art Therapy Association, die Honorary Life Membership. Sie veröffentlichte vier Bücher: *Integrative Approaches to Family Art Therapy (1994); mit C. Malchiodi: Supervision and Related Issues (1996); Group Processes Made Visible, Group Art Therapy (2001).* Sie hält national und international Vorträge.

Judith Rubin

Ph. D., ist als frei praktizierende Kunsttherapeutin und Psychoanalytikerin in Pittsburgh, Pennsylvania, tätig. Sie ist Clinical Assistant Professor für Psychiatrie an der Universität Pittsburgh, Faculty-by-Invitation am Pittsburgh Psychoanalytic Institute und Ehrenmitglied der American Art Therapy Association sowie Autorin mehrerer Grundlagenwerke zur Kunsttherapie: *Richtungen und Ansätze der Kunsttherapie (1991), Gerardi Verlag, Karlsruhe, Kunsttherapie als Kindertherapie (1993), Gerardi Verlag, Karlsruhe, The Art of Art Therapy (1984), Bruner und Mazel, New York, Art Therapy: An Introduction (1998), Bruner und Mazel, New York*

Elizabeth Stone

ist Leiterin der Kunsttherapie Schule Turin, Italien (Torino School of Art Therapy). Sie war Supervisorin an dem Institut de Perfectionnement in Lausanne, Schweiz., Assistenzprofessorin an der New York University im Graduate Art Therapy Program. Sie hat eine private Praxis in Noyarey, Frankreich, zuvor in New York City. Seit mehr als 20 Jahren ist sie praktizierende Kunsttherapeutin und Supervisorin, hält Vorträge und ist Autorin mehrerer Aufsätze über Kunsttherapie, Entwicklung und Objektbeziehungstheorie.

Diane Waller

ist Professorin am Goldsmiths College mit den weiteren Abschlüssen MA, ATC. Sie ist Diplom Gruppentherapeutin, Dr. phil., SRAst und leitet den Studiengang Kunstpsychotherapie am Goldsmiths College, Universität von London. Sie ist Vorsitzende des staatlichen Verbundes der künstlerischen Therapie des Council for Professions Allied to Medicine; Life President of the British Art Therapy Association. Als Autorin verfasste sie u.a.: *Becoming a Profession – The History of Art Therapy in Britain 1940-82, (1991), London, Routledge; Group Interactive Art Therapy (1993), London, Routledge; Towards a European Art Therapy (1998), Open University Press, Buckingham.* Außerdem schrieb sie zahlreiche Artikel und Buchbeiträge.

Laurie Wilson

war Professor of Art Therapy an der New York University und Leiterin des Studiengangs für Kunsttherapie. Ausgebildet wurde sie bei Margaret Naumburg und Edith Kramer und hat umfangreich über Kunsttherapie veröffentlicht. Als Kunsthistorikerin schrieb sie ein Buch über Louise Nevelson und verfertigte eine Monographie über Alberto Giacometti. Sie ist Mitglied und Absolventin des New York Psychoanalytic Institute am New York University Medical Center und hat eine eigene klinische Praxis in New York City.

Marion Wendlandt-Baumeister

ist Diplom Psychologin und hat Zusatzausbildungen in Gesprächspsychotherapie und psychoanalytischer Kunsttherapie. Sie arbeitet in Berlin als Psychologische Psychotherapeutin, Lehrtherapeutin sowie Supervisorin und leitet das Atelier Z/Atelier für Ausdrucksmalen. Sie ist Lehrbeauftragte in verschiedenen kunsttherapeutischen Ausbildungsinstituten und in der Fortbildung in psychosozialen Einrichtungen und Kliniken tätig. Ihre Arbeitsschwerpunkte sind Kunsttherapie mit Extremtraumatisierten und Kunsttherapie bei Kommunikations- und Sprechstörungen. Außerdem ist sie Mitherausgeberin der Zeitschrift *Kunst & Therapie.*

Vorwort

Die Ursprünge dieses Buches liegen weit zurück. Vor mehr als fünfundzwanzig Jahren begegnete mir während des Studiums der Kunst und der Sonderpädagogik ein Buch, das damals einen tiefen Eindruck bei mir und meinen Kommilitonen hinterließ. Es war Edith Kramers *Kunst als Therapie mit Kindern*, zuerst 1971 in den USA, dann 1975 in Deutschland erschienen. Wir fanden in diesem Werk wieder, was wir in unserer Arbeit mit schwierigen Kindern erlebten, die unter sogenannten „Verhaltensstörungen" und „Lernbehinderungen" litten. Während wir mit diesen Kindern malten und zeichneten, konnten wir beobachten, was Kramer so einleuchtend beschrieben und gleichsam für uns formuliert hatte. Die als „behindert" oder „gestört" geltenden Kinder schienen etwas zu erleben, das sie eine Zeit lang zufriedener und emotional stabiler werden ließ. Diese Erfahrungen im künstlerisch-kreativen Prozess schienen weit über die Lernziele hinauszugehen, die man uns im Studium beigebracht hatte. Das Buch von Edith Kramer gab uns einen Rahmen, der uns diese Vorgänge verstehen ließ: unter dem Begriff „Kunsttherapie" wurde er zusammengefasst. Ein neuer Beruf wurde vorgestellt, der aus zwei Bereichen hervorging, die wir schon selbst als praktizierende Künstler und in der Arbeit mit anderen Menschen erprobt und kennen gelernt hatten: der Kunst und dem Wissen über menschliche Entwicklung und ihre vielschichtigen Störungsmöglichkeiten.

Von Kramer erfuhren wir auch, dass es in der Kunsttherapie nicht nur darauf ankommt, eine wohlwollende Pädagogin und ein die Kunst liebender und künstlerisch aktiver Mensch zu sein, um Kindern und Erwachsenen eine therapeutisch hilfreiche und stimulierende Umgebung zu bieten. Es wurde deutlich, dass Kunsttherapeuten über viele und sehr unterschiedliche Dinge Bescheid wissen müssen, um ihren Beruf kompetent ausüben zu können. Kunsttherapie entsteht erst, wenn die hybride Verbindung von Kunst und Therapie zu einem neuen Dritten zusammengefügt werden kann.

Angeregt durch Kramers Buch suchte ich nach Wegen, diesen Beruf zu erlernen. Doch im deutschsprachigen Raum gab es Ende der siebziger Jahre nirgendwo Möglichkeiten einer Ausbildung, wie ich sie mir vorstellte. Nachforschungen ergaben, dass in den USA seit Jahrzehnten an mehreren Universitäten Kunsttherapie ein Studienfach war; ebenso existierte schon ein großer Berufsverband und ein weites Netzwerk klinisch tätiger Kunsttherapeuten. Ich hatte Glück und konnte mit Hilfe eines Stipendiums ein Studium in den USA beginnen. Mehr aus Zufall wies mir die Stipendienorganisation einen Studienplatz an der New Yorker Universität zu, an der auch Edith Kramer lehrte. Mit dem begeisterten Hineinwachsen in die Kunsttherapie wurde mir bewusst, dass ich von den langjährigen Erfahrungen eines Berufsfeldes profitierte, das es hierzulande noch nicht gab. Dies hat historische Gründe.

Der folgende kleine Einblick soll zur Klärung der häufig gestellten Frage dienen, weshalb die Etablierung der Kunsttherapie in den zentraleuropäischen Ländern mit etwa vierzig Jahren Verspätung im Vergleich zu den USA und England begonnen hat. Denn obwohl der Kunst auch auf dem europäischen Kontinent schon lange heilende Kräfte zugeschrieben wurden, musste die Zeit für eine gezielte therapeutische Anwendung hier erst heranreifen.

Zu den Wegbereitern und Vorläufern der Kunsttherapie in Europa zählen fortschrittliche Psychiater nach der Zeit der Aufklärung in der ersten Hälfte des 19. Jahrhunderts. Sie hatten bei einigen ihrer Patienten ein besonderes Bedürfnis nach visuellem Ausdruck beobachtet: die chronisch Kranken kritzelten, einem offensichtlich inneren Drang folgend, auf Papierfetzen, malten auf Wände, formten Figuren aus Brotkrumen und konstruierten bemerkenswerte Gebilde aus Draht und Metall. Die Ärzte richteten Malateliers ein und unterstützten die Patienten bei der Entfaltung ihrer künstlerischen Aktivitäten. Diese Psychiater waren die ersten, die ihre Beobachtungen über die künstlerischen Produktionen psychisch Kranker niederschrieben und sie diagnostisch einzuschätzen versuchten.

Andere gesellschaftliche und kulturelle Entwicklungen am Ende des 19. und des beginnenden 20. Jahrhunderts spielen für die Entstehung der Kunsttherapie eine ebenso wichtige Rolle: viele Menschen waren von der Industrialisierung und ihren Folgen enttäuscht und reagierten auf ihre Entfremdungsgefühle, indem sie sich dem inneren Leben des Unbewussten zuwandten. Aus dieser Tradition, die sich in der Romantik niederschlug, und den vielen damit einher gehenden gesellschaftlichen Veränderungen entsprangen die Ideen Freuds, Jungs und ihrer Nachfolger. Für die meisten Kunsttherapeuten sind ihre grundlegenden Konzepte noch heute bedeutsam, wenngleich sie auch in vielerlei Hinsicht erweitert und modifiziert wurden.

Parallel geschahen um die Jahrhundertwende in der modernen Kunst wichtige, bahnbrechende Entwicklungen: die Maler und Bildhauer des Expressionismus und Surrealismus zeigten wie keine Künstler zuvor, dass Wahrnehmung subjektiv und Realität nicht empirisch fassbar ist. Der Mensch trat als Individuum in die Kunst – seine Psyche konnte zum Gegenstand künstlerischer Auseinandersetzung werden.

Zur selben Zeit veränderte sich auch die Pädagogik. Fortschrittliche Lehrer und Erzieher richteten ihre Arbeit auf die Bedürfnisse des Kindes aus, eine kindzentrierte Pädagogik galt als beste Voraussetzung, um psychische und geistige Entwicklung zu fördern. Der Kunstunterricht orientierte sich an den Fähigkeiten der Kinder; er sollte für die Unzulänglichkeiten von Elternhaus und Umwelt durch die Betrachtung und Darstellung des Schönen und der Natur kompensatorisch wirken. Sinnliches Lernen wurde mindestens ebenso wichtig wie der Erwerb kognitiven Wissens.

Diese gesellschaftlich eminent einflussreichen Entwicklungen bereiteten in der ersten Hälfte des 20. Jahrhunderts in Europa einen fruchtbaren Boden, um die Relevanz von Kunst auch unter der Perspektive psychischer Gesundheit zu erforschen. Jedoch als die Grundlagen dafür geschaffen waren, verließen viele durch die Nationalsozialisten verfolgte Menschen Europa. Darunter waren zahlreiche

Ärzte, Psychoanalytiker, Lehrer, Künstler und Kunstwissenschaftler. Sie fürchteten um ihre Freiheit und um ihr Leben. Lange Zeit gab es deshalb hier keinen Raum für die Fortsetzung progressiver Entwicklungen.

Der Begriff *Kunsttherapie* tauchte Anfang der vierziger Jahre zum ersten Mal in den USA auf. Dort waren die Bedingungen für die Entwicklung neuer Ideen besser; die vor dem Krieg geflohenen Europäer waren froh, ihre Arbeit auf dem neuen Kontinent fortsetzen zu können.

In dieser Atmosphäre arbeitete Margaret Naumburg im Jahr 1942 mit schwer gestörten Kindern. Sie regte diese Kinder an, spontan zu zeichnen und zu malen und ihre Einfälle zu den Bildern assoziativ wiederzugeben; ihre Arbeit nannte sie *dynamically oriented art therapy*. Naumburg war Leiterin einer Schule, Psychologin und Künstlerin und hatte ihre Lehrer angewiesen, sich einer Psychoanalyse zu unterziehen. Später schrieb sie ihre Erfahrungen in ihrem ersten Buch *Studies of Free Art Expression of Behaviour Disturbed Children as a Means of Diagnosis and Therapy* (1947) nieder. Naumburg gilt als eine der Begründerinnen der Kunsttherapie. Einige Jahre später verfasste Edith Kramer ihr erstes Buch *Art Therapy in a Children's Community* (1958), in dem sie beschrieb, wie sie als Künstlerin mit Kindern in einer New Yorker Schule für schwer erziehbare Kinder arbeitete und dabei ihre Erfahrungen als Künstlerin und ihr Wissen über die Psychoanalyse zugrunde legte.

Andere Kunsttherapeuten, die ebenfalls als Pioniere gelten, folgten; Hanna Yaxa Kwiatkowska war ursprünglich Bildhauerin und entwickelte als erste die Kunsttherapie mit Familien; Janie Rhyne machte sich an der amerikanischen Westküste die Prinzipien der Gestalttherapeuten zu eigen und verstand Kunst als Weg, die allgemeinen Lebenserfahrungen zu vertiefen. Deshalb vermied sie den Begriff Therapie, als sie ihr Buch *The Gestalt Art Experience* (1973) nannte. Elinor Ulman gründete die erste Zeitschrift *Bulletin of Art Therapy* (1961), die heute unter der Bezeichnung *The American Journal of Art Therapy* zu den wichtigsten Fachzeitschriften zählt.

Nach den Pionierjahren der kunsttherapeutischen Praxis entstanden erste Ausbildungsinstitutionen. Bald wurden unter der Aufsicht der Berufsgesellschaft American Art Therapy Association die Ausbildungen an die Universitäten verlagert, um den akademischen Rahmen für einen wissenschaftlich fundierten Beruf zu schaffen und die Forschung institutionell verankern zu können.

Wie in den USA hatte die Kunsttherapie in Großbritannien in den vierziger Jahren ihre Anfänge genommen. Der Begriff „Art Therapy" wurde in England zum ersten Mal 1945 von dem Maler Adrian Hill angewandt, als er in einem Sanatorium als Patient, der seine Tuberkulose auskurieren musste, seine Mitpatienten zum Malen und Zeichnen anregte. Später setzte er die Kunst gezielt ein, um Patienten künstlerische Angebote zu machen, die ihren Krankheiten und ihren Bedürfnissen entsprachen. Damit war Hill einer der ersten, der sich Fragen nach der Indikation und Methode stellte. 1945 erschien sein Buch *Art Versus Illness*.

Marie Petri und Edward Adamson vertraten ähnliche Ansichten wie Hill und Kramer, indem sie wie diese die integrativen und heilenden Aspekte der Kunst nutzten, während Irene Chapernowe ihre Arbeit eher nach Naumburg ausrichtete und einen jungianischen Ansatz der Kunsttherapie in England entwickelte. Einen detaillierten Überblick über die Geschichte der Kunsttherapie in Großbritannien veröffentlichte Diane Waller 1991 in ihrem Buch *Becoming a Profession – The History of Art Therapy in Britain 1940-82*.

Mitte der achtziger Jahre wurden in den deutschsprachigen Ländern die ersten Schritte unternommen, die Kunsttherapie als ein neues Berufsfeld zu definieren. Einige private Schulen boten Kurse an, in einzelnen Studiengängen wie Kunst- oder Heilpädagogik konnte man Kunsttherapie als Studienschwerpunkt belegen. Künstler, Kunstpädagogen, Psychologen, Mediziner, Beschäftigungstherapeuten und andere verwandte Berufsgruppen zeigten großes Interesse, ihre Erfahrungen in konkreten Ausbildungen zu verankern. Mit Ausnahme Großbritanniens, wo die Kunsttherapie schon mehrere Jahrzehnte Fuß gefasst hatte, schien diese Entwicklung parallel in anderen Ländern Europas stattzufinden: in Österreich und in der Schweiz ebenso wie in Frankreich, in Italien und in den Niederlanden.

Wenn in diesem Buch von *internationalen Perspektiven* die Rede ist, ist vor allem das Blickfeld gemeint, das die Kunsttherapie einnimmt. Bis heute hat die deutschsprachige Kunsttherapie ihren Blickwinkel nicht weit über ihre Grenzen gerichtet. In bewusster Absicht wird deswegen an dieser Stelle der Begriff der *Perspektive* gebraucht. Seine mehrfache Bedeutung soll für dieses Buches genutzt werden: was er in der Kunst definiert, ist auch ein Schlüssel zum besseren Verstehen psychischer Wachstumsprozesse. Deshalb soll mit einem kurzen (Seiten-) Blick auf die Geschichte der *Perspektive* in der Kunst und Architektur begonnen werden. Denn dabei geht es um die Geschichte der erweiterten Raumdarstellung.

Es waren die Künstler der Renaissance, die mit der Entdeckung der perspektivischen Darstellung einem Raum Größe und Weite verleihen konnten, wie es zuvor nicht möglich gewesen war. Der Maler Filippo Brunelleschi soll um 1413 die Perspektive entwickelt haben, um auf seinen Gemälden die Proportionen seiner Heimatstadt Florenz wiedergeben zu können. Dazu konstruierte er einen Rahmen als Hilfe, um aus einer dreidimensionalen Szene ein zweidimensionales Bild erzeugen zu können. Bei der Darstellung von Architektur konnte mittels der perspektivischen Malerei die größte mögliche Raumtiefe erreicht werden. Durch die Perspektive rückte der Horizont weiter weg, das schuf Raum für Möglichkeiten.

Die unzähligen Gemälde der Renaissancemaler zeugen von ihrer Lust und Freude an dieser Entdeckung; nun konnten sie ihren eigenen und den Blick des Betrachters in große Weiten richten. Plötzlich gab es nicht nur eine einzige Dimension im Bild, sondern sie waren in der Lage, ein Drinnen und ein Draußen, ein Nah und Fern darzustellen.

Die Entwicklung der Perspektive konnte aber nicht ohne tiefgreifende Veränderungen in der Philosophie und Wissenschaft vor sich gehen. So beschreibt Panofski Parallelen zwischen der Geschichte der Raumdarstellung und der Evolution des abstrakten Denkens. Die Fähigkeit, vom Eigenen, Naheliegenden Abstand zu nehmen, führt zu vertiefter Fähigkeit, fremdes Wissen aufzunehmen.

Eine andere Beobachtung ist ebenfalls bemerkenswert: in der Renaissance fuhren die Seefahrer nicht mehr nur an ihrer eigenen Küste entlang, sondern steuerten ihre Schiffe weit über die bisherigen Sichtgrenzen hinaus. Deswegen konnten die großen Entdeckungen neuer Kontinente erst gemacht werden, als man die nahen Gewässer und den Horizont der Heimat verließ. Es war der Zeitpunkt für die Entwicklung der Perspektive in der Kunst gekommen.

Auch in der Entwicklung des Individuums durchläuft die Perspektive eine Geschichte. Kunsttherapeuten und Kunstpädagogen wissen, dass die Fähigkeit zu perspektivischer Darstellung beim Kind noch nicht vorhanden ist. Sie erwacht erst mit beginnender Adoleszenz, wenn das Kind dem Nukleus der Familie entschlüpft und als junger Erwachsener an den Herausforderungen der Welt, der Gesellschaft, Kultur und Politik teilnehmen will. Erst mit diesem entwicklungspsychologisch wichtigen Schritt ist der jugendliche Zeichner in der Lage, die Perspektive zu erfassen.

Die Kunsttherapie hat im deutschsprachigen Raum ihre Kindheit hinter sich. Als vor zehn, fünfzehn Jahren die ersten Ausbildungsstätten entstanden, war das Sammeln von Erfahrungen wichtig, das Ausprobieren, wie und wann die Kunst als Therapie verstanden und genutzt werden kann. In jedem Land ist die Kindheit der Kunsttherapie geprägt von intensiven und überzeugenden Erlebnissen. Auf unterschiedlichen Wegen führten sie zu der Erkenntnis, dass in der Kunst vielfältige Kräfte am Werk (!) sind, die für den Dienst am Menschen nutzbar gemacht werden können. Diese ersten Erfahrungen waren wichtig, um zu einer grundlegenden Identität zu finden. Die jeweiligen Bezugspunkte der theoretischen und praktischen Standorte lagen in der eigenen Vergangenheit als Künstler, als Psychotherapeuten oder als Pädagogen. Folglich haben sich viele Schulen gebildet, in denen aus subjektiven Erfahrungen das grundlegende Verständnis von Kunsttherapie erwachsen ist.

Mit diesen wichtigen frühen Erfahrungen ist es nun auch im deutschsprachigen Raum an der Zeit, in die Krise der Adoleszenz einzutreten. Das bedeutet, dass die Kunsttherapie es nicht versäumen darf, über Grenzen zu schauen und zu fragen, was die professionelle Welt sonst noch bietet. Eben das, was man in der Regel macht, wenn man heranwächst, die vertraute Umgebung verlassen kann, und sich mehr und mehr der Außenwelt zuwendet, um von anderen zu lernen und zu profitieren. Die temporären Krisen, die damit einhergehen, führen in der Regel wie in jedem Reifungsprozess zu einer Bereicherung des eigenen Wissens und des eigenen Könnens.

Spätestens im Jahre 1991, als in Deutschland das Forschungsgutachten von Grawe zu Fragen des Psychotherapeutengesetzes die Kunsttherapie als nicht bewährtes und fundiertes Therapieverfahren von einer gesetzlichen Verankerung ausgeschlossen hatte, war die Zeit des Erwachens angebrochen. Denn Grawe hatte einerseits Recht, bis dahin gab es im deutschen Sprachraum kaum Literatur, und es lagen keine Forschungsergebnisse vor. Doch hatte er andererseits vollkommen ignoriert, dass die Kunsttherapie nicht in Deutschland erfunden wurde, sondern in den USA und England schon eine lange Geschichte vorweisen konnte, die mit umfangreicher Literatur und Forschungsergebnissen ihre Wirksamkeit durchaus fundiert dokumentieren konnte.

Der geschichtliche Vorsprung der angelsächsischen Kunsttherapie sollte uns eigentlich sehr freuen. Wir können davon ausgehen, dass wir von „Internationalen Perspektiven" einen großen Zugewinn in der Entwicklung der Kunsttherapie haben werden. Wir können als Adoleszente von denjenigen lernen, die sich schon eine längere Weile in diesem Fach umgetan haben und in gewisser Hinsicht als erwachsen und erfahren gelten können. Der Blick nach draußen birgt neue Perspektiven; er hilft auch, dass man nicht anfängt, das Rad der Kunsttherapie neu zu erfinden. Vielmehr können wir davon profitieren, dass andere schon viel Arbeit geleistet haben und uns ihre Ergebnisse zur Verfügung stehen. Sie haben geforscht, die Praxis dokumentiert und in der Fachliteratur beschrieben. Nur – diese liegt größtenteils auf Englisch vor, und wenige Bücher wurden bisher übersetzt. Deswegen sollten Kunsttherapeuten in der Lage sein, ihren sprachlichen Horizont ebenso zu erweitern, wie es von Forschenden anderer Fächer mit wissenschaftlichen Ansprüchen heute erwartet wird. Je mehr Information und Wissen vorhanden sind, desto flexibler können neue Standpunkte eingenommen werden. Ein Wechsel der Perspektive gilt meistens auch als Quelle neuer Erkenntnisse.

Und wir können besser verstehen, was das Eigene und das Fremde ausmacht. Gibt es tatsächlich eine „deutsche" Kunsttherapie oder eine „englische", „amerikanische", „französische" oder „italienische"? Ich bezweifle, dass man diese Frage noch so stellt, wenn man genauer hinschaut. Der Austausch über Grenzen hinweg wird zu anderen, differenzierteren Fragen führen.

Dieses Buch möchte mit seinen Beiträgen neue Blickwinkel in der Kunsttherapie eröffnen. Die Autoren leben und arbeiten an verschiedenen Orten der Welt. Ihre jahrelange klinische Arbeit verbinden sie mit neuen Denkansätzen. Sie bauen ihr Wissen auf das der Pioniere und entwickeln daraus neue Ideen, die sie in der klinischen Arbeit mit Patienten und in der Forschung umsetzen. Ihre Vorträge, Aufsätze und Bücher prägen das Bild der Kunsttherapie in ihren jeweiligen Ländern.

Die Beiträge sind in drei Themenbereiche unterteilt. Unter den *Themen eines Berufsbildes* sind im ersten Teil vier Aspekte der Kunsttherapie beschrieben, die zwar allen Kunsttherapeuten gegenwärtig sind und zum Teil intensiv in den Fachgesellschaften diskutiert werden, jedoch liegt dazu bisher kaum Literatur vor.

Mit dem Thema Ethik in der Kunsttherapie setzte ich mich zu Beginn auseinander. Ethische Fragen bestimmen in der Kunsttherapie nicht nur die Beziehung zwischen Therapeut und Patient, sondern auch den Umgang mit der Theorie, der Kunst, die in der Praxis entsteht, und der Ausbildung. Ethische Haltungen setzen voraus, dass man sich ihrer Probleme bewusst ist. Ich versuche, einige Antworten auf viele noch offene Fragen zu geben.

Diane Waller gibt einen Überblick über die aktuellen Entwicklungen in den einzelnen europäischen Ländern und zeigt auf, dass die Spanne der beruflichen

Etablierung groß ist. Jedoch kann ihrer Einschätzung nach im Rahmen der europäischen politischen Integration auch die Kunsttherapie unter bestimmten Bedingungen zu einer größeren Vereinheitlichung und damit Etablierung gelangen.

Barbara Ball stellt eine qualitative Forschungsmethode vor, die an die neueren Erkenntnisse der Mikroprozessforschung angelehnt ist. Systematisch wird der kunsttherapeutische Prozess analysiert, indem Methoden der Forschung aus der Ethnologie und Soziologie angewandt werden, die das Potenzial der teilnehmenden Beobachtung nutzen, um Veränderungen in Interaktions- und Ausdrucksformen im therapeutischen Prozess zu dokumentieren und zu untersuchen.

Elizabeth Stone führt in das Thema Supervision in der Kunsttherapie ein. Während sie sich sowohl an Studenten als auch an Supervisoren richtet, vermittelt sie einen Einblick in theoretische Ansätze der Literatur und macht konkrete methodische Vorschläge zur Durchführung von Supervision. Sie stellt die ethischen Probleme dar, die in der Supervision auftauchen können. In zwei Anhängen gibt sie einen Leitfaden zum Schreiben von Therapieprotokollen und zum Vorbereiten einer Falldarstellung.

Der zweite Teil des Buches umfasst *interdisziplinäre Forschungen*. Die Tatsache, dass Kunsttherapie einerseits als eigenständiger Bereich gilt, andererseits jedoch nur existiert, weil verschiedene Disziplinen in ihr selbst zusammenwirken, veranlasst Kunsttherapeuten immer wieder, die Beziehungen zu diesen Disziplinen genauer zu untersuchen. Am nächsten liegen natürlich die Zusammenhänge von Kunst und Phänomenen der Psyche.

Edith Kramer legt in zwei Beiträgen dar, weshalb in der Kunsttherapie die Frage nach der künstlerischen Qualität eine große Rolle spielt. Zuerst richtet sie ihre Aufmerksamkeit auf die Tatsache, dass die Macht der Kunst, Aggression zu binden und daraus Neues entstehen zu lassen, zentral für therapeutisches Arbeiten ist. Doch um dies zu erreichen, müssen in der Kunsttherapie Bedingungen hergestellt werden, die dem Schaffen von Form Vorrang vor schnellen Ergebnissen geben. In ihrem zweiten Aufsatz formuliert sie die Kriterien, die Kunst von Kunsthandwerk und von Kitsch unterscheiden. Wenn in einem Werk innere Wahrheit und gute Qualität zusammengehören, erreicht es die formale Würde guter Kunst.

Judith Rubin führt das Bedürfnis zu kreativem Gestalten auf psycho-biologische Ursprünge zurück und plädiert dafür, die Erkenntnisse verschiedener Theoretiker zur psychischen, sensomotorischen und kognitiven Entwicklung in der Kunsttherapie zu beachten. Sie beschreibt die Wichtigkeit des therapeutischen Rahmens und begründet, weshalb der Zugang zu einem Bild vielfach determiniert sein muss, um seiner Bedeutung gerecht zu werden.

Simone Alter-Muri integriert Kunstgeschichte in einem speziellen Ansatz der Kunsttherapie. Sie nutzt Konzepte der Postmoderne, um einen dialogischen Prozess zwischen Patient und Kunst in Gang zu setzen. Den Vorteil erkennt sie in dem offenen System, das viele Formen von Realitäten anerkennt und verhindert, dass ein einziger theoretischer Ansatz dominieren kann.

Vera Müller untersucht die Wurzeln des Konzeptes „Körperbild", von der neurologischen Struktur des Körpers als physikalischem Objekt bis zum psychologischen Bewusstsein eines „Körperschemas", das als Spiegel der psychischen Entwicklung die Wahrnehmungs- und Symbolisierungsfähigkeit beeinflusst. Kunst trägt zur Stabilisierung und Integration des Körperbildes und damit des Selbst bei; in der Kunsttherapie wird der Gestaltungsprozess als ein Dialog mit dem eigenen, durch das projizierte Körperbild vermittelte Selbst verstanden.

Marion Wendlandt-Baumeister untersucht in ihrem Beitrag das Selbstbildnis bzw. das Selbstporträt und seine Bedeutung in der Kunsttherapie. Mit Blick auf einige bekannte Künstler beschreibt sie es als malende Suche nach sich selbst, als ein Medium der Identitätsbildung, das besonders hilfreich ist in Zeiten, in denen das Selbst gefährdet ist. Der Malprozess wirkt restaurativ auf verletzende und traumatisierende Erfahrungen; ebenso vermag das Bild die Angst vor der Fragmentierung zu bannen. Im Selbstbildnis ist der Malende zugleich anwesend und abwesend – es ist eine Chance, verlorene Selbstbilder wiederzufinden und neue zu entwerfen.

Esther Dreifuss-Kattan schreibt über Paul Klees letzte Schaffensperiode angesichts einer tödlichen Krankheit. Für Klee bedeutete die Kunst eine Alternative zur bedrohlichen äußeren Realität. Der Schaffensprozess erlaubte ihm, sich mit dem Universum eins zu fühlen, einen Dialog mit seinem inneren Leben zu führen und seine narzisstischen Verletzungen im Anblick des Todes zu heilen. Konzepte der Objektbeziehungstheoretiker helfen beim Verstehen der engen Zusammenhänge von Kreativität, Verlust, Trauer und Wiederherstellung.

Gerd Biermann legt dar, wie das Leiden von Kindern bei medizinischen Operationen und im heilpädagogischen Bereich durch Zeichnen und Malen gelindert werden kann. Außer den „Maltherapeuten" erhalten auch Ärzte und Heilpädagogen über die Bilder eines Kindes Hinweise über Störungen und Probleme. Der Blick auf die Geschichte des Zeichnens von Kindern, die durch medizinische Behandlungen traumatisiert sind, führt zum Plädoyer für eine enge Zusammenarbeit von Ärzten und Kunsttherapeuten.

Leo Navratil schildert in seinem Beitrag, wie er das künstlerische Talent vieler psychiatrischer Patienten entdeckte und stellt einige der zum Teil weltbekannten Künstler aus Gugging vor. Er führt die Wurzeln der als „Art Brut" bezeichneten Kunst dieser Menschen auf Prinzhorn und Dubuffet zurück und definiert seinen Begriff der „zustandsgebundenen Kunst".

Der dritte Teil des Buches bezieht sich auf *aktuelle Entwicklungen der klinischen Kunsttherapie*. Neue theoretische Ansätze aus der Psychotherapieforschung führen auch in der Praxis der Kunsttherapie zu veränderten Denkweisen. Welche Faktoren therapeutisch wirksam werden, hängt sehr davon ab, mit welchem Hintergrund in der Kunsttherapie gearbeitet wird. Neue Krankheitsbilder und Behandlungsfelder beeinflussen die klinische Arbeit. Von Kunsttherapeuten wird erwartet, dass sie sich an solche bisher nicht in ihrem Repertoire befindlichen Erfahrungsbereiche anpassen können. Sie sind vielleicht mehr als andere Professionen in der Lage, ihre Kreativität zu nutzen, um sich neue Praxisfelder anzueignen.

Uwe Herrmann legt seinem Beitrag die Beobachtung zugrunde, dass Kunsttherapie mit Behinderten im deutschen Sprachraum bisher kaum in der Literatur thematisiert wurde. Er recherchiert umfangreich die englische und amerikanische Literatur und stellt fest, wie das kognitive, sensorische, sozial-rehabilitative und ästhetische Potenzial der Kunsttherapie mit unterschiedlicher Gewichtung betont wurde. Andere Autoren haben die Rolle der Kunsttherapie bei der Förderung von sozialen Kontakten und Fähigkeiten betont, was besonders für Menschen wichtig scheint, die eine lange Zeit in Heimen und ähnlichen Institutionen verbringen. Jüngere Entwicklungen werden aufgezeigt, die das Profil von Kunsttherapie als Psychotherapie für Menschen mit einer geistigen Behinderung herausarbeiten.

Laurie Wilson geht davon aus, dass in jedem Ansatz von Kunsttherapie Konzepte der Psychoanalyse ihren Niederschlag finden. Zentral ist der Gedanke, dass Menschen grundsätzlich dazu neigen, innere verdrängte Gefühle nach außen auf andere Menschen oder auf Dinge zu projizieren. In der Kunsttherapie mit einem 12-jährigen Mädchen, das unter Angstattacken litt, schildert sie den Prozess und die Faktoren, die zum Erfolg der Therapie führten.

Kate Charbonneau beschreibt ein „Living Through Art" Programm in einer Einrichtung für HIV-Kranke und ihre Angehörigen. Die künstlerische Arbeit fokussierte drei Hauptthemen: das Malen und Zeichnen als Ausdruck für das Leben und die Verbundenheit mit der Natur und die Gefühle, die mit der tödlichen Infektion entstanden waren; der Lebensrückblick, der das Herstellen von Videos, Tagebüchern und Fotodokumentationen einschloss; das Nähen an einem Quilt, der für Zeremonien des Abschieds und der Erinnerung dienen sollte. In Tagebuchform werden einige der Patienten vorgestellt.

Martha Haeseler leitet mit einem Überblick über die Theorie der Essstörungen ihren Bericht über einen kunsttherapeutischen Prozess mit einer jungen Frau ein. Essstörungen sind in der Sicht der Objektbeziehungstheorie Ausdruck von Beziehungsstörungen, die oft in einem frühen Mutter-Kind-Konflikt angesiedelt sind. In der Kunsttherapie finden Menschen mit Essstörungen häufig einen Zugang zum genussvollen Umgang mit den Medien und können auf diese Weise negative internalisierte Erfahrungen in positive, das Selbst stärkende Erlebnisse umwandeln.

Martina Gmerek stellt Konzepte zur Behandlung von Angststörungen vor. Häufig legt man diesen Störungen die Angst vor dem Verlassenwerden zugrunde. Unter einer Angstneurose leidende Menschen wehren diese oft mit aggressiven Verhaltensweisen ab. Die Kunsttherapie als non-verbale Interaktionsform bietet zugleich Rückzugsmöglichkeit und Handlungspotenzial. Aggressive Impulse können mittels der künstlerischen Medien gefahrlos ausgelebt und in der Visualisierung weiter bearbeitet werden.

Shirley Riley entwickelt die in den 60er Jahren in den USA begonnene Kunsttherapie mit Familien weiter. Während anfangs die Familienkunsttherapie hauptsächlich zur diagnostischen Erfassung und Exploration des Familiensystems diente, hat sie sich heute zu einer eigenen Behandlungsmodalität entwickelt. Ihr Beitrag beschreibt den Prozess der Familienkunsttherapie, die Diagnostik und Behandlung. Dabei bringt das künstlerische Gestalten nicht nur die konflikthafte Dynamik einer Familie zum Ausdruck, sondern gibt auch Hinweise auf die Stärken und die Anknüpfungspunkte für Veränderungen.

Heidrun Pupp geht der Frage nach, wodurch ein echter schöpferischer Prozess gekennzeichnet ist, inwiefern er tatsächlich therapeutisch wirkt und aus welchem Grund.

In der Geschichte eines fünfjährigen Mädchens schildert sie, wie das schwer gestörte Kind seine Erfahrungen in einfachen Formen symbolisieren und unmittelbar auf positive Beziehungserfahrungen mit differenzierteren Ausdrucksformen reagieren kann. Es wird deutlich, dass schon im kleinen Kind das Bedürfnis vorhanden ist, konkrete Erfahrung in einen größeren Sinnzusammenhang zu stellen. Das ist das Wesen des schöpferischen Prozesses.

Karin Dannecker

Danksagung

Ein solches Buch könnte nicht entstehen, wenn nicht viele Menschen sich dafür engagieren und ihre Kompetenzen und Arbeitskraft dafür einsetzen würden. Deshalb möchte ich an dieser Stelle all jenen danken, die sich auf die eine oder andere Weise daran beteiligt haben.

Der erste Dank gilt den Autoren, ohne die diese Idee zum Buch nicht hätte realisiert werden können. Bei allen fand ich unmittelbar eine große Bereitschaft, einen Beitrag zu schreiben und dafür aus dem Fundus ihres Wissens und ihrer Erfahrungen zu schöpfen. Der Gedanke hat alle beflügelt, für eine breite Leserschaft über die eigenen Sprachgrenzen hinaus einige ihrer Überlegungen und Erfahrungen in der Kunsttherapie niederzuschreiben. Ich danke auch für ihre Geduld, auf dem langen Weg bis zur Herausgabe zu warten. Danken möchte ich in diesem Zusammenhang all jenen Patienten und Institutionen, die ihr Einverständnis gaben, ihre Geschichte und ihre Bilder zu verwenden. Ohne ihre Zustimmung könnte die Kunsttherapie nicht wirklich beschrieben und erforscht werden.

Frau Kathi Ratz von der Parkklinik Weissensee möchte ich danken für die technische Bearbeitung der Texte und Bilder. Ohne ihre besonderen Fähigkeiten, den Computer und seine Programme in optimaler Weise zu nutzen, hätten die sehr verschiedenen Versionen von Schriften und Dateien nie eine gemeinsame Struktur gefunden.

Ein großer Dank gebührt Frau Margot Müller, die alle Texte der englisch sprachigen Autoren übersetzt hat. Mit unendlicher Sorgfalt recherchierte sie Inhalte und Fachsprache, um die Übersetzung professionell und verständlich zu machen.

Frau Sabine Spring danke ich sehr für ihre gründliche Arbeit als Lektorin. Sprachliche und formale Holprigkeiten und Fehler fand sie mit geübtem Auge.

Danken möchte ich Sonja Süß, die meinen eigenen Beitrag Korrektur gelesen hat und dabei wertvolle Hinweise geben konnte.

Ebenfalls danken möchte ich Herrn Nausner und seinem Verlag, der zum ersten Mal in seinem Programm ein Buch zum Thema Kunsttherapie aufgenommen hat. Ich hoffe, dass er dies als Beginn einer Reihe mit weiteren Publikationen betrachten kann. Herrn Eigner vom Verlag danke ich besonders für die konstruktive Zusammenarbeit.

Großer Dank gebührt der Park-Klinik Weissensee in Berlin für ihre großzügige finanzielle Unterstützung bei der Herstellung des Buches. Als Sponsorin nimmt sie eine wahre mütterliche Funktion für ihre Tochtergesellschaft Kunsttherapie Berlin – Kolleg für Weiterbildung und Forschung ein, deren Leitung ich seit der Gründung im Jahr 2000 übernommen habe.

Doch den größten Dank möchte ich meinem Mann Rudolf Schwarz aussprechen, der es hingenommen hat, dass ich auch zu Hause am Schreibtisch sehr viele Stunden für dieses Buch verwandt habe. Seine Geduld war mir dabei fortwährend eine unschätzbare Hilfe.

Karin Dannecker

Themen eines neuen Berufsbildes

Karin Dannecker

Die Wirksamkeit der Werte – Ethik in der Kunsttherapie

„Ethik ist etwas für Leute, die nicht wissen, was sich gehört!" Mit diesen harsch klingenden Worten definiert der Psychiater Klaus Dörner[1] einen Begriff, der im Alltag häufig mit Einengung und Kontrolle assoziiert wird und einen eher negativen Beigeschmack hervorruft. Für viele scheinen die Begriffe Ethik ebenso wie Moral antiquiert zu sein, verbunden mit Vorstellungen, dass spontanes Handeln verhindert und das Vergnügen der Menschen durch Verbote unterbunden werden soll.[2]

Aber die zentrale Frage „Was gehört sich?" ist eine zutiefst menschliche. Denn sie berührt vor allem das System der Werte, die sich der Mensch im Laufe seines Lebens angeeignet hat. In der psychischen Entwicklung des Kindes beginnt die Auseinandersetzung mit Moral und Werten zu jener Zeit, wenn sich das Gewissen oder das Über-Ich unter dem Einfluss der Eltern zu formen beginnt. Die Erziehung soll Kindern vermitteln, warum sie etwas tun oder nicht tun dürfen. Deshalb kommt Erziehung nicht ohne ein Minimum an rationaler Begründung aus. Im „Warum?" des kleinen Kindes erkennt Simon den ersten Schritt zu einer ethischen Haltung, „denn Ethik beginnt dort, wo moralische Normen nicht mehr fraglos hingenommen werden, sondern nach rationalen Begründungen für menschliches Handeln gesucht wird."[3]

Seit jeher hat dieses Thema Vertreter vieler Disziplinen wie Philosophen, Theologen und seit Freud auch Psychoanalytiker und Psychotherapeuten zur Formulierung ihrer Auffassungen veranlasst. Werte bestimmen, wie wir die Welt sehen, wie wir unser Handeln ausrichten und unsere Beziehung zu anderen Menschen gestalten. Werte nehmen Einfluss darauf, wie wir über andere Menschen urteilen und wie wir sie wahrnehmen. Anders als im Leben der Tiere, denen die Natur vorgibt, das Richtige zur rechten Zeit zu tun, muss der Mensch sich permanent mit dem Problem auseinander setzen, wie er was wann tut. Dabei betrifft dies neben der Natur und Umwelt vor allem den Umgang der Menschen miteinander. Der gesellschaftliche Bedarf nach Ethik wächst, was in den Diskussionen um die Gentechnik in der letzten Zeit besonders deutlich zutage getreten ist. Es geht um Formen des Verhaltens, das man in Begriffen von „gut" und „böse" oder „richtig" oder „falsch" einordnen kann.

---

1 Klaus Dörner (1998), *Ethische Diskurse in der Psychiatrie – Eine autobiographische Untersuchung*

2 vgl. Renate Hutterer-Krisch (1996), *Zum Verhältnis von Ethik und Psychotherapie"*, S. 17

3 Alfred Simon (1996), *Grundbegriffe der Ethik*

Wie man ethisches Handeln umsetzt, ist jedoch immer eine Sache des Standpunktes: So wird unterschieden zwischen *ethischem Egoismus,* wenn der Handelnde nur den eigenen Nutzen im Auge hat, und dem *Utilitarismus,* wenn es ihm um die Maximierung des Guten bzw. um die Minimierung des Schlechten in der Welt geht.[4] Simon verweist auf den *kategorischen Imperativ* Immanuel Kants, der den Menschen in seiner Philosophie der Aufklärung kategorisch, d.h. nicht nur unter bestimmten Bedingungen, auffordert, sein Handeln nach der Vernunft auszurichten: „Handle nur nach derjenigen Maxime, durch die du zugleich wollen kannst, dass sie ein allgemeines Gesetz werde." Simon geht davon aus, dass Ethik in dem Versuch besteht, systematische Kriterien zu entwickeln, nach denen sich moralische Probleme in möglichst rationaler Weise bewältigen lassen. Wenn jedoch dies nicht geschieht und die menschliche Vernunft außer Kraft gesetzt ist und schläft, drohen ungeheure Mächte die Kontrolle zu übernehmen, wie uns Kants künstlerischer Zeitgenosse Goya in seinen „Capriccios" gezeigt hat. Irrationales, impulsives Handeln steht demzufolge einer echten ethischen Haltung entgegen.

Die nächste zentrale Frage der Ethik schließt sich also an: „Was soll ich tun? Als die grundlegende ethische Antwort gilt das allgemein bekannte Prinzip: „Was du nicht willst, das man dir tu', das füg' auch keinem and'ren zu!". Erich Fromm hat als Vertreter einer „humanistischen Ethik" darauf hingewiesen, dass man auch mit der gleichen Berechtigung sagen kann „Was du anderen antust, das tust du auch dir selber an."[5] Wenn wir den anderen in seinem Wachstum, seinen Eigenheiten und Vorstellungen behindern oder verletzen, können wir auch unser eigenes Leben nicht wirklich wert schätzen. Für Fromm gehört die Achtung vor dem eigenen und dem fremden Leben zu den Bedingungen für psychische Gesundheit.

Ohne es so zu nennen, umschreibt er ein zentrales Konzept, das nicht nur das allgemein menschliche Zusammenleben bestimmen soll, sondern auch in jeder Art therapeutischer Beziehung vorkommt. In dieser Vorstellung geht man davon aus, dass in der Beziehung zwischen Patient und Therapeut Kräfte am Werk sind, die nicht nur auf die Bedürfnisse und Werte des Patienten, sondern auch auf die des Therapeuten ausgerichtet sind. Aus dieser Sicht ist das Handeln eines Therapeuten vielfältig motiviert. Kognitiv konstruierte Prämissen, also jenes Wissen, das der Therapeut bewusst anwenden kann, kommen im therapeutischen Prozess ebenso zur Wirkung wie unbewusste Prinzipien, die er nicht unmittelbar steuern kann.

Aus diesem Blickwinkel unterscheidet man wissenschaftliche und ethische Grundlagen. In der Wissenschaft werden beschreibende und nachprüfbare Wahrheiten gefordert, während in der Ethik etwas vorgeschrieben wird und nach Rechtfertigung verlangt. Normalerweise sind in allen Bereichen, jedoch besonders in der Psychotherapie, die Grenzen verwischt.[6] Holmes begründet diesen kompli-

---

4 Alfred Simon (1996), a.a.O., S. 7

5 Erich Fromm (1985) *Psychoanalyse und Ethik,* S. 174

6 Jeremy Holmes (1999), Values in Psychotherapy; in: W. Tress/M. Langenbach, Ethik in der Psychotherapie, Göttingen, S. 131

zierten Sachverhalt mit dem Diktum Freuds, dass das Ziel der Psychotherapie darin besteht, Wahrheit zu finden, aber nicht *die* Wahrheit.

Freud verstand sich selbst als Wissenschaftler, und die subjektiven Werte des Therapeuten erschienen ihm inkompatibel mit der Wissenschaft. Ihm ging es um die Werte und Wahrheiten, die der Patient in seinem Leben entwickelt hatte.

Heute herrscht unter den meisten Psychotherapeuten Einigkeit darüber, dass das Wertesystem des Therapeuten einen großen Einfluss auf den therapeutischen Prozess ausübt. Vielmehr hängt sogar sein Erfolg davon ab, ob er sich dessen bewusst ist.

Man geht davon aus, dass es in der Therapie wie im Alltag kein Nicht-Handeln gibt; selbst wenn der Therapeut etwas unterlässt, fällt er eine Entscheidung zum Handeln in Passivität. Womit er sich auseinandersetzen muss, sind die Fragen nach den jeweiligen Folgen.[7] In jeder Situation wählt er zwischen verschiedenen Möglichkeiten, die er kontinuierlich bewertet und zur Grundlage seiner Entscheidungen macht.

Die Erkenntnis, dass alle Interventionen und Reaktionen auf den Patienten ihren Ursprung im Wertesystem des Therapeuten haben, hat dazu geführt, dass in der Psychotherapie Ethik und Technik als unmittelbar miteinander verbunden gelten. Der Psychoanalytiker Etchegoyen beschreibt diesen Zusammenhang mit der psychoanalytischen Therapie folgendermaßen: „Man kann sogar sagen, dass Ethik einen Teil der Technik darstellt, oder mit anderen Worten, dass es die ethischen Wurzeln sind, die den technischen Normen der Psychoanalyse Sinn und Kohärenz verleihen. Ethik ist in die wissenschaftliche Theorie der Psychoanalyse nicht als einfaches moralisches Bestreben, sondern als Notwendigkeit ihrer Praxis integriert. Ein ethischer Fehler in der Psychoanalyse führt unerbittlich zu einem technischen Fehler, weil ihre Prinzipien, speziell diejenigen, die das Setting strukturieren, sich auf die ethischen Konzepte von Gleichheit, Achtung und Wahrheitssuche gründen. Eine Trennung zwischen Theorie und Praxis ist in der Psychoanalyse doppelt bedauernswert, weil sie unser Arbeitsinstrument ruiniert. In anderen Disziplinen ist es bis zu einem gewissen Grad möglich, Beruf und Persönlichkeit getrennt voneinander zu halten, aber für den Psychoanalytiker geht das nicht."[8] Die Schlussfolgerung aus dieser These lautet: von einem Psychotherapeuten erwartet man mehr als von einem anderen Menschen im Alltag, dass er in der Verantwortung und Verpflichtung zu ethischem Verhalten gegenüber seinen Patienten steht.

Alle diese Überlegungen betreffen auch Kunsttherapeuten. Auch sie befinden sich in ihrer Arbeit beständig in Situationen, die klare ethische Haltungen und Entscheidungsfähigkeit erfordern. Im Umgang mit Patienten stützen sie sich so-

---

[7] vgl. Renate Hutterer-Krisch (1996) *Fragen der Ethik*; in diess., u.a.. *Psychotherapie als Wissenschaft – Fragen der Ethik*, Wien, S.214

[8] Etchegoyen bei Niklaas Treuerniet (1996) *Über eine Ethik der psychoanalytischen Technik*; in: Psyche, H. 1 S. 1-2

wohl auf Konzepte, die sie gelernt haben, als auch auf ihre ganz eigenen persönlichen Systeme von Werten und Normen, die sie sich im Laufe ihres Lebens angeeignet haben. Normen werden als Grenzen verstanden, die vor allem Schutzfunktion haben, Werte beziehen sich vor allem auf den Inhalt, der durch die Normen geschützt werden soll. Daraus schließt Treuerniet, dass Normen eine einschränkende Bedeutung haben: „Was darf ich nicht?" – Werte dagegen eine erweiternde Bedeutung: „Was ist zu wünschen?"[9]

Solche Fragen begleiten Kunsttherapeuten fortlaufend in ihrer Arbeit. Die enge Verflechtung von therapeutischer Technik und Ethik gilt auch für sie: jeder Reaktion, Handlung und Intervention liegen ethische Vorstellungen zugrunde. Auch Kunsttherapeuten müssen sich mit der Forderung auseinander setzen, ihr Handeln mit vernünftigen, das heißt rational nachvollziehbaren Argumenten begründen zu können.

Doch im Vergleich mit anderen verbal orientierten Therapien sind Kunsttherapeuten einem weitaus komplexeren Spektrum an ethischen Fragen verpflichtet. Denn ein Kunsttherapeut[10] muss sich nicht nur zum Patienten verhalten und eine professionelle Beziehung mit ihm gestalten können, sondern er muss auch mit der künstlerischen Arbeit umgehen, die im Rahmen dieser Beziehung entsteht. Sowohl der Patient als auch die Kunst fordern seine Verantwortung und seinen Respekt. Auf beide muss er reagieren und Einfluss nehmen. Diese zentrale ethische Haltung in der Kunsttherapie beruht auf der Annahme, dass über den Umgang mit der Kunst des Patienten dem Patienten selbst etwas „angetan" werden soll, das ihm gut tut und ihm Nutzen bringt.

Weil die Kunst in der Beziehung eine wesentliche Rolle spielt, drehen sich also die zusätzlichen ethischen Fragen um die Erfahrungen und die Wertesysteme, die ein Kunsttherapeut im Laufe seines Lebens mit der Kunst entwickelt hat.

Eine weitere Tatsache in der Kunsttherapie macht die Formulierung einer Ethik zusätzlich schwierig: das zur Zeit herrschende Berufsbild ist gekennzeichnet von einem Pluralismus an Ansätzen, die bisher kaum die gemeinsame Grundlage formulieren konnten. Wie von anderen Psychotherapieschulen berichtet wird, scheint auch in der Kunsttherapie die Diskussion um die Werte und Erkenntnisse, auf die die jeweilige Ausrichtung ihre Theorie und Praxis aufbaut, eher beiläufig und „in der Regel im Reich des ‚chronisch Unausgesprochenen' angesiedelt zu sein."[11] Bis heute gibt es in der deutschen Literatur zur Kunsttherapie keine Diskussion ethischer Fragen, seien es solche, die die Rolle der Kunst angehen, oder die Technik der Beziehung, Ausbildung, Supervision usw.

---

9 Nikolaas Treuerniet (1996) a.a.O., S. 2

10 Der besseren Lesbarkeit halber verwende ich im Text die männliche Form; gemeint sind immer beide Geschlechter; dies gilt auch für andere Nennungen von Personengruppen wie „der Patient".

11 vgl. Gerhard Stemberger (1996) *Menschliche Werte und Psychotherapie;* in Hutterer-Krisch, a.a.O., S. 62

In diesem Text können selbstredend nicht alle ethischen Fragen und Probleme zu prinzipiellen Wertvorstellungen in der Kunsttherapie angesprochen, geschweige denn gelöst werden. Dennoch soll den Lesern vermittelt werden, dass Ethik in der Kunsttherapie in jeder Hinsicht und in jeder Situation als Thema präsent ist. Eine Anregung und Hilfe zur weiteren Erforschung dieses noch relativ wenig diskutierten Bereiches sollen auch die Hinweise auf die Literatur sein. Auch einige der Beiträge dieses Bandes sind unter ethischen Gesichtspunkten der Kunsttherapie zu lesen. Die Forschung im Bereich der Psychotherapie hat mittlerweile einige Bücher und Aufsätze zum Thema Ethik hervorgebracht, bei spezifisch kunsttherapeutischer Literatur wird auf die vorhandenen englischen Aufsätze Bezug genommen.

Ausbildung und Ethik

Der bewusste Umgang mit den professionellen Werten, die der Kunsttherapeut vertritt, ist die wichtigste Voraussetzung, um den Beruf kompetent und verantwortungsbewusst ausüben zu können. Die Ausbildung in der Kunsttherapie ist wie in anderen therapeutischen Berufen die Zeit, in der die wichtigsten Normen und Werte für die Arbeit in der Praxis vermittelt werden – mit anderen Worten, welche Regeln für die Beziehung zwischen Patient und Therapeut gelten sollen und wie der Umgang des Kunsttherapeuten mit der in dieser Beziehung entstehenden Kunst sein soll. Diese Ziele der Ausbildung sind der wichtigste Teil des gesamten Konstrukts, in denen theoretisches Verständnis und praktisches Handeln verflochten werden. Deshalb darf kein Weg daran vorbei führen, die Verantwortung einer bewussten Auseinandersetzung mit den ethischen Implikationen der jeweiligen theoretischen und der Praxis entstammenden Standpunkte zu übernehmen. Sie beeinflussen den Kunsttherapeuten, wenn er seine Aufgaben und Ziele formuliert und in der Arbeit mit dem Patienten umsetzt. Sie wirken sich auf das Ergebnis der Therapie aus.

Daraus folgt, dass mangelnde theoretische Basis ebenso leicht zu unethischem Verhalten führt wie mangelnde Praxis. Dörner hat darauf verwiesen, dass die Verbindung von Wissen und die Orientierung für das subjektiv als „gut" empfundene Handeln schon in dem Begriff des Gewissens gefunden werden kann: das Gewissen wird als „Mit-Wissen" (con-scientia, englisch/französisch: con-science) mit einem anderen oder einem höheren Wissen verstanden. Aus diesem Grund empfiehlt er ständige Fortbildung und Aktualisierung des Wissens.[12]

Wissenschaftliches Wissen gehört zu dem ethischen „Muss" in der Kunsttherapie. Mit ihm erwachsen Verpflichtungen ebenso wie Gefahren. So fordern Klimkowsky und seine Mitarbeiter zu größter Wachsamkeit bei der Anwendung von Wissen auf und weisen darauf hin, dass Nicht-Wissen mit gefährlichen Konsequenzen verbunden ist: Wenn man dem Patienten die Bedeutung seines Leidens

[12] Klaus Dörner (2001) Der gute Arzt, Stuttgart, S. 11

verständlich macht, gilt dasselbe wie für den Umgang mit den Dämonen: man darf sie nicht wecken, wenn man nicht weiß, wie mit ihnen umzugehen ist. Und wenn wir wissen, wie man mit ihnen umgeht, wäre es ethisch falsch, dies nicht zu tun.[13]

Aneignung und Anwendung von Wissen trägt unmittelbar zur Erleichterung der Praxis bei, denn „nichts ist praktischer als eine gute Theorie". Schon Freud zog aus dem Zusammentreffen von Theorie und Praxis den Lohn der therapeutischen Arbeit: „In der Psychoanalyse bestand von Anfang an ein Junktim zwischen Heilen und Forschen, die Erkenntnis brachte den Erfolg, man konnte nicht behandeln, ohne etwas Neues zu erfahren, man gewann keine Aufklärung, ohne ihre wohltätige Wirkung zu erleben....Diese Aussicht war der vornehmste, erfreulichste Zug der analytischen Arbeit..."[14]

Aber Theorie ist nur dann sinnvoll, wenn sie hilft, die Phänomene, mit denen sie sich beschäftigt, auf eine Art und Weise zu verstehen, die uns in die Lage versetzt, besser zu arbeiten.[15] Das heißt nach Rubin, dass das Lernen oder Entwickeln einer Theorie über Persönlichkeitsentwicklung, Psychotherapie oder Kreativität, ohne sie tatsächlich in realen Lebenssituationen anzuwenden, weder ihre Bedeutung noch ihre Auswirkungen erfassen kann.

Deswegen wird eine gute Ausbildung den Studenten parallele Lernerfahrungen ermöglichen: Einerseits sollen sie Gelerntes aus theoretischen Seminaren in der Arbeit mit Patienten üben, überprüfen oder modifizieren können, und andererseits sollen sie Erlebnisse und Beobachtungen aus den praktischen klinischen Erfahrungen in den Seminaren und der Supervision reflektieren lernen.

Aus Mangel an Praxiserfahrungen oder weil die Struktur einer Ausbildung erst nach langen theoretischen Einführungen klinische Praktika vorsieht, wird manchmal über den Weg des Rollenspiels und Rollentausches in der Ausbildung die Situation mit dem Patienten geübt. Dies kann nur sehr begrenzt sinnvoll sein, teilweise um sich in die Rolle des Patienten besser einfühlen zu können, teilweise um die Rolle des Therapeuten ohne die möglichen Folgen für den Patienten auszuprobieren. Aber die Wirklichkeit der therapeutischen Begegnung ist in der tatsächlichen Praxis mit ganz anderen Erfahrungen verbunden, die die fiktive Situation nicht bereit stellen kann.

Die enge Verschränkung von Theorie und Praxis ist die Grundlage für wirkungsvolle Lernprozesse. Dies zeigt auch eine vor kurzer Zeit durchgeführte Untersuchung, bei der u.a. nach Mängeln der Ausbildung gefragt wurde: der schwie-

---

[13] Klimkowsky, Gregorio, Dupetit, Susanna, Zysman, Samuel (1995), *Ethical and unethical Conduct in Psychoanalysis. Correlations between Logic, Ethics and Science*; in: Int. Journ. of Psycho-Analysis 76, S. 981

[14] Sigmund Freud (1927), Nachwort zur *„Frage der Laienanalyse"*, Bd. XIV, S. 293/294

[15] Judith Rubin (1984) *The Art of Art therapy*, S. 191-192

rige Praxistransfer war das gravierendste Kriterium, das die in ihrem Beruf noch jungen Kunsttherapeuten dabei beklagten.[16]

Aber es sind nicht nur theoretische Kenntnisse, die Kunsttherapeuten in die Praxis mitbringen müssen. Bevor sie mit Patienten arbeiten, müssen sie die Kunst kennen – und nicht nur aus der Position des Wertschätzenden und Galeriebesuchers, sondern als praktizierende Künstler. Ein Kunsttherapeut muss auf eine tiefgehende und persönliche Weise erfahren haben, was es heißt, mit kreativen Medien zu arbeiten – das Schmerzhafte genauso wie die Freude, die Anspannung ebenso wie die Befreiung.[17] Aus der eigenen künstlerischen Praxis können die wichtigsten Eigenschaften eines kreativ denkenden Menschen erwachsen wie Offenheit, Flexibilität, Originalität, die Fähigkeit, Risiken einzugehen, Toleranz für Ambiguität und die Fähigkeit, Fantasien zuzulassen und ihnen Form zu verleihen.

Wissen um künstlerisches Material, kreative Prozesse und künstlerische Werke ist die wichtigste Quelle, aus der ein Kunsttherapeut schöpft. In der Ausbildung lernt er, dieses Wissen mit den Kenntnissen über Therapie zu verbinden.

Die Lehrenden in der Kunsttherapie: Vor-Bilder ethischen Lernens

Die wichtigsten Personen in der Ausbildung, die das Wissens- und Wertesystem der zukünftigen Kunsttherapeuten formen, sind ihre Lehrer und Mentoren. Ihre Standpunkte, die von ihnen gelehrten Ansätze und ihre Persönlichkeiten dienen dem Studenten als Modell für seine professionelle Identität. Dabei sollte ein Minimum an Übereinstimmung vorhanden sein mit seinen bisherigen Erfahrungen und Vorstellungen zu den Lerninhalten und den Lehrerpersönlichkeiten, die seinen weiteren Werdegang prägen werden. Gibt es zu viele Diskrepanzen zwischen Lehrern und Schülern über die „Lehrmeinungen", muss zu viel Energie aufgewandt werden, um Diskussionen über die Unterschiede zu führen, anstatt den Lernprozess nutzen zu können, um zu neuen Erkenntnissen zu gelangen.

Aus diesem Grund sollte ein Student, der sich über Ausbildungsmöglichkeiten informiert, auch seinen Blick darauf richten, ob eine Schule zu ihm passt. Umgekehrt bedeutet das für eine Ausbildungsinstitution, dass sie sich ihre Bewerber sorgfältig im Hinblick auf ihre eigenen Kriterien für die Ausbildung und Lernziele auswählt. Institutionen, die wenig Wert auf akademische Vorbildung oder Arbeitserfahrungen in psychosozialen Bereichen legen oder keine umfangreiche künstlerische Vorerfahrung von den Bewerbern verlangen, setzen andere Standards in diesen Bereichen als solche, die ihre Zulassung auf anderem Niveau ansiedeln.

---

16 Zundek, K.; Petzold, H. (1999) *Feldexploration, Professionalisierung, Qualitätsentwicklung und Forschung im Bereich der künstlerischen Therapie*; in: Kunst und Therapie, Zeitschrift für Theorie und Praxis künstlerischer Therapieformen 1 / 2, S. 165

17 vgl. Judith Rubin (1984), a.a.O., S. 70

Die jeweilige Haltung und die entsprechenden Ansprüche wirken sich auf die Inhalte und Zielsetzungen aus. Deswegen gehören Transparenz der Studienbedingungen und Studieninhalte zu den ethischen Verpflichtungen jeder Institution, die eine Ausbildung anbietet.

Jedoch sollte Offenheit noch aus anderen Gründen erwartet werden können: Die bis heute ausstehende Standardisierung der beruflichen Bildung von Kunsttherapeuten in Deutschland und der demzufolge nicht bestehende gesetzliche Schutz der Berufsbezeichnung hat ohne die angemessene Kontrolle zu verschiedensten Formen der Weiterbildung und Berufspraxis geführt. Unter ethischen Aspekten sind oft Zweifel oder explizite Kritik angebracht. Dazu gehört auch, dass sich nicht wenige als Kunsttherapeuten bezeichnen, ohne jemals irgendeine Art von entsprechender Ausbildung gemacht zu haben.

So lange es keine deutlich objektiven Kriterien gibt, die mit dem modernen Begriff der Qualitätssicherung gekennzeichnet werden können, wird es nicht zur geforderten Transparenz des Berufsbildes kommen. Statt dessen drohen die von Riedel-Singer aufgezeigten Gefahren, die aus einem nicht geregelten Beruf erwachsen, wie z.B. Mythenbildungen in den einzelnen Schulen, Unterwerfungen unter ein „Gurutum", Schaffung von Abhängigkeiten, Abgrenzungen zu anderen Ansätzen, usw.[18]

Die Qualität einer Ausbildung hängt eng mit den Erfahrungen und dem Wissen ihrer Lehrer zusammen. Fast selbstverständlich sollte man von der Erwartung ausgehen können, dass sie die Grundlagen für ihren Unterricht und ihre theoretischen Standpunkte aus vorausgegangenen Ausbildungen und klinischen Erfahrungen beziehen. Von Dewey wissen wir, dass Erziehung auf die „ständige Rekonstruktion von Erfahrung" angewiesen ist. Dies bedarf eines sorgfältigen Lernarrangements, um schließlich gemeinsam mit dem Lernenden Handlungsprozesse auszulösen, schließt Buer aus dem Diktum Deweys.[19]

Heute noch gibt es Studiengänge und Weiterbildungen, in denen die Lehrenden nie oder nur in sehr geringem Maß mit Patienten kunsttherapeutisch gearbeitet haben. Aus der Perspektive einer ethisch motivierten Ausbildung stellt sich die Frage, ob tatsächlich den Studenten gegenüber zu vertreten ist, dass die Vermittlung und Entwicklung der von jedem Kunsttherapeuten geforderten Handlungskompetenz geschehen soll, ohne diese selbst in der Praxis genügend erprobt zu haben. Die Theorie der Kunsttherapie, die man aus der Lektüre von Büchern gewinnen kann, führt ohne umfangreiche eigene Praxis leicht zu starrer Wissensvermittlung. Dieser Mangel hat zur Folge, dass das angebotene Wissen schnell erschöpft ist, weil es die wichtigen Aspekte einer therapeutischen Beziehung mitsamt ihren emotionalen und komplexen, ja oft widersprüchlichen und uneindeu-

---

18 vgl. Renate Riedler-Singer (1996) *Einander gelten lassen,* in: R. Hutterer-Krisch (Hrsg.) *Fragen der Ethik in der Psychotherapie,* Wien, S. 201

19 Ferdinand Buer (2000) *Supervision als Ort moral-philosophischer Besinnung;* in: Supervision H 4, S. 9

tigen Reaktionen nicht zu erfassen und zu thematisieren vermag. Auch vom Lehrenden kann erwartet werden, dass er in der auf die Praxis zielenden Ausbildung in ständiger Wechselbeziehung mit Theorie, Praxis und Unterricht steht.

Ein anderer wichtiger ethischer Grundsatz sollte jeden Lehrenden begleiten: Er sollte sich seiner großen Macht bewusst sein, die Entwicklung der therapeutischen Werte und Normen der Studenten zu beeinflussen. Das fängt bei der Auswahl der Unterrichtsinhalte aus unzähligen Ansätzen und Wegen der Vermittlung an. Für welche Lerninhalte und Methoden er sich auch entscheidet, immer wirken sie sich darauf aus, in welche Richtungen die Studenten zu denken und zu arbeiten lernen, wie sie ihren Blick auf die Menschen und ihre Beziehungen richten. Wie Hutterer-Krisch sagt, wird mit dem Menschenbild einer Psychotherapiemethode eine bestimmte Perspektive eingeführt, unter der die Wirklichkeit des Menschen gesehen wird.[20]

In der Kunsttherapie existiert analog zum Menschenbild ein „Kunstbild". Den Antworten auf die Frage, was an der Kunst therapeutisch wirkt, liegen Haltungen, Wissen und Erfahrungen mit der Kunst zugrunde. Sie spiegeln, welche Rolle ein Kunsttherapeut dem künstlerischen Prozess und dem künstlerischen Werk zuordnet.

In diesem in höchstem Maß subjektiven Bereich, wenn sichtbar Symbolisches entsteht, spielen unzählige, oft nicht bewusste, jedoch bewusstseinsfähige Werthaltungen eine folgenreiche Rolle.

Folgende Fragen zur Kunst könnten zum Beispiel unter ethischen Aspekten diskutiert werden: vertritt ein Lehrer die Meinung, dass bestimmte Farben mit bestimmten psychischen Wirkungen verbunden sind? Lehrt er, dass ein Bild Träger von unbewussten Botschaften ist, die dem Patienten bewusst gemacht und verbal bearbeitet werden müssen, um psychische Veränderungen zu bewirken? Oder geht er davon aus, dass der künstlerische Prozess an sich und die künstlerischen Interventionen des Therapeuten die gleiche Wirkung haben können? Werden visuelle Formen der Patienten mit den Ausdrucksweisen von Künstlern der Moderne verglichen und diskutiert? Welche Konzepte nutzt er, um den Erfolg oder das Misslingen einer therapeutischen Intervention zu begründen? Unter welchen Aspekten werden die künstlerischen Materialien verstanden? Welche Rolle spielt das Kunstwerk eines Patienten – zur Feststellung pathologischer Befunde oder auch als Spiegel von Fähigkeiten und Stärken? Wird der Sprachgebrauch in der Kunsttherapie reflektiert? Bringt der Lehrer dem Studenten Respekt vor den Bildern und Skulpturen der Patienten bei? Achtet er auf Datenschutz? Welche Wege der Diagnostik werden angewandt?

Ethisches Verhalten in der Lehre bedeutet zu reflektieren, was für den Studenten gut ist und was den bestmöglichen Beitrag zu dessen ethischem Verhalten im Umgang mit Patienten leisten kann. Das erfordert vom Lehrer, seine Position immer wieder neu zu überdenken. Denn sie kann Verlockungen mit sich bringen, die

---

20 Hutterer-Krisch (1996) *Fragen der Ethik*, a.a.O., S. 279

einer offenen, die Studenten fördernden Entwicklung entgegenstehen. Es sei dem Lehrenden anzuraten, so Riedel-Singer, sich einer permanenten Selbstreflexion über Narzissmus, Dominanzstreben, Machtstreben und Geltungssucht zu unterziehen, denn nur zu verlockend sei die Versuchung, sich im Kreise der Schüler beweihräuchern zu lassen.[21]

Die Rolle der Lehrenden in der Kunsttherapie war bisher kaum Gegenstand ethischer Diskussionen. Mögliche ethischen Probleme zeigen sich dabei eher versteckt. Sie können nur vermieden werden, wenn jeder Lehrende das eigene Selbstverständnis immer wieder kritischer Überprüfung unterzieht. Oft betrifft dies zugleich diejenigen, die das Berufsbild nach außen hin vertreten und zu seiner Etablierung beitragen sollen. Dementsprechend hoch sollten sie ihre ethische Verantwortung einschätzen.

Andere Probleme, die eindeutig zu ethischen Fehlern gezählt werden, finden dagegen viel unmittelbarer Eingang in die Ethikdiskussion. So gilt es fast unbestritten als unethisch, wenn der Lehrer die Ebenen der Beziehung mit Studenten vermischt, wenn er private Beziehungen mit materieller oder sexueller Abhängigkeit eingeht. Auf diese Problemfelder der Ethik, die als duale Beziehungen bezeichnet werden, wird die Aufmerksamkeit schneller gelenkt, da sie denjenigen ethischen Prinzipien ähnlich sind, die für die Beziehung zwischen Kunsttherapeut und Patient gelten, wie im folgenden Abschnitt gezeigt wird.

Ethische Aspekte der Beziehung in der Kunsttherapie

Wenn sich Menschen an uns wenden oder sie zu uns geschickt werden, damit wir ihnen helfen, ist allein durch diese Tatsache eine Konstellation hergestellt, die durch Ungleichheit gekennzeichnet ist. Die Asymmetrie der Beziehung ist ein Wesensmerkmal der Therapie. Der Therapeut soll jemand sein, dem der Patient Vertrauen entgegen bringen kann, wenn er sich dort zeigt, wo sein Ich schwach ist. In dieser Beziehung sind die Fähigkeiten des Patienten blockiert, seine Freiheit, Entscheidungen zu treffen, die gut und nützlich für ihn sind, eingeschränkt. Mit seinem Gang zum Therapeuten erwartet er, dass dieser seine professionelle Kompetenz nutzt, um ihm zu helfen. Damit besteht ein „legitimes Herrschaftsverhältnis" zwischen Therapeut und Patient mit dem Zweck der Wiedererlangung der psychischen Gesundheit des Patienten.[22] Grundlage dieser Beziehung ist das Übereinkommen, dass in dieser Beziehung eine Situation entstehen kann, bei der sich der Therapeut „als inniger Vertrauter, der sich in der Privatsphäre des Klienten Platz schafft", zur Verfügung stellt.[23]

---

21 Riedler-Singer (1996), a.a.O., S. 202

22 Jörg Frommer und Sabine Frommer (1999) *Psychotherapie als Beruf*; in: W. Tress, M. Langenbach, *Ethik in der Psychotherapie*, S. 60

23 Frommer und Frommer, a.a.O., S. 63

Doch die Intimität der Beziehung und die dadurch entstehende Übertragung birgt Risiken, die dem Patienten Schaden bringen und den Therapeuten moralisch in Konflikte führen können. In der Kunsttherapie wird das „Risiko" durch die Kunst erhöht, denn der Kunsttherapeut nutzt sie bewusst als Objekt der Übertragung.[24]

Ein essentielles ethisches Prinzip ist das der Nicht-Schädigung: es verbietet, anderen Schaden an Leib, Leben oder Eigentum zuzufügen; in der Psychotherapie zählt auch jede Art seelischer Schaden,[25] in der Kunsttherapie der Schaden am künstlerischen Werk bzw. am künstlerischen Prozess dazu.

Die weiteren ethischen Prinzipien wie das der Fürsorge, der Autonomie und der Gleichheit werden allgemein in der Praxis der Psychotherapie genauso übereinstimmend akzeptiert. In der Kunsttherapie kommen der Respekt und die Sorge für das Werk des Patienten hinzu. Worüber jedoch Dissens besteht, ist die Gewichtung dieser Prinzipien und Werte und welche Auswirkungen sich im Einzelfall daraus ergeben.[26]

Ethisch begründete Technik in der Kunsttherapie

Wir gehen davon aus, dass theoretisches Wissen dazu dient, dass ein Kunsttherapeut sein Handeln und Verhalten im Hinblick auf seine therapeutischen Zielsetzung begründen kann. Das heißt, er ist in der Lage zu reflektieren, weshalb er diese oder jene Intervention gemacht hat. Sein ganzes Wissen über den Patienten, seine Problematik und seinen Lebenskontext, fließen in seine Handlungen und Haltungen ebenso mit ein wie seine Erfahrungen, die er bisher mit dem Patienten während der Kunsttherapie gesammelt hat.

Aus der Verpflichtung für eine ethisch motivierte Technik soll er argumentieren können, weshalb er an dieser Stelle eine neue Farbe angeboten hat, mit dem Patienten über sein Bild gesprochen oder ein zerrissenes Bild wieder zusammengeklebt hat. Mit „Technik" ist in der Kunsttherapie deshalb nur zu einem Teil die künstlerische Technik gemeint. Sie umfasst die Teilnahme des Therapeuten am gesamten Prozess, welche Sprache und Worte er benutzt, die Fragen, die er stellt, die Kommentare, die er gibt, sein gestisches Verhalten, seine Wahl der Kleidung und sein Aussehen. Wie für alle anderen Formen der Psychotherapie gilt für die Kunsttherapie, dass Ethik und Technik unmittelbar miteinander verwoben sind.

Am Beispiel der Sprache wird deutlich, welche besondere Macht Kunsttherapeuten mit dem Gebrauch von Worten in der Kunsttherapie ausüben, wenn sie sich nicht nur auf den Patienten, sondern auch auf die Kunst bezieht: Wie wir

---

24 Karin Dannecker (1997) *Übertragung und Gegenübertragung in der Kunsttherapie*, Psychotherapie Forum, Vol. 5/1

25 Leonore Kottje-Birnbacher und Dieter Birnbacher (1999) *Ethik in der Psychotherapie;* in: W. Tress/M. Langenbach (Hrsg.) *Ethik in der Psychotherapie*, a.a.O., S. 36

26 Kottje-Birnbacher und Birnbacher (1999), a.a.O., S. 37

mit dem Patienten sprechen, über sein Bild, den künstlerischen Prozess wirkt sich auf die Wahrnehmung des Patienten aus und beeinflusst dementsprechend seine Entwicklung. Durch unseren Kommentar oder unsere Beschreibung einer Skulptur wird der Patient sein Werk mit anderen Augen sehen. Er wird es anders wahrnehmen und empfinden und anders darüber denken. Wenn wir im therapeutischen Rahmen über Kunst sprechen betreiben wir Vermittlungsarbeit zwischen sichtbarer und verbaler Kommunikation der Patienten, den diagnostischen Kategorien und Sprachformen eines Settings, dem Vokabular der Kunstwelt und der Terminologie der Kunsttherapie. Wir müssen die Notwendigkeit zu einem reflektierten, auf Information, Objektivität und Erfahrung basierenden Sprachgebrauch erkennen und solche Worte benutzen, die für den Patienten in der Kunsttherapie hilfreich sind.[27]

Technik und die Ethik der Grenzen

Das besondere kunsttherapeutische Setting ist zugleich der therapeutische Rahmen, damit die für die Therapie notwendigen Grenzen gesetzt und eingehalten werden können. Ein klar definiertes Setting schafft die Bedingungen für eine auf Vertrauen und Sicherheit begründete Beziehung. Obwohl dies einleuchtend und selbstverständlich erscheint, halten viele Psychotherapeuten die in der Therapie möglichen Grenzüberschreitungen für die schwierigsten ethischen Themen. Oft wird das explizite Fehlverhalten bei sexuellem Kontakt in der Therapeuten-Patienten-Beziehung genannt, was jedoch manchmal sogar als Abwehr verstanden wird, damit tiefer liegende und ebenso folgenreiche Überschreitungen von Grenzen nicht thematisiert werden. Williams nennt verschiedene Bereiche, in denen solche Grenzüberschreitungen des Therapeuten vorkommen und führt Beispiele an: seine Rolle (zusammenhängend mit den Kompetenzen), die Zeit (wird sie eingehalten, wie vereinbart?), Ort und Raum (eignet sich der Ort für Kunsttherapie?), Geld (Rechnungsstellung, akzeptiert man einen Tauschhandel?), Kleidung (ist sie angemessen oder verführerisch oder bedrohlich?), Sprache (wie spricht man den Patienten an? Was erzählt man von sich selbst?), physischer Kontakt (umarmt der Kunsttherapeut den Patienten, etwa, um sich selbst wohl zu fühlen?).

Williams fügt eine Liste mit Fragen hinzu, die in einer Untersuchung gezeigt hatten, dass die meisten Therapeuten sich ihrer problematischen Natur nicht bewusst gewesen waren: Machen Sie für den Patienten eine Ausnahme, wenn Sie befürchten, dass er oder sie extrem wütend oder selbstzerstörerisch wird? Berühren Sie Ihre Patienten? Gehen Sie Aktivitäten mit Patienten ein, die zum Betrug einer dritten Instanz wie z.B. der Versicherung führen können? Sind Sie nach der

---

[27] siehe z.B. Karin Dannecker (1997) *Die Worte in der Kunsttherapie*, in: Ch. Zwieauer, Edith Kramer, *Malerin zwischen den Welten*, S. 98-112;
Susan Spaniol (1994) *The Power of Language in the Art Therapeutic Relationship;* Art Therapy, Journal of the American Art Therapy Association, Vol. 11, Heft 4, S. 266-270

Beendigung der Therapie eine persönlich Beziehung mit Patienten eingegangen? Meinen Sie, dass Sie persönliche Befriedigung erhalten können, wenn Sie dem Patienten zu Ruhm oder ungewöhnlichem Erfolg verhelfen? Enthüllen Sie sensationelle Aspekte des Lebens Ihres Patienten anderen gegenüber, selbst wenn Sie seine Identität verschweigen?[28] Die kompliziertesten Probleme werden von Williams jedoch in den dualen Beziehungen gesehen, wenn der Umgang mit Patienten (oder auch Studenten, Supervisanden, Teilnehmern von Forschungsprojekten) dazu führt, dass die Objektivität und professionelle Handlungsfähigkeit der Therapeuten beeinträchtigt und das Gegenüber verletzt oder ausgenutzt wird.

Zu einem klar umrissenen therapeutischen Rahmen gehören Aspekte, die in jeder psychodynamisch orientierten Psychotherapie relevant sind. Jede Therapie basiert darauf, dass eine besondere Art von Beziehung entsteht. Die Kenntnis der Konzepte von Übertragung und Gegenübertragung und die Einsicht, dass für eine effektive Therapie eine Übereinkunft zur kontinuierlichen Zusammenarbeit zwischen Therapeut und Patient zustande kommen muss, sind zentrale Bedingungen, um den Rahmen der Beziehung professionell gestalten zu können.

Ursachen für schwere Behandlungsfehler in der therapeutischen Technik sieht der Psychoanalytiker Greenson im Nicht-Erkennen von Übertragungsentwicklungen oder unerkannte Gegenübertragungsreaktionen, die zu chronischer Fehleinschätzung des Patienten führen. Deswegen rät er, ein Arbeitsbündnis zu etablieren, bei dem der Therapeut seine eigenen Gefühle unterordnet und seine Reaktionen zurückhält, die dem therapeutischen Prozess schädlich sein könnten.[29] Auch Unvertrautheit mit der Kultur eines Menschen können nach Greenson zu ethischen Problemen führen, wenn der Therapeut davon ausgeht, dass er es für selbstverständlich hält, dass er sich in die fremdartigsten Patienten einfühlen kann.[30]

In der Kunsttherapie hat die von allen Kunsttherapeuten akzeptierte These, dass sich die Beziehung durch das Hinzukommen von Kunst verändert, zu der Einsicht geführt, dass die Konzepte zur Übertragung und Gegenübertragung erweitert verstanden werden müssen.[31] Nicht die Beziehung zwischen Therapeut und Patienten steht im Mittelpunkt wie in der verbalen psychodynamisch orientierten Psychotherapie, sondern der Fokus ist auf die künstlerischen Materialien, die Schaffensprozesse und die Werke gerichtet. Deshalb ziehen sie alle die Merkmale der Mechanismen von Übertragung und Gegenübertragung auf sich. Diese Veränderung bewirkt, dass der Kunsttherapeut die Übertragungsentwicklungen, die im künstlerischen Prozess stattfinden, erkennen muss, um entsprechend rea-

---

28 Katherine Williams (1995), in: G. Agell, R. Goodman, K. Williams, *The professional Relationship: Ethics;* in: American Journal of Art Therapy, Vol 33, May, S. 99-109

29 Ralph Greenson (1973/ 2000) *Technik und Praxis der Psychoanalyse*

30 Ralph Greenson (1973/ 2000), a.a.O., S. 355-362

31 vgl. Karin Dannecker (1997) a.a.O.

gieren zu können. Übersieht er solche auf das künstlerische Werk gerichteten Übertragungsmomente, kann dies zu schwierigen Folgen führen.

Zur fortlaufenden Evaluierung der therapeutischen Prozesse gehört jedoch auch eine kontinuierliche Selbstüberprüfung des Kunsttherapeuten. In genauer Selbstbeobachtung muss er versuchen, sich seiner eigenen Gefühle und Erfahrungen bewusst zu werden, die in der therapeutischen Situation in ihm angerührt werden. Und das betrifft natürlich auch die Kunst und die Medien. Wählt der Patient ein Material, das der Therapeut nicht mag oder ablehnt, oder zeichnet dieser in einem Stil, der dem Therapeuten nicht liegt, kann er – wenn er sich dessen nicht bewusst ist – unwillkürlich auch eine ablehnende oder entwertende Haltung dem Patienten gegenüber einnehmen. Auch die Unkenntnis eines Materials kann dazu führen, dass der Kunsttherapeut dies nicht in sein Angebot an künstlerischen Medien mit einbezieht, obwohl es möglicherweise am besten geeignet wäre, um den kreativen Absichten des Patienten zu entsprechen. Die Autonomie des Patienten würde auf diese Weise gravierende Einschränkungen erfahren, weil er sich das ihm entsprechende Material nicht aussuchen und damit arbeiten könnte; er könnte sich nicht wirklich frei entscheiden. Nicht-Erkennen von Gegenübertragung, die in der Kunsttherapie auch im Bereich der Kunst geschehen kann, führt zugleich zu technischen und ethischen Fehlern.

Wie Greenson von Unvertrautheit mit der Kultur eines Patienten spricht, die zu Problemen führen kann, gibt es in der Kunsttherapie eine Unvertrautheit mit dem ästhetischen Hintergrund mancher Menschen. Ihr Verständnis von Kunst und ihre Erfahrungen in der Welt der Kunst unterscheidet sich nicht selten gänzlich von denen des Kunsttherapeuten. Viele Patienten haben sich noch nie bewusst mit den Themen der großen Kunst auseinandergesetzt, und sie waren noch nie im Museum oder in einer Galerie. Ihre ästhetische Biographie verweist auf eine ganz andere Kultur mit Bildern und Skulpturen: möglicherweise haben sie zu Hause Bilder aufgehängt oder Gegenstände ins Regal oder die Vitrine gestellt, die der Kunsttherapeut als Kitsch bezeichnen würde. Aber diese Bilderwelt identifiziert der Patient mit „Kunst", an ihr orientiert er sich. Mit solchen Differenzen der „Bilderwelten" muss der Kunsttherapeut rechnen und auch genügend Respekt für die Andersartigkeit der Sehweisen aufbringen.

Aus einem weiteren Grund kann „fremde" Kunst den Kunsttherapeuten in Schwierigkeiten bringen: Wenn er einen Patienten aus einer Kultur behandelt, deren Sitten und Bedeutungen von kulturellen Gegenständen und Symbolen ihm unbekannt sind. Zum Beispiel wirkt sich das im Islam aus religiösen Gründen vorherrschende Abbildungsverbot von Menschen und Tieren so aus, dass viel häufiger Ornamente und Arabesken in visuellen Darstellungen gebraucht werden als in der westlichen Kunst. Weiß der Kunsttherapeut das nicht, kann er in den Zeichnungen eines islamisch-religiösen Patienten das Auftauchen von vielen Ornamenten fälschlicherweise als Zeichen von Abwehr werten. Auch weitere Beispiele können zur Illustration von künstlerisch-symbolischen Fehleinschätzungen dienen: wenn ein Patient aus China einen Drachen darstellt, wird ein nicht-informierter

Kunsttherapeut dies möglicherweise als Ausdruck von Aggression verstehen, während der Drache in dieser Kultur als Glücksbringer gilt und deshalb ganz andere Bedeutung erlangen kann. In unserem Teil der Erde wird die Darstellung der Sonne schnell mit Wachstum und Freude in Verbindung gebracht. Ein Wüstenbewohner dagegen nimmt die Sonne eher als etwas Lebensbedrohliches wahr, gegen das man sich schützen muss. Entsprechend kann eine Sonne in seinem Bild eine Bedeutung erhalten, die im Gegensatz zur Wahrnehmung eines Europäers steht.

Hier sehen wir Greenson's Erkenntnis bestätigt, dass sowohl die Werte des Therapeuten als auch das Verständnis des kulturellen Hintergrundes in einem bestimmten Ausmaß mit denen des Patienten übereinstimmen müssen; solche Übereinstimmung ist ein Faktor, der zum Gelingen oder Misslingen einer Therapie beiträgt.[32]

Die Ethik der Interaktion

Wie wir bisher immer wieder gesehen haben, gehört zu den Hauptaufgaben des Kunsttherapeuten die permanente Reflexion; ohne sie bewegt er sich leicht auf der Ebene des Irrationalen oder nicht Nachvollziehbaren. Die Gefahr liegt auf der Hand, dass unreflektierte Haltungen und Handlungen gegenüber dem Patienten von subjektiven Interessen und Erfahrungen geleitet werden, anstatt mit Blick auf ein therapeutisches Ziel, das den ethischen Grundprinzipien folgt.

Nun haben jedoch die neueren Ansätze der Psychotherapieforschung gezeigt, dass nicht jede Handlung nur von kognitivem Wissen und Erkenntnissen geleitet werden kann. Denn auf rein rational erlerntem Wissen beruhende therapeutische Interventionen werden leicht starr und richten sich nach äußeren Einsichten, während sie an traumatische Erfahrungen in emotionale, oft in vorsprachliche Zeiten weisende Bereiche nicht heranreichen. Denn reales Aufeinander-Bezogen-Sein entsteht erst im Handeln.

In der Kunsttherapie wird nicht selten beobachtet, dass Kunsttherapeuten ihre Rolle primär darin sehen, eine freundliche, akzeptierende Atmosphäre herzustellen, wohlwollend Material zur Verfügung zu stellen und das Geschehen mit Worten zu kommentieren. In einer solchen Beschränkung auf wenige Aktivitäten wird jedoch eine Trennung in der Beziehung aufrecht erhalten, die einerseits den Therapeuten in einer distanzierten Position belässt, während sich andererseits der Patient aktiv schaffend exponiert. Doch zum therapeutisch entscheidenden Moment werden erst die Interventionen des Kunsttherapeuten: denn tiefgreifende emotionale Veränderungen geschehen, wenn sich der Therapeut vom Patienten in die Rollenzuweisungen mit einbeziehen lässt[33], und der Kunsttherapeut zum Teil der „Inszenierung" wird. Im Hinblick auf diese notwendige „Intersubjektivität" ver-

[32] siehe Greenson (2000), a.a.O.

[33] vgl. Jörg Frommer, Sabine Frommer (1999) *Psychotherapie als Beruf*; in: W. Tress/ M. Langenbach, a.a.O., S. 54

lässt er seinen Platz am Rande immer wieder und „kommt dazwischen“: Er wird aktiv, oft ist die Intervention eine künstlerische, manchmal besteht sie auch nur aus Worten oder Gesten.

Das hat zur Folge, dass der Therapeut fähig sein muss, im Prozess teilweise seine Souveränität, alles leiten und zielgerichtet steuern zu können, aufzugeben und sich auf ein temporäres Nicht-Wissen einzulassen. Das Unbekannte, Noch-nicht-Geformte gehört in jeder Beziehung dazu; Kreativität baut auf diese Prinzipien auf. In der Chaosforschung wird dafür plädiert, das Unscharfe, Ungenaue, Unverstehbare als Größe so lange wie möglich zu erhalten, in der Gewissheit, dass sich an dieser Grenze zum Chaos die dazu gehörige Ordnung – allerdings unvorhersehbar – entwickeln wird.[34]

Im Grunde sollten Kunsttherapeuten besonders dazu geeignet sein, dem Patienten mit der größtmöglichen Offenheit zu begegnen. Denn genau dazu fordert die Kunst heraus: im Umgang mit Farbe oder Ton eine Zeit lang nicht zu wissen, was entstehen wird, es auszuhalten, kein fertiges Konzept von einem Werkstück zu besitzen. Statt dessen muss der Künstler als wichtigste Voraussetzung die Bereitschaft mitbringen, sich auf den Dialog mit dem Gegenüber des künstlerischen Materials einlassen zu können; er muss das Unbekannte erwarten, um schließlich aus dem Zustand der Gebrochenheit (Ehrenzweig) etwas Neues, zusammenhängendes Ganzes im Werk finden zu können.

Vielen Kunsttherapeuten fällt es erstaunlich schwer, Situationen auszuhalten, deren Ausgang noch nicht bekannt ist. Als Ausweg werden Aufgaben gestellt, Themen vorgeschlagen oder Arbeitsschritte vorgegeben. Man fragt nach Rezepten, die zu schnellen und sicheren Lösungen führen. Das gilt für das Verstehen von Kunst ebenso wie für den Umgang mit Patienten und Klienten. In der Haltung des Kunsttherapeuten, die er zum künstlerischen Prozess des Patienten entwikkelt, wird ersichtlich, ob er den Menschen als offenes oder geschlossenes System sieht, ob die Kunst als Form menschlichen Ausdrucks mit unendlichen Möglichkeiten des Verstehens oder als Skript von abrufbaren Bedeutungen verstanden wird. Es zeugt von einem gewissen „Herrschaftswissen“, dem manche Kunsttherapeuten nachhängen, wenn Darstellungen interpretiert werden wie „ein Baum ohne Wurzeln zeigt Haltlosigkeit, Rot spiegelt Aggression, Schiff nach links fahrend heißt in die Vergangenheit“, und dem Patienten Vorschläge gemacht werden, um bestimmte Gefühle hervorzurufen: „Nehmen Sie Blau, das beruhigt!“

Mit einer solchen Position wird davon ausgegangen, dass der Eine überlegenes Wissen über das Leben des Anderen besitzt und dass der Eine besser weiß, was für den Anderen gut ist, ja sogar mit wem oder was er umgehen soll. Sie zeigt auch, dass die wichtigste Eigenschaft der Kunst außer Acht gelassen wurde: nämlich, dass jede symbolische Darstellung wie in der Kunst vielfach bestimmt ist, ebenso wie menschliches Verhalten vielfache Ursprünge und Absichten hat. Nach Riley

---

[34] Claudia Sies und Tobias Brocher (1999) *Achtung vor dem kognitiven System!*, in: W. Tress/ M. Langenbach, a.a.O., S. 129

verhindert solcherart Wissen das offene Sehen und verringert die Wahrscheinlichkeit, dass das Unerwartete geschehen kann.[35] Wer aber fähig ist, von einem Standpunkt des „Nicht-Wissens", wie Riley es ausdrückt, auszugehen, wird in einen echten „trialogischen" Prozess mit dem Patienten und dem künstlerischen Werk eintreten. Erst dann können die Überraschungen des Neuen und bisher Unbekannten als Form in der Kunst und der therapeutischen Beziehung auftreten. Wenn keine Überraschungen mehr passieren, das heißt, wenn der Therapeut immer schon weiß, was der Patient schaffen, wie er sich verhalten wird, ist etwas schief gelaufen; dann kann man davon ausgehen, dass sich eine Anpassung des Patienten an die Erwartungen und bewussten oder unbewussten Manipulationen des Therapeuten vollzogen hat. Missachtung der subjektiven, andersartigen Möglichkeiten, die jeder Mensch und jedes künstlerische Werk mit sich bringen, bedeutet eine Verletzung der Autonomie. Dies ist ein ethischer Fehler, der im Rahmen einer echten kunsttherapeutischen Beziehung nicht legitimiert werden kann.

Trotz der gelockerten Souveränität hat jedoch jeder Therapeut die Verantwortung und Verpflichtung, die Dynamik des therapeutischen Prozesses rekonstruierbar, und damit in ihrer psycho-logischen Notwendigkeit transparent und begreifbar zu machen. Obwohl ihm die theoretischen Konzepte nicht immer kognitiv präsent sind, behält der Kunsttherapeut sie dennoch während des gesamten Prozesses im Hinterkopf; sie bilden den unsichtbaren Rahmen, innerhalb dessen er die Geschichte des Patienten wahrnimmt und seine Interventionen plant. Dies wird möglich, indem er sich immer wieder in eine Position „außerhalb" der Triangulierung Patient-Kunst-Therapeut begibt, um vom Standpunkt des quasi Vierten das Geschehen beurteilen zu können. In diesen Momenten ist er weniger direkt in die Beziehung involviert und weniger aktiv handelnd. Aus der Distanz kann er überlegen, um was es gerade geht: „What is it all about?"[36] An dieser Stelle muss der Kunsttherapeut sich im Vergleich zum verbal arbeitenden Psychotherapeuten wieder einer zusätzlichen Aufgabe stellen: Er reflektiert von diesem „exzentrischen Standpunkt"[37] nicht nur die Dynamik zwischen ihm und dem Patienten, sondern seine Überlegungen beziehen sich auch immer auf die Kunst und den künstlerischen Prozess, um sein weiteres Handeln sinnvoll ausrichten zu können. Geistige Flexibilität, emotionale Elastizität und künstlerische Erfahrung sind deshalb die Voraussetzung für eine ethisch motivierte kunsttherapeutische Technik.

Diese Einsichten sind das Ergebnis eines Paradigmawechsels, der in den letzten Jahren in der Psychotherapieforschung stattgefunden hat. Sie zeigen, dass der Patient sich nicht nur über die *Einsicht* in die Herkunft seiner Probleme verändert und die „Vernunft" die verändernde Kraft ist, sondern die korrigierende emotio-

---

[35] Shirley Riley (2000) *Questions to Which Not Knowing is the answer*; Art Therapy –Journal of the American Art Therapy Association, Vol. 17/1, S. 87

[36] Laurie Wilson (1983) persönliche Information

[37] Jürgen Körner (1990) *Übertragung und Gegenübertragung, eine Einheit im Widerspruch*; in: Forum der Psychoanalyse, Heft 6

nale Erfahrung. Von der aktiven Beteiligung des Therapeuten am Beziehungsgeschehen hängt die heilsame emotionale Wirkung der Therapie ab. Die Rolle des Therapeuten hat sich gewandelt vom deutenden „Informationslieferanten"[38] zu jemandem, der mit größter feinfühliger Präsenz in beständiger Abstimmung mit dem Patienten steht und seine Handlungen auf die notwendigen Bedürfnisse einstellen kann. Im Konzept der „Intersubjektivität" wird Therapie als beständige soziale Bezogenheit der am Prozess Beteiligten verstanden.

Daraus resultiert ein Diktum, das in der Psychotherapie aufgestellt wurde und unbedingt auch für die Kunsttherapie gültig sein sollte: Im Mittelpunkt einer Weiterbildung, die nicht einseitig den Erkenntnisaspekt favorisiert, muss die Entwicklung von Handlungskompetenz stehen, das heißt, die Fähigkeit zur therapeutischen Interaktion, bei der die Beteiligung des Therapeuten als wesentlich wirkender Faktor anerkannt wird.[39] Demnach müssen sich Ausbildung und wissenschaftliches Interesse in der Kunsttherapie unter den drei von Frommer und Frommer definierten Kernbereichen vollziehen: dem kognitiven Aspekt, dem Aspekt von Emotionen, Affektausdruck und Affektverarbeitung und schließlich drittens dem interaktionellen (oder interpersonellen) Aspekt.[40]

Angesichts dieser Vorschläge schält sich das der Ethik innewohnende Problem heraus: nämlich, dass sie nicht wirklich gelehrt werden kann. Denn sie bewegt sich zwischen Verstand und Handlung, zwischen Wissen und Gefühl.[41] Die Entscheidung, was für den Patienten gut ist, fällt ein Kunsttherapeut auf unterschiedlichen Ebenen. Ihre Erforschung muss eine kontinuierliche Aufgabe in bleiben: denn eine bewusste Auseinandersetzung mit den ethischen Herausforderungen ist der Schlüssel zu ethischem Verhalten.

Die Bildung der Richtlinien in der Ethik

Um der Unzuverlässigkeit der menschlichen Psyche zu begegnen, kontinuierlich ethisches Verhalten zu zeigen, hat man auch in der Kunsttherapie wie in anderen Psychotherapierichtungen über die Formulierung von Richtlinien versucht, Regeln vorzugeben, die dem Therapeuten zur Orientierung für professionelles Verhalten und dem Patienten zum Schutz dienen sollen. Üblicherweise übernehmen die Berufsverbände diese Aufgabe. Meistens sind es untergeordnete Gremien, die sich zur Aufgabe gemacht haben, die ethischen Richtlinien zu formulieren, und wenn diese Richtlinien vorhanden sind, über deren Einhaltung zu wachen. Man versucht, über verschiedene Formen von Sanktionen Übertretungen der Richtlini-

---

[38] Frommer und Frommer, a.a.O., S. 53

[39] vgl. Frommer und Frommer, a.a.O., S. 54

[40] vgl. Frommer und Frommer, a.a.O., S. 52

[41] vgl. Robin Goodman (1995), in Agell, G. Goodman, R. Williams, K.: *The Professional Relationship: Ethics*; American Journal of Art Therapy, Vol. 33, 5; S. 102

en zu ahnden. Doch die Natur ethischer Probleme lässt sich nur schwer festlegen. Die Schwierigkeiten der Bewertung eines ethischen Konflikts können nach Candice Blase auf einem Kontinuum zwischen staatlich festgelegten Grenzen und den individuellen Einschätzungen eines Therapeuten liegen. In der Mitte zwischen diesen Polen siedelt Blase das Organisatorische an.[42] Man kann von einem Muss und einem Soll ethischen Verhaltens sprechen.

Von mehreren Autoren wird dokumentiert, dass schon der Prozess der Formulierung der ethischen Richtlinien eines Verbandes von ethischen Herausforderungen begleitet ist. Bei der Publikation eines „Code of Ethics" im Jahr 1989 hatte die American Art Therapy Association (AATA) sich eng an die Codes der American Psychological Association (APA) gehalten, ohne diese um Genehmigung zu fragen. Nach Agell[43] wurden die 1994 revidierten „Ethical Standards" der AATA trotz anders lautender Ankündigungen den Mitgliedern nicht vor ihrer Ratifizierung vorgelegt.

Nicht immer steht ausschließlich das Wohl des Patienten bei der Bildung von ethischen Richtlinien im Vordergrund. Auch die subjektiven Interessen und Ziele eines Verbandes können die Richtung angeben. Vor kurzem hat der Deutsche Fachverband für Kunst- und Gestaltungstherapie „Ethische Grundsätze für Kunst- und Gestaltungstherapeutinnen im DFKGT"[44] veröffentlicht, die im Wesentlichen von dem amerikanischen, britischen und niederländischen Berufsverband abgeleitet worden sein sollen. Beim Vergleich dieser Grundsätze kann man jedoch feststellen, dass die Richtlinien des DFKGT weitaus größere subjektive Interpretation erlauben als die der American Art Therapy Association oder British Art Therapy Association. So wurden „unbequeme" ethische Codes der amerikanischen und britischen Berufsgesellschaft, wie sie zum Beispiel zur selbständigen Berufsausübung vorgeschrieben wurden, von der DFKGT nicht definiert. In den USA muss ein ausgebildeter Kunsttherapeut zwei Jahre Vollzeitarbeit oder 3000 Stunden bezahlter klinischer Arbeit in einer Einrichtung nachweisen, bevor er sich in eigener Praxis niederlassen kann. In den Richtlinien der DFKGT steht unter Punkt 10 „Selbständig praktizierende Mitglieder im DFKGT: die hier formulierten ethischen Richtlinien sind für angestellte und selbständig tätige Mitglieder im DFKGT gleichermaßen verbindlich. Selbständig Praktizierende sind sich zudem ihrer uneingeschränkten Eigenverantwortlichkeit bewusst." Es wird keinerlei Richtlinie vorgegeben, ab wann ein Kunsttherapeut selbständig praktizieren sollte. Dies hat dazu geführt, dass nicht Wenige nach der Ausbildung sofort eine eigene Praxis eröffneten und in einzelnen Fällen sogar umgehend eine eigenes Ausbildungsinstitut gründeten.

---

42 Candice Blase, in: Linda Amato, Candice Blase, Susan Paley (2000), *Ethics*; in: American Journal of Art Therapy, Vol. 39, 8, S. 18

43 Gladys Agell (1995), in: Agell G., Goodman R., Williams K., a.a.O., S. 99

44 9. Mitgliederrundbrief des Deutschen Fachverbandes für Kunst- & Gestaltungstherapie Juni 2000

Keine gesetzlich anerkannte Psychotherapieausbildung erlaubt die selbständige Praxis ohne entsprechende klinische Erfahrung. Dies ist vor allem zum Schutz der Patienten, aber auch der in ihrem Feld noch jungen und unerfahrenen Therapeuten eingerichtet. Im klinischen Rahmen von Institutionen sollen sie aus diesem Grund Sicherheit und Erfahrung in der Behandlung von Patienten und Klienten sammeln. In den angelsächsischen Berufsverbänden gilt es als schwerer ethischer Fehler, nach der Ausbildung eine eigenverantwortliche kunsttherapeutische Praxis zu führen und wird mit gravierenden beruflichen Sanktionen geahndet. In diesem Zusammenhang sollte ein Berufsverband auch dafür Sorge tragen, dass gegenüber dritten Instanzen wie der Krankenkasse keine Abrechnungsmanipulationen stattfinden, indem über andere, abrechnungsfähige Therapieformen die Kunsttherapie finanziert wird, ein Aspekt, der unter den Punkt „Professionelle Kompetenz und Integrität“ fällt.

Ein anderer Abschnitt der DFKGT-Richtlinien ist ebenfalls problematisch formuliert: Unter Punkt 2.2 wird über die Aufbewahrungszeit der „Dokumentationen über die Behandlung von Klienten“ ganz allgemein der „gesetzliche Rahmen“ angegeben. Leider wird dieser gesetzliche Rahmen nicht definiert. Kunsttherapeuten müssten nun selbst noch herausfinden, welches „der gesetzliche Rahmen“ ist. Bevor hier eine genaue Datierung festgelegt wird, muss nach Auskunft von Kneer-Weidenhammer, Rechtsanwältin mit Tätigkeitsbereich und Schwerpunkt „Medizinrecht“, zuerst geklärt werden, ob zu den Dokumentationen auch die visuellen Produkte der Patienten gehören. Auf jeden Fall muss davon ausgegangen werden, dass der Patient über den Verbleib seiner künstlerischen Produkte im Rahmen des Selbstbestimmungsrechts (Artikel 2 des Grundgesetzes) entscheiden können muss. Gibt es Gründe für den Verbleib in einer Klinik oder einer Praxis, muss darüber mit dem Patienten eine Klärung erfolgen. Weidenhammer geht davon aus, dass künstlerische Werke, die nicht bei der Entlassung mitgenommen oder zu einem späteren Zeitpunkt vom Patienten abgeholt wurden, unter die erweiterte Verwahrpflicht von Krankenhäusern und in freier Praxis tätigen Psychotherapeuten zu zählen sind; diese umfasst mindestens zehn Jahre nach Beendigung der Behandlung.[45] Grundsätzlich besteht für Patientenakten in Krankenhäusern eine Aufbewahrungspflicht von 30 Jahren, für allgemeine Praxen 15 Jahre.[46] Die amerikanischen Kunsttherapeuten geben für die Unterlagen aus der Kunsttherapie, zu denen sie auch die künstlerischen Werke der Patienten zählen, die Zahl von mindestens sieben, die englischen von drei Jahren an.

Uneindeutige Aussagen zu solch eminent wichtigen Fragen in der Kunsttherapie verführen in der Praxis zu Interpretationen, die persönlich am besten passen. Bevor die Platzfrage in einer Praxis zur Entscheidung über die Aufbewahrungszeit der Dokumentationen wird, sollten eindeutige Aussagen in den ethischen Richt-

---

[45] Jörg Weidenhammer (2001), Arzt und Trans Clinic Consultant, pers. Mitteilung, Juni

[46] Simone Kneer-Weidenhammer (2001), persönliche Mitteilung, Mai

linien das „Muss" benennen. Das Gesetz macht Vorgaben – der DFKGT sollte sie seinen Mitgliedern mitteilen.

Gegen die Gefahr des *ethischen Egoismus* sind offensichtlich auch Berufsverbände nicht gefeit. Eine Berufsvertretung muss eine bewusste Diskussion darüber führen, von welchen Werten und Interessen ihre eigenen Beschlüsse und Regeln geleitet werden. Aus *utilitaristischer* Sicht kann es sein, dass ein Berufsverband Maßnahmen und Richtungen definieren muss, die bei den Mitgliedern unpopulär sind, jedoch zum Schutz der Menschen dienen, die sich ihnen anvertrauen wollen. Die Klarheit ethischer Richtlinien mit eindeutigen Aussagen zu zentralen Themen sollte ein ethisches Anliegen sein. Kunsttherapeuten brauchen Hilfen bei vielen Fragen und Konflikten in ethischen Situationen, die in der Praxis auftauchen.

Dennoch kann ein Berufsverband nur Orientierung und grundsätzliche Regeln für ethisches Verhalten vorgeben. Denn Ethik beinhaltet viel mehr als Vorschriften, und man muss nach dem gesamten Spektrum fragen, das sie umfasst. Blase weist darauf hin, dass mehrere Autoren ethische Prinzipien als ein Kontinuum von minimalen bis zu erstrebten oder idealen Standards verstehen; dabei sind die minimalen Standards solche, die bei Nicht-Einhaltung zu Zensur und Bestrafung führen, während bei idealen Standards nicht notwendigerweise Sanktionen folgen. Sie betont, dass Therapeuten klar zwischen diesen beiden Polen unterscheiden müssen. Denn wenn der Therapeut auf dem ethischen Kontinuum die Ziele zu hoch steckt, leidet er ständig unter dem Gefühl, inadäquat zu sein, während bei zu niedriger Schwelle unethisches Verhalten entschuldigt oder rationalisiert wird.[47]

Wem gehört die Kunst?

In der Praxis der Kunsttherapeuten taucht oft eine Frage auf, die von verschiedenen Seiten unterschiedlich beantwortet wird: Wer ist Eigentümer der künstlerischen Werke, die in der Kunsttherapie entstanden sind? Gehören sie den Patienten, die sie geschaffen haben, oder dem Kunsttherapeuten oder der Institution?

Kunsttherapeuten tendieren zu der Aussage, dass die in der Therapie entstandenen Werke dem Patienten gehören und dieser sie nach Beendigung der Therapie aushändigt bekommt. Auch die rechtlichen Aussagen sind eindeutig: in einem 1994 erschienenen Bericht über „Kunst und Recht in der Psychiatrie" erläutert der Rechtsanwalt Heming, dass ein Patient sowohl das Recht als Urheber als auch als Eigentümer an seinem Kunstwerk habe. Dies trifft selbst dann zu, wenn in einem Krankenhaus das künstlerische Material von der Institution zur Verfügung gestellt wurde.[48] Umfassende, über die Psychiatrie hinausgehende Unterstützung findet man in der Erklärung der Menschenrechte: in Artikel 27 lautet der zweite Absatz: „Jedermann hat das Recht auf Schutz der geistigen und materiellen Interes-

---

[47] Candice Blase, a.a.O, S. 18

[48] Werner Heming (1994) *Kunst und Recht in der Psychiatrie;* in: Wolfgang Pittrich (Hrsg.), *ImPulse der Kunst – Innovationen in kunst- und kreativtherapeutischer Praxis*

sen, die sich für ihn als Urheber von Werken der Wissenschaft, Literatur oder Kunst ergeben."[49] Die Rechte des künstlerisch arbeitenden Patienten sind die gleichen wie verfassungsrechtlich geschützte Persönlichkeitsrechte des Künstlers durch seine Urheberschaft.

Haeseler und andere stimmen in dieser Debatte grundsätzlich zu, vermissen jedoch dabei die Stimme des Klienten. Wo ein Kunstwerk aufbewahrt wird, von wem, während und nach der Behandlung, und wer außerhalb der Kunsttherapie-Stunden die Arbeiten sehen darf, seien alles klinische Fragen, die sowohl der Kunsttherapeut als auch der Patient in einer Art und Weise beantworten sollten, die am besten den Interessen und Wünschen des Patienten dienen wird.[50] Selbst wenn Bilder „nur" auf einer Station ausgestellt werden sollen, hat der Patient nicht nur ein Recht, dies mitzubestimmen, sondern auch darauf, dass dies in würdiger und angemessener Weise geschieht. Ein Kunsttherapeut darf sich ebenso wenig über den Patienten hinweg setzen wie ein Kurator nach der eigenen Vorstellung Bilder von Künstlern hängen kann.[51] Für viele Patienten besteht ein wesentlicher Teil der Therapie darin, dass sie ein solches Maß an Ich-Stärke und Autonomie entwickeln, dass sie ihre Rechte in Anspruch nehmen können.

Es gibt jedoch im kunsttherapeutischen Feld Stimmen, die besagen, dass die künstlerischen Werke wie eine medizinische Akte zu behandeln sind. Studenten berichteten, dass Ärzte an ihrem Praktikumsplatz der Meinung waren, Bilder gehörten in die Akte und diese sogar gefaltet und gelocht im Ordner einheften wollten. Eine solchen Position spiegelt, dass die Kunst und der künstlerische Prozess als direkte Dokumentation der Probleme des Patienten verstanden werden, während aus der Sicht der Kunsttherapeuten in den Kunstwerken nicht nur die diagnostische Seite, sondern das gesamte Spektrum der therapeutischen Arbeit enthalten ist.

Spring erachtet die Praxis für diskussionswürdig, dem Patienten die in der Therapie entstandenen Werke ohne visuelle klinische Dokumentation auszuhändigen; denn Arbeiten aus der Kunsttherapie könnten zum Beispiel in einem Gerichtsprozess mit kriminellen oder zivilrechtlichen Klagen eine entscheidende Rolle spielen.[52] Dieser Meinung ist auch Kneer-Weidenhammer. Sie verweist auf die Haftungsfragen, die durch künstlerische Produkte auftauchen können. Dies kann zum Beispiel bei Kindesmissbrauch, bei Selbst- oder Fremdgefährdung oder bei

---

49 Allgemeine Erklärung der Menschenrechte vom 10. Dezember 1948. In: Bundeszentrale für politische Bildung, Menschenrecht

50 Martha Haeseler, Mari Fleming, Leslie Knowles, Susan Spaniol (1996), *Who owns the artwork? or „Do the right thing"* Unveröffentlichtes Manuskript

51 1999 hatten provokativ aufgehängte Bilder einer Ausstellung in Weimar zur Klage der Künstler gegen den Kurator geführt, weil sie sich in ihrem Persönlichkeitsrecht verletzt fühlten. Das Gericht hat ihnen Recht gegeben. Quelle: Peter Raue *„Künstler gegen Kurator"*, in: DIE ZEIT, 1.7.1999 (27)

52 Dee Spring (1994) *Who owns the artwork?* AATA Newsletter, XXVII (4) S. 26-28

Feststellung des mentalen Status eines Patienten der Fall sein. Es geht hier darum, ob ein Kunstwerk in Form einer Fotografie, Fotokopie oder als Original als Teil der Akten aufbewahrt werden soll. Spring wirft die Frage auf, ob Kunstwerke wie andere medizinische Unterlagen zu behandeln seien, da sie spezifisches Material ausmachen, das vergleichbar sei mit medizinischen Testergebnissen. Doch Haeseler und ihre Kollegen zweifeln, ob es angemessen sei, Kunstwerke mit solchen Testergebnissen wie Röntgenbildern usw. zu vergleichen, und sie sehen kaum mehr einen Unterschied zu Blut-, Gewebe- oder Urinproben.

Aus einem praktischen Blickwinkel problematisiert Malchiodi die Form der Aufbewahrung der künstlerischen Werke als Aktenunterlagen: abgesehen von dem Zeitaufwand, der für Kunsttherapeuten, die mit sehr vielen Patienten arbeiten, kaum zu bewältigen ist, scheint es fraglich, ob es sinnvoll ist, visuelles Material in der Akte aufzubewahren, da es Situationen gibt, die allein aus ökonomischen Gründen dagegen sprechen: hypothetisch stellt sie dabei eine Situation mit einem Kind vor, das Unmengen von Papier mit Kritzeleien füllt.[53] Spaniol schlägt ebenso wie Haeseler vor, sich an der Praxis der verbal arbeitenden Therapeuten zu orientieren und künstlerische Werke zu beschreiben und aus der Sicht des Kunsttherapeuten einzuschätzen. Verbal und künstlerisch wichtige Aussagen aus der Sitzung werden in den Akten paraphrasiert.[54] In diesem Fall sind die Aufzeichnungen Dokumente, die in den Akten verbleiben, wenn sie die subjektiven Wahrnehmungen und Einschätzungen des Therapeuten wiedergeben. Nur objektive Befunde sind auf Wunsch des Patienten diesem zugänglich zu machen.[55] Ein weiteres Dilemma wird auf diese Weise umgangen: denn wenn visuelles Material aus der Kunsttherapie von Nicht-Fachleuten in den Akten eingesehen werden könnte, wären die Gefahren der Fehlinterpretation unmittelbar gegeben; mangelndes Fachwissen könnten einen Arzt oder eine Krankenschwester zu falschen Deutungen und diagnostischen Einschätzungen führen.

Vertraulichkeit und Datenschutz

Das Wissen, dass in der therapeutischen Beziehung alle Dinge, die gesagt oder sonst auf eine andere Weise geäußert werden, anderen nicht mitgeteilt werden, bildet für die meisten Patienten das Fundament für den Aufbau einer vertrauensvollen Beziehung. In der Regel existiert eine ausgesprochene oder vermutete Vereinbarung, dass keine Information ohne Erlaubnis an andere weitergeben wird. Besonderer gesetzlicher Schutz ist der vertraulichen Kommunikation als privile-

---

[53] Cathy Malchiodi (1995) *Who Owns the Art?;* in: Art Therapy, Journal of the American Art Therapy Association, 12/1, S. 2-3

[54] Susan Spaniol (1994) *Confidentiality reexamined: Negotiating Use of Art by Clients;* in: American Journal of Art Therapy, Vol 32/2, S. 69-74

[55] Kneer-Weidenhammer (2001), a.a.O.

gierte Form der Kommunikation garantiert.[56] Außer in spezifischen Situationen, wenn eindeutig Gefahr für den Patienten oder andere droht, geht man von einem absoluten Recht des Patienten auf Vertraulichkeit beziehungsweise Verschwiegenheit aus.

Jedoch wird dieses selbstverständlich erscheinende Prinzip von vielen als schwierig und mit Konflikten besetzt wahrgenommen. Wilson nennt Situationen, die eine besondere Herausforderung bedeuten, wenn man als Therapeut sich um den Erhalt von Vertraulichkeit bemüht: wenn man mit Kollegen über einen Fall diskutiert, Fallmaterial in die Supervision trägt oder in der Forschung und im Unterricht mit Praxisunterlagen arbeitet.[57] In der Regel werden in solchen Situationen alle entsprechenden verbalen Informationen und Daten weggelassen oder verändert, um die Identität eines Patienten zu schützen. Doch auch beim Thema Datenschutz ist die Situation in der Kunsttherapie kompliziert.[58] Obwohl man Namen und Daten verändern kann, bleibt doch das künstlerische Werk ein einzigartiger, für alle sichtbarer Ausdruck eines Menschen. Deshalb kann ein Bild oder eine Skulptur unschwer zur Identifikation einer Person führen. In öffentlichen Vorträgen oder Publikationen tendieren Kunsttherapeuten dazu, solche Werke zu zeigen, die besonders in Stil und Ausdruck herausragen. Wilson geht davon aus, dass es ethisch und klinisch am besten zu vertreten sei, sich von Fall zu Fall zu entscheiden, eine Patientenarbeit für Zwecke der Forschung und öffentlichen Präsentation zu fotografieren. Diese Entscheidung macht sie vom Zustand und den möglichen Reaktionen eines Patienten abhängig. Jedoch rät sie davon ab, das Material eines Patienten zu verwenden, wenn er sein Einverständnis nicht gegeben hat.

Allgemein wird davon ausgegangen, dass vor Beginn einer Therapie der Patient über die Vertraulichkeit in der Therapie und die Situationen ihrer möglicher Grenzen aufgeklärt werden soll. Spaniol schlägt vor, den Patienten in der Kunsttherapie darüber zu informieren, wie mit seinen künstlerischen Werken umgegangen wird; das betrifft die Fragen des Eigentums, der Interpretation sowie der Ausstellung und Veröffentlichung. Um dieser Verpflichtung nachzukommen, hat Spaniol ein Vertragsformular[59] entwickelt, das sowohl von dem Patienten als auch dem Therapeuten unterschrieben werden soll. Viele Kunsttherapeuten gehen entsprechend vor und lassen den Patienten zu Beginn der Therapie eine solche Erklärung unterschreiben.

Gegen diese Vorgehensweise argumentiert Wilson mit Nachdruck; sie geht davon aus, dass die Praxis, am Anfang der Kunsttherapie dem Patienten eine schrift-

---

[56] vgl. Marc Kessler (1993) *Confidentiality*, in: American Journal of Art Therapy, Vol. 31/5, S. 106

[57] Laurie Wilson (1987) *Confidentiality in Art Therapy: An Ethical Dilemma*; in: American Journal of Art Therapy, Vol. 25/2, S. 75-80

[58] Wilson (1987), a.a.O., S. 77

[59] Susan Spaniol (1994), a.a.O.

liche Einverständniserklärung zur Unterschrift vorzulegen, einen tiefgreifenden Einfluss auf die Behandlung haben wird. Leicht können sowohl exhibitionistische als auch masochistische Fantasien, aber ebenso paranoide Ideen im Patienten stimuliert werden. Klinische Überlegungen und die Tatsache, dass ein Therapeut nicht schon am Anfang wissen kann, ob sich der Patient für eine Falldarstellung oder Veröffentlichung eignet, machen eine schriftliche Einverständniserklärung zu Beginn einer Therapie überflüssig und sind unklug.[60]

Ein wohlüberlegter Zeitpunkt, mit dem Patienten über das Fotografieren seiner Bilder und Skulpturen zu sprechen, kann letztendlich auch die Früchte einer ethisch motivierten Kunsttherapie zeigen: Wenn die klinische Arbeit dazu führt, dass der Patient Vertrauen entwickeln konnte, wenn er beobachtet hat, dass seine Werke mit Respekt behandelt werden und er das Gefühl von Entscheidungsfähigkeit hat, wenn er erfährt, dass die Überwindung seiner Probleme und die Entwicklung seiner Persönlichkeit das zentrale Anliegen des Kunsttherapeuten waren, dann wird er möglicherweise davon ausgehen, dass der Therapeut auch außerhalb des therapeutischen Rahmens gut mit ihm, seiner Geschichte und seinem Werk umgehen wird. Dazu kann er dann schriftlich sein Einverständnis geben oder es ablehnen, ohne Schuldgefühle entwickeln zu müssen.

Denn das Ziel des Kunsttherapeuten sollte sein, den Interessen des Patienten zu dienen und keinen anderen.

Literatur

AGELL, G., GOODMAN, R., WILLIAMS, K. (1995) *The Professional Relationship: Ethics*; in: American Journal of Art Therapy, Vol. 33, Mai

AMERICAN ART THERAPY ASSOCIATION (1997) *Ethics Document*

BLASE, C., AMATO, L., PALEY, S. (2000) *Ethics*, in: American Journal of Art Therapy, Vol. 39, 8

BRITISH ART THERAPY ASSOCIATION (1994) *Code of Ethics and Principles of Professional Practice for Art Therapists*

BUER, F. (2000) *Supervision als Ort moral-philosophischer Besinnung;* in: Supervision, Heft 4

Bundeszentrale für politische Bildung, *Allgemeine Erklärung der Menschenrechte vom 10. Dezember 1948*

DANNECKER, K. (1997) *Übertragung und Gegenübertragung in der Kunsttherapie*; in: Psychotherapie Forum, Vol. 5/1

DANNECKER, K. (1997) *Die Worte in der Kunsttherapie;* in: ZWIEAUER, *Edith Kramer, Malerin zwischen den Welten*, Wien, Picus

[60] Wilson (1987), a.a.O. S. 77

Deutscher Fachverband für Kunst und Gestaltungstherapie (2000), Mitgliederrundbrief, Juni

Dörner, K. (1998) *Ethische Diskurse in der Psychiatrie – eine autobiographische Untersuchung,* Vortrag an der Schloßpark-Klinik Berlin. 30. September

Dörner, K. (2001) *Der gute Arzt, Lehrbuch der ärztlichen Grundhaltung,* Stuttgart, Schattauer

Ehrenzweig, A. (1967) *Ordnung im Chaos. Das Unbewusste in der Kunst.* München, Kindler

Freud, S. (1927) *Nachwort zur „Frage der Laienanalyse",* Bd. XIV

Fromm, E. (1985) *Psychoanalyse und Ethik, Bausteine einer humanistischen Charaktereologie,* München, dtv

Frommer, J., Frommer, S. (1999) *Psychotherapie als Beruf;* in: W. Tress, M. Langenbach, *Ethik in der Psychotherapie,* Göttingen, Vandenhoek und Ruprecht

Greenson, R. (1973/ 2000) *Technik und Praxis der Psychoanalyse,* Stuttgart, Klett-Cotta

Haeseler, M., Fleming, M., Knowles, L., Spaniol, S. (1996) *Who owns the Art? Or „Do the Right Thing",* unveröffentlichtes Manuskript

Heming, W. (1994), Kunst und Recht in der Psychiatrie; in: W. Pittrich (Hrsg.), *Im-Pulse der Kunst – Innovationen in kunst- und kreativtherapeutischer Praxis* (Buch und Videofilm), Lengerich, Pabst

Holmes, J. (1999) *Values in Psychotherapy;* in: W. Tress / M. Langenbach, *Ethik in der Psychotherapie,* Göttingen, Vandenhoek und Ruprecht

Hutterer-Krisch, R. (1996) *Zum Verhältnis von Ethik und Psychotherapie,* in: diess. (Hrsg.), *Fragen der Ethik in der Psychotherapie,* Berlin, Springer

Kessler, M. (1987) *Confidentiality;* in: American Journal of Art Therapy, Vol. 31/5

Klimkowsky, G, Dupetit, S. Zysman, S. (1995) *Ethical and unethical Conduct in Psychoanalysis. Correlations between Logic, Ethics and Science;* in: International Journal of Psycho-Analysis, Vol. 76

Kneer-Weidenhammer, S. (2001), persönliche Mitteilung, Mai

Körner, J. (1990) *Übertragung und Gegenübertragung, eine Einheit im Widerspruch;* in: Forum der Psychoanalyse, Heft 6

Kottje-Birnbacher, L., Birnbacher, D. (1999) *Ethik in der Psychotherapie;* in: W. Tress, M. Langenbach (Hrsg.), Ethik in der Psychotherapie Göttingen, Vandenhoek und Ruprecht

Malchiodi, C. (1995) *Who Owns the Art?;* in: Art Therapy Journal of the American Art Therapy Association, 12/1

Raue, P. (1999) *Künstler gegen Kurator,* in: Die Zeit, 1. Juli (27)

RIEDLER-SINGER, R. (1996) *Einander gelten lassen*; in: Hutterer-Krisch, R., Fragen der Ethik in der Psychotherapie, Berlin, Springer

RILEY, S. (2000) *Questions to Which Not Knowing is the Answer*; in: Art Therapy, Journal of the American Art Therapy Association, Vol. 17/1

RUBIN, J. (1984), *The Art of Art Therapy*, New York, Bruner and Mazel

SIES, C., BROCHER, T. (1999), *Achtung vor dem kognitiven System!*, in: W. TRESS, M. LANGENBACH, *Ethik in der Psychotherapie*, Göttingen, Vandenhoek und Ruprecht

SIMON, A. (1996) *Grundbegriffe der Ethik*, in: Hutterer-Krisch, R., *Fragen der Ethik in der Psychotherapie*, Berlin, Springer

SPANIOL, S. (1994) *The Power of Language in Art Therapy;* in: Art Therapy, Journal of the American Art Therapy Association, Vol. 11/4

SPANIOL, S. (1994) *Confidentiality reexamined: Negotiating Use of Art by Clients;* in: American Journal of Art Therapy, Vol. 32/2

SPRING, D. (1994) *Who owns the Art?;* in: Newsletter der American Art Therapy Association, XXVII (4)

STEMBERGER, G. (1996) *Menschliche Werte und Psychotherapie*; in: Hutterer-Krisch, R., Fragen der Ethik in der Psychotherapie, Berlin, Springer

TRESS, W., LANGENBACH, M. (1999) *Ethik in der Psychotherapie*, Göttingen, Vandenhoek und Ruprecht

TREUERNIET, N. (1996) *Über eine Ethik in der psychoanalytischen Technik*; in: PSYCHE, 1

WEIDENHAMMER, J. (2001), persönliche Mitteilung, Juni

WILLIAMS, K. , AGELL, G., GOODMAN, R. (1995) *The Professional Relationship: Ethics*; in: American Journal of Art Therapy, Vol. 33, Mai

WILSON, L. (1987), *Confidentiality in Art Therapy: An Ethical Dilemma;* in: American Journal of Art Therapy, Vol. 25/2

ZUNDEK, K., PETZOLD, H. (1999) *Feldexploration, Professionalisierung, Qualitätsentwicklung und Forschung im Bereich der künstlerischen Therapie*; in: Kunst und Therapie, Zeitschrift für Theorie und Praxis künstlerischer Therapieformen, Heft 1/2

ZWIEAUER, C., (1997) *Edith Kramer, Malerin zwischen den Welten*, Wien, Picus

Diane Waller

Aktualisierung europäischer Entwicklungen in der Kunsttherapie

Einleitung: Die Notwendigkeit einer europäischen Perspektive

Was ist Europa und wer sind die Europäer? Kann man einen Beruf aus einer europäischen Perspektive betrachten? Mit dieser Frage müssen wir Kunsttherapeuten uns befassen, wenn wir von den Möglichkeiten profitieren wollen, die sich durch die Existenz der Europäischen Union und die verschiedenen Gesetze, die den freien Berufsverkehr regeln, ergeben.

Jedoch konfrontiert uns die Aussage, dass Kunsttherapeuten sich mit dieser Frage befassen müssen, sofort mit einer ganzen Reihe sehr komplexer Fragen hinsichtlich der geschichtlichen Entwicklung und der Identität der „Kunsttherapie" in Europa. Französische Kollegen weisen immer wieder darauf hin, dass der Ausdruck „Kunsttherapie" ein angelsächsischer Begriff ist, der in der französischen Sprache keine große Aussagekraft besitzt. Sie ziehen den Ausdruck „Mediation durch Kunst" vor. Tatsächlich ist die Bezeichnung Kunsttherapie, die in den 40er Jahren von dem englischen Künstler Adrian Hill geprägt wurde und seither in England allgemein verwendet wird, nicht unproblematisch. Zur gleichen Zeit entwickelten die Pioniere Edith Kramer und Margaret Naumburg in den USA ihre eigenen Ausrichtungen der Kunsttherapie: Kramer[1] hob den therapeutischen Wert der künstlerischen Betätigung (Kunst als Therapie) hervor, Naumburg[2] die diagnostischen und interpretativen Möglichkeiten (Psychotherapie durch Kunst). Obwohl der Begriff Kunsttherapie zufällig entstanden ist, hat er im Lauf der Zeit große Bedeutung erlangt und ist heute in England die Bezeichnung für einen staatlich anerkannten Beruf. In den USA ist der Berufsstand sehr gut organisiert, und die Ausbildung erfolgt an Universitäten auf der Ebene des Magisters (MA). Dennoch können wir, wenn wir in Europa von Kunsttherapie sprechen, nicht davon ausgehen, dass wir auch nur annähernd dasselbe meinen. Wir könnten dabei an psychoanalytische Sitzungen denken, in denen der Patient gelegentlich zeichnet oder malt, oder künstlerische Arbeiten mitbringt, die er außerhalb der Sitzung hergestellt hat; oder an ein Krankenhausatelier, in dem Bilder, Skulpturen und Keramiken zu Ausstellungszwecken geschaffen werden; oder aber an die Gestaltung von Objekten, die dann von verschiedenen Stellen verkauft werden; ferner an Bilder oder andere Formen von Kunst, die in einer Sitzung mit einem ausgebilde-

---

1 Kramer, E.(1958) *Art Therapy in a Children's Community*

2 Naumburg, M. (1947) *Studies of the Free Art Expression of Behavior Disturbed Children as a Means of Diagnosis and Therapy*; dies. (1966) *Dynamically Oriented Art Therapy: Its Principles and Practices*

ten Kunsttherapeuten entstehen; und schließlich an Bilder, die von Psychiatern als Hilfsmittel bei der Diagnose psychischer Erkrankungen verwendet werden.[3] Die Diskussion ist bei einer solchen Vielzahl von Möglichkeiten schwierig. Im Hinblick auf dieses Kapitel definiere ich Kunsttherapie daher als die Zusammenarbeit zwischen einem Klienten (Patienten) und einem Therapeuten, die innerhalb eines festgelegten zeitlichen und räumlichen Rahmens mit verschiedenen Materialien erfolgt und in deren Verlauf Übertragung und Gegenübertragung akzeptiert und entsprechend genutzt werden.

Europa: Ein Konstrukt, das sich ständig verändert

Als im Jahre 1989 die Berliner Mauer fiel, gab es viele Feiern, und es herrschte großer Optimismus. Die Veränderung in Europa war so gewaltig, dass man sich ihrer ganzen Tragweite noch immer nicht bewusst ist. Plötzlich gibt es keine einfache Definition von Ost und West. Der Integrationsprozess hat begonnen, doch es ist klar, dass er sehr lange dauern wird und neben der Begeisterung auch traumatische Ereignisse mit sich bringt.

Vielleicht können wir uns eines Tages eine Europäische Union vorstellen, die auch jene Länder einschließt, die sich von den Mitgliedstaaten des Jahres 1989 vor allem durch ihre „andere" politische Ideologie unterscheiden. Eine neue Gruppe kleiner Staaten ist aus dem früheren Jugoslawien hervorgegangen, und die frühere UdSSR zerfiel in eine Reihe nicht so kleiner Staaten. Der Wirkungsbereich der olympischen Bewegung hat sich bedeutend erweitert und umfasst heute Länder, die früher Teile dieser beiden Dachstaaten waren. In Europa gab es Menschen, die gezwungen waren, ihre Heimat zu verlassen und zu Flüchtlingen wurden, die in anderen europäischen Ländern mehr oder weniger herzlich aufgenommen wurden. Da konnte es vorkommen, dass anerkannte Fachleute plötzlich zu „Asylanten" wurden. Europa befindet sich schon immer in einer Übergangsphase, doch die jetzige ist so bedeutend, dass wir lernen müssen, das Wesen und die Praxis aller Berufe des Sozial-, Erziehungs- und Gesundheitswesens, auch der Kunsttherapie, in diesem Kontext zu verstehen.

Millionen von Menschen, die nicht aus Europa stammen, viele von ihnen mit schwarzer Hautfarbe, sind ebenfalls Teil dieses sich ständig wandelnden Europas. Aus diesem Grund müssen wir Kunsttherapeuten es als unsere Aufgabe betrachten, den interkulturellen Charakter unseres Fachgebietes sicherzustellen, wohl wissend, dass Rassendiskriminierung leider noch immer weit verbreitet ist. In Zeiten wirtschaftlicher Schwierigkeiten könnten die Asylanten leicht zu Sündenböcken des 21. Jahrhunderts werden. Wie in jeder Form der Psychotherapie muss auch in der Kunsttherapie der Therapeut den Klienten respektieren und bereit

---

[3] Waller, D. (1992) *Different Things to Different People: Art Therapy in Britain - its history and current development*. The Arts in Psychotherapy, 19 (2), S. 87-93
dies. (1998) *Towards a European Art Therapy: Creating a Profession*

sein, sich über dessen Lebensstil und sein kulturelles Umfeld zu informieren, ganz gleich, wie verschieden es von seinem eigenen sein mag. Ich möchte sogar behaupten, dass der Kunsttherapeut auch über ein fundiertes Wissen über Politik und Wirtschaft verfügen muss.

Die Kunsttherapie in Europa

In meinem Buch *Towards a European Art Therapy*[4] machte ich mir Gedanken über die Probleme, mit denen Kunsttherapeuten konfrontiert wären, wenn sie eine staatliche Regelung ihres Berufes, wie sie derzeit nur in England existiert, in allen europäischen Ländern erreichen möchten. Zu den Recherchen für dieses Buch wurde ich angeregt, als ich während der 1980er Jahre an einem Kunsttherapieprojekt in Bulgarien mitarbeitete. Damals wurde mir bewusst, wie ähnlich die Entwicklung der Kunsttherapie in England und in den USA von 1940 an war, und wie verschieden von der Situation in Europa. Im Zusammenhang mit der etwas ambivalenten marxistisch–leninistischen Psychiatrie in Bulgarien war ich gezwungen, meine Ansichten über Ausbildung und berufliche Weiterentwicklung zu überdenken.[5] Parallel zu dem bulgarischen Projekt recherchierte ich eingehend über die Entwicklung des Berufes in Großbritannien bis zum Jahr 1982,[6] bevor ich mich an europäische Kollegen wandte, um zu erfahren, was auf dem Gebiet der Kunsttherapie in anderen Teilen Europas vor sich ging.

Kunsttherapie und der Staat: die Situation in Großbritannien

Für britische Kunst-, Musik- und Dramatherapeuten war ein Meilenstein erreicht, als ihr Beruf im März 1997 durch ein vom Parlament verabschiedetes Gesetz, „Act of Professions Supplementary to Medicine", staatlich registriert wurde. Der Rechtstitel spiegelt die Zeit der Fünfzigerjahre wider, in der das Gesetz entworfen wurde. Kunsttherapeuten erhielten dadurch gemeinsam mit elf anderen Berufsgruppen wie Ernährungswissenschaftlern, Physiotherapeuten, Röntgenassistenten, Beschäftigungstherapeuten, Logopäden und Sprachtherapeuten sowie klinischen Wissenschaftlern ihren Platz in einer geregelten Struktur. Alle diese Berufe genießen in Großbritannien hohes Ansehen, wobei es einige von ihnen in dieser Form im übrigen Europa gar nicht gibt. Viele dieser Berufe haben in der Vergangenheit unter niedriger Bezahlung und schlechten Arbeitsbedingungen gelitten, doch unter der gegenwärtigen Regierung beginnt sich ihre Situation zu bessern. Ein kürzlich erschienenes Weißbuch mit dem Titel „Meeting the Challen-

4 Waller, D. (1998) *Towards a European Art Therapy: Creating a Profession*

5 Waller, D. (1983) *Art Therapy in Bulgaria*; dies. (1996) *Life After Fine Art*, Paper given to the Association for Fine Art Educators, Univ. of Hertfordshire (tbp)

6 Waller, D.(1991) *Becoming a Profession: History of Art Therapy in Britain 1940 - 1982*

ge: A Strategy for Allied Health Professions" (2000) empfiehlt, ihre Lage durch die Schaffung von Beraterstellen (wie es sie im Arztberuf gibt) zu verbessern, wodurch die Zahl der Beschäftigten erhöht und bessere Berufsaussichten geboten würden. Das alte Gesetz wurde inzwischen durch das Gesetz über Gesundheitsberufe (Juli 1999) ersetzt, und seit September 2001 sind Kunsttherapeuten im neuen Health Professions Council vertreten, der die derzeitige Dachorganisation, den Council for Professions Supplementary to Medicine ersetzt. Das neue Gesetz stellt sicher, dass jede Berufsbezeichnung geschützt ist. Ein Kunsttherapeut, der ohne staatliche Registrierung praktiziert, begeht somit eine strafbare Handlung. Die staatliche Registrierung stellt sicher, dass die Öffentlichkeit geschützt ist und der Therapeut einen Verhaltens- und Ethikkodex unterschrieben hat. Wer gegen diese Regeln verstößt, muss mit strengen Disziplinarverfahren rechnen. Seit 1997 wird die Berufsgruppe der Kunsttherapeuten von einer eigenen Behörde verwaltet (tatsächlich handelt es sich um die erste staatliche Behörde von Kunst-, Musik- und Dramatherapeuten), die gemeinsam mit den Berufsverbänden der drei Gruppen Richtlinien für Ausbildung und Berufspraxis festlegt und alle Institutionen und Ausbildungsprogramme in ganz Großbritannien im Auftrag des Staates genehmigt. Während ich dieses Kapitel schreibe, werden rund 23 Ausbildungsprogramme der Kunst-, Musik- und Dramatherapie durch die Kommission überprüft. Wenn ein Programm den Anforderungen entspricht, erfolgt eine Empfehlung an den Council of the Professions Supplementary to Medicine, dieses Programm dem Privy Council, der höchsten und an keine politische Partei gebundenen Autorität im Lande, zur Genehmigung vorzulegen.

Manche Kunsttherapeuten waren besorgt, dass die Zugehörigkeit zu einer Gruppe, die in „enger Beziehung zur Medizin" steht, bedeuten könnte, dass die Kunst in der Kunsttherapie verloren ginge. Tatsächlich ist diese Furcht unbegründet, denn die staatliche Behörde und der Berufsverband entscheiden auch weiterhin über die Inhalte des Lehrplans und auf welcher Ebene gelehrt werden soll. Kunsttherapeuten haben sich dafür entschieden, mit Klienten oder Patienten zu arbeiten, und müssen daher in ihrer Arbeit die Verpflichtungen gegenüber diesen Patienten übernehmen, die Angehörige anderer Gesundheitsberufe haben. Bei den meisten Ausbildungsprogrammen handelt es sich um Studien, die mit einem Postgraduiertendiplom abschließen (vergleichbar mit dem in Europa üblichen akademischen Grad des Magisters). Es ist äußerst wichtig, dass Institutionen, die Ausbildung anbieten, nachweisen können, dass sie qualifizierte Fachleute ausbilden. Bis der neue Health Professions Council seine Arbeit aufnimmt, bleibt das Gremium der Kunsttherapeuten die Stelle in Großbritannien, deren Aufgabe es ist, die Europäische Richtlinie über die Anerkennung beruflicher Qualifikationen (89/ 48/ EC) in die Tat umzusetzen. Das bedeutet, dass jeder, der nicht in Großbritannien ausgebildet wurde und dessen Beruf in seinem eigenen Land nicht staatlich geregelt ist (was auf die meisten Kunsttherapeuten zutrifft), der Kommission ein Gesuch zur Prüfung überreichen muss und die Auflagen, die diese ihm macht, zu erfüllen hat.

Zweifellos sind bereits länger etablierte Berufsgruppen noch immer darum bemüht, Probleme der Vergleichbarkeit von Ausbildung und beruflicher Praxis zu lösen. Obwohl es für Kunsttherapeuten in dieser Hinsicht bisher wenig zu tun gab, müssen wir uns angesichts der Tatsache, dass die Richtlinie nur in jenen Ländern der Union Anwendung findet, in denen Berufe klar geregelt sind, gut auf die Zukunft vorbereiten.

Probleme in der Praxis der Kunsttherapie in Europa: Fragen der Identität.

Während der Vorbereitungen zu meinem Buch *Towards a European Art Therapy*[7] fand ich heraus, dass der Stand der Entwicklung und sogar die Definition der Kunsttherapie in Europa so große Unterschiede aufweist, dass ein freier Berufsverkehr innerhalb Europas kaum vorstellbar wäre. Dieses Problem betrifft natürlich nicht nur Kunsttherapeuten. Auf der Tagung „Europa ohne Grenzen" sagte Karin Poulton als Vertreterin des Gesundheitsministeriums dazu Folgendes:

„Die nicht ärztlichen Heilberufe sind eine wesentlich kleinere Gruppe (als Krankenschwestern und Hebammen), deren Ausbildung vorwiegend an Universitäten und höheren Bildungsstätten erfolgt. Es handelt sich um wachsende Berufe, und im Gegensatz zu Schwestern und Ärzten kann ihre Arbeit von Land zu Land völlig verschieden sein. Einzelne Arbeitsbereiche, die von verschiedenen Ländern als selbständige Berufe anerkannt werden, können in anderen Ländern von bestimmten Berufsgruppen als Teil ihrer Arbeit angesehen werden."[8]

Wie wir noch sehen werden, trifft dieser letzte Satz auf die Kunsttherapie mit Sicherheit zu. Wie können wir also ein Berufsbild der Kunsttherapie in Europa entwerfen? Wie entsteht aus einem losen Verband interessierter Praktiker eine berufliche Gemeinschaft und schließlich ein anerkannter Beruf? Die Soziologen Ben-David und Collins, die darüber 1966 schrieben, vermuten, dass die Entwicklung neuer Ideen dort stattfindet „wo Menschen sich für die neue Idee zu interessieren beginnen und sie nicht nur als intellektuellen Wert, sondern auch als ein potentielles Mittel zur Festlegung einer neuen intellektuellen Identität und einer neuen beruflichen Rolle ansehen".[9] Als in den 1970er Jahren in England viele höhere Bildungsanstalten gezwungen waren, ihre Rolle und ihre Aufgaben zu ändern, unternahmen die Gründungsmitglieder des Berufsverbandes der Kunsttherapeuten (BAAT) erste Schritte, um eine akademische Grundlage für die Kunsttherapie zu schaffen. Die Berufsaussichten für Absolventen von Kunstakademien, speziell für jene, die bildende Kunst studiert hatten, waren begrenzt. Nur sehr wenige von

---

[7] Waller, D. (1998) *Towards a European Art Therapy: Creating a Profession*

[8] Poulton, K. (1993) *Health Service Work Force Planning in Europe*, in: Normand, C.E.M. and Vaughan, J.P. (eds) *Europe without Frontiers: The Implications for Health*, S. 85

[9] Ben-David, J. and Collins, R. (1966) *Social Factors in the Origins of a New Science: The Case of Psychology*, in: American Journal of Sociology Review, S. 452

ihnen konnten sich mit Kunst allein ihren Lebensunterhalt verdienen und suchten daher nach anderen Beschäftigungsmöglichkeiten. An einer Schule zu unterrichten war eine Alternative, die jedoch nicht immer reizvoll war. Kommerzielle Kunst oder Design war eine andere Möglichkeit. Am begehrtesten war der Job eines Lehrers an einer Kunstschule, doch die Chancen waren gering. Die Kunsttherapie, die damals etwas ganz Neues war, bot einem Künstler die Möglichkeit, seine eigene Identität zu wahren und gleichzeitig eine gesellschaftlich sinnvolle Tätigkeit auszuüben, bei der es sich häufig um eine Einzeltherapie in der relativ entspannten Atmosphäre eines Krankenhausateliers handelte. Die Arbeit war nicht besonders gut bezahlt, doch die Arbeitsbedingungen glichen, wenn man Glück hatte, der Arbeit an einer Kunstschule. Der Kunsttherapeut stand im Krankenhaus im Hintergrund. Manchmal arbeitete er mit den Ärzten eng zusammen, doch fast nie war er, wie es heute der Fall ist, ein Mitglied des klinischen Teams. Diejenigen, die es schafften, als Lehrer der Erwachsenenbildung bezahlt zu werden, hatten mit diesen ad hoc entstandenen Situationen Glück, doch andere, die mit den im Gesundheitswesen üblichen Gehältern auskommen mussten, kamen dabei schlecht weg. Diese unterschiedlichen Bedingungen veranlassten den BAAT dazu, ein einheitliches Bezahlungsschema zu fordern, das mit dem der Lehrer in der Erwachsenenbildung vergleichbar ist.

Auch die Ausbildung der Kunsttherapeuten war bis in die Mitte der 1970er Jahre dem Zufall überlassen, bis der BAAT auf bestimmte Grundstandards in der Ausbildung drängte und forderte, dass eine solche Ausbildung innerhalb des Universitätssektors stattfinden solle. Die Tatsache, dass in den frühen 1970er Jahren drei Institutionen mit Hochschulniveau die Ausbildung von Kunsttherapeuten unterstützt hatten, verlieh der Bemühung Gewicht, sie beruflich in das öffentliche Gesundheitssystem zu integrieren. Offiziell wurde die Kunsttherapie in England jedoch erst 1989 zu einem Universitätsstudium, das mit dem Titel Magister der Kunsttherapie abgeschlossen wird. Ein weiterer Meilenstein wurde im März 2001 erreicht, als am Goldsmiths College der Universität in London ein Lehrstuhl für Kunsttherapie eingerichtet wurde.

In seinem Aufsatz *Becoming an Academic Subject: Patterns of Explanation and Evolution*[10] vermittelt Ivor Goodson interessante Denkanstöße zur Entwicklung der Ausbildung in der Kunsttherapie, indem er beschreibt, wie neue Disziplinen Schritt für Schritt in das Bildungssystem eindringen. Er bezeichnet sie als „unerfahrene Eindringlinge", die sich ihren Platz auf dem Lehrplan sichern und ihr Vorhandensein auf Grund ihrer Relevanz und Nützlichkeit rechtfertigen. Studenten fühlen sich zu dem Fach hingezogen, weil es ihren Bedürfnissen und Interessen entspricht. Die ersten Lehrer sind nur selten ausgebildete Fachleute, gehen jedoch mit dem „missionarischen Enthusiasmus" von Pionieren an ihre Aufgabe heran. In der

[10] Goodson, I. (1981) *Becoming an Academic Subject: Patterns of Explanation and Evolution.* (Entstehung eines akademischen Faches: Erklärungsmuster und Entwicklung)

zweiten Phase entstehen eine Tradition wissenschaftlichen Arbeitens und eine Gruppe ausgebildeter Spezialisten, aus denen Lehrer rekrutiert werden können. Die Studenten fühlen sich noch immer zu dem Studium hingezogen, jedoch hauptsächlich wegen seiner akademischen Ausrichtung und seiner Bedeutung für ihre eigenen Probleme und Interessen. Die innere Logik des Fachgebiets gewinnt wachsenden Einfluss auf die Auswahl und die Organisation des Lehrstoffes. Schließlich werden die Lehrer zu einer Berufsgruppe mit etablierten Regeln und Werten. Die Auswahl des Lehrstoffes wird nun hauptsächlich durch das Werturteil und die praktischen Erfahrungen der auf ihrem Gebiet in Forschung und Lehre führenden Wissenschaftler bestimmt. Studenten werden in eine Tradition eingeführt. Es kann sein, dass die nachfolgenden Generationen von Studenten ihre ursprüngliche Begeisterung verlieren. Layton beschreibt dies als eine „Vorstufe der Ernüchterung", die mit Enttäuschung endet.[11]

Die Kunsttherapie in England hat sich nach diesem Schema entwickelt und erreichte 1996 einen weiteren Meilenstein, als sie in die nationale Kommission für wissenschaftliche Forschung eingebunden wurde, von der alle Universitäten finanzielle Zuwendungen erhalten. Obwohl sie in einem der Fachausschüsse vertreten waren, befanden sich die verschiedenen Kunsttherapien 1996 in einer schwierigen Lage, als die Kriterien für die größeren, schon länger etablierten wissenschaftlichen Disziplinen aufgestellt wurden und die Kunsttherapeuten, wie zu erwarten war, übergangen wurden. Unermüdlicher Einsatz in der Zeit zwischen diesen wichtigen nationalen Bewertungen hat dazu geführt, dass Kriterien aufgestellt wurden, die dem Entwicklungsstand kleiner, gerade entstehender Disziplinen weit besser entsprachen. Andere mit Medizin und Krankenpflege verbundene Fachgebiete wurden in früheren Verfahren ebenfalls relativ gering bewertet, was dazu führte, dass eine große Zahl der in diesen Bereichen lehrenden und forschenden Mitarbeiter ernsthaft benachteiligt und gelegentlich von Entlassungen bedroht war. Angesichts der Tatsache, dass in vielen dieser Berufe Frauen arbeiten, bedeutet es einen wichtigen Durchbruch, dass inzwischen der Einfluss von Babypausen oder beruflichen Verpflichtungen auf die Forschungsergebnisse allgemein akzeptiert wird. Nachdem sie ihre staatliche Registrierung erreicht hatten, waren die Kunsttherapeuten in der Lage, sich in allen nationalen Gremien ein viel stärkeres Mitspracherecht zu sichern, und sie sind bereit, dieses auch zu nutzen.

Die Ausbildung aller Kunst-, Musik-, Tanz- und Dramatherapeuten in Großbritannien erfolgt entweder direkt an einer Universität oder wird von einer solchen validiert. Viele Ausbildungsprogramme sind nicht gesichert, da sie mit größeren Fachbereichen um Geldmittel kämpfen müssen und vor dem allgegenwärtigen Problem stehen, dass sie weder eindeutig zu Kunst und Design, noch zu Medizin oder Psychologie und auch nicht zu den Gesundheitswissenschaften gehören, aber zu klein sind, um selbständig existieren zu können.

---

[11] Layton, D. (1972) *Science as General Education*, in: *Trends in Education*, S. 167

Für das zunehmend bürokratische und sich immer mehr aufsplitternde System höherer Bildung verkörpern sie „Unordnung". Doch so schwer sie auch zu verwirklichen ist, eine Ausbildung auf Universitätsebene ist für die Entwicklung eines Berufes äußerst wichtig. Der Nachweis, dass die Kunsttherapie eine Ausbildung und einen überprüfbaren Wissensstand aufwies, war für die staatliche Registrierung ausschlaggebend. Die Tatsache, dass Kunsttherapeuten Forschungen betreiben, die der Leistungsbewertung dienen, ist für das Ansehen des Berufes von größter Bedeutung. In ganz Europa gibt es viele Lehrgänge für Kunsttherapeuten, die von privaten Institutionen angeboten werden, doch ihre Standards und die Zuverlässigkeit ihrer Verantwortung sind sehr unterschiedlich. Das entspricht der Situation der Psychotherapie in England (bisher ungeregelt), die erst vor kurzem in den Universitätssektor aufgenommen worden ist. Der United Kingdom Council for Psychotherapy steht vor der schwierigen Aufgabe, Kriterien für die Ausbildung und Berufspraxis einer äußerst inhomogenen Gruppe aufstellen zu müssen. Er hat lange gebraucht, bis sich die Lage verbessert hat. Zur Zeit ist die Öffentlichkeit in Großbritannien noch ungeschützt: jedermann kann sich als Psychotherapeut bezeichnen.

Wer soll den Beruf des Kunsttherapeuten ausüben?

Die Frage, wer den Beruf des Kunsttherapeuten ausübt, oder besser gesagt, wer ihn ausüben soll, tauchte in Diskussionen mit Kollegen in Europa sehr oft auf. Die Europäische Richtlinie über den freien Berufsverkehr (1989) zwingt uns dazu, diese Frage als eine gesamteuropäische Angelegenheit zu betrachten. Die Werte und Voraussetzungen der Studienanfänger und die Art und Weise, wie sie in die Ausbildung integriert werden können, wird die künftige Entwicklung des Berufes entscheidend beeinflussen.

Ich finde Ben-Davids und Collins Konzept der „Rollen– Hybridisation" sinnvoll, weil es dazu beiträgt, das Entstehen einer neuen beruflichen Rolle zu erklären. Nach diesem Konzept wechselt der Einzelne von einer Rolle zu einer anderen, wie etwa von einem beruflichen oder wissenschaftlichen Gebiet zu einem anderen, und gerät dadurch in einen „Rollenkonflikt". Dieser Konflikt kann dadurch gelöst werden, dass die betreffende Person die Einstellungen und Verhaltensweisen, die der alten Rolle entsprechen, aufgibt, die der neuen Rolle annimmt und sich daher nicht mehr mit der alten Gruppe identifiziert. Wenn der Einzelne diese Identifikation jedoch nicht aufgeben will, könnte er oder sie versuchen, den Konflikt durch Innovationen, das heißt, durch Anpassung der Methoden und Techniken der alten Rolle an die Bedürfnisse der neuen Rolle zu lösen. Damit wird eine neue Rolle geschaffen.[12] Interessenkonflikte können entstehen, wenn Studienanfänger aus sehr unterschiedlichen, scheinbar inkompatiblen Gebieten kommen:

---

[12] Ben-David, J. and Collins, R. (1966) *Social Factors in the Origins of a New Science: The Case of Psychology*, S. 459

z.B. Absolventen von Kunstakademien und Schwestern oder Ärzte. Es ist eine große Herausforderung, wenn Angehörige so extrem verschiedener Gruppen am Ende der Ausbildung ihre Identität als Kunsttherapeuten finden sollen. Bei vielen ist es nicht der Fall, und sie sehen ihre Ausbildung nur als Ergänzung zu ihrem ursprünglichen Beruf an. Die Grundwerte des Hauptberufes müssen so weder analysiert noch in Frage gestellt werden, und auch der oft leidvolle Prozess der Innovation fällt weg.

In England und in den USA liegen die Wurzeln der Kunsttherapie hauptsächlich in der Kunsterziehung, der künstlerischen Praxis und der Entwicklungspsychologie. In Großbritannien sind 90 Prozent der Studienanfänger Absolventen von Kunstakademien, die ganz bestimmte Wertvorstellungen, Fähigkeiten und Einstellungen mitbringen. Ausgebildete Kunsttherapeuten identifizieren sich mit der Rolle des Künstlers ebenso wie mit der Rolle des Therapeuten und sind sehr darauf bedacht, diese Identität zu wahren. Es gibt Kunsttherapeuten, die Kunsttherapie als Teilzeitarbeit ausüben und daneben künstlerisch tätig sind. Sie sehen es als eine ideale Lösung an, weil sie so aus beiden Welten das Beste herausholen können. Andere widmen sich mehr der therapeutischen Praxis, in der sie ihre Kreativität dazu nutzen können, neue Dienstleistungsformen zu entwickeln, und dann gibt es noch diejenigen, die sich für die Forschungsarbeit interessieren. Es scheint, dass Kunsttherapeuten einen „Ausgleich" brauchen, um ihr seelisches Gleichgewicht zu wahren, und in dieser Hinsicht kann die primäre Rolle des Künstlers (ganz gleich, ob er weiter künstlerisch tätig ist oder nicht) als ein starker „Verwurzelungsmechanismus" angesehen werden. Zwischen der Sozialisation von Kunststudenten, Medizinstudenten oder Schülern der Krankenpflege und anderer Heilberufe bestehen große Unterschiede. Ihre Einstellungen zu geistiger Gesundheit, zu Geisteskrankheit und ihrer Behandlung sind oft verschieden. Die Synthese der „Ideologie der schönen Künste"[13] mit jener der Krankenpflege oder der Medizin und der Psychotherapie ist kompliziert und erfordert viele philosophische Diskussionen zwischen Studierenden und Lehrern. Schon Silman[14] sagt über die Medizin, die Verleihung des Doktortitels mache noch keinen Arzt aus.

Bei Menschen, die keine Identität als Künstler besitzen, wenn sie die Ausbildung zum Kunsttherapeuten beginnen, muss ein völlig anderer Prozess der Rollen-Verbindung stattfinden als bei Künstlern. Es können Probleme der beruflichen Hierarchie auftreten. Dazu möchte ich folgendes Beispiel anführen: Als ich vor dem Fall der Berliner Mauer mit Ausbildungsteilnehmern arbeitete, bei denen es sich überwiegend um Psychiater oder Psychologen aus Jugoslawien, Bulgarien und Ungarn handelte, war es für die Ärzte schwierig, den Anforderungen ihrer Ausbildung entsprechend mit ihren Patienten in der Kunsttherapie praktisch zu arbeiten. Es waren immer die Kunsttherapie-Sitzungen, die zweitrangig waren oder

---

[13] Waller, D. (1996) *Life After Fine Art*

[14] Silman, R. (1972) *Teaching the Medical Student to become a Doctor*

auf Grund anderer Verpflichtungen abgesagt wurden. Ein Arzt stellte zum Beispiel fest, dass sein Chef immer einen Grund fand, ihn wegen einer Besprechung oder aus einem anderen scheinbar wichtigen Grund von seinen Kunsttherapie-Sitzungen wegzuholen. Der Patient litt darunter, der Ausbildungsteilnehmer war enttäuscht, und die Kunsttherapie brachte (verständlicherweise) keinen Erfolg. Obwohl dieser Arzt an einem Ausbildungs- und Forschungsprojekt der WHO teilnahm, um als Kunsttherapeut arbeiten zu können, war das System so starr, dass es ihn (und viele seiner Kollegen) daran hinderte, sein Ziel zu erreichen! Die Psychiater wurden daran gehindert, einen Prozess der Sozialisation in Richtung Kunsttherapie abzuschließen, einerseits auf Grund der mangelnden Flexibilität des Systems, aber auch, weil sie nichts hatten, worauf sie sich stützen konnten. Sie fielen prompt der „Ambivalenz" der Institution zum Opfer. Die Erfahrung zeigt, dass selbst wenn Kunsttherapeuten fest in ihrer Identität verankert sind, sie die Kunsttherapie „aufgeben" können, weil Kollegen sie dazu drängen, „wie alle anderen zu sein" (z.B. in einer Therapeutengemeinschaft, in der die Gesprächstherapie im Vordergrund steht). Einerseits wird die Kunsttherapie als etwas Besonderes, Exotisches und Wünschenswertes angesehen, andererseits löst sie auf Grund ihrer Andersartigkeit – und manchmal auch auf Grund ihrer Wirksamkeit – Furcht aus.

In den meisten europäischen Ländern haben die Teilnehmer von Kunsttherapielehrgängen eine sehr unterschiedliche Vorbildung, doch es scheint, dass der überwiegende Teil aus dem Bereich der Gesundheitsfürsorge und der Psychologie kommt, gefolgt von den Pädagogen. Manchmal haben die Teilnehmer Erfahrungen auf dem Gebiet der bildenden oder darstellenden Künste, sie haben jedoch nur selten den Sozialisationsprozess eines Kunststudenten mitgemacht. Ich möchte jedoch damit kein Werturteil über die daraus folgende Wirksamkeit abgeben, mit der solche Ausbildungsteilnehmer später in der Kunsttherapie mit Patienten arbeiten, sondern nur auf die Verschiedenheit ihrer ursprünglichen Berufe hinweisen. Es ist die Planlosigkeit der Ausbildung und Praxis der Kunsttherapie in Europa, die mir Sorge macht. Untersuchungen haben gezeigt, dass die Kunsttherapie in den meisten europäischen Ländern weder beruflich noch akademisch organisiert ist. So gibt es zum Beispiel laut Aussage von Jean-Luc Sudres, Schriftführer der „International Society for Psychopathology of Expression and Art Therapy", in Frankreich rund neunzig verschiedene Ausbildungsprogramme und fünfzig Organisationen von Kunsttherapeuten.

Die Ausbildung kann an Universitäten oder an privaten Instituten erfolgen. Obwohl die Absolventen dieser sehr unterschiedlichen Ausbildungen unter der Berufsbezeichnung „Kunsttherapeut" arbeiten dürfen, sind sie im Gesundheitswesen, in den Sozialdiensten oder im Erziehungswesen nicht offiziell vertreten. Es gibt keine bestimmten Vorschriften für die Ausbildung, keine vereinbarten Mindeststandards und daher keinen Schutz der Öffentlichkeit. Wir finden dieselbe Situation überall in Europa. Vor kurzem wurden in einigen europäischen Ländern Maßnahmen getroffen, die zur Gründung von Organisationen geführt haben, die sich bemühen, diese Situation zu verbessern. Es gibt jedoch bis jetzt noch keine

Europäische Gesellschaft für Kunsttherapie, geschweige denn eine weltweite Organisation wie beispielsweise für Musiktherapie. In den frühen 1990er Jahren unternahm eine Gruppe engagierter Experten den Versuch, die Gründung einer europaweiten Organisation in die Wege zu leiten, um so eine Dachorganisation für die bestehenden Berufsverbände zu schaffen. Es kam schon bald zu Schwierigkeiten, als man erstens versuchte zu definieren, was Kunsttherapie ist, und zweitens zu entscheiden, welche Vereinigungen die Interessen der Kunsttherapeuten ihres Landes repräsentieren können (was tun, wenn dafür etwa fünfzig Bewerber vorhanden sind!). Das soll nicht heißen, dass es keine hohen Standards gibt, denn tatsächlich haben wir Beispiele für Ausbildungsprogramme mit hohem Niveau, und es gibt verschiedene Personen, die sich um eine Regelung bemühen, doch es wurde noch keine Einigung über die Standards für Ausbildung und Berufspraxis erzielt.

Welche Maßnahmen sind nötig?

Wie können europäische Kunsttherapeuten diese Situation ändern? Wir haben in den 1990er Jahren die Entstehung von ECARTE (European Consortium of Art Therapy Educators) miterlebt, einer Organisation, in der sich Ausbildungsprogramme auf Universitätsebenen zusammenfanden; es wurden Kongresse veranstaltet und ein Diskussionsforum geschaffen. Diese Organisation hat zwar nicht den Auftrag, europäische Standards aufzustellen, doch ein europäischer Magistertitel, der von verschiedenen Universitäten verliehen werden soll, beginnt Gestalt anzunehmen. Einige Länder sind bei ECARTE nicht vertreten, weil sie keine Ausbildung auf Universitätsebene anbieten. Eine wichtige Aufgabe von ECARTE besteht darin, mit Ausbildungsinstitutionen auf Universitätsebene, die sich für die Einhaltung hoher Standards in der akademischen und beruflichen Praxis engagieren, in Kontakt zu bleiben und Informationen mit Hilfe von Kongressen und Publikationen weiterzugeben.

Mit der Frage, was unter einer soliden fachlichen Grundausbildung zu verstehen ist, hat man sich noch nicht eingehend beschäftigt. Die Ausbildung in Großbritannien hat sich unter sehr spezifischen kulturellen, pädagogischen und politischen Bedingungen entwickelt. Für einen Außenstehenden könnte es wie eine zufällige Entwicklung aussehen, die jedoch durch verschiedene Trends in der Kunsterziehung, durch politische Maßnahmen der Regierung, von denen Kunstschulen in den 1960er Jahren betroffen waren, und vor allem durch den Wunsch der Absolventen von Kunsthochschulen beeinflusst wurde, neben der Tätigkeit als Lehrer andere Möglichkeiten zu finden, ihre Ausbildung zu nutzen (nur wenige arbeiten später ausschließlich als Künstler). Wenn wir über das „Britische Modell" nachdenken, können wir nicht mit Bestimmtheit sagen, dass Künstler oder Absolventen einer Ausbildung in Kunst und Design die besten Kunsttherapeuten sind, ganz gleich, wie sehr wir es auch glauben oder glauben wollen oder wie sehr sich der Beruf in England auf diese Prämisse stützt.

Angesichts der Tatsache, dass es in Europa seit kurzem viele neue Entwicklungen gibt (wie etwa den Zusammenschluss von Kunsttherapie-Gesellschaften in Italien, die Bildung von Organisationen in Russland, in Portugal und in der italienischen Schweiz sowie die Neueinführung von Ausbildungsprogrammen von Spanien bis ins ferne Aserbaidschan im Kaukasus), ist vielleicht der richtige Zeitpunkt gekommen, um wieder Schritte in Richtung einer Dachorganisation zu unternehmen. Diese könnte sich mit den Bedürfnissen (und der wachsenden Frustration) der Absolventen zahlreicher Ausbildungslehrgänge befassen, die keine Arbeit finden und denen das politische Know-how fehlt, um Strategien zu entwickeln, die den Interessen der Kunsttherapie dienen könnten. Es bleibt das Problem, welche Gesellschaften einer solchen Dachorganisation beitreten sollen, wer sie „leiten" soll und wer entscheidet, ob die einzelnen Gesellschaften repräsentativ sind oder nicht. Es könnte etwa so sein wie beim Auswahlverfahren für den ersten Shadow Health Professions Council, als verschiedene Berufsverbände ihre Vertreter nominierten, die vom Gesundheitsministerium und bestimmten Personen genau überprüft wurden. Es wird zur Wahl neuer Vertretungen kommen, und es wird eine große Herausforderung sein, jemanden zu finden, der eine „unabhängige" Auswahl trifft. Es kann sich auch (wie es so oft geschieht) eine Gruppe von interessierten Personen aus verschiedenen Ländern zusammentun (ein in der Geschichte beruflicher Organisationen üblicher Vorgang), um etwas in Gang zu setzen und dann zu hoffen, dass der Schwung anhält.

Bis dahin müssen wir akzeptieren, dass es Menschen gibt, die glücklich sind, wenn sie etwas Neues lernen können, einen Kunsttherapiekurs besuchen oder ihren Hauptberuf durch zusätzliche Fähigkeiten bereichern (wie etwa Krankenschwestern) und andere, die ihre Identität als Kunsttherapeuten finden. Es wird diese zweite Gruppe sein, die sich durch die zuvor skizzierten Entwicklungsphasen durchkämpfen wird.[15] Sie werden die Spezialisten sein, die ihrerseits das Wissen und die Gelehrsamkeit entwickeln, um ihren Anspruch auf Professionalität zu untermauern.

Ich halte es für äußerst wichtig, dass wir die spezifischen sozialen, kulturellen, pädagogischen und rechtlichen Unterschiede jedes Landes erkennen, aber dabei nicht ständig das Rad neu erfinden. Nur wenn wir die Unterschiede akzeptieren und gleichzeitig zusammenarbeiten, ohne zu versuchen, einen Ansatz auf imperialistische Weise durchzusetzen, werden wir die Voraussetzungen für eine wirklich europäische Kunsttherapie schaffen können.

Schlussgedanken

Modelle aus der Berufssoziologie zeigen, dass das Streben nach Professionalisierung üblicherweise von den „überzeugten Anhängern" kommt, die neue Be-

---

[15] vgl. Layton, D. (1972) *Science as General Education,* in: Trends in Education

schäftigungsmöglichkeiten suchen, die ihnen Selbstwertgefühl und das Bewusstsein verleihen, eine gesellschaftlich sinnvolle Aufgabe zu erfüllen.

Es ist unwahrscheinlich, dass Fachleute, die zusätzliche Fähigkeiten erworben haben und ihre ursprüngliche Tätigkeit weiter ausüben, den Ehrgeiz entwickeln, einen neuen Beruf zu etablieren: das geschieht nur, wenn persönliche Wünsche sie dazu treiben und sie mit ihrer bisherigen Rolle unzufrieden sind (Lehrer und Krankenschwestern befinden sich oft in einer derartigen Situation). Wir können uns kaum vorstellen, dass Ärzte mit einer Ausbildung zum Kunsttherapeuten den Status und das Gehalt ihrer medizinischen Tätigkeit für den unbekannten und ungeregelten Beruf eines Kunsttherapeuten aufzugeben bereit wären. Sie würden vielleicht während der Woche teilweise in der Kunsttherapie arbeiten und könnten ausgezeichnete Praktiker sein. Aber für andere in der Gesundheitsfürsorge Beschäftigte kann die Rolle des Kunsttherapeuten eine reizvolle Alternative sein, die zwar finanziell nicht so lohnenswert ist, aber auf Grund ihrer Nähe zur „Welt der Kunst“ und durch ihre „Andersartigkeit“ verlockend wirkt und außerdem erlaubt, direkter als in ihrem eigentlichen Beruf mit Patienten zu arbeiten.

Dadurch ergeben sich wichtige Fragen für die Ausbildung. Erfolgt eine Sozialisation der Ausbildungsteilnehmer in die Rolle des Kunsttherapeuten oder erwerben sie nur zusätzliche Fähigkeiten? Sind die für die Ausbildung zuständigen Lehrer sich ihrer Verantwortung in dieser Hinsicht bewusst? Wie viele der Absolventen der Hunderte von Ausbildungslehrgängen in Europa werden sich als Pioniere betrachten? Wie viele von ihnen werden damit zufrieden sein, die Kunsttherapie nur als einen interessanten und vielleicht persönlich bereichernden Nebenberuf anzusehen? Wie sehr wirkt sich die Situation der Künstler und die Bedeutung der Kunst in den verschiedenen Ländern auf die Sichtweisen aus, die professionelle Künstlern über Kunsttherapie entwickeln? Könnten wir uns eine fachliche Entwicklung vorstellen, in der keine Künstler zu Kunsttherapeuten ausgebildet werden, und die hauptsächlich aus praktischer künstlerischer Arbeit besteht? Wie würde sich das auf die Beziehungen zwischen angehenden Kunsttherapeuten und Patienten auswirken? Was wären die Grundwerte eines solchen Berufes?

Das sind einige der Fragen, die mich beschäftigen und die sich hoffentlich auch die Kollegen im übrigen Europa stellen, besonders diejenigen, die begonnen haben, in der Ausbildung zu arbeiten oder Mitglieder in den Berufsverbänden der Kunsttherapeuten sind (oder wie auch immer die entsprechende Bezeichnung in den verschiedenen Ländern lautet). Dieses Kapitel bietet keine Patentlösungen, weil die Kunsttherapie, wie Europa auch, nicht „statisch“ ist: sie entwickelt und verändert sich ständig. Da wir jedoch mit der Kunsttherapie einigen der schwächsten Mitglieder der Gesellschaft helfen wollen, haben wir die Pflicht, die Effektivität dieser Therapie durch entsprechende Ausbildung, Berufsausübung und Forschung sicherzustellen.

Literatur

BEN-DAVID, J. AND COLLINS, R. (1966) *Social Factors in the Origins of a New Science: The Case of Psychology*, in: American Journal of Sociology Review, Vol. 31 No 4, Aug., S. 451 - 465

COMMISSION OF THE EUROPEAN COMMUNITIES (1989) Council Directive of 21 December 1988 on a general system for the recognition of higher education diplomas (89/48/EEC) Official Journal of the European Commission, No. L 19/16 Department of Health, UK; *Meeting the Challenge: A Strategy for the Allied Health Professions*. HMSO, London

GOODSON, I. (1981) *Becoming an Academic Subject: Patterns of Explanation and Evolution*. British Journal of Sociology of Education, Vol 2, S. 163 - 179

KRAMER, E. (1958) *Art Therapy in a Children's Community*, Chicago, Ill, Ch. Thomas

LAYTON, D. (1972) *Science as General Education*, in: Trends in Education, No. 25, January, HMSO, London

POULTON, K. (1993) *Health Service Work Force Planning in Europe*, in: Normand, C.E.M. and Vaughan, J.P. (eds), *Europe without Frontiers: The Implications for Health*, Wiley and Sons, Chichester, UK

NAUMBURG, M. (1947) *Studies of the Free Art Expression of Behavior Disturbed Children as a Means of Diagnosis and Therapy*, Nervous and Mental Diseases Monographs, Cooleridge Foundation, NY

NAUMBURG, M. (1966) *Dynamically Oriented Art Therapy: Its Principles and Practice*, New York, Grune and Stratton

SILMAN, R. (1972) *Teaching the Medical Student to become a Doctor*, in: Pateman, T. Countercourse, A Handbook for Course Criticism, London, Penguin Education, S. 264 - 279

WALLER, D. (1983) *Art Therapy in Bulgaria*. Inscape, Journal of Art Therapy, April, S. 12 - 25

WALLER, D. (1991) *Becoming a Profession: History of Art Therapy in Britain 1940-82*, London, New York, Routledge

WALLER, D. (1992) *Different Things to Different People: Art Therapy in Britain - its history and current development*. The Arts in Psychotherapy, 19 (2), S. 87 - 93

WALLER, D. (1996) *Life After Fine Art.*, Paper given to the Association for Fine Art Educators, Univ. of Hertfordshire (tbp)

WALLER, D. (1998) *Towards a European Art Therapy: Creating a Profession*. Buckingham, UK, Open University Press

Barbara Ball

Der kunsttherapeutische Prozess unter der Lupe: Ein qualitativer Forschungsansatz in der Kunsttherapie

Kunsttherapeuten konzentrieren ihre Interventionen, ihre theoretischen Überlegungen und Falldarstellungen häufig auf die künstlerische Gestaltung, denn diese stellt ihren besonderen Beitrag zum therapeutischen Prozess dar. In Kunsttherapiestunden mit Kindern, insbesondere mit früh traumatisierten Kindern, wechselt jedoch intensive künstlerische Arbeit häufig mit Rollenspielen, rituellen Frage- und Antwortspielen, Zeichenspielen, Geschichten, Dialogen, einsamen Landkarten und raumfüllenden Monologen. Unterschiedliche, ineinandergewobene Formen des Spielens und Gestaltens tragen zum faszinierenden Reichtum einer Kunsttherapiestunde bei. Die Vielfalt der Ausdrucks- und Beziehungsformen im Zusammenspiel zwischen Kunsttherapeut, Patient und Gestaltung ist jedoch bisher wenig dokumentiert worden und bleibt bei theoretischen Überlegungen zur Wirksamkeit der Kunsttherapie häufig im Hintergrund.

Winnicott[1] hat die Fähigkeit zu spielen als Grundlage und Ausdruck einer gesunden Entwicklung bezeichnet. Im Spiel verleiht das Kind Gegenständen, die es in der äußeren Welt vorfindet, Bedeutungen, die aus der inneren Welt der Vorstellung stammen. Spielen findet statt im Raum zwischen innerer und äußerer Realität, zwischen Vorstellung und Wirklichkeit. Innerhalb dieses Raumes können wir „so tun als ob", können Gegenstände, Farben und Formen unsere Träume, Fantasien und Gefühle verkörpern. Der Spielraum ist ein Raum vieler Möglichkeiten und von der alltäglichen Wirklichkeit abgegrenzt. Der therapeutische Raum stellt solch einen besonderen Spielraum dar. Und so beschreibt Winnicott die therapeutische Arbeit als gemeinsames Spielen von Therapeut und Patient. Das künstlerische Gestalten kann als eine besondere Entwicklung und Form des Spielens verstanden werden. Kramer hat die Unterschiede in der Handhabung der Objekte, beziehungsweise der Materialien, in Spiel und künstlerischer Gestaltung herausgearbeitet. „Im Spiel wird Gegenständen und Personen ein Rolle einfach zugeteilt. (...) Letzten Endes hängt alles davon ab, ob das Kind imstande ist, seine Erfindung aufrecht zu erhalten. (...) In der Kunst ist es anders. Es handelt sich darum, ein Symbol zu schaffen, welches die Vorstellung so ausdrückt, dass sie anderen verständlich ist."[2] Sie zieht auch die Grenzen zwischen Spiel- und Kunsttherapie. Der Kunsttherapeut „hält die Grundregel aufrecht, daß das Material dazu verwendet werden soll, etwas darzustellen. Damit arbeitet er der Tendenz zur Flucht in Spiel und Fantasie

---

[1] D.W.Winnicott (1971) *Vom Spiel zur Kreativität*

[2] E. Kramer (1975) *Kunst als Therapie mit Kindern*, S. 39

entgegen."[3] Kramer betont die psychischen Prozesse, die im Umgang mit dem Material und im Ringen um Form aktiviert werden. Dennoch ist vielen Kindern, die in die Kunsttherapie kommen, die wirklich künstlerische Arbeit nur in seltenen Momenten möglich. Oft überwiegen andere Formen des Spielens mit der Therapeutin oder mit dem Material.

Mein Anliegen ist es daher, das Zusammenspiel zwischen Kunsttherapeut, Patient und Gestaltung unter die Lupe zu nehmen. Besonders interessant in der Arbeit mit Kindern sind die unterschiedlichen Funktionen von Rollenspielen und künstlerischer Gestaltung. Diese Schnittstelle zwischen Kunsttherapie und Spieltherapie wird selten systematisch beleuchtet. Um die Interaktionen im kunsttherapeutischen Prozess genauer zu dokumentieren und zu analysieren, erscheint es notwendig, als Beobachter an Sitzungen teilzunehmen. In meiner Forschungsarbeit[4] wandte ich daher Methoden an, die in der Ethnographie üblich sind, nämlich teilnehmende Beobachtung und Interviews. Im Folgenden möchte ich die Entwicklung meiner Forschungsmethode darlegen und einige Aspekte des Forschungsprozesses beleuchten. Aus meinen Beobachtungen werde ich sodann einen Fall herausgreifen, an dem sich die unterschiedlichen Formen und Funktionen des Miteinander-Spielens und Gestaltens besonders gut darlegen lassen.

Die Forschungsmethode

In der Kunsttherapie gibt es bisher keine systematischen Studien, die Veränderungen in Interaktions- und Ausdrucksformen im therapeutischen Verlauf dokumentieren und untersuchen. Da eine solche Studie Neuland betritt, erscheint es sinnvoll, sich in der Entwicklung einer Forschungsmethode an den reichhaltigen Erfahrungen in der Erforschung psychotherapeutischer Prozesse zu orientieren. Dort hat sich in den letzten fünfzehn Jahren eine bedeutende Wende vollzogen. Statt großangelegter quantitativer Studien einzelner therapeutischer Variablen und deren Wirksamkeit steht jetzt die detaillierte Analyse einzelner therapeutischer Verläufe und Episoden im Vordergrund. Vertreter der sogenannten Mikroprozessforschung[5] betonen, dass nur die intensive Analyse von Therapiestunden es erlaube, die subtilen Nuancen im Zusammenspiel von Therapeut und Patient zu untersuchen und dabei hilfreiche und hindernde Interaktionen aufzudecken. Diesem Vorgehen liegt die Einsicht zugrunde, dass die Bedeutung und Wirksamkeit einer therapeutischen Intervention, wie z.B. einer Interpretation, nur im Kontext

---

3 a.a.O., S. 45

4 B. Ball (1998) *I, you and the art: The interactive space in art therapy with children*

5 L.S. Greenberg & F.L. Newman (1996) *An approach to psychotherapy change process research*. In: Journal of Consulting and Clinical Psychology; Vol. 64 (3), S. 435 - 438

L.S. Greenberg (1994) *The investigation of change: Its measurement and explanation*. In: R.L. Russell (Ed.), *Reassessing psychotherapy research*, S. 114 - 143

der therapeutischen Beziehung erfasst werden können. Dabei ist insbesondere entscheidend, wie eine Intervention vom Patienten erlebt wird. Grundsätzlich beeinflussen sich Therapeut und Patient in ihrem Verhalten und Erleben gegenseitig. Forschungsmethoden sollten daher diese non-lineare, zyklische Struktur der Interaktion berücksichtigen.[6]

Einen besonderen Stellenwert in den neueren Untersuchungen von psychotherapeutischen Prozessen nimmt die genaue Beobachtung ein. So legen zum Beispiel Safran und Muran[7] dar, dass unabhängig von dem greifbaren Ergebnis einer Psychotherapiestudie die sorgfältige Dokumentation dessen, was tatsächlich in therapeutischen Sitzungen geschieht, schon ein bedeutendes Zeichen des Fortschritts sei. Eines des größten Hindernisse in der Entwicklung und Anerkennung psychotherapeutischer Verfahren sei die Tatsache, dass wir sehr selten in einem öffentliche Forum erfahren, was in einer therapeutischen Sitzung passiert. Dieser Umstand hat auch Folgen für die Entwicklung der Theorie. Denn wenn Theorie nicht dem entspricht, was tatsächlich in der therapeutischen Sitzung passiert, dann ist es schwierig, Theorie so weiterzuentwickeln, dass sie eine positive Rückwirkung auf die Praxis hat. Ein Forschungsansatz, der sich in der Beobachtung therapeutischer Praxis „begründet", ist darauf angelegt, Theorie aus der Beobachtung zu entwickeln, beziehungsweise weiterzuentwickeln.[8]

In den letzten Jahren sind vor allem qualitative Forschungsmethoden, wie sie ursprünglich in der Anthropologie, Soziologie und Ethnographie entwickelt wurden, von Psychotherapeuten entdeckt worden.[9] Im Zentrum qualitativer Ansätze steht der Versuch, durch genaue Beobachtung und Beschreibung, durch Befragen und Zuhören die Bedeutungswelt eines Anderen - eines anderen Menschen oder einer anderen Kultur - zu verstehen. Qualitative Forschungsmethoden scheinen auch dazu geeignet, Therapieprozesse systematisch zu untersuchen, denn sowohl Therapeuten als auch qualitative Forscher versetzen sich in eine andere Welt und suchen mit den Augen des Anderen zu sehen. Der Vorteil dieser Methode liegt darin, dass sie die Deutung und Bedeutung der individuellen Erfahrung in den

---

6 L. N. Rice (1992) *From naturalistic observation of psychotherapy process to micro theories of change*. In: S. G. Toukmanian & D. L. Rennie (Eds.), *Psychotherapy process research*, S. 1 - 21

7 J. D. Safran & J. C. Muran, J.C. (1994) *Toward a working alliance between research and practice*. In: P. Forrest Talley, H.H. Strupp & S.F Butler (Eds.) *Psychotherapy research and practice*, S. 227 - 245

8 B.D. Glaser & A. L. Strauss (1967) *The discovery of grounded theory*

9 D.L. Rennie (1992) *Qualitative Analysis of the client's experience of psychotherapy: The unfolding of reflexivity*. In: S. G. Toukmanian & D. L. Rennie (Eds.), *Psychotherapy process research*, S. 211 - 233
R. Elliott & C. Morrow-Bradley (1994). *Developing a working marriage between psychotherapists and psychotherapy researchers: Identifying shared purposes*. In: P. Forrest Talley et al. (Eds.), *Psychotherapy research and practice*, S. 124 - 142

Mittelpunkt rückt. Sie unterstreicht auch, dass therapeutische Prozesse aus unterschiedlichen Perspektiven beschrieben werden können.

Von den qualitativen Forschungsmethoden hat meiner Ansicht nach insbesondere die ethnographische Methode der „teilnehmenden Beobachtung"[10] großes Potenzial für die Erforschung kunsttherapeutischer Prozesse. Die Anwesenheit eines Beobachters im Therapieraum mag zunächst ungewöhnlich erscheinen, doch haben Kunsttherapeuten mit Erfolg direkte Beobachtung in der Supervision erprobt.[11] Ein Beobachter kann das Zusammenspiel von Kunsttherapeut, Patient und Gestaltung aus einer neuen Perspektive beschreiben und Prozesse erhellen, die den direkt Beteiligten oftmals nicht oder nicht vollständig bewusst sind. Ein Beobachter, der an kunsttherapeutischen Sitzungen teilnimmt, ist ferner in der Lage, den Prozess unmittelbar mitzuerleben und damit vielschichtige verbale und nonverbale Interaktionen und Bilder zu erfassen. Insbesondere nonverbalen Prozesse, wie Bewegungen, Gesten und Handlungen mit Materialien, die Gestaltung im Raum und die Gestaltung des Raumes, entstehende und sich verändernde Bilder zeichnen die Kunsttherapie aus und müssen folglich genauestens dokumentiert und analysiert werden. Die Öffnung des Therapieraumes für einen Beobachter und für Forschung kann daher entscheidend zur weiteren Entwicklung in der Kunsttherapie beitragen, und zwar sowohl zur Vertiefung der Praxis als auch zur weiteren Theoriebildung. Die Entwicklung von Theorie auf der Grundlage von Beobachtungen der Praxis erscheint mir besonders bedeutsam, da Kunsttherapeuten immer wieder beklagen, dass Theorien aus den angrenzenden Gebieten der Psychologie, Kunst oder Psychoanalyse das Wesen der Kunsttherapie nur ungenügend beschreiben. Aus diesem Grund scheint die teilnehmende Beobachtung von Kunsttherapiesitzungen besonders wichtig.

Der Forschungsprozess

In meiner Forschungsarbeit beobachtete ich eine Kunsttherapeutin in ihrer Arbeit mit mehreren traumatisierten und emotional gestörten Kindern über den Zeitraum eines Jahres. Die Therapeutin arbeitete in einem Kinderheim und war Teil eines multidisziplinären Teams. Nach den Therapiestunden interviewte ich die Therapeutin, um damit ihr Erleben und Verständnis des Therapieverlaufs kennen zu lernen.

Als Beobachterin von Kunsttherapiestunden eröffnete sich mir eine neue und ungewohnte Perspektive auf den Therapieprozess, denn normalerweise tauchte ja auch ich als Kunsttherapeutin direkt in das Geschehen ein. Ich erkannte, dass ich

---

10 R. C. Bogdan & S. K. Biklen (1982/1992) *Qualitative research for education;* M. Ely (1991) *Doing qualitative research: Circles within circles;* Y. Lincoln & E. Guba (1985) *Naturalistic inquiry;* R. Tesch (1990) *Qualitative research: Analysis types and software tools*

11 S. Riley (1996) *Videotape recording in supervision & life supervision.* In: C.A. Malchiodi & S. Riley (1996) *Supervision and related issues,* S. 143 - 154

als Beobachterin in der Tat die einzigartige Möglichkeit hatte, „von außen" die Interaktionen zwischen Kunsttherapeutin, Kind und künstlerischem Prozess zu beschreiben. Ich visualisierte diese Interaktionen als ein Dreieck.

Vor allem konnte ich die Rolle der Kunsttherapeutin im therapeutischen Verlauf genauer beschreiben und befragen. Es wurde mir sehr deutlich, dass ich als Beobachterin zwar Distanz zum Geschehen in der Kunsttherapiesitzung hatte, dass ich aber gleichzeitig Teil des therapeutischen Prozesses wurde. Ich musste also auch meine Rolle als Teilnehmerin „von innen" reflektieren.

Diese Aspekte des Forschungsprozesses möchte ich im Folgenden etwas ausführen.

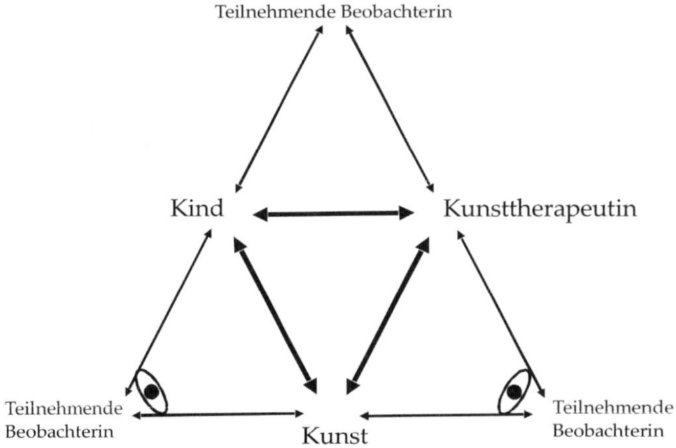

Abb. 1: Schematische Darstellung der Beobachterperspektive. Der kunsttherapeutische Prozess ist durch das Dreieck im Zentrum repräsentiert. Die Beobachterin beeinflusst durch ihre Anwesenheit die Interaktion zwischen Kunsttherapeutin, Kind und künstlerischer Gestaltung. Der Prozess kann von verschiedenen Blickwinkeln analysiert werden.

Der Beobachter als Teilnehmer

Die erste wichtige Frage bezieht sich darauf, wie die Anwesenheit eines Beobachters den Therapieprozess beeinflusst. Schon bei der Auswahl der Institution und der Teilnehmer an dieser Studie stellte sich die Aufgabe, störende Einflüsse, die aus der Beobachtungssituation resultieren können, möglichst gering zu halten. Die teilnehmende Kunsttherapeutin - ich werde sie Ann nennen - wählte Kinder für diese Studie aus, mit denen sie schon seit ein bis zwei Jahren gearbeitet hatte, und die sie für stabil genug hielt, die Anwesenheit einer Beobachterin zu bewältigen. Wir stellten auch sicher, dass ich einzelne Kinder mindestens ein halbes Jahr begleiten würde, um ihnen die Zeit zu geben, Vertrauen zu mir zu entwickeln. Ich bat alle Kinder und ihre Eltern um Erlaubnis an den Kunsttherapiestunden teilnehmen zu dürfen. Erwartungsgemäß brachte meine Anwesenheit in den ersten Wochen der Studie den bisherige Rahmen der Therapie durcheinander. Was war meine Rolle im Therapieraum? Ich hatte mich vorgestellt und erklärt, dass ich von den Kindern und ihrer Arbeit mit Ann lernen möchte, und dass ich ganz still zusehen würde, weil sich so am besten lernen ließe. Und dennoch mussten wir alle erst durch die Erfahrung lernen, was es heißt, Beobachter zu sein oder beobachtet zu werden. Ein Beispiel möchte ich hier anfügen.

Als ich Sheila, ein sechsjähriges Mädchen, zum ersten Mal traf, zeichnete sie Herzen mit rosafarbenem Glitzerstaub, schrieb meinen Namen, den ich für sie buchstabieren musste, schrieb dann ihren eigenen Namen und schließlich „Ich-Du." „Wird Barbara meine Freundin sein?", fragte Sheila nach der Therapiestunde. Diese erste Erfahrung mit Sheila machte mir deutlich, dass ich nicht ein distanzierter Beobachter sein konnte, sondern sofort in eine Beziehung engagiert war. In den nächsten Stunden versuchte Sheila, mich in die Interaktionen mit der Kunsttherapeutin einzubeziehen, dann wiederum schloss sie mich aus und befahl mir, die Augen zu schließen. Sehen oder nicht sehen, das war die Frage. Durfte ich wirklich zusehen? Als Hypnotiseur suchte Sheila, meine Augen, mein Sehen, mich unter ihre Kontrolle zu bringen, bevor sie mir schließlich erlaubte zuzusehen und von ihr zu lernen. Von diesem Zeitpunkt an definierte Sheila meine Rolle als die einer Schülerin – sie war die Lehrerin. Sheila erklärte, sie und Ann wüssten, wie man mit Ton und anderen Materialien arbeite, ich dagegen wüsste nichts. Meine Anwesenheit schien Sheila's Selbstbewusstsein zu stärken, was sich positiv im weiteren Prozess auswirkte, der wie Ann sagte, „im Aufschwung" war. Im weiteren Verlauf der Studie schenkte Sheila mir nur ab und zu einen Blick. Oft schien sie mich vollkommen zu ignorieren, so als ob ich buchstäblich zur Fliege an der Wand geworden sei. Ich musste meinerseits stets darauf achten, in meinem Verhalten verlässlich und konstant zu sein. So wurde ich Teil des therapeutischen Rahmens.

Auch die Kunsttherapeutin, Ann, fühlte sich zunächst exponiert und verletzlich. Sie beschrieb in Interviews, wie sie anfangs selbstkritisch all ihre Interventionen unter die Lupe nahm. Sie fühlte sich durch die Anwesenheit einer Beobachterin verunsichert. Nach einiger Zeit berichtete Ann jedoch eine wichtige Veränderung. Statt sich selbst zu kritisieren, nutzte sie die Unterhaltungen mit mir, sich stärker auf den Therapieprozess zu konzentrierten. Sie reflektierte mehr über ihre Beziehung zu den Kindern, über den künstlerischen Ausdruck und Veränderungen im Prozess. Schlussendlich betrachtete sie ihre Teilnahme an dieser Studie als einen wesentlichen Aspekt ihres persönlichen und beruflichen Reifeprozesses. Die Anwesenheit eines Beobachters setzte also eine neue Dynamik im therapeutischen Beziehungsraum in Gang, die sowohl im Therapieprozess als auch im Forschungsprozess sorgfältig durchgearbeitet werden musste.

Während am Anfang störende Faktoren überwiegen, können durch die Anwesenheit eines Beobachters auch Entwicklungsprozesse in Gang gesetzt werden.

Der Beobachter als Instrument und Lernender

Die zweite wichtige Frage bezieht sich darauf, wie der Beobachter die Glaubwürdigkeit[12] seiner Ergebnisse sicher stellen kann, denn in einer qualitativen Studie ist der Beobachter selbst das „Instrument“: Der Beobachter nimmt wahr, fühlt, erinnert, zeichnet auf, stellt Fragen, deutet und konstruiert Bedeutung. Das heißt, Beobachtungen und Ergebnisse sind das Resultat dessen, was der Beobachter in seinem Blick, in seinen Interaktionen und in seiner Empathie für die Teilnehmer begreifen kann.[13] Ein Beobachter schwingt wie ein Resonanzkörper mit dem Geschehen mit. Empathie und Intuition sind Zugänge zum Verstehen im täglichen Leben und in der therapeutischen Arbeit. Empathie und Intuition sind auch wesentliche Aspekte qualitativer Forschung. Der Beobachter, als Instrument, muss daher seine Haltung und Einstellung fortwährend reflektieren. Ein Teil meiner Arbeit bestand darin, meine Erwartungen, Vorurteile und Übertragungsreaktionen zu klären, um damit die Erfahrungswelt der Kunsttherapeutin und des Kindes so fair und vollständig wie nur möglich beschreiben zu können. Dabei half mir unter anderem eine Peergruppe, die analog zu einer Peersupervisionsgruppe arbeitete, und die meine Stundenprotokolle und Interpretationen kommentierte. Somit wurde meine eigene Interpretation des Therapieverlaufs ergänzt durch die Deutungen der Gruppe. Im Verlauf der Forschung gab ich der Kunsttherapeutin meine Protokolle der Sitzungen ebenfalls zu lesen. In weiteren Interviews suchte ich zu klären, inwieweit meine Darstellung des Verlaufs ihre Wahrnehmungen und Intentionen erfasste. Unterschiedliche Deutungen des Verlaufs musste ich dabei akzeptieren und genau analysieren.

Datensammlung und Analyse

Genaue Beobachtung und detaillierte Beschreibung sind die Basis qualitativer Studien. Zur Dokumentation gehören die Beschreibung des Geschehens, aber auch die Gefühlsreaktionen des Beobachters, weiterführende Fragen oder Einsichten und Hypothesen über Themen und Regelmäßigkeiten im therapeutischen Prozess. Datensammlung und Analyse finden gleichzeitig statt. Erste Hypothesen und Modelle des Therapieprozesses werden in weiteren Beobachtungen auf den Prüfstand gestellt, verfeinert oder, falls notwendig, verworfen. Daraus ergibt sich ein rekursiver Kreislauf zwischen Beobachtung und Theoriebildung,[14] der so lange fortgeführt wird, bis keine neuen Informationen mehr auftreten und Theorien im Wesentlichen bestätigt und vertieft sind.

---

12 E. Guba & Y. Lincoln (1989) *Fourth generation evaluation*

13 P. Atkinson (1992) *Understanding ethnographic texts*

14 Y. Lincoln & E. Guba (1985) *Naturalistic inquiry*

Ein wichtiger Bestandteil der Analyse ist die Entwicklung eines konzeptuellen Schemas[15] auf der Grundlage der Beobachtungen. Dazu werden zunächst die gesamten Aufzeichnungen in Bedeutungseinheiten zerlegt und anschließend codiert. Eine Bedeutungseinheit kann von unterschiedlicher Länge sein und umfasst eine Interaktion, zum Beispiel einen Dialog, einen Gestaltungsvorgang, eine therapeutische Intervention oder auch eine Sequenz, in der die Kunsttherapeutin und das Kind zusammen arbeiten. Die Segmentierung der Aufzeichnungen wird dabei beeinflusst von dem besonderen Blickwinkel des teilnehmenden Beobachters, von den Forschungsfragen und den theoretischen Grundannahmen.

In meiner Arbeit entwickelte ich ein System von fünf Hauptkategorien, mit denen ich den kunsttherapeutischen Prozess beschrieb:

(1) Schwerpunkt der Interaktion im Dreieck PatientIn, KunsttherapeutIn, Gestaltung;
(2) Verarbeitungsebenen im therapeutischen Prozess;
(3) Verlaufsmerkmale einer Sitzung;
(4) Themen in Beziehung, Gestaltung und Kommunikation über das Selbst;
(5) Merkmale der künstlerischen Gestaltung.

Nur die ersten drei Kategorien sollen im Folgenden erläutert werden.

Konzeptuelles Schema: Kategorien zur Untersuchung des kunsttherapeutischen Prozesses

(1) Schwerpunkt der Interaktion
- Gestalten
- Beziehung
- Selbst
- Beobachter
- Ereignisse und Personen außerhalb des Therapieraums

(2) Verarbeitungsebenen
- Handeln
- Symbolisieren
  - Form
  - Bedeutung und Affekt
- Beobachten und Reflektieren
- Verändern, Erneuern, Einsicht, kreative Selbstverwirklichung

[15] A. Coffey & P. Atkinson, (1996) *Making sense of qualitative data*

(3) Verlaufsmerkmale
- Episode
- Bruch
- Wiederholung
- Verschiebung
- Momente der Veränderung

(4) Themen
- therapeutische Beziehung (Übertragung und Gegenübertragung)
- Selbst
- Gestaltung

(5) Gestaltung
- Formale Elemente
- Inhalt
- Gestaltungsmuster
- Qualität und Rolle der Gestaltung im therapeutischen Prozess.

Ich untersuchte zunächst im Verlauf jeder Stunde, wo der Schwerpunkt der Interaktion in dem Dreieck zwischen Therapeutin, Kind und Gestaltung lag. Kunsttherapie zeichnet sich ja in besonderem Maße dadurch aus, dass der Raum der therapeutischen Beziehung um die Beziehungen des Patienten und Therapeuten zur Gestaltung erweitert wird. Damit ergeben sich vielfältige und vielschichtige Interaktions- und Spielmöglichkeiten. In psychoanalytischer Denkweise bieten sich damit nicht nur die Therapeutin zur Übertragung, d.h. zur Mobilisierung und Inszenierung der inneren Welt des Patienten an, sondern auch das Gestaltungsmaterial. Es erscheint daher interessant zu beobachten, wie sich im tatsächlichen Therapieverlauf diese Übertragungsphänomene entwickeln beziehungsweise wie sie sich verändern.

In einem zweiten Schritt untersuchte ich, wie das psychische Material verarbeitet oder bearbeitet wurde. Dabei unterschied ich zwischen Handeln, Symbolisieren (Form und Bedeutung Schaffen), Beobachten und Reflektieren sowie kreativer Selbstverwirklichung. In der kunsttherapeutischen Literatur sind diese unterschiedlichen Weisen des sich Einlassens auf den Prozess mehrfach beschrieben worden,[16] allerdings meist nur in Bezug auf die Handhabung des Gestaltungsmaterials auf Seiten des Patienten. Jedoch sind diese unterschiedlichen Verarbeitungsebenen sowohl in der künstlerischen Gestaltung als auch in der therapeutischen Bezie-

---

[16] E. Kramer (1975) *Kunst als Therapie mit Kindern*
V. Lusebrink (1990) *Imagery and visual expression in therapy*
L. Wilson (1985a) *Symbolism and art therapy, I: Symbolism's role in the development of ego functions.* American Journal of Art Therapy, Vol. 23, S. 79 - 88
L. Wilson (1985b) *Symbolism and art therapy, II: Symbolism's relationship to basic psychic functioning.* American Journal of Art Therapy, Vol. 23, S. 129 - 133

hung oder in der Beziehung zum Selbst beobachtbar. In der systematischen Analyse der Ausdrucksweisen von Patientin und Therapeutin möchte ich klären, wann und wie Veränderungen stattfinden und welchen Stellenwert diese im Therapieverlauf haben. Ich möchte vor allem auch untersuchen, wie die Kunsttherapeutin die unterschiedlichen Verarbeitungsebenen in ihren Interventionen nutzt, um den Therapieverlauf zu unterstützen und positiv zu beeinflussen.

Neben dieser sehr detaillierten Analyse der Interaktionen in einer Stunde erschien es mir nützlich, die Gesamtstruktur einer Sitzung im Auge zu behalten. Manchmal war die gesamte Sitzung im Wesentlichen als eine einheitliche Szene zu beschreiben, häufig beobachtete ich jedoch Abbrüche, Wiederholungen des selben Vorganges oder auch neue, unerwartete Einfälle. Eine Episode oder Szene definierte ich als eine Sequenz von Interaktionen, denen eine Idee, ein Gestaltungsmaterial oder ein gestalterischer Prozess inneren Zusammenhang verlieh. Diese Verlaufsmerkmale einer Stunde möchte ich im Zusammenhang mit den anderen Prozesskategorien analysieren.

Es bleibt noch hinzuzufügen, dass eine Bedeutungseinheit durch mehrere Codes oder Kategorien beschrieben werden kann. Nur so lässt sich die Vielschichtigkeit einer Interaktion annähernd erfassen.

Szenen aus dem kunsttherapeutischen Prozess

Ich möchte nun drei Szenen vorstellen, die meinen Bebachtungen von Kunsttherapiesitzungen mit einem sechsjährigen Mädchen, das ich Sheila nennen möchte, entnommen sind. Sheila lebte in dem Kinderheim und hatte dort zum Zeitpunkt meiner Beobachtungen schon sei zwei Jahren Einzeltherapiestunden mit Ann, der Kunsttherapeutin. In diesem Therapieverlauf, den ich sechs Monate lang beobachten konnte, wurden die unterschiedlichen Funktionen des Miteinanderspielens und des Gestaltens besonders deutlich. Die erste Szene gibt Einblick in ein typisches, oft wiederholtes Szenario, in dem sich Rollenspiel, Gestalten und Ausagieren in mitunter chaotischer Weise abwechseln. In der zweiten Szene führt Sheila einen Film vor. Ihre Vorstellung und ihr Spiel sind nun deutlicher strukturiert. In der Projektion ihrer Erfahrung auf eine „Leinwand" beginnen bildnerische Prozesse in den Vordergrund zu treten. In der dritten Szene steht ein Bild im Mittelpunkt. Die Möglichkeit, Erlebnisse im künstlerischen Ausdruck zu verarbeiten, eröffnet für Sheila neue Perspektiven. Sie beginnt einen Dialog mit dem Bild und mit sich selbst.

Die Szenen sind Ausschnitte aus meinen Aufzeichnungen. Der Text ist in Bedeutungseinheiten unterteilt, die fortlaufend nummeriert sind. „//" bezeichnet den Anfang einer neuen Bedeutungseinheit. Die Codierung der Bedeutungseinheiten im Sinne der bereits vorgestellten Kategorien ist in Diagrammen im Anhang wiedergegeben. Jeder Szene folgt eine detaillierte Analyse der Interaktionen. Dabei wird auch die Kunsttherapeutin in Ausschnitten von Interviews zu Wort kommen.

Szene I:
Sheila: „Ich bin ein guter Koch, ich vergifte dich nicht."

Beobachtungen aus der vierten Sitzung

Sheila betritt den Therapieraum und kündigt an, dass sie mit Ton arbeiten will.

Sheila: „Ich möchte ein großes Stück."

Ann: „Nimm erst mal ein kleines."

Sheila schneidet sich eine dünne Scheibe ab, bekommt noch einen Nachschlag und scheint zufrieden. „Ich wollte ein großes Stück," betont sie noch einmal.(4) //

Ann hilft, den Ton durchzukneten, während sich Sheila im Raum umsieht. (5) // (...)

Sheila: „Ich mache Pizza."

Ann nickt und lächelt. „Du machst Pizza," bestätigt sie. (14) //

Sheila: „Mach' dir keine Sorgen, ich bin ein guter Koch. Mach' dir keine Sorgen. Richtige Pizza mit Salami und Käse." (15) //

Sheila rollt den Ton aus. Sie müht sich, da der Ton recht fest ist. Endlich ist die Tonplatte dünn und einigermaßen gleichmäßig. (16) //

Ann: „Ich sehe, Du machst richtige Pizza." (17) // (...)

Sheila: „Was für eine Pizza möchtest du gerne?" Ihre Stimme klingt fürsorglich.

Ann: „Hmm, was hast du denn anzubieten?"

Sheila: „Brokkoli, extra Käse ... alle Sorten von Pizza." (19) //

Ann: „Was magst du denn gerne?"

Sheila: „Nein, nein, du wählst!"

Ann: „Ich wähle, also gut. Wie wär's mit Salami. Salami klingt gut." (20) //

Sheila: „Mach dir keine Sorgen, ich bin ein guter Koch. Ich vergifte dich nicht." (21) //

Sie rollt die Teigränder nach oben.

Sheila: „Ich brauche einen Ofen." (22) //

Sheila verwandelt das Regal in einen Pizzaofen. Eine Zeitung dient als Ofentür. Ann beobachtet und unterstützt sie dabei. Nach einigen Momenten öffnet Sheila den Ofen und nimmt den vorgebackenen Pizzaboden heraus. Sie zerreißt kleine Tonklümpchen und streut die Fetzen auf den Pizzaboden, offenbar als Belag.

Sheila: „Keine Sorge, ich bin ein guter Koch." (28) //

Ann: „Hat Dir jemand gesagt, dass Du kein guter Koch bist?"

Sheila: „Ja."

Ann: „Was hast du gemacht?"

Sheila: „Ich hab sie verhungern lassen."

Ann: „Du hast sie verhungern lassen?" (29) // (...)

Sheila dreht sich um und steckt die Pizza auf dem Tablett wieder in den Ofen. (31) (...)

Sheila: „Möchtest du etwas trinken? Ich mache eine Tasse. Kannst du mir helfen?"

Ann zeigt ihr, wie man aus einem Klumpen Ton eine Tasse formt. Sheila folgt Ann's Instruktionen und scheint mit dem Resultat zufrieden zu sein. (33 -35)// (...)

Sheila: „Die Pizza ist fertig. Ich schneide ein Stück für dich. Du kannst es kosten und dann mit nach Hause nehmen." (39) //

Ann: „Willst du auch ein Stück?"

Sheila: „Nein, ich bin der Koch hier. Ich backe meine eigene Pizza zu Hause. Koste ein Stück und nehme es mit nach Hause zu deiner Familie." (40) //

Ann kostet spielerisch von der Pizza.(41) //

Plötzlich nimmt ihr Sheila das Stück aus der Hand, wirft es auf den restlichen Tonklumpen und beginnt das Ganze heftig zu kneten.

Sheila: „Ich mache eine andere, richtige Pizza." (42) // (...)

Sheila bemüht sich verzweifelt darum, „wirkliche" Pizza zu backen, doch jedes Mal wenn es darum geht, die Pizza zu essen, bricht ihr Spiel zusammen. Insgesamt dreimal in dieser Stunde wird derselbe Vorgang in Rollenspiel und künstlerischer Gestaltung wiederholt. (...)

Sheila macht einen letzten Versuch: „Ich mache wirkliche Pizza wie in der Pizzeria." (57) //

Sheila müht sich sehr, den Pizzaboden so dünn und gleichmäßig wie möglich auszurollen. „In der Pizzeria werfen sie den Boden in die Luft, um ihn locker zu machen."

Ann: „Ah, jetzt weiß ich, du hast den Pizzabäcker beobachtet. Du machst richtige Pizza. Du hast gelernt, wie man Pizza backt." (58) //

Wiederum backt Sheila die Pizza im Ofen und bietet Ann ein Stück an. (59) //

Sheila: „Dies ist wirkliche Pizza. Ich muss sie schneiden."

Schnell, nun am Ende der Stunde, schneidet sie die Pizza und zerrt die Stücke auseinander.

Sheila: „Ich muss ganz durchschneiden, sonst bleiben die Stücke aneinander kleben."

Sheila: „Ich schneide Streifen für das Baby, für dein Baby. Das Baby kann die großen Stücke nicht essen. Du nimmst die Stücke mit nach Hause für dein Baby." (60) //

Brüche und Wiederholungen

In dieser Kunsttherapiestunde durchdringen sich Rollenspiel und Gestaltung in ganz besonderer Weise. Zunächst spielt Sheila mit dem Material, das ihre Bedürfnisse unmittelbar zu verkörpern scheint. Der Ton steht für Nahrung und für Zuwendung, von der sie nicht genug bekommen kann. Im Verlauf der Stunde tritt der unmittelbare Anmutungscharakter des Materials hinter eine Gestaltungsidee zurück. Sheila arbeitet an einer Pizza. Bald entwickelt sie ein Rollenspiel: Sie ist der Pizzabäcker, Ann die Kundin. Kraft Sheila's Vorstellung verwandelt sich der Therapieraum in eine Pizzeria. Immer wieder jedoch treten Sheila und Ann aus ihren Rollen heraus, nämlich dann, wenn sie sich auf das Spielen und Gestalten mit dem Material beziehen. Sheila versucht, die Pizza echt aussehen zu lassen. In diesen Momenten ringt sie mit der künstlerischen Form. Im Gestalten mit dem Ton, im sorgfältigen Arbeiten an einer ganzen, runden Form, und im immer wiederkehrenden Zerstören und Zerreißen dieser Form zeigen sich ihre traumatischen Erlebnisse und deren Folgen: die Vernachlässigung und der Missbrauch; die Aggression, die nach innen und außen wirkt; die innere Leere und Zerrissenheit. Das wiederholte Auseinanderreißen der Pizza löst auch in der Therapeutin schmerzhafte Empfindungen aus, die sie in einem Interview umschreibt:

> „Ich hoffte, dass sie die Pizza rund und ganz bewahrt, aber dann hat sie die Pizza zerrissen, wirklich zerrissen. Sie zerrte die Stücke auseinander. Die Mitte blieb leer."

Die Mitte blieb leer, doch am Ende der Stunde stellte Ann - ohne weiter darüber nachzudenken - die noch feuchte Tontasse mitten auf das Tablett mit der zerrissenen Pizza. So stark war ihr Impuls, die Leere zu füllen (Abbildung 2).

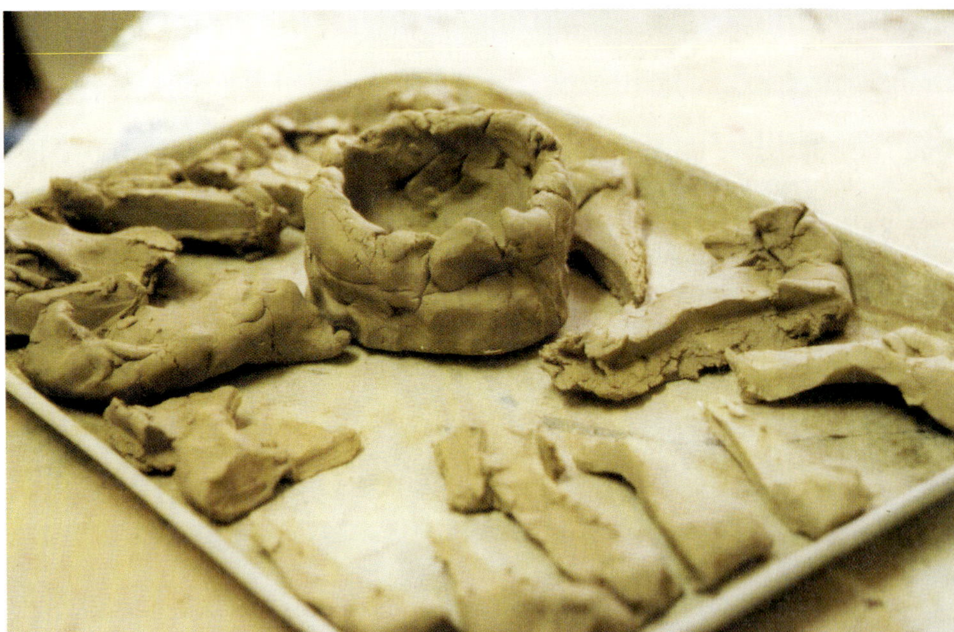

Abb. 2: Sheila: „Wirkliche Pizza", Ton

So wie die Gestaltung immer wieder zerstört wird, so reißt auch das Rollenspiel immer wieder ab, um von neuem zu beginnen. Nicht nur in dieser Stunde wiederholen sich die Themen. Die Therapeutin reflektiert zum wiederkehrenden Thema des Spiels:

> „Wir spielen Mutter und Kind, immer wieder und in vielen Variationen. Wenn sie die Mama spielt, dann kocht sie und stopft das Essen entweder in mich hinein oder lässt mich hungern. Sie lässt mich entweder hungern oder stopft mich voll."

So spiegelt sich in Sheila's Spiel die frühe Erfahrung mit ihrer Mutter, die sich in Folge ihrer Drogenabhängigkeit nicht genügend und nicht verlässlich auf die Bedürfnisse des Kindes einstellen konnte: „Sie lässt mich entweder hungern oder stopft mich voll." Sheila fühlt sich in ihren eigenen Bedürfnissen nicht gehört, und als Person nicht gesehen und erkannt. Wie Beschwörungsformeln hängen Sheila's Worte, die die Widersprüchlichkeit und die Konflikte ihres inneren Erlebens verdeutlichen, in der Luft: „Ich bin ein guter Koch. Mach dir keine Sorgen. Ich vergifte dich nicht. - Ich schneide Streifen für das Baby, für dein Baby. Ich selbst esse hier nicht." Im Verlauf der Stunde lässt sich beobachten, dass nach jeder dieser wiederholten, bedeutungsvollen Kommunikationen ein Bruch im Rollenspiel erfolgt. Ereignisse außerhalb des therapeutischen Raumes oder aber auch die Konzentration auf das Material und den Gestaltungsvorgang lenken von der konflikthaften Situation, die in der therapeutischen Beziehung dargestellt wird, ab.

In der systematischen Analyse des Verlaufs (Abb. 3) werden diese Brüche als Verschiebungen im Fokus der Interaktion und in der Verarbeitungsebene sichtbar. Zu beobachten ist ein Wechsel vom Spielen und Gestalten mit der Kunsttherapeutin hin zum Spielen und Gestalten mit dem Material.

Zu beobachten ist ebenso, dass gleichzeitig ein Wechsel stattfindet von symbolischem Ausdruck im Rollenspiel zur Betonung formaler Prozesse in der Gestaltung oder zu provokativem Ausagieren. Wichtig für den therapeutischen Prozess erscheint hier die Möglichkeit, in der Kunsttherapie von der Ebene des Rollenspiels auf die Ebene der Gestaltung wechseln zu können und umgekehrt. Sowohl die Therapeutin als auch das Kind nutzen diese Möglichkeiten, um die Intensität der Konflikte und Emotionen zu regulieren. Diese Aspekte möchte ich im Folgenden genauer untersuchen.

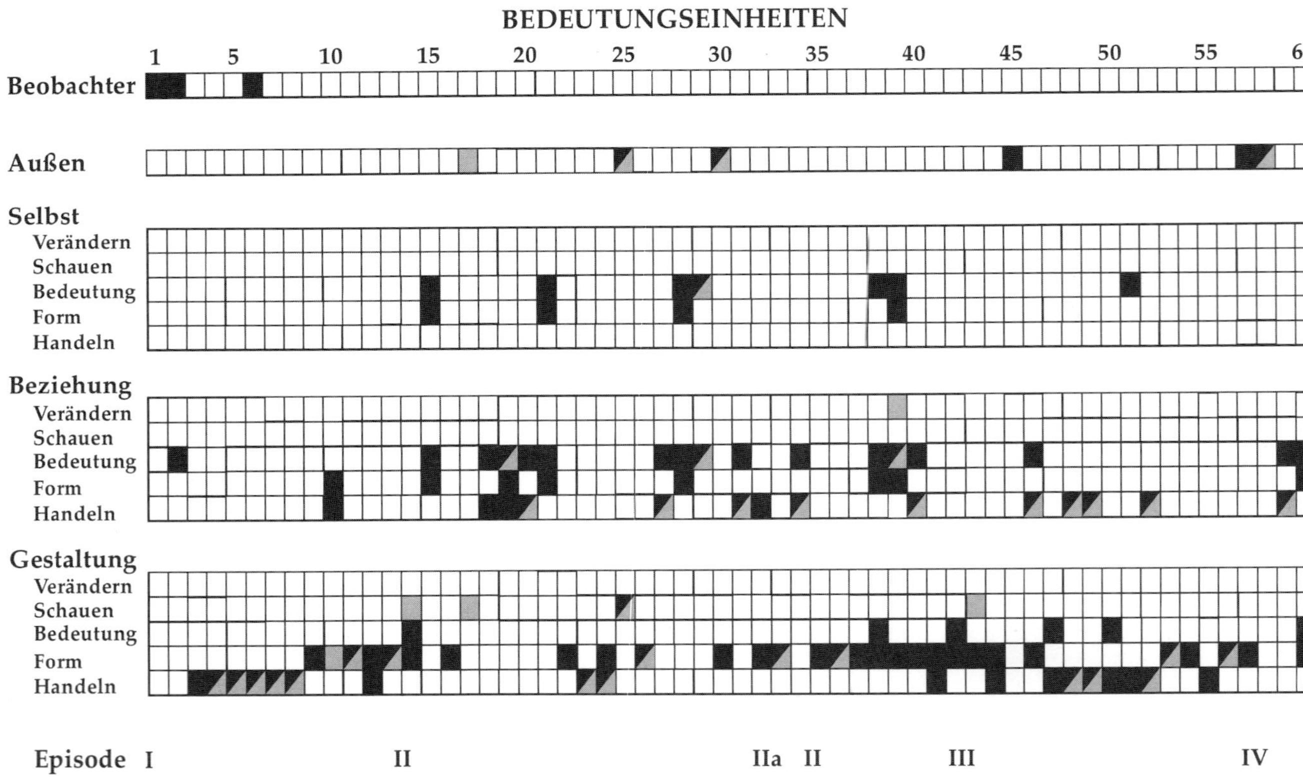

Abb. 3: Analyse der Interaktionen zwischen Kunsttherapeutin, Kind und Gestaltung: Die Bedeutungseinheiten sind nummeriert und codiert nach (1) Fokus der Interaktion u. Gestaltung, therapeut. Beziehung, Selbst, Ereignisse außerhalb des therapeutischen Raumes od. Beobachter; (2) Verarbeitungsebenen (Handeln, Formen, Bedeutung Schaffen, Schauen u. Reflektieren, Erneuern und Verändern); (3) Verlaufsmerkmalen (Episoden).

Spiel mit der Therapeutin und Spiel mit dem Material

In dieser Stunde konzentriert sich Sheila stellenweise primär auf die Gestaltung (Ich - Kunst). Doch scheint es ihr nicht zu genügen, Pizza zu backen. Sie entwickelt ein Rollenspiel

(Ich - Du), das ihre Therapeutin mit einbezieht. Das Rollenspiel konfrontiert Sheila jedoch unmittelbar mit ihren für sie unlösbaren Konflikten. „Ich bin ein guter Koch. Ich vergifte dich nicht." Erschreckt scheint sich Sheila ihrer Aggression bewusst zu werden, die sie sogleich verneint. Insbesondere auf der Ebene der Erzählung, auf der Sheila nach Bedeutung sucht, kann Sheila ihre Wut nicht zulassen. Den Ton kann sie schlagen und zerreißen, die Pizza zerschneiden, die Therapeutin vergiften jedoch nicht. Nicht umsonst betonen Kunsttherapeuten, dass im Umgang mit dem Material insbesondere verbotene aggressive Fantasien und Impulse angstfreier ausgedrückt, bewältigt und schließlich verwandelt werden können. Und so folgt jeder konflikthaften Kommunikation in der Beziehungsebene ein Wechsel zur Gestaltungsebene. Die Frage stellt sich also, warum das Spielen mit der Therapeutin dennoch für Kinder wie Sheila von so großer Wichtigkeit ist. Sheila kommt immer wieder im therapeutischen Prozess darauf zurück. Die Therapeutin reflektiert über ihre Rolle im Spiel mit Sheila:

> „Sheila braucht einen Raum, wo sie Kontrolle ausüben kann. Ich denke, sie hat oftmals keine Kontrolle über ihr eigenes Leben und ihre Umwelt. Mir zu sagen, was ich tun soll, ist eine Möglichkeit für sie, Kontrolle zu spüren. Ich denke, es ist wichtig für sie, dass ich tatsächlich die Mami oder das Baby spiele.
> Mit ihr zu spielen, gibt mir auch die Möglichkeit, ihr etwas zu sagen, Gefühle anzusprechen oder neue Lösungsmöglichkeiten anzubahnen.
> Zum Beispiel, wenn sie mir Essen verweigert, dann betone ich, dass ich aber doch hungrig bin. Oder ich frage sie, ob sie nicht auch etwas essen möchte."

Ich denke, die Reflektionen der Therapeutin erhalten wichtige Hinweise auf die Funktionen des Miteinander-Spielens. Offenbar spürt die Therapeutin, dass sie Sheila's Rollenanweisungen folgen, und an Sheila's Vorstellung teilhaben soll. Sheila bezieht ihre Therapeutin in das Spiel mit ein, zieht sie regelrecht hinein. Ann folgt diesem Ruf, wenn auch manchmal zögernd. Sheila bringt Ann unter ihre Kontrolle. Sie benutzt Ann in diesem Spiel so, als wäre diese ein Gestaltungsmaterial. Dabei übt Sheila Druck aus, so dass sich Ann Sheila's Fantasie entsprechend verhalten muss. Ann wird so zum Bestandteil von Sheila's Welt und Fantasie. Man könnte sagen, Sheila nutzt Ann als ein „subjektives Objekt."[17] Im Spielen mit Ann

---

[17] D. W. Winnicott (1962) *Ego integration in child development.* In: D.W. Winnicott (1965) *The maturational process and the facilitating environment,* S. 56 - 63

kann Sheila starke Emotionen auf kürzestem, nonverbalem Wege mitteilen. Somit lässt Sheila Ann spüren, was es bedeutet, Sheila zu sein. Diese Form der nonverbalen Kommunikation, in der im Anderen identische Gefühle hervorgerufen werden und damit ein Gefühl des Einsseins geschaffen wird, wird in psychoanalytischer Theorie als projektive Identifikation[18] bezeichnet. Sie entspricht einer der frühesten Kommunikationsformen in der Mutter-Kind Beziehung.[19] Zu diesem Zeitpunkt ist das Mitfühlen, Miteinander-Fühlen und Sich-Eins-Miteinander-Fühlen eine ganz besonders wichtige Erfahrung. Angesichts der Defizite und Traumata in Sheila's früher Entwicklung scheinen nicht nur die Ausübung von Kontrolle über ihre Umwelt, sondern auch das Gefühl des Einssein mit ihrer Umwelt wesentliche therapeutische Faktoren darzustellen, die insbesondere durch die gemeinsamen Rollenspiele aktiviert werden. Umso wichtiger ist es, dass die Kunsttherapeutin in der Tat „einfach mitspielt" und nicht nur die Materialien, sondern auch sich selbst zum Spielen und Gestalten zur Verfügung stellt.

Wirklichkeit und Vorstellung

Nicht nur die Grenzen zwischen Selbst und Objekt, sondern auch die Grenzen zwischen Spiel und Wirklichkeit scheinen in dieser Stunde zu verschwimmen. Sheila will unbedingt „wirkliche" Pizza backen. Was mag „wirkliche" Pizza für sie bedeuten? Wirkliche Pizza kann gute Pizza heißen, d.h. Pizza, die nährt, die nicht vergiftet oder verdorben ist. Es scheint aber so, als ob Sheila's Wut und Rache, aus der heraus sie die Therapeutin/Mutter entweder hungern lassen oder vergiften will, ihre besten Intentionen, gute Pizza zu backen, stört. Wirkliche Pizza kann auch realistische Darstellung bedeuten. Ganz offensichtlich hat Sheila beobachtet und gelernt, wie man Pizza backt, und ist stolz auf ihr Können. Wirkliche Pizza kann aber auch echte Pizza bedeuten. Sheila spielt, doch ihre Sehnsucht nach Zuwendung schreit nach Befriedigung. Sie will wirklich gefüttert und geliebt werden. Sie fantasiert über das Baby der Kunsttherapeutin - und scheint ihr Baby sein zu wollen. Nicht nur Sheila's Sehnsucht, sondern auch ihre Wut drängen nach Befriedigung. Sie provoziert die Therapeutin. Kunstwerke anderer Kinder drohen zu Bruch zu gehen. Sheila will den heißen Kräutertee der Therapeutin wirklich in die noch feuchte Tontasse schütten. Sheila tut nicht mehr so „als ob," nein sie tut und will es „wirklich." Aus Spiel wird Wirklichkeit. Das Spiel bricht zusammen. Die Therapeutin steht nicht nur für die Mutter in der Übertragungsbeziehung, sondern sie wird stellenweise zur Mutter. In der Gleichsetzung von Mutter und Therapeutin wird vor allem der Verlust des idealen Objektes verneint.[20] Gleichzei-

---

[18] M. Klein (1957) Neid und Dankbarkeit; in: diess. (1991) *Das Seelenleben des Kleinkindes*, T. Ogden (1982) *Projective identification and psychotherapeutic technique*

[19] D. N. Stern (1986) *Die Lebenserfahrung des Säuglings*

[20] M.Milner (1952) *Aspects of symbolism in comprehension of the not-self.* In: International Journal of Psychoanalysis, Vol. 33, S. 181-195.

tig werden jedoch die aggressiven Impulse ebenfalls wirklich und somit bedrohlich. Die Kunsttherapeutin hat alle Hände voll zu tun, das Ausagieren einzugrenzen und den Rahmen der Kunsttherapiesitzung aufrechtzuerhalten. In dieser Situation verbalisiert Ann keine Gefühle, sondern unterstützt die formalen und organisierenden Aspekte der Gestaltung. Die Möglichkeit der Verbalisierung von Gefühlen baut ihrer Ansicht nach auf gelungener Organisation in der Gestaltung auf. Auch Slade[21] berichtet aus ihrer psychoanalytischen und spieltherapeutischen Praxis mit früh traumatisierten Kinder, dass die Interpretation von Gefühlen und Fantasien häufig zum Abbruch des Spielens und zum Rückzug führt. Wenn die Grenze zwischen Vorstellung und Wirklichkeit brüchig ist, dann können Worte wie Taten erlebt werden und bedrohlich wirken. Anstelle der Interpretation kultiviert Slade das „Mitspielen" als eine Möglichkeit, Struktur, Zusammenhänge und Bedeutungen mit dem Kind zu finden. Dann kann das Spielen zu einer Konsolidierung der psychischen Strukturen beitragen.

Ringen um Form

In der Kunsttherapie kann insbesondere das Ringen um Form für solch eine Konsolidierung hilfreich sein. Sheila nutzt spontan die Konzentration auf formale Aspekte des Gestaltens, um etwas Distanz von ihren beunruhigenden und chaotischen Erlebnissen zu gewinnen. Sie sucht Struktur und Ordnung, z.B. als sie die Kunsttherapeutin in dieser Stunde bittet, ihr genau zu zeigen, wie man eine Tasse aus Ton formen kann. In anderen, ähnlichen Situationen baut sie eine Schachtel oder malt eine Flagge. Auch die Therapeutin betont in ihren Interventionen zu diesem Zeitpunkt im Therapieverlauf Organisation und Form in der Gestaltung:

> „Ich denke, ich muss Sheila helfen, sich zu organisieren, die Stücke zusammenzuhalten.
> Oft schneidet sie einfach Material in Stücke. Das hängt damit zusammen, wie desorganisiert sie an diesem Tag ist.
> Ich denke, ich muss Grenzen setzen, wenn sie mehr und mehr Material will.
> Ich denke, ich muss ihr helfen, Struktur und Form zu finden."

Ann nutzt die konkreten Gestaltungsschritte, um Sheila zu begleiten und das „Material," das konkrete Gestaltungsmaterial und das psychische Material, in den Griff zu bekommen. Ann macht deutlich, dass Organisation und Form im gestalterischen Prozess vorrangige therapeutische Ziele sind, die der Regulierung traumatischer Erlebnisse und letztlich der Ich-Stärkung dienen. Dies ist im letzten Teil der Stunde gut zu beobachten. Offenbar ermöglichen Ann's Betonung des Lernens, Beobachtens und die Konzentration auf eine realistische Form eine Distanzierung

[21] A. Slade (1994) *Making meaning and make believe.* In: A. Slade & D. Palmer Wolf (Eds.) *Children at play,* S. 81 - 110

von Sheila's drängenden inneren Konflikten. Daraus resultiert eine prekäre Balance, insofern als Sheila eine „wirkliche" Pizza macht, die sie zwar zerschneidet, jedoch nicht vollständig zerstört. Die Pizza überdauert die Stunde, zeugt von dem Geschehenen und beinhaltet vielleicht die Chance, dieses Erlebte später nochmals aufzunehmen und zu verarbeiten. Es zeigt sich hier eine Möglichkeit für weitere Entwicklung auf.

Interventionen und Rolle der Kunsttherapeutin

In der Analyse der Interaktionen und im Diagramm der Stunde (Abb. 4) wird deutlich, dass die Kunsttherapeutin die Ausdrucksebene aufnimmt, die das Kind anbietet und fordert. Mal folgt sie dem Kind in das Spiel und wird zum Mitspieler, mal beobachtet sie das Spiel von außen, begleitet und fragt nach Sheila's Fantasien. Dann wieder unterstützt sie das Gestalten, betont Beobachtung und Lernen, Formgebung und realistische Darstellung. Und schließlich setzt sie Grenzen. Die Therapeutin stellt sich also in vielfältigen Rollen zur Verfügung und ermöglicht dadurch dem Kind sich auszudrücken.

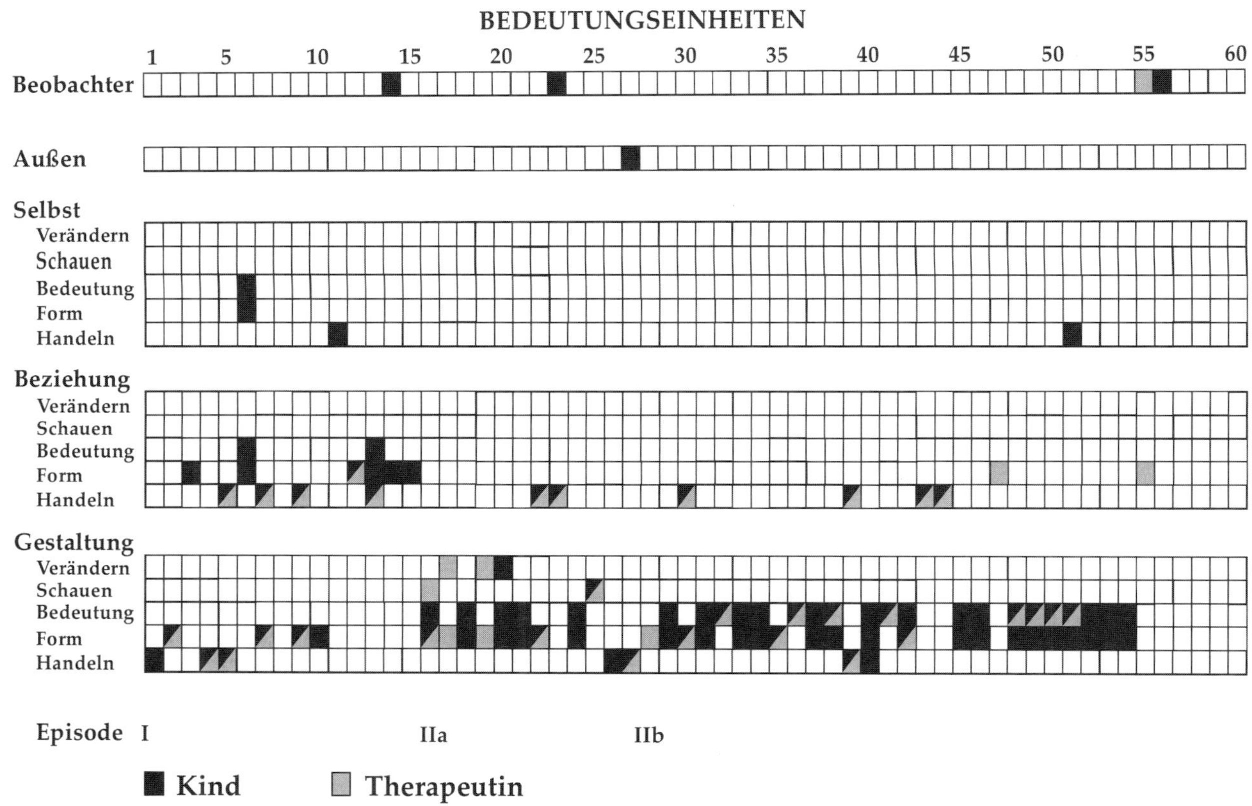

Abb. 4: Die Bedeutungseinheiten sind nummeriert und codiert nach (1) Fokus der Interaktion u. Gestaltung, therapeut. Beziehung, Selbst, Ereignisse außerhalb des therapeutischen Raumes od. Beobachter; (2) Verarbeitungsebenen (Handeln, Formen, Bedeutung Schaffen, Schauen u. Reflektieren, Erneuern und Verändern); (3) Verlaufsmerkmalen (Episoden).

Dennoch tauchen Fragen für die Kunsttherapeutin insbesondere in den Momenten auf, in denen sie als Mitspielerin gefordert wird. Soll sie einfach mitspielen oder beobachten und interpretieren? Oder soll sie den Prozess wieder ins künstlerische Gestalten lenken? Droht die Übertragung zu entgleiten, da Sheila die Grenzen zwischen Vorstellung und Wirklichkeit verwischt? Möglicherweise trägt Ann's Unsicherheit in diesem Bereich mit zu den wiederholten Zusammenbrüchen des Spielens bei. Ann sucht offenbar eine Balance zwischen Rollenspielen, in denen Sheila's Fantasien und Konflikte unvermittelt zu Tage treten, und der Gestaltung als Organisation. Noch scheint eine Integration von Gefühl, Fantasie und Form in einer ausdrucksvollen künstlerischen Arbeit außer Reichweite. Die nächste Szene verdeutlicht jedoch wichtige Schritte auf diesem Weg.

Szene II:
Sheila: „Eine Film-Vorstellung"

Beobachtungen aus der achten Sitzung

Sheila: „Ich möchte einen Film machen. Wir werden uns heute einen Film ansehen. Ihr sitzt dort drüben, ihr seid das Publikum. Nehmt eure Stühle."

Sheila bedeutet Ann und mir, die Stühle zurück zur Wand zu schieben.

Sheila zerschneidet Papier, um Eintrittskarten zu fertigen. Mit Befriedigung stellt sie fest: „Ich bin der Boss." (6) //

Sie kommandiert Ann herum, die die Eintrittskarten beschriften muss. (7) //

Als die Vorbereitungen beendet sind, gewährt sie Ann und mir Einlass in ihr „Kino." (...) //

Sheila: „Alle setzen sich jetzt hin." Alle starren auf die Wand des Therapieraums, wo einige Bilder von Kindern aufgehängt sind. (13) // (...)

Ann: „Was sehen wir heute?"

Sheila: „Die Kunstausstellung." (16) //

Ann: „Vielleicht könnte ich diese Bilder abnehmen und Zeichenkarton für dich aufhängen. Dann könntest du für uns den Film zeichnen, den wir sehen werden."

Ann nimmt die Bilder ab und hängt einen großen weißen Karton auf. (17) //

Sheila sitzt im „Publikum" und betrachtet die Szene.

Sheila: „Heute sehen Sie: Pocahontas. Es war einmal ..." (18) //

Ann, die sich wieder ins Publikum gesetzt hat, fragt: "Warum zeichnest du nicht die Geschichte, so dass wir sie dort sehen können?" (19) //

Nun steht Sheila auf, nimmt einen schwarzen Filzstift und zeichnet auf die „Leinwand".

Sheila: „Es war einmal ein junges Mädchen ... . Sie hatte sehr lange Haare und war sehr hübsch." Während sie erzählt, zeichnet sie, und zwar so, dass Ann und ich ihr entstehendes Bild gut sehen können. (20) // (...)

Sheila: „Sie hieß Pocahontas. Du buchstabierst das jetzt."

Ann buchstabiert: „P-o-c-a-h-o-n-t-a-s". (22) //

Sheila schreibt und fordert Ann und mich dann nochmals auf, zu lesen und zu buchstabieren. (23) //

Sheila sah den Film „Pocahontas" wenige Tage zuvor im Kino. Im Verlauf der Stunde spielt sie den Filmregisseur oder Showmaster, der die Geschichte präsentiert. Dabei spricht sie in ein imaginäres Mikrophon und bewegt sich wie auf einer Bühne. Im Verlauf dieser Stunde entwickeln sich Zeichnung (Abbildung 5) und Geschichte beinahe gleichzeitig; mal scheint die Erzählung zu führen, mal das Bild.

Sheila beschriftet das Bild, und immer wieder fordert sie Ann auf, für sie zu buchstabieren bzw. das Geschriebene nochmals zu lesen und zu buchstabieren. In diesen Situationen nimmt sie einen sehr kritischen, kontrollierenden Ton an.

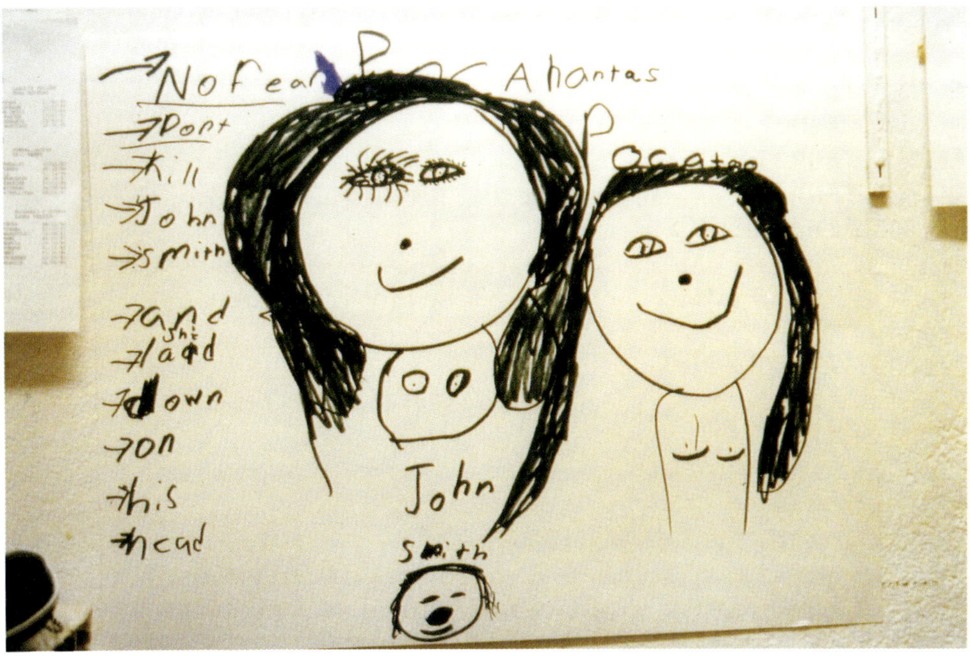

Abb. 5: Sheila: „Wir sehen Pocahontas," Zeichenkarton, schwarzer Filzstift

Sheila: „Pocahontas ist ein junges Mädchen, und sie hat sehr lange Haare. (26) // (...)

Dies ist ihr Vater, Pocatoo." Sie zeichnet lange Haare.

Sheila: „Er ist ein Mädchen, nein ein Junge. " (28) // (...)

Sheila: „Und dies ist John Smith." Sie deutet auf einen kleinen Kreis ganz am unteren Rand des Blattes. Dieses Mal zeichnet sie kurze Haare. „Pocatoo will John Smith umbringen." (31) // (...)

Ann: „Warum will Pocatoo John Smith umbringen?"

Sheila: „Pocatoo hat Angst. Dies sind gemeine Leute." (32) // (...)

Sheila: „Er ist ein hässlicher Mann, dieser John Smith." (36) //

Sie zeichnet das Gesicht. Bis jetzt hat nur John Smith ein Gesicht. Alle anderen Figuren sind nur durch eine ovale Kontur und Haare definiert. (37) //

Sheila: „Aber Pocahontas will nicht, dass ihr Vater John Smith tötet. ... Sie sagt: Keine Angst. Töte nicht John Smith. Und sie legte sich auf seinem Kopf nieder." (38) // (...)

Sheila: „Pocahontas ist ein Mädchen, sie ist ein junges Mädchen."

Sheila zeichnet einen Kreis der den Oberkörper andeuten soll (kleiner als der Kopf). Darin zwei Punkte und zwei Halbkreise, die Brüste andeuten. (45) //

Sheila: „Als sie 18 wurde, wurde sie eine Frau." Sie ergänzt die Halbkreise zu vollen Kreisen. (46) // (...)

Sheila: „Dann bekam sie Brüste. Entschuldige, dass ich das sage, sie bekam Brüste."

Ann: „Das ist in Ordnung." (48) //

Sheila: „Sobald ich ihre Augen gezeichnet habe, kann sie John Smith heiraten." Sheila zeichnet Augen. (49) //

Sheila: „Sie ist ein hübsches Mädchen, sie hat lange Wimpern. Sie hat lange Wimpern an diesem Auge; sie hat ein Problem mit dem Auge. Da ist ein Problem."

Ann: „Was ist das Problem?"

Sheila: „Sie ist zum Arzt gegangen, aber sie können es nicht beheben. Er hat gesagt, man muss es so lassen."

Sheila zeichnet längere und längere Wimpern an diesem Auge, so als wolle sie die Schwere des Problems unterstreichen. (50) //

Ann: „Was ist Pocahontas denn passiert?"

Sheila tritt einen Schritt von der Zeichnung zurück. „Sie ist gerannt, so (sie rennt mit dem Kopf voraus) und sie fiel hin und ihr Auge zerspritzte. Ihr Auge ist zerspritzt, und es wird so bleiben. Aber sie kann John Smith heiraten, und es wird gut gehen. ..." (51) //

Film-Vorstellung

Zweifelsohne setzt sich Sheila auch in dieser Stunde mit äußerst schwierigen Fantasien und Gefühlen auseinander. Sheila spricht durch Pocahontas, Pocatoo und John Smith über sich selbst. Mir scheint, alle drei Figuren im Bild stellen Aspekte von Sheila's Selbst dar. Sheila beschäftigt sich mit ihrer Geschlechtsidentität, mit dem Reifen und Heranwachsen. Sheila's Verwirrung bezüglich ihrer Identität klingt an; die Möglichkeit sexuellen Missbrauchs steht im Raum. Das Erleben von Gewalt erschüttert die Beziehungen. Von diesen Erlebnissen ist sie gezeichnet, denn ihr „Auge ist zersplittert." Das Auge symbolisiert ihre Verletzung. In der Tat ist Sheila extrem kurzsichtig, fühlt sich deswegen hässlich und verstoßen und hat die verhasste Brille schon unzählige Male zerbrochen. Sie sehnt sich nach der Schönheit Pocahontas und nach Liebe. Diese Sehnsucht erfüllt der ebenfalls „hässliche" John Smith.

Ich möchte mich vor allem damit beschäftigen, wie Sheila diese traumatischen und schwierigen Erlebnisse in der Stunde verarbeiten kann und wie ihr die Therapeutin dabei hilft. Im Vergleich zur ersten Szene fällt auf, dass sich die Filmvorstellung ohne Abbrüche und Wiederholungen entwickelt und vertieft. Sheila konzentriert sich ganz auf ihre Vorstellung und deren Ausgestaltung (Abbildung 6). In der Gestaltung des Films schafft sie Form und Bedeutung und verarbeitet ihre Erlebnisse auf einer symbolischen Ebene. Nahezu eigenständig erfindet sie die besondere Form dieser Stunde, in der sie Erzählung, Rollenspiel und Bild miteinander verflicht. Anders als in der ersten Szene schafft sie sich hier, unterstützt von der Therapeutin, einen klaren Rahmen, der sie trägt und schützt. Dieser Rahmen besteht zum einen aus dem Film „Pocahontas" und seinen Charakteren, zum andern aus der Regieanweisung und Rollenverteilung im Vorführen des Films. In diesem Film findet Sheila eine Form vor, die sie nutzt und mit ihrem eigenen Leben erfüllt. Und zuletzt besteht der Rahmen aus der Projektionsfläche, dem Zeichenkarton, den ihr die Therapeutin anbietet. Der klare innere Rahmen dieser Kunsttherapiestunde hilft Sheila offensichtlich, ihre Vorstellung darin sicher zu halten und zu verarbeiten. Solange Sheila einen Film vorstellt, ist sie Autor und Regisseur - „der Boss," wie sie selber sagt. Sie gestaltet und deutet ihre Welt, statt ihr ausgeliefert zu sein. Sie erobert sich neue Möglichkeiten.

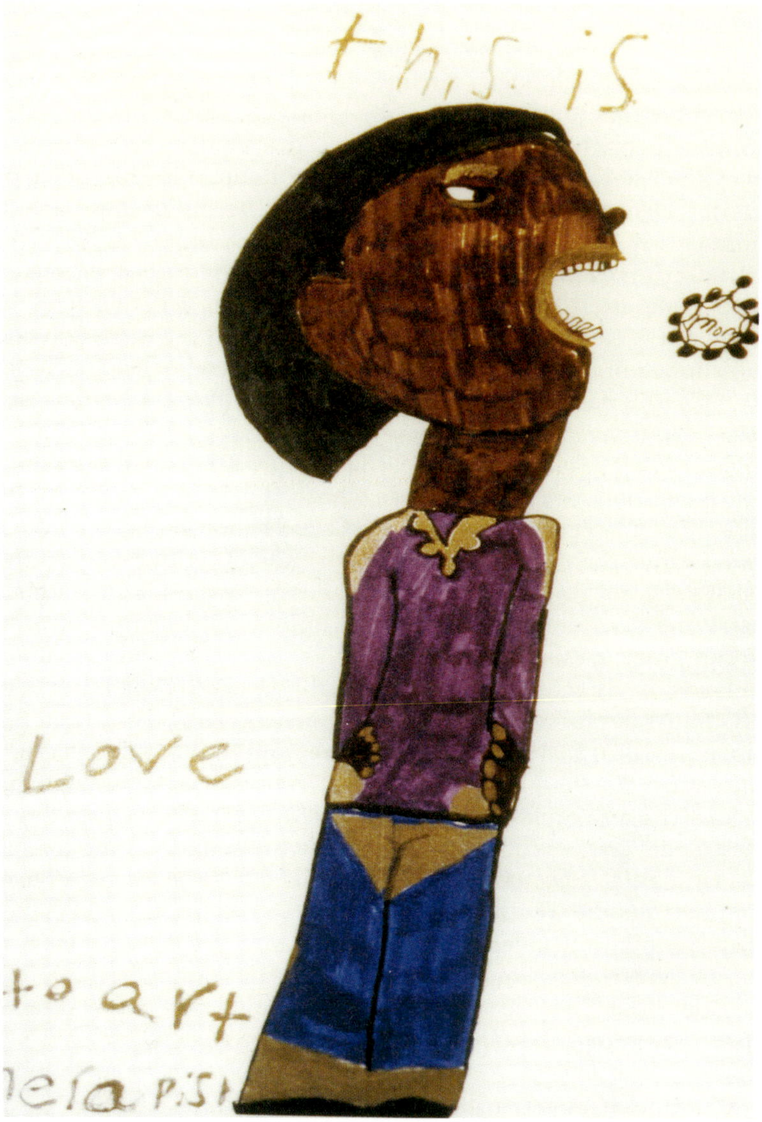

Abb. 6: Sheila: „Das Mädchen, das nach seiner Mutter schrie", Zeichenkarton, Filzstifte

Distanz und Dialog

Man braucht nicht nur Licht, sondern auch einen gewissen Abstand, so sagt Susan Deri[22], um klar zu sehen. In dieser Stunde hilft Sheila der klare innere Rahmen, genügend Distanz und Kontrolle aufrechtzuerhalten und klarer zu sehen. Sheila stellt zunächst Distanz zum Publikum her. Unter anderem macht die räumliche Distanz zwischen Sitzreihen und Leinwand deutlich, dass eine Trennung zwischen Sheila's Welt und der Welt der Begleiter und Beobachter stattgefunden hat. Nur in wenigen Momenten wird das Publikum in Sheila's Gestaltung involviert, so als müsste sie sich zwischendurch der Anwesenheit und Aufmerksamkeit der Zuschauer vergewissern. Im Verlauf der Vorstellung wird nun das Bild zu Sheila's Gegenüber. Sheila spricht zu ihrem Bild, nicht nur zum Publikum. Und so beginnt ein Dialog mit dem Bild und indirekt mit sich selbst (Ich - Kunst - Selbst). Das künstlerische Gestalten hat hier eine neue Funktion. Das Bild wird zum „subjektiven Objekt"; es ist ebenso ein Teil von Sheila's Welt wie es auch außerhalb von Sheila's Welt existiert. Die Funktion, die ursprünglich von der Therapeutin im gemeinsamen Spielen übernommen wurde, wird jetzt offenbar auf das Gestalten verlagert. Der Fokus der Interaktion verschiebt sich eindeutig: nicht die Beziehung zur Therapeutin, sondern die Beziehung zur Gestaltung tritt in den Vordergrund. Dies stellt in der Tat eine wesentliche Entwicklung bzgl. der nur wenige Wochen zurückliegenden ersten Szene dar.

Zugleich erlaubt Sheila die übernommene Geschichte mit ihren Charakteren, Distanz zu sich selbst zu wahren. Sie erzählt ihre Geschichte in der Geschichte Pocahontas' – die Metapher bietet Schutz. Als Film ist ihre Geschichte diesmal deutlicher von der Wirklichkeit abgegrenzt. Die Vorführung ermöglicht Sheila, sich mit etwas Abstand auf sich selbst zu besinnen. Bilder tauchen auf. Nicht mehr die Handlung und unmittelbare Bedürfnisbefriedigung dominieren den Umgang mit dem Material, sondern die Gestaltung eines inneren Bildes, einer Vorstellung. Das Bild wird zum Spiegel und konfrontiert Sheila mit sich selbst. Trotz ihrer Verletzung am Auge kann Sheila sehen. Im weiteren Therapieverlauf werden das Schauen und vor allem sich selbst Anschauen in der Tat immer wichtiger.

Interventionen und Rolle der Kunsttherapeutin

In dieser Stunde besticht vor allem das sehr einfühlsame und klare Gestaltungsangebot der Kunsttherapeutin. Das Angebot einer Projektionsfläche, des Zeichenkartons, ist für die weitere Ausgestaltung des Filmes sicher entscheidend und bringt die Vorstellung erst richtig in Gang. Die Therapeutin reagiert mit ihrem Angebot in einem Moment, in dem Sheila ratlos wirkt, ihre Vorstellung in einer Sackgasse zu stecken scheint. Erst mit dem Angebot, den Film doch zu zeichnen, wird Sheila's

---

22 S. Deri (1984) *Symbolization and creativity*

Vorstellung persönlicher. Nicht eine Kunstausstellung sehen wir, sondern einen Film über ein junges Mädchen. Das Gestaltungsangebot der Therapeutin kommt aus einem empathischen Verständnis für Sheila's Situation und Bedürfnisse, aber auch Fähigkeiten; es ist nicht zuletzt eine Herausforderung für Sheila. Die Kunsttherapeutin fördert und fordert die Entwicklung des Ausdrucks in der Kunst.

Mit ihrer Intervention lenkt Ann die Prozesse in die Gestaltung. Damit fördert die Kunsttherapeutin auch die Entwicklung von Grenzen zwischen Selbst und Objekt, zwischen Vorstellung und Wirklichkeit. Sie ermöglicht Sheila, sich auf ihre Vorstellung und auf sich selbst zu konzentrieren. Als Sheila eigenständiger wird und in einen Dialog mit dem Bild und mit sich selbst eintritt, wird die Therapeutin immer mehr zur Zuschauerin, die behutsam stützt oder nachfragt. Deutlich wird, dass Sheila mehr und mehr in Ann's Begleitung „alleine"[23] sein kann. Ann's Rolle entwickelt sich von der einer Mitspielerin zur Begleiterin und Beobachterin.

Szene III: „Das Bild eines Mädchens, das nach seiner Mutter schrie"

Ein weiteres Beispiel aus Sheila's Kunsttherapiestunden soll hier angefügt werden, um zu zeigen, welche Gestaltungskraft Sheila entfalten kann, wenn sie sich ganz in die künstlerische Arbeit vertieft. Das Bild eines älteren Mädchens, das im Therapieraum ausgestellt ist, spricht Sheila so stark an, dass auch sie eine Figur zeichnen will. Wiederum gibt also eine Gestaltung, die Sheila vorfindet, den Anstoß und Rahmen für ein neues Werk. Dennoch wird das Bild ganz ihr eigenes. Während sie zeichnet, erzählt sie folgende Geschichte:

> „Das Mädchen hat seine Schuhe verloren. Ein Vogel trägt die Schuhe in einen Baum. Und es weint und ruft seine Mutter. Die Schuhe sind schmutzig. Und das Mädchen schreit nach seiner Mutter."

In dieser Arbeit (Abbildung 6) gelingt Sheila die Verkörperung ihres Erlebens in einem lebendigen, ausdrucksstarken Bild. Hier entfaltet sich ihre künstlerische Vorstellungs- und Gestaltungskraft. Das Bild überdauert den unmittelbaren Kontext der Stunde und fordert den Betrachter heraus. Schmerzliche, verzweifelte Gefühle werden wachgerufen. Das Mädchen schreit nach seiner Mutter, doch ist es vollkommen allein. Die Umwelt ist nichts als ein weißes blendendes Stück Papier. Schmerz und Wut sind im Auge und im schreienden, weit aufgerissenen Mund konzentriert, während der Körper wie erfroren und erstarrt wirkt. Doch der Schrei verhallt. Wer sollte sie hören? Was konnte sie tun?

Paradoxerweise scheint diese intensive Gestaltung ihrer Verlassenheit und Verzweiflung im künstlerischen Prozess möglich zu werden, als Sheila Getrenntsein und Alleinsein aushalten kann. Die Fähigkeit zum „Alleinsein in der Anwesenheit

---

[23] D. W. Winnicott (1958) *Die Fähigkeit zum Alleinsein.* In: D.W. Winnicott (1984) *Reifungsprozesse und fördernde Umwelt*

der Therapeutin"[24] charakterisiert offenbar den Moment, in dem sich Sheila ganz auf ihre Gestaltung und damit auf sich selbst bezieht. Trotz ihrer Not muss Sheila diese Gefühle nun nicht mehr mit ihrer Therapeutin ausagieren. Ihre Handlungen werden Bild. Und ihr Bild ist erstmalig das Bild einer ganzen Person. Sheila beginnt sich, wie sie selbst sagt, als ganze „wirkliche" Person zu erfahren. Gleichzeitig trägt das Bild und hilft Sheila, eben diese schmerzhaften Gefühle auszuhalten, innezuhalten und auch zu verwandeln. Dazu gehören im künstlerischen Prozess selbst die sorgsame und liebevolle Ausführung der Zeichnung und auch die Aufmerksamkeit für das fertige Werk, das einen Platz über dem Tisch der Therapeutin findet.

Dennoch verkündet Sheila am Ende der Stunde, dass dieses Bild ein Porträt der Kunsttherapeutin sei. „Dies ist Ann", unterschreibt Sheila ihr Bild. Es scheint so, als wollte Sheila, die so verzweifelt nach ihrer abwesenden Mutter schreit, mit ihrer Unterschrift nun doch noch eine Einheit mit der Therapeutin/ Mutter herstellen. Wenn dieses Bild ihre Kunsttherapeutin darstellt, dann kann sie sie wenigstens im Bild dauerhaft besitzen. Es ist auch möglich, dass Sheila dieses schmerzliche Bild von sich distanziert, indem sie es auf Ann projiziert. Und so zeigt der Verlauf dieser Stunde auch, wie fließend die Grenzen zwischen Selbst und Objekt und zwischen Bild beziehungsweise Vorstellung und Wirklichkeit noch immer waren und immer wieder sind.

Diskussion; Miteinander Spielen und Gestalten

Die systematische Analyse kunsttherapeutischer Einzelstunden mit einem Mädchen fördert die Bedeutung von Vorläufern des künstlerischen Ausdrucks zutage, die üblicherweise im Hintergrund bleiben, wenn Kunsttherapeuten die Bilder ihrer Patienten vorstellen. Kunsttherapeuten arbeiten häufig mit Menschen, deren Fähigkeit zur symbolischen Kommunikation gestört ist. Sie müssen sich daher primär darum bemühen, Spielen und Gestalten zu ermöglichen. In diesem Bereich kommt es ganz wesentlich darauf an, wie Kunsttherapeuten die Materialien und sich selbst zum Spielen und Gestalten zur Verfügung stellen. Mir scheint, dass das Spielen mit dem Therapeuten, das Ausagieren von Konflikten und Bedürfnissen mit Materialien, und das gemeinsame Ringen um Form fundamentale Wirkfaktoren in der kunsttherapeutischen Arbeit darstellen, die oft übersehen werden, oder die als bloße Vorläufer des eigentlichen gestaltenden Ausdrucks unterbewertet werden.

In meiner Forschungsarbeit entwickelte ich ein Verfahren, um den kunsttherapeutischen Prozess systematisch zu analysieren und in Diagrammen darzustellen. Die Analyse von achtzehn kunsttherapeutischen Einzelstunden zeigte deutliche Veränderungen im Schwerpunkt der Interaktionen von Kunsttherapeutin, Kind

---

[24] G. Agell et al. (1981) *Transference and countertransference in art therapy.* In: American Journal of Art Therapy, Vol. 21, S. 3-24. Schaverien, J. (1992)*The revealing image*

und künstlerischer Gestaltung und in den Verarbeitungsebenen, die das Kind nutzen konnte. Aus meinen Beobachtungen habe ich hier drei Szenen ausführlich vorgestellt, um anschaulich zu machen, wie sich Spielen und Gestalten im Laufe des Therapieprozesses entwickeln. Anfänglich handelt und gestaltet das Mädchen nicht nur mit den Materialien, sondern auch mit der Kunsttherapeutin. Das Ausagieren von Konflikten und gemeinsame Rollenspiele überwiegen. Während das Miteinanderspielen einen engen Kontakt mit der Kunsttherapeutin schafft, erfordert das Gestalten eine Konzentration auf das Material und damit die Fähigkeit, Alleinsein und Trennung wenigstens kurzzeitig zu bewältigen. Die Vertiefung des künstlerischen Prozesses ermöglicht dem Kind schließlich, einen Dialog mit dem Bild und mit sich selbst zu beginnen. Insbesondere entwickelt das Kind die Fähigkeit, sich selbst, seine künstlerischen Arbeiten und die Kunsttherapeutin genauer zu beobachten, zu hinterfragen und aus diesem Vorgang zu lernen. Dadurch eröffnen sich ihm neue Wahrnehmungen und Handlungsspielräume.

Entwicklung und Handhabung der Übertragung

In diesem Zusammenhang erscheint es wichtig, dass sich Kunsttherapeuten vielfältigen Ausdrucks- und Beziehungsformen öffnen und ein Gespür dafür entwickeln, wann der künstlerische Prozess eine Herausforderung an den Patienten darstellt und wann möglicherweise eine Überforderung. Ann's Arbeit mit Sheila zeigt, dass die Schnittstelle zwischen Spielen und Gestalten für Kunsttherapeuten äußerst faszinierend, aber auch konflikthaft sein kann. Damit verknüpft ist die Frage, wie die Übertragung zu handhaben ist. Kunsttherapeuten betonen häufig, dass die Fantasien und Leidenschaften ihrer Patienten in den künstlerischen Prozess gelenkt werden sollten, da sie hier geformt und betrachtet werden können. Im besonderen Rahmen des Bildes wird die Vorstellung sicher gehalten und von der Wirklichkeit unterschieden. Der Rahmen des Bildes schafft Distanz, und diese Distanz eröffnet neue Möglichkeiten der Wahrnehmung. So ließ sich auch in Sheila's Therapie zeigen, dass ihre Konzentration auf den künstlerischen Prozess eine Wende einleitet:

Sheila betrachtete das Bild des schreienden Mädchens immer wieder. Sie hatte dieses Bild ja als Bildnis ihrer Kunsttherapeutin bezeichnet. Eines Tages stellte sie fest, dass dieses Bild ihrer Kunsttherapeutin gar nicht ähnlich sehe. Und sie begann eine neue Zeichnung. Erstmalig beobachtete sie kritisch ihre Kunsttherapeutin und ihr entstehendes Bild. Sie versuchte, das Wesen der Therapeutin zu erfassen. Sie korrigierte ihr Bild immer wieder. Das fertige Portrait ähnelte ihrer Therapeutin, trug aber auch Züge von ihr selbst (Abbildung 7). Ganz eindeutig konnte Sheila sich selbst und ihre Umwelt nun anders wahrnehmen, wie der Vergleich der beiden Portraits eindrucksvoll belegt.[25] Dazu gehörte auch, dass Sheila ihre Therapeutin mehr und mehr als eigenständige Person wahrnahm und nicht nur

[25] B. Ball (1999) *Bilderleben in Zwischenräumen*

als Teil ihrer eigenen Vorstellung. Sheila überprüfte offenbar ihre alten Wahrnehmungen und fand überraschend neue Perspektiven und Möglichkeiten. Sie lernte, indem sie sich selbst und andere genauer beobachtete. Ihr Selbstbild veränderte sich allmählich und auch ihr Bild der Therapeutin. Sie fand neue Bilder.

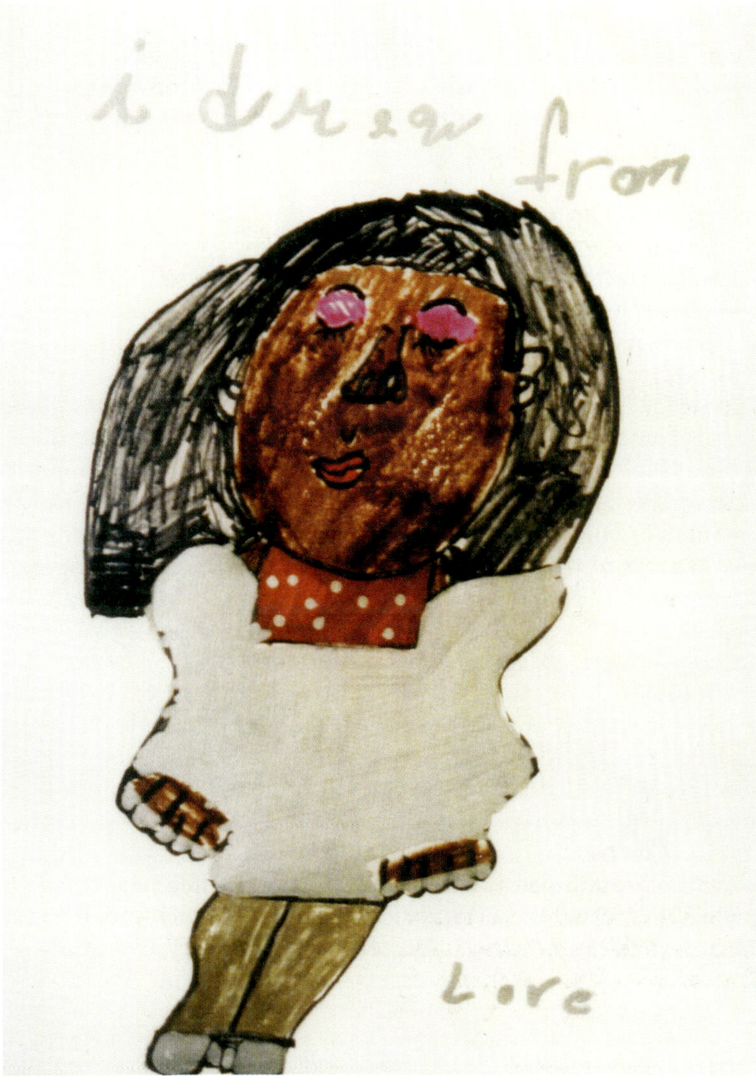

Abb. 7: Sheila: „Ich zeichnete Ann“, Zeichenkarton, Filzstifte

Die genaue Analyse von Szenen aus diesem Therapieverlauf verdeutlicht jedoch auch, dass die Übertragung schnell und häufig von der Therapeutin zur Gestaltung wechselt und umgekehrt. Auch in den Fällen, in denen das Bild Erleben und Fantasie des Kindes verkörpert, kann eine unter Umständen ebenso wichtige Übertragung zur Therapeutin stattfinden. Mir scheint, dass insbesondere in der Arbeit mit jungen und schwer gestörten Patienten eine Fokussierung der Übertragung in die Gestaltung nicht immer möglich und erstrebenswert ist. Meiner Ansicht nach kann in manchen Situationen, in denen entwicklungsmäßig frühe Bedürfnisse nach Zuwendung, Miteinander-Fühlen und Miteinander-Einssein aktiviert sind, das Lenken der Übertragung in die Gestaltung als schmerzhafte Distanzierung und Überforderung erlebt werden.

Spiel mit der Distanz

Das Spiel mit der „richtigen" Distanz scheint mir ein wichtiger therapeutischer Aspekt im Miteinander-Spielen und Gestalten zu sein. Im gemeinsamen Spiel und Rollenspiel beziehen die Kinder die Kunsttherapeutin in ihre Fantasien und Erlebnisse mit ein, wobei der Therapeutin häufig eine Rolle zugeteilt wird, in der sie diese Erlebnisse aushalten und ausdrücken muss. Im Moment des gemeinsamen Spielens verwischen sich die Grenzen zwischen Selbst und Objekt; die Therapeutin wird Teil der Welt des Kindes. Die Kommunikation erfolgt unmittelbar durch Handeln und Spürenlassen auf einer körperlichen Ebene. Für die Kinder sind in diesen Momenten offenbar das Erleben von Kontrolle, aber auch Gefühle des Einsseins mit der Therapeutin von Bedeutung. Die Beobachtung, dass Spiele und Rollenspiele häufig dem Gestalten vorausgehen oder das Gestalten begleiten, könnte mit der Intensität des Traumas und dem frühen Verlust einer verlässlichen Bezugsperson begründet werden. Das künstlerische Gestalten fordert und fördert jedoch im sich Einlassen auf das Material und im Dialog mit dem Bild die Fähigkeit zum Alleinsein. Diese Fähigkeit[26] ist wesentlich für die Entwicklung des Selbst, der Selbstkontrolle und des Selbstvertrauens. Einssein und Alleinsein - beide Aspekte gehören in der psychischen Entwicklung zusammen. Nur in der Balance zwischen beiden Erfahrungen kann der Mensch sich selbst und seine Umwelt lebendig erfahren und kreativ werden, wie Winnicott[27] so überzeugend dargelegt hat. Die symbolische Kommunikation in Spiel und Kunst schlägt die Brücke zwischen Selbst und Objekt, Vorstellung und Wirklichkeit, innen und außen. Um aber eine Brücke schlagen zu können, müssen sowohl Einheit als auch Trennung erlebt wor-

---

[26] E. Buchholz & C. Chinlund (1994) *En route to a harmony of being: Viewing aloneness as a need in development and child analytic work.* E. Furman (1992) *On feeling and being felt with.* L. Sander (1988) *The event-structure of regulation in the neonate-caregiver system as a biological background for early organization of psychic structure*

[27] D.W.Winnicott, (1971) *Vom Spiel zur Kreativität*

den sein.[28] Daher erscheint mir in der Kunsttherapie der sensible Umgang mit den unterschiedlichen Ausdrucks- und Beziehungsformen des Miteinander-Spielens und des Gestaltens so wichtig.

Teilnehmende Beobachtung und kunsttherapeutischer Prozess

Die hier vorstellte Forschungsmethode, die teilnehmende Beobachtung, kann einen wichtigen Beitrag zum Verständnis der Prozesse leisten, die in der Kunsttherapie angestoßen werden. Aus der Perspektive eines Beobachters lassen sich vor allem die Interaktionen zwischen Kunsttherapeut, Patient und Gestaltung genauer beschreiben. Damit können auch die Rolle der Kunsttherapeutin und ihre Interventionen dokumentiert und untersucht werden. Prozesse, deren Wahrnehmung den Teilnehmern an der Interaktion nicht oder nur eingeschränkt zugänglich ist, werden dabei ans Licht gebracht.

Gleichzeitig muss jedoch auch der Einfluss des Beobachters auf den therapeutischen Prozess bedacht werden. Besonders am Anfang der Studie kann es dabei zu Störungen und Regressionen im Therapieverlauf kommen, da ein ungewohnter und unbekannter Beobachter Ängste und Unsicherheit auslösen kann, wie ich weiter vorne im Text dargestellt habe. Es ist dann wichtig, als Beobachter eine ruhige, akzeptierende Haltung einzunehmen, um Vertrauen langsam aufbauen zu können. Im weiteren Verlauf kann die Anwesenheit eines Beobachters auch positive Entwicklungen in Gang setzen. Im hier beschriebenen Therapieprozess erscheint es denkbar, dass meine Anwesenheit als Beobachterin den Anstoß zu Sheila's Filmvorführung gab. Ich war ja zu diesem Zeitpunkt schon zwei Monate lang „Publikum“ gewesen und hatte diese Rolle beispielhaft vorgeführt. Ich gab mit meiner Anwesenheit ein Vorbild dafür, dass man zuschauen kann, ohne mitspielen zu müssen. Auch betonte ich mit meiner Anwesenheit das „Sehen“. Sehen oder nicht Sehen, Gesehen-Werden, Spiegel, Träume, kritische Blicke, Verletzungen am Auge - all dies waren äußerst wichtige und schwierige Themen für Sheila. Der therapeutische Verlauf zeigte, dass Sheila genauer sehen und beobachten lernte. Hatte anfangs das Ausagieren ihrer Bedürfnisse, Impulse und Ängste das Geschehen der Stunde bestimmt, so war ein deutlicher Trend zur Konzentration auf die Gestaltung und zum Beobachten und Reflektieren des Gestaltungsprozesses zu verzeichnen. In ihren Bildern tauchten zuerst Gesichter und dann ganze Personen auf. Auch hier zeigte sich, dass Sheila ihre Gefühle besser „sehen“ und integrieren konnte. Dies könnten Indikatoren dafür sein, dass Sheila von der wohlwollenden Aufmerksamkeit eines Beobachters profitierte. Zusammenfassend kann man sagen, dass die Bedeutung, die die Anwesenheit eines Beobachter für die Teilnehmer annimmt, von Fall zu Fall geklärt werden muss. In jedem Fall kann ein teilnehmender Beobachter sowohl Störungen auslösen als auch Wachstum und Veränderung im thera-

[28] M.Milner (1952) *Aspects of symbolism in comprehension of the not-self*

peutischen Verlauf anstoßen. Beide Aspekte der teilnehmenden Beobachtung müssen sorgfältig bedacht werden.

Meine Hoffnung ist, dass die hier vorgestellte genaue Dokumentation und Analyse von Szenen aus der alltäglichen kunsttherapeutischen Arbeit Anstöße zur weiteren Theoriebildung und Vertiefung der Praxis gibt. Die detaillierte Darstellung einer Szene lädt zu alternativen Deutungen ein und zur Diskussion über Interventionen und Wirkfaktoren in der Kunsttherapie. Gerade weil sich die Kunsttherapie noch immer in einem frühen Stadium ihrer Entwicklung befindet, scheint mir die genaue Dokumentation und Reflexion der Praxis eine wichtige Aufgabe zu sein. Qualitative Forschungsmethoden fordern und fördern Fähigkeiten, die für Therapeuten und Forscher gleichermaßen entscheidend sind: eine akzeptierende, aufnehmende, jedoch suchende, fragende und reflektierende Grundhaltung; Vertrauen auf Empathie und Intuition; Vorstellungskraft, kritische Beobachtung und systematisches Denken; und die genaue Reflexion der eigenen Rolle im therapeutischen Prozess. Diese Aspekte der Forschung sind auch für die Supervision und Ausbildung von Bedeutung. Qualitative Forschungsmethoden wie die teilnehmende Beobachtung könnten somit eine wichtige Rolle in der Weiterentwicklung von Theorie, Ausbildung und Praxis in der Kunsttherapie spielen.

Literatur

Agell, G., Levick, M.F., Rhyne, J. L., Robbins, A., Rubin, J.A., Ulman, E, Wang C.A. & Wilson, L. (1981) *Transference and countertransference in art therapy.* In: American Journal of Art Therapy, Vol. 21, S. 3 - 24.

Atkinson, P. (1992) *Understanding ethnographic texts,* Newbury Park, CA, Sage

Ball, B. (1998) *I, you and the art: The interactive space in art therapy with children,* Ann Arbor, MI, UMI Dissertation services

Bogdan, R.C. & Biklen, S.K. (1982/1992) *Qualitative research for education* (2nd ed.), Boston, MA, Allyn and Bacon

Buchholz, E. & Chinlund, C. (1994) *En route to a harmony of being: Viewing aloneness as a need in development and child analytic work,* Psychoanalytic Psychology, Vol. 11, S. 357 - 374

Coffey, A. & Atkinson, P. (1996) *Making sense of qualitative data,* Thousand Oaks, CA, Sage

Deri, S. (1984) *Symbolization and creativity,* Madison, CT, International Universities Press, Inc

Elliott, R. & Morrow-Bradley, C. (1994). *Developing a working marriage between psychotherapists and psychotherapy researchers: Identifying shared purposes.* In: P. Forrest Talley, H. H. Strupp & S.E. Butler (Eds.), *Psychotherapy research and practice,* S. 124-142, New York, Basic Books

ELY, M. (1991) *Doing qualitative research*: Circles within circles, New York, The Falmer Press

GLASER, B.D. & STRAUSS, A.L. (1967) *The discovery of grounded theory*, Chicago, IL, Aldine

GREENBERG, L.S. (1994) *The investigation of change: Its measurement and explanation*. In: R.L. Russell (Ed.), Reassessing psychotherapy research, S. 114 - 143. New York, The Guilford Press

GREENBERG, L.S. & NEWMAN, F.L. (1996) *An approach to psychotherapy change process research*. In: Journal of Consulting and Clinical Psychology; Vol. 64 (3), S. 435- 438

GUBA, E. & LINCOLN, Y. (1989) *Fourth generation evaluation*, Newbury Park, CA, Sage

FURMAN, E. (1992) *On feeling and being felt with*. The Psychoanalytic Study of the Child, Vol. 74, S. 67 - 84

KRAMER, E. (1975) *Kunst als Therapie mit Kindern*, München, Ernst Reinhardt Verlag

KLEIN, M. (1957) Neid und Dankbarkeit; in: diess. (1991) *Das Seelenleben des Kleinkindes*, Stuttgart, Klett Verlag

LINCOLN, Y. & GUBA, E. (1985) *Naturalistic inquiry*, Beverly Hills, CA, Sage

LUSEBRINK, V. (1990) *Imagery and visual expression in therapy*, New York, Plenum Press

MILNER, M. (1952) *Aspects of symbolism in comprehension of the not-self*. In: International Journal of Psychoanalysis, Vol. 33, S. 181 - 195

OGDEN, T. (1982) *Projective identification and psychotherapeutic technique*, Northvale, NJ, Aronson

RENNIE, D.L. (1992) *Qualitative Analysis of the client's experience of psychotherapy: The unfolding of reflexivity*. In: S. G. TOUKMANIAN & D. L. RENNIE (Eds.), *Psychotherapy process research*, S. 211 - 233, Newbury Park, CA, Sage

RICE, L.N. (1992) *From naturalistic observation of psychotherapy process to micro theories of change*. In: S. G. TOUKMANIAN & D. L. RENNIE (Eds.), *Psychotherapy process research*, S. 1-21, Newbury Park, CA, Sage

RILEY, S. (1996) *Videotape recording in supervision & life supervision*. In: C.A. MALCHIODI & S. RILEY, (1996) *Supervision and related issues*, S. 143 - 154, Chicago, Magnolia Street Publishers

SAFRAN, J. D. & MURAN, J. C. (1994) *Toward a working alliance between research and practice*. In: P. FORREST TALLEY, H.H. STRUPP & S.F BUTLER (Eds.) Psychotherapy research and practice, S. 227 - 245, New York, Basic Books.

SANDER, L. (1988) *The event-structure of regulation in the neonate-caregiver system as a biological background for early organization of psychic structure*. In: A. GOLDBERG (Ed.) *Frontiers in self psychology*, S. 65-77. Hillsdale, NJ, The Analytic Press

SCHAVERIEN, J. (1992) *The revealing image*, London, Routledge

SLADE, A. (1994) *Making meaning and make believe.* In: A. SLADE & D. PALMER WOLF (Eds.), *Children at play,* S. 81-110, New York, Oxford University Press

STERN, D.N. (1986) *Die Lebenserfahrung des Säuglings,* Stuttgart, Klett Verlag

TESCH, R. (1990) *Qualitative research: Analysis types and software tools,* London, The Falmer Press

WILSON, L. (1985a) *Symbolism and art therapy, I: Symbolism's role in the development of ego functions.* American Journal of Art Therapy, Vol. 23, S. 79 - 88

WILSON, L. (1985b) *Symbolism and art therapy, II: Symbolism's relationship to basic psychic functioning.* American Journal of Art Therapy, Vol. 23, S. 129 - 133

WINNICOTT, D. W. (1958) *Die Fähigkeit zum Alleinsein.* In: D.W. WINNICOTT (1984), *Reifungsprozesse und fördernde Umwelt.* München, Fischer TB

WINNICOTT, D.W. (1962) *Ego integration in child development.* In: D.W. WINNICOTT (1965) *The maturational process and the facilitating environment* (S. 56-63). Madison, CT, International Universities Press

WINNICOTT, D.W. (1971) *Vom Spiel zur Kreativität,* Stuttgart, Klett Verlag

Elizabeth Stone

Supervision in der Kunsttherapie – Ein Überblick

Dieses Kapitel wird einen Überblick über die Supervision in der Kunsttherapie geben, ihre besondere Stellung als eine spezielle Form der klinischen Supervision untersuchen und sich mit der Frage auseinander setzen, welche Entwicklung kurzfristig, aber auch langfristig auf diesem Gebiet zu erwarten ist. Obwohl die Methoden der Supervision auf Grund philosophischer und theoretischer Unterschiede des klinischen Ansatzes und des persönlichen Stils des Supervisors variieren können, stützt sich die Supervision auf bestimmte allgemein gültige Grundlagen. Dieses breite Spektrum möchte ich hier den Studenten vorstellen. Auch möchte ich den Supervisoren in der Kunsttherapie Ideen und Gedanken vermitteln, die für mich während meiner langjährigen Tätigkeit in der Supervision Bedeutung erlangt haben.

Während der Arbeit an diesem Kapitel wurde mir bewusst, dass jeder Abschnitt unschwer ein eigenes Kapitel werden könnte und eigentlich auch sein sollte. Obwohl ich versuchte, präzise zu sein und gleichzeitig den Themenbereich so weit wie möglich zu erfassen, war ich mir der Gefahr, verschiedene Teilbereiche zu oberflächlich zu behandeln, immer bewusst. Ich werde mein Bestes tun, nicht in diese Falle zu geraten, ersuche jedoch den Leser, sich über nur flüchtig angerührte Themen der Supervision aus weiteren Quellen Informationen zu verschaffen.

Was ist Supervision?

Im Idealfall ist die Supervision eine gemeinschaftliche Erfahrung. Sie wurde entwickelt, um Theorie und Praxis im klinischen Bereich zu verbinden. Damit ist sie sowohl der Lehre als auch der Therapie ähnlich und doch von beiden völlig verschieden, weil sie sich aus dem Umfeld und den Grundregeln beider Bereiche zusammensetzt. Gestützt auf einen Geist der Offenheit und Aufgeschlossenheit erfolgt die Supervision im Rahmen eines strukturierten Dialogs. Dieser wechselseitige Dialog ist eine Möglichkeit, laut zu denken und gemeinsam zu denken und bietet dem Rat Suchenden eine Gelegenheit, Gefühle, Fragen und Reaktionen, die sich durch den klinischen Prozess ergeben, zu erforschen. Manchmal ist es die didaktische Seite des theoretischen Lernens, die in den Vordergrund tritt und die praktische Erfahrung akzentuiert und abrundet, während dann wieder die menschliche Reaktionsfähigkeit zu einem Vertiefen des klinischen Prozesses führt und die Grundlage für die spätere Anwendung des theoretischen Wissens bildet.

Die Beantwortung der Frage, wie der therapeutische Prozess durch die Verwendung nonverbaler und verbaler Mittel in Gang gesetzt wird und wie sich die künstlerische Arbeit im klinischen Rahmen entwickelt, bildet in einer akademischen Kunsttherapie-Ausbildung die Ausgangsbasis für die Supervision der Studenten. Daher ist die Supervision ein Mittel, das Studenten hilft herauszufinden, was sie – aus welchem Grund – denken. Sie lernen ihre eigenen Handlungen und Reaktionen zu verstehen, damit ihre therapeutischen Interventionen besser zur Entwicklung und Heilung der Patienten beitragen können.

Deshalb hilft der Supervisor den Studenten, ihre Fähigkeit zur Reflexion weiter zu entwickeln, so dass sie schließlich lernen, den therapeutischen Prozess zu durchdenken. Dabei werden sowohl kurzfristige als auch langfristige therapeutische Maßnahmen und Ziele sowie die professionelle Rolle des Kunsttherapeuten betrachtet. Die Fähigkeit, die Funktionsweise der therapeutischen Beziehung von der Verwendung therapeutischer Techniken unterscheiden zu lernen und zu verstehen, wie diese letztlich zusammenpassen, ist ein weites Ziel der Supervision. Gründliche Kenntnisse der beruflichen Ethik bilden eine weitere Dimension der Rolle des Kunsttherapeuten.

Wie Wilson u.a. hervorgehoben haben[1], hilft es, realistische Grenzen zu setzen, wenn man ein Gefühl dafür entwickelt, was Studenten von der Supervision erwarten und erhoffen, und es formt die Ausgangsbasis für eine mündliche Übereinkunft. Wer eine klare Vorstellung von den Erwartungen hat, entwickelt die richtige Einstellung zur Supervision und kann klinische Probleme positiv in die Arbeit der Studenten einfließen lassen.

Ich betrachte die Supervision als einen fortschreitenden Prozess, der in Schritten verläuft, die einer stufenweisen Entwicklung entsprechen, so dass die Arbeit zu Beginn die Grundlage für spätere Erfahrungen bildet. Konzepte werden allmählich entwickelt, so dass die praktische Anwendung mit der ihnen zu Grunde liegenden Theorie zu einer Einheit verschmilzt und, was am wichtigsten ist, wirklich Sinn ergibt. Die Studenten können dann sozusagen „Theorie in Aktion" erleben, und Interventionen sind nicht mehr nur das Ergebnis zufälliger Intuitionen, sondern entstehen aus einem fundierten Wissen.

Um Studenten am Beginn ihrer Supervision theoretische Inhalte zu vermitteln, ist die Verwendung einer klaren Laiensprache sinnvoller als der Fachjargon. Einfache Ausdrücke helfen den Studenten, ein „theoretisches Gerüst" in ihr Denken zu integrieren. Wenn sie daran gewöhnt sind, klinische Erfahrungen in ihrer eigenen Sprache zu beschreiben, können auch komplexe Themen auf eine Weise mitgeteilt werden, die eine Integration von Theorie und Praxis zeigt. Wenn dann die klinische Terminologie an angemessener Stelle eingeführt wird, dient sie eher dazu, Wissen zu vertiefen als zu umgehen. Studenten fühlen sich nicht dazu gezwungen, Ausdrücke zu verwenden, die sie kaum verstehen, nur um ihre Arbeit kompetent erscheinen zu lassen. Wird die Fachterminologie zu rasch eingeführt, dann werden Beobachtungen zu einer zu anspruchsvollen intellektuellen Übung, die Studenten von einer tiefer gehenden, auf Emotionen beruhenden Wertschätzung von Erfahrungen eher entfernt anstatt sie ihr näher zu bringen. Doch mit einer schrittweisen Einführung gewinnen Konzepte mit jedem Jahr an Komplexität, und

---

[1] Wilson, L., Riley, S., and Wadeson, H. (1984) *Art Therapy Supervision*

die Studenten werden schließlich in der Lage sein, zwischen Theorie und Praxis problemlos hin und her zu wechseln.

Ein anderer Weg, eine sichere Grundlage für spätere Erfahrungen zu schaffen, besteht darin, das klinische Praktikum mit einer Patientengruppe zu beginnen, die den Studenten nicht überfordert. Ich empfehle oft, mit kleinen Kindern zu beginnen, vorzugsweise mit Kindern im Vorschulalter oder mit Grundschülern. Selbst wenn die Sitzungen nicht unbedingt als „Kunsttherapie" im klinischen Sinn, sondern eher als eine expressive künstlerische Aktivität zu betrachten sind, erwirbt der Student grundlegendes Wissen über etwas, das wir als „normale Entwicklung" bezeichnen. In einem solchen Umfeld erlebt er unmittelbar, wie sich der schöpferische Prozess entwickelt. Durch derartige interaktive kreative Erfahrungen kann der Student eine Definition für psychische Gesundheit entwickeln, die eine ganze Reihe von Verhaltensweisen umfasst. Der Wert solcher fundamentalen Kenntnisse wirkt sich insofern aus, als die Studenten spätere Gruppen an ihrer Arbeit mit dieser einen messen können. Was der Begriff „pathologisch" bedeutet, kann im Kontext einer Vielzahl möglicher Verhaltensweisen besser verstanden werden.

Ich möchte noch einmal betonen, wie wichtig es ist, Studenten besonders am Anfang nicht mit zu viel Material, Theorie oder zu vielen Begriffen auf einmal zu belasten oder zu überfordern. Die Aufnahme all dieses neuen Wissens verlangt enorme selektive Fähigkeiten, da die Natur des Materials den klinischen Praktikanten emotional berührt. Der Supervisor sollte nur so viel komplexes Wissen anbieten, wie der Student verarbeiten kann, und doch darf es nicht zu wenig sein. Die optimale Dosierung zu finden, die die Internalisierung von Konzepten erleichtert und zum Lernen anregt, ist für eine gute Supervision von großer Bedeutung.

Klinisches Praktikum und Supervision

Unbestritten ist die Tatsache, dass das Praktikum der Kern einer akademischen Ausbildung für Kunsttherapeuten ist. Neu erworbene Fähigkeiten werden an wirklichen Menschen, die wirkliche Probleme haben, erprobt. Während dieser anstrengenden und aufregenden Einführungsphase finden Studenten heraus, ob die Kunsttherapie das richtige Gebiet für sie ist und ob sie tatsächlich mit Menschen arbeiten wollen. Manchmal erkennen sie, dass gerade die Eigenschaften, die ihnen als Künstler, Kunsterzieher oder Psychotherapeuten zu Gute kamen, zu Hindernissen werden können, wenn sie ohne Modifikation in das Milieu der Kunsttherapie übertragen werden. Wenn eine solche innere Befragung durch Supervision unterstützt wird, können die Studenten Berufliches von Persönlichem trennen, und es entstehen die Wurzeln ihrer beruflichen Identität.

Wie wir sehen, ist die Supervision in der Ausbildung eine vielschichtige Begleitung der klinischen Arbeit. Sie bringt mit Hilfe der Didaktik bestimmte theoretische Prinzipien ans Tageslicht, bietet ein Forum für administrative Angelegenheiten und für Fragen der beruflichen Identität, und sie ist ein Ort, an dem Ängste und Zweifel offen geäußert werden können. Die Supervision soll dem Studenten das Gefühl geben, angehört, unterstützt und auch gefordert zu werden, während sein fachliches Wissen sich vergrößert.

Gleichzeitig hat der Supervisor die Pflicht, dafür zu sorgen, dass der Student bestimmte Konzepte erlernt, so dass er mit Abschluss seiner Ausbildung die nötige berufliche Kompetenz erworben hat. Viele neue Studenten sind ängstlich, aufgeregt oder gehemmt, wenn sie eine für sie völlig neue Arbeit einem Supervisor vorstellen müssen, den sie kaum kennen und der letztlich ihre Fähigkeiten einschätzen wird. Solche Ängste und Gefühle der Unsicherheit sind verständlich, und Supervisoren wissen, dass es nur normal ist, wenn ein Student, der an einem solchen Scheideweg steht, diese Empfindungen hat. Ängste, die mit der eigenen Kompetenz und den bevorstehenden Bewertungen zusammenhängen und Befürchtungen über Beurteilungen können ihn daran hindern, offen über klinische Probleme zu sprechen; doch auch sie können im Gespräch sorgfältig behandelt werden. Wenn das nicht genügt, sollte das Thema in der eigenen Psychotherapie des Studenten weiter besprochen werden, um ein Verständnis dafür auf eine tiefer gehende und persönlichere Weise zu erhalten. Schließlich ist für die Bewertung der Kompetenz ausschlaggebend, dass der Student seine Fähigkeit unter Beweis stellt, aus der Erfahrung der Supervision zu lernen und sich dadurch weiter zu entwickeln.

Was erwartet ein Student von einem Supervisor?

Man kann es auch anders formulieren und die Frage stellen, welche Qualitäten des Supervisors die fachliche Weiterentwicklung des Studenten am besten fördern können. Der Supervisor dient unausweichlich als Vorbild und sollte daher jene Eigenschaften verkörpern, in denen ihm der Kunsttherapiestudent nacheifern möchte. Warmherzigkeit, Einfühlungsvermögen, Neugierde, eine wertfreie Geisteshaltung, Sinn für Humor, eine praktische Veranlagung und die Fähigkeit, dem Studenten das Gefühl zu vermitteln, dass er in der Supervisionssitzung ohne Bedenken über klinische Fehler und Probleme sprechen kann, sind nur einige der Eigenschaften, die einen hervorragenden Supervisor ausmachen. Die Beziehung eines Supervisors zu seinem Studenten wird auch die Beziehungen, die der Student zu Patienten aufbaut, stark beeinflussen, so wie auch die Arbeitsweise des eigenen Therapeuten großen Einfluss darauf hat, welche Art von Therapeut man selbst einmal wird.

Für die Philosophie und den Stil eines Supervisors sind natürlich viele Faktoren bestimmend, und sie sind es wert, dass ihnen kurz Aufmerksamkeit geschenkt wird. Sicher wird seine oder ihre theoretische Ausrichtung (psychoanalytisch, systemorientiert, kognitiv, jungianisch, usw.) den Studenten prägen. Wir dürfen auch nicht vergessen, dass die Technik, die der Supervisor in der Praxis der Kunsttherapie bevorzugt, ebenfalls Einfluss auf die Art und Weise ausübt, wie er/sie mit therapeutischen Fragestellungen umgeht. Ich bin der Meinung, dass diese beiden Gebiete getrennte philosophische Richtungen repräsentieren, die als solche in der Literatur der Kunsttherapie weitgehend unberücksichtigt geblieben sind. Ob eine freie oder eine direktive Methode bevorzugt wird, welches Material und wie es verwendet wird, die Bedeutung, die Entwicklungsfragen beigemessen wird, sowie die Beziehung des Supervisors zu den Bereichen der Kunsterziehung und Kunstgeschichte sorgen für Überschneidungen theoretischer Leitlinien, die zu einer eigenen Gesamtsicht klinischer Phänomene führen. Daher ist es in der Kunsttherapie nicht möglich, den Stil eines Supervisors nur an dem „Etikett" seiner/ihrer theoretischen Ausrichtung zu erkennen. So funktioniert beispielsweise das psychoanalytische Modell sowohl direktiv als auch non-direktiv. Wir müssen daher den Stil des Supervisors in der Kunsttherapie ähnlich betrachten wie den Stil des Kunsttherapeuten, das heißt, als eine Verschmelzung aus völlig verschiedenen Quellen.

Grundsätzliche Bemerkungen zur Supervision

Die Supervision in einer Kunsttherapie-Ausbildung findet im Allgemeinen in kleinen Gruppen parallel zu deren Praktikum statt. Zusätzlich erhalten die Studenten direkt an ihren Praktikumsorten Supervision, wobei es sich üblicherweise um Einzelsitzungen handelt. Da die Art der Supervision je nach Praktikumsort stark variieren kann, möchte ich mich in diesem Kapitel auf die Supervision im Ausbildungsprogramm selbst konzentrieren.

Die meisten Ausbildungen bieten Supervision in kleinen Gruppen an, die sich einmal wöchentlich treffen (die Amerikanische Gesellschaft für Kunsttherapie empfiehlt Gruppen mit sieben Teilnehmern). Wenn sich die Gruppe einmal im Monat trifft, wie es in europäischen Ländern der Fall ist, wo viele Programme auf die Bedürfnisse arbeitender und oft älterer Studenten zugeschnitten sind, die oft in einiger Entfernung von ihrem Ausbildungsort leben, sollte die Gruppe für jeden Studenten zumindest eine zusätzliche Stunde pro Monat bekommen. Eine weitere Stunde für die gesamte Gruppe wäre empfehlenswert, um die Zeit zu ersetzen, die z.B. für die Planung der Tagesordnung, den Informationsaustausch und die Kaffeepause aufgewendet wird.

Fragen und Diskussionsbeiträge der Gruppenteilnehmer vertiefen und fördern den Supervisionsprozess. Das Lernen über die Erfahrung verschiedener Populationen und die Fallpräsentationen anderer Kollegen bedeuten eine großen Gewinn. Die Art, wie bestimmte Untertöne der Gruppendynamik den Verlauf der Supervision beeinflussen, ist eine weitere Grundlage des Gruppenlernens, solange die anstehenden Fragen mit Geschick und Umsicht behandelt werden. Auf diese Weise entwickeln die Studenten genau jene Fähigkeiten, die sie später in ihrer eigenen klinischen Arbeit anwenden können.

Unser Werkzeug: die Bilder und die Worte, die wir wählen

Bilder nehmen in der Supervision einen ganz besonderen Platz ein. Obwohl die meisten Studienanfänger wissen wollen, welche Bedeutung sie haben, verlangen sie all zu oft „Übersetzungen" einzelner Bildelemente. Wenn wir den Standpunkt vertreten, dass eine künstlerische Arbeit nur in Zusammenhang mit dem dazugehörigen Fall besprochen werden kann, versuchen wir, Patentrezepte zu vermeiden. Wir lehnen es ab, als Gedankenleser zu gelten. Jedoch können wir als Kunsttherapeuten Patienten helfen, die verschiedenen Bildsymbole, die sie geschaffen haben, bewusster wahrzunehmen, wenn sie diesen Wunsch haben. Wir können ihnen helfen, ihre im bisherigen Leben gemachten Erfahrungen etwas besser zu verstehen. Oft vollzieht sich dieser Verstehensprozess in der unmittelbaren Verwendung von Materialien. Doch ohne die Patienten selbst, ohne ihre aktive Mitarbeit, die unter Berücksichtigung ihrer Arbeitsweise und ihrer inneren Bereitschaft erfolgen muss, können wir nichts erreichen.

Ich sage sowohl den Studenten als auch den Patienten, dass nur der Patient der Experte für sein Werk ist. Es ist nicht unser Ziel, künstlerische Arbeiten für den Patienten zu „analysieren". Unsere Aufgabe ist es, einen Prozess des Verstehens zu unterstützen, der wichtiger und bereichernder ist als die einzelnen Elemente des Bildes. Daher zeigt eine gute Supervision dem Studenten, wie er ein Kunstwerk im Kontext mit einem Menschenleben betrachten muss. Die dabei verwendeten Mittel sind jedoch alles andere als Patentrezepte. Wir werden diesen Punkt in dem Abschnitt „Wie nähern wir uns einem Fall" wieder aufgreifen.

Wie schon Riley festgestellt hat,[2] sind einige Studenten so sehr darauf erpicht, ihre gerade erst erworbenen therapeutischen Fähigkeiten zu erproben, dass sie prompt zur verbalen Methode der Psychotherapie wechseln und das Kunstwerk als das eigentliche Kernstück der Therapie außer Acht lassen. Ich glaube, dass wir solche Probleme voraussehen und verhindern können, wenn die Methodik unserer Supervision bereits unter Berücksichtigung solcher Probleme entwickelt worden ist. Wir müssen daran denken, daß es für Menschen ganz allgemein oft schwierig ist, sich künstlerisch zu betätigen, sicher aber für Patienten, und dass es mit viel Arbeit verbunden ist und großen Mut erfordert, sich mit Hilfe bildnerischer Mittel auszudrücken. Wenn der Student selbst nicht kreativ tätig ist, wird es auch dem Patienten schwer fallen.

Zu Beginn ist die intensive Beschäftigung mit kreativer/ künstlerischer Arbeit von weit größerer Bedeutung als das Wissen, wie man „therapiert". Wenn die Studenten von Anfang an mit verschiedenen Materialien arbeiten können und die Supervision sich auf diesen Punkt konzentriert, dann werden die Studenten die bildnerischen Mittel als den natürlichen Bezugspunkt betrachten, und die Therapie wird von ihm ausgehen. Wenn die verbale Interaktion zu früh ins Spiel gebracht wird, ist es für Studenten manchmal schwierig, sich zugleich auf die künstlerische Arbeit zu konzentrieren. Der künstlerische Prozess muss Kunsttherapeuten als Ausgangsbasis dienen, von der aus sich die weiteren Fähigkeiten stufenweise entwickeln.

---

2 Malchiodi, C.A., and Riley, S. (1996) *Supervision and related issues: a handbook for professionals*, S. 65 in Kap. 3.

Wenn ein unerfahrener Student zu viel spricht, kann es zu verfrühten Offenbarungen kommen, was den Patienten häufig verwirrt. Ob durch einen ungünstigen Zeitpunkt oder das Umgehen der Ich-Abwehr verursacht, können „Schnellverfahren", die dazu dienen, rasch Informationen zu erhalten, um verschiedene Aspekte eines bisher unbekannten Konflikts oder Krankheitsbildes ans Licht zu bringen, sich allzu oft aus Bedürfnissen des Studenten entwickeln und haben mit den tatsächlichen Bedürfnissen der Patienten wenig zu tun.

Natürlich müssen in einer Unterhaltung Worte verwendet werden. Während die Kunsttherapie oft als eine nonverbale Form der Therapie bezeichnet wird, kann sie in der Realität ohne Worte nicht auskommen. Worte müssen jedoch mit Bedacht gewählt werden und mehr darauf ausgerichtet sein, den kreativen / künstlerischen / therapeutischen Prozess zu fördern, als einmischend zu sein oder den Versuch zu machen, Gedanken zu lesen. Worte dienen auch dazu, nonverbal vermittelte Einfühlung zu ergänzen. Diese wichtigen Ansatzpunkte bilden meiner Meinung nach gemeinsam mit einem sicheren Urteilsvermögen die Basis für den Dialog.

Der Beginn der Supervision

Der beste Zeitpunkt für den Beginn der Supervision ist, wenn ein Student daran denkt, ein Praktikum zu absolvieren. Verschiedene Institutionen sind auf Praktikanten der Kunsttherapie vorbereitet und haben in ihrem Mitarbeiterstab einen Kunsttherapeuten, der die Praktikumssupervision übernimmt und die Aufgabe hat, die Erfahrungen der Studenten zu strukturieren. In anderen Institutionen, in denen die Kunsttherapie weniger etabliert ist, wird die Supervision oft von einem Mitarbeiter aus einem verwandten Fachgebiet, z.B. von einem Psychotherapeuten, einem Psychiater oder einem Sozialarbeiter übernommen. Diese Betreuer sind nur zum Teil dafür qualifiziert, die Voraussetzungen der Supervision in der Kunsttherapie zu erfüllen, obwohl ihr Beitrag sehr wertvoll sein kann. In vielen Ländern bleibt oft Studenten, die ein Kunsttherapiepraktikum absolvieren, überlassen, zu Wegbereitern ihres Berufes zu werden. Allzu oft muss der Student ein Kunsttherapie-Programm von Anfang bis Ende alleine planen, wobei ihm der Supervisor zur Seite steht, den er nur in den wöchentlich oder monatlich stattfindenden Gruppensitzungen trifft. Mit dieser Wirklichkeit sind wir bei unserer Arbeit häufig konfrontiert, doch wenn die Kunsttherapie als Beruf sich weltweit weiter entwickelt, wird sich diese Situation sicher ändern. Deshalb sollte großer Wert darauf gelegt werden, dass alle mit der Durchführung eines Praktikums zusammenhängenden Fragen geklärt werden, bevor die Supervision wirklich klinisch fokussiert wird. Alle administrativen Hürden müssen überwunden werden, bevor mit Fallbesprechungen begonnen werden kann. Wenn es beispielsweise ungelöste Probleme hinsichtlich der Vertraulichkeit einer Sitzung gibt oder wenn dem Studenten ein Arbeitsraum gegeben wurde, der keine Tür oder keinen Wasseranschluss aufweist, oder nicht ausreichend Material vorhanden ist usw., kann man nicht anfangen, über Fälle zu sprechen. Die räumliche Ausstattung muss wenigstens die Mindestanforderungen für künstlerische Arbeit und Therapie erfüllen, sonst verlieren die Sitzungen ihre therapeutische Wirkung.

Im Gegensatz zur Lehrtätigkeit bestimmen in der Supervision die klinischen Bedürfnisse des Studenten die Methode in den Sitzungen: kurze Fallbeispiele, formelle und informelle Fallpräsentationen, spontan behandelte Probleme und Fragen, die Formulierung von Behandlungszielen und -plänen und schließlich administrative und praktische Fragen des Praktikums. Es kann sich dabei um Beziehungen zu anderen Mitarbeitern handeln, um organisatorische Fragen, die Verwendung von Materialien, Dokumentationen sowie um ethische und gesetzliche Rahmenbedingungen der klinischen Tätigkeit. Auch die Rolle des Kunsttherapeuten bzw. seine Identität, besonders wenn er von einem Praktikum zum nächsten wechselt, wird ebenfalls laufend erforscht. Neben dem Erwerb und der quantitativen Zunahme therapeutischer Fähigkeiten betrachten wir die qualitative Entwicklung einer Erfolg versprechenden beruflichen Identität während der gesamten Ausbildung als unser Hauptziel. Natürlich dürfen wir nie die wichtige grundsätzliche Verantwortung für das Wohlergehen des Patienten/Klienten aus den Augen verlieren. Dennoch kann es sein, dass wir gegebenenfalls die objektive Wirklichkeit des Fallmaterials von der eher subjektiven Realität studentischer Erfahrungen trennen. Dann spielen manchmal die Reaktionen der Studenten im Lernprozess eine zentrale Rolle. Sie entdecken ihre Fähigkeiten, ihre inneren Stärken und schwachen Stellen, die im klinischen Umfeld an den Tag kommen.

Der folgende Überblick ist eine Zusammenfassung von Supervisionsthemen, mit denen Studienanfänger konfrontiert sind:

Wie man eine Sitzung plant; wie man Patienten für eine Einzel- oder Gruppentherapie auswählt; wie Materialien ausgewählt werden; die Wirkung, die verschiedene Materialien auf Patienten ausüben können; wie man eine Sitzung im Hinblick auf ihre Häufigkeit, ihre Dauer und ihre Einteilung in Anfang, Mittelteil und Ende gliedert; wie man den kreativen/therapeutischen Prozess in Gang setzt und damit arbeitet; die Rolle des Kunsttherapeuten; das therapeutische Bündnis; wie die künstlerische Arbeit in der Supervision verwendet wird; die Rolle des Studenten innerhalb der Institution; die Beziehung des Studenten zu anderen Mitarbeitern; wie man die Kunsttherapie auf die Erwartungen des Teams und der Institution abstimmt; die Rolle des Studenten gegenüber dem Betreuer des Praktikums; wie man sich verhält, wenn man in der Supervision zwei Betreuer hat, die manchmal verschiedene Methoden anbieten; wie man erkennt, was gesagt werden muss und damit eine therapeutische Wirkung erzielt werden kann; Gegenüberstellung von therapeutischer Intervention und Interpretation, von Prozess und Produkt; wie man das künstlerische Produkt oder Bild verstehen lernt, um den Patienten besser zu verstehen und die Therapie besser durchführen zu können; Übertragung und Gegenübertragung; Behandlungsziele; wie man eine Fallpräsentation aufbaut, und zwar schriftlich und mündlich; worauf man bei der Gruppendynamik achten muss; ethische Fragen und berufliche Identität und schließlich Beendigung der

Therapie. Die Frage, ob formalisierte Bewertungsverfahren zu verwenden sind oder nicht, kann im Bedarfsfall ebenfalls thematisiert werden.

Bevor tatsächlich mit der Besprechung von Fallmaterial begonnen werden kann, ist es dringend notwendig, dass alle „physischen Aspekte" des Praktikums geklärt worden sind. Nicht selten wird viel Zeit aufgewendet, um zu besprechen, wo es einen Wasseranschluss gibt, wie die Patienten von einem bestimmten Punkt der Einrichtung in den Kunsttherapieraum gelangen, wie dieser Raum auszustatten ist, wie das Material angeboten werden soll, wie man eine Patientengruppe zusammenstellt, wieviel Zeit für verschiedene Arten von Gruppen, für Einzel- oder Gruppentherapie vorgesehen werden muss (ich empfehle im ersten Jahr nur Gruppen), welches Material dem Studenten zur Verfügung steht und welches noch benötigt wird. Der Leiter der Supervision sollte sicher sein können, dass das Praktikum und die Mitarbeiter den Bedürfnissen des Studenten gerecht werden, dass der Student Zugang zu Krankengeschichten hat, an Dienstbesprechungen teilnehmen kann, passende Materialien und Arbeitsmöglichkeiten erhält und dass ihm geeignete Patienten zugeteilt werden.

Das folgende Beispiel illustriert eine der möglichen Komplikationen, mit denen Studenten und Betreuer der Supervision konfrontiert werden, wenn sie einen infrage kommenden Praktikumsort auf seine Eignung hin überprüfen.

Vor kurzem kam eine sensible, selbstbewusste Studentin zu mir, die ihr zweites Praktikumsjahr plante und in einem anderen Bereich Erfahrung in der Arbeit mit Menschen gesammelt hatte. Sie hatte eine Praktikumstelle gefunden und bat mich um meine Zustimmung. Da sie in ihrem ersten Jahr mit Kindern gearbeitet hatte, kamen wir überein, dass sie sich diesmal eine Gruppe von Erwachsenen suchen sollte, die ihr neue Perspektiven eröffnen würde. Sie war von der Stelle, die sie durch ihre eigenen Bemühungen gefunden hatte, begeistert. Sie sollte mit Frauen aus zerrütteten Familien arbeiten. Die Arbeit wurde ihr von einer privaten Organisation angeboten und sie versicherte mir, dass der Direktor, der einzige bezahlte Mitarbeiter, für ihre Supervision zuständig wäre. Bei näherer Betrachtung der Situation stellte ich fest, dass die Frauen auf freiwilliger Basis an der Kunsttherapie teilnehmen sollten und dass es weder über diese Frauen noch über ihre Familien schriftliche Unterlagen gab. Als Erklärung wurden vertrauliche Gründe angeführt.

Aus der Sicht der Supervision war es jedoch notwendig, entsprechende Informationen zu erhalten, um einen geeigneten Behandlungsplan erstellen zu können. Obwohl erwartet wurde, dass diese Familien an der Familientherapie teilnahmen, kamen viele nicht regelmäßig oder überhaupt nicht, und die Praktikantin konnte weder ihre Anwesenheit überprüfen noch die Namen der Familientherapeuten in Erfahrung bringen. Es war daher unmöglich, das augenblickliche Problem zu erkennen, eine persönliche oder familiäre Vorgeschichte zu erhalten, eine Diagnose oder Prognose oder andere brauchbare Informationen, ohne die Fachleute in einem Setting für psychische Gesundheit nicht adäquat arbeiten können. Wenn die Klienten oder Patienten in einem Praktikum außerdem nur auf einer freiwilligen ambulanten Basis teilnehmen, kann die tatsächliche Teilnahme geringer als erwartet sein und für Praktikanten zu einer frustrierenden Erfahrung werden. Wenn mit Menschen gearbeitet wird, die unter schweren Störungen oder Leistungsbeeinträchtigungen und allen möglichen belastenden Lebensumständen leiden, kann es außerordentlich schwierig sein, sie auf die Teilnahme an einer freiwilligen Betätigung entsprechend vorzubereiten, auch wenn es sich um eine potenziell hilfreiche Therapie handelt.

Je genauer ich mich mit den Möglichkeiten befasste, die dieses Praktikum bieten konnte, desto prekärer schien mir die Situation zu sein. Eine Praktikantin könnte nie sicher sein, mit wem und unter welchen Bedingungen sie arbeiten müsste und hätte auch nicht die notwendige klinische, ethische und rechtliche Unterstützung eines professionellen Teams. Sie könnte nicht erfahren, ob es in der Familie Alkoholiker gibt, ob ein Suizidrisiko besteht, körperlicher oder sexueller Missbrauch vorliegt, andere Verhaltensauffälligkeiten oder andere schwere oder chronische Probleme zu berücksichtigen wären. Außerdem stellte sich heraus, dass der Direktor ein Fachmann auf dem Gebiet der frühkindlichen Erziehung war, einem Spezialgebiet, das wohl kaum für eine besondere Kenntnis schwerer Psychopathologien oder psychosozialer Familienprobleme garantiert. Schließlich musste ich der Studentin mitteilen, dass dieses Praktikum ungeeignet war. Trotz ihrer Enttäuschung verstand sie, dass die damit verbundenen Risiken letztlich zu hoch waren.

Ich habe dieses Beispiel gewählt, um vor Augen zu führen, wie sorgfältig wir die Eignung von Praktikumstellen prüfen müssen. Ein Teil unserer Verantwortung besteht darin, nach bestem Wissen Einblick zu erhalten, welche Institutionen eine schützende Lernatmosphäre bieten, und ob dort das Bewusstsein von Verantwortung geschätzt wird.

Wie nähern wir uns einem Fall?

Zu Beginn der Beziehung zwischen Patient und Praktikant ist es wichtig, den Zeitrahmen für ihre Zusammenarbeit festzulegen. Ein Verständnis für einen Beginn, einen Mittelteil und ein Ende zu entwickeln ist wesentlich und gibt der therapeutischen Beziehung einen festen Rahmen.

Wir können in der Supervision nicht über einen Fall sprechen, wenn wir nicht vier wichtige Elemente vor uns haben: das augenblickliche Problem, eine kurze persönliche Vorgeschichte, eine Art von Prozess der Sitzung, und die dazugehörige künstlerische Arbeit. Mit dem augenblicklichen Problem ist das Problem gemeint, das den Patienten zur Behandlung in die Institution geführt hat. Unter Prozess verstehe ich die Dynamik, die mit den folgenden Vorgängen verbunden ist: wie der Patient begann, Materialien zu verwenden, verbale und nicht verbale Interaktion, was und wie geschaffen wurde, die Rolle des Studenten während dieser Wechselbeziehung. Ich kann nicht oft genug betonen, wie wichtig es ist, künstlerische Arbeiten zu Fallbesprechungen in die Supervision mitzubringen. Wenn wir nicht die künstlerische Arbeit selbst oder ein Faksimile in Form eines Dias oder einer Photographie oder auch eine so genau wie möglich gezeichnete Kopie vor uns haben, sind wir in der Kunsttherapie nicht in der Lage, einen Fall glaubwürdig zu diskutieren. Ich habe in der Supervision zu viele Fälle erlebt, in denen ein wohlgemeinter Rat sich als falsch herausgestellt hat, weil der Student die künstlerische Arbeit „vergessen" hat. Die künstlerische Arbeit verrät nicht nur etwas über den Patienten, sondern auch viel über die Art und Weise, wie der Student mit diesem Patienten arbeitet und ist daher ein wesentlicher Bestandteil des Supervisionsprozesses in der Kunsttherapie.

So wie wir in der Kunsttherapie einen Fall nicht ohne die künstlerische Arbeit diskutieren können, können wir die künstlerische Arbeit nicht ohne den dazugehörigen Fall besprechen. Wir wollen künstlerische Arbeiten nicht „analysieren" oder „diagnostizieren" oder gar als etwas betrachten, das von dem Menschen, der sie geschaffen hat, abgetrennt ist. Als Folge kann der ungute Eindruck einer Pseudo-Allmacht entstehen, was nur dazu führt, dass die klinische Ausrichtung verzerrt dargestellt und das Einfühlungsvermögen geschwächt werden. Es ist viel einfacher, sich zu Beginn der Supervision gute berufliche Eigenschaften anzugewöhnen als später schlechte Gewohnheiten rückgängig zu machen.

Freuds Grundsatz, dass der Psychoanalytiker „gleichschwebende Aufmerksamkeit" als eines der wichtigsten Mittel zum Verständnis von analytischem Material einsetzen solle, leistet auch Kunsttherapeuten gute Dienste, um zu beschreiben, wie wir uns an verschiedene Aspekte klinischer Phänomene, als die wir künstlerische Arbeit betrachten, anpassen. Während der Psychoanalytiker seine Gedanken um das Material, das der Patient ihm präsentiert, kreisen lässt, von der Vergangenheit in die Zukunft und in angrenzende Fachgebiete schweift und dabei seine eigenen Wahrnehmungen und Reaktionen beobachtet, um die Mitteilungen, die er erhalten hat, besser zu verstehen, bedient er sich einer Methode, die wir für die Kunsttherapie übernehmen können. Die Gedanken des Kunsttherapeuten bewegen sich während der Sitzung ständig hin und her zwischen der Krankengeschichte, dem Ablauf der Sitzung und der künstlerischen Arbeit, die er betrachtet. Der Kunsttherapeut denkt über die Kommentare und Reaktionen der Patienten ebenso nach wie über die Dynamik, die sich zwischen den Patienten während der Arbeit entwickelt. Auch andere künstlerische Arbeiten aus dieser oder früheren Sitzungen werden in die Überlegungen einbezogen. Wenn wir Studenten auffordern, darüber nachzudenken, auf welche Weise die künstlerische Arbeit etwas über diesen bestimmten Patienten aussagt, betonen wir, wie wichtig es ist, die Arbeit als ein geschlossenes Ganzes zu betrachten. Auf diese Weise vermeiden wir, dass sie in einzelne, voneinander isolierte Teile zerlegt wird und stellen sicher, dass das Kunstwerk nicht zu einem dissoziierten Phänomen wird, dessen Identität in einem unverständlichen klinischen Kauderwelsch untergeht.

Ein Leitfaden für die Erstellung einer Fallpräsentation gibt es in Anhang A dieses Kapitels. Er kann für schriftliche und mündliche Fallpräsentationen verwendet werden.

Das Prinzip der Vertraulichkeit in der Supervision

Das oberste Gebot jeder Supervision ist die Wahrung der Vertraulichkeit. Sie stützt sich auf dieselbe Art von Vertraulichkeit, die wir für die therapeutische Beziehung garantieren. Diskussionen, in denen ein Student Material von Patienten/ Klienten oder andere Probleme zur Sprache bringt, müssen innerhalb der Gruppe bleiben. Malchiodi und Riley[3] haben eine allgemeine Vertraulichkeitserklärung ausgearbeitet, die von allen Teilnehmern einer Gruppensupervision unterschrieben werden soll. Jedoch muss klar sein, dass die Vertraulichkeit gewahrt werden muss, ganz gleich, ob eine schriftliche Erklärung abgegeben wird oder nicht[4]. Bei unserer Arbeit können so viele Situationen entstehen, in denen das mündliche Ehrenwort die einzige Garantie darstellt, und diese Verantwortung müssen wir ebenso ernst nehmen wie ein schriftliches Versprechen.

Darüber hinaus müssen wir erkennen, dass sich die Vertraulichkeit in der Kunsttherapie von anderen Formen der Psychotherapie auf die eine maßgebliche Weise unterscheidet, als auch die künstlerische Arbeit des Patienten geschützt werden muss. Auf Zeichnungen, die in die Supervision mitgebracht werden, müssen alle Namen abgedeckt sein, um die Identität des Künstlers/ Patienten zu schützen. Das für eine genaue Fallbesprechung in der Supervision so wichtige Mitbringen der künstlerischen Arbeiten von Patienten/ Klienten ist mit großer Verantwortung verbunden. In manchen Fällen wäre es aus therapeutischen Gründen nicht angebracht, die Originale zu verwenden. In solchen Fällen würde ein Faksimile genügen, wie zum Beispiel eine Zeichnung, die der Student angefertigt hat. Unter solchen Umständen hätte – wie immer – das Wohl des Patienten/Klienten für den Supervisor Vorrang.

Dass der Student Supervision erhält, ist durch seinen Status als Praktikant klar impliziert. Viele Probleme ergeben sich aus der Verwirrung darüber, was persönlich und privat, was hingegen beruflich und vertraulich ist und was transparent sein sollte, ich kann hier als die wichtigste Richtlinie den Einsatz eines guten Urteilsvermögens nahe legen. Eine genaue Kenntnis beruflicher Ethik und ein grundsätzliches Gefühl für Diskretion und Beurteilung kann einem verunsicherten Studenten helfen, sich richtig zu verhalten, wenn eine Situation völlig unklar ist. Zwar wäre es einfacher, ein Patentrezept für unser Handeln aufzustellen, doch da jede gute Therapie auch eine Kunst ist, sollte jede Frage und jedes Problem, das sich innerhalb des beruflichen Rahmens ergibt, sorgfältig geprüft werden. Bezüglich

---

3 Malchiodi, C.A., and Riley, S. (1996) *Supervision and related issues: a handbook for professionals*

4 a.a.O., S. 245

weiterer Angaben zu ethischen Fragen verweise ich die Leser an Haeseler[5] sowie an Malchiodi und Riley[6] und Dannecker in diesem Buch.

In diesem Abschnitt möchte ich die Diskussion um den Zusammenhang zwischen ethischen und therapeutischen Elementen erweitern, die sich auf Grund der Rolle, die die künstlerische Arbeit dabei spielt, gegenseitig beeinflussen. Wie wir gesehen haben, wirft der Umgang mit Arbeiten von Patienten/Klienten bestimmte, für unseren Beruf typische Fragen auf. Da Fallbesprechungen in der Kunsttherapie notwendigerweise die Bilder, die in den Sitzungen geschaffen wurden, einschließen, müssen die künstlerischen Arbeiten in die Supervision mitgebracht werden. Der verantwortungsbewusste Umgang mit allen Arbeiten bleibt oberste Pflicht und bildet die Grundlage unserer ethischen und therapeutischen Einstellung. Ein Weg, den Patienten darauf vorzubereiten, dass er seine künstlerische Arbeit ausleihen soll, kann sein, ihm zu Beginn der Zusammenarbeit vorsichtig zu vermitteln, dass seine Arbeit von Zeit zu Zeit ausgeborgt werden muss, solange sich der Student in Ausbildung befindet. So wird von Anfang an allgemeine Zustimmung erreicht, und spätere unangenehme Situationen können vermieden werden. Der Praktikant könnte zum Beispiel kurz Folgendes sagen: „Es könnte im Verlauf unserer Zusammenarbeit vorkommen, dass ich für meine Ausbildung Beispiele für die künstlerischen Arbeiten, die in meinem Atelier geschaffen wurden, mitbringen muss. Sie können sicher sein, dass der Datenschutz immer gewahrt wird. Wenn Sie mehr Fragen dazu haben, können wir jederzeit darüber sprechen." Auf diese Weise wird erreicht, dass es als Teil des Praktikums angesehen wird, Bilder zur Supervision mitzubringen.

Seit einiger Zeit ist es üblich, den Patienten/Klienten durch seine schriftliche Vollmacht direkt in die Entscheidung einzubinden, künstlerische Arbeiten in der Supervision zu verwenden[7]. Obwohl Offenheit in der Theorie ein lobenswertes Ideal ist, kann diese statt der erhofften therapeutischen manchmal eine schädliche Wirkung haben, wenn Patienten in die inneren Mechanismen der Supervision involviert werden. Wir müssen uns fragen, wie der Patient eine solche Offenlegung psychisch verarbeiten kann. Wir wissen, dass intellektuelles Verstehen nicht schwer zu erreichen ist. Emotionales Verständnis ist jedoch oft mit Übertragungsmaterial verbunden, das entweder schwer oder gar nicht zugänglich ist. Wenn wir an das Unbewusste glauben, dann können schriftliche Vollmachten für die Supervision Fantasien über die Beziehung zwischen Patient und Therapeut, zwischen dem Therapeuten und dem Supervisor, und selbst zwischen Patient, Therapeut und

---

5 Haeseler, M.P. (1992) *Ethical considerations for the group therapist*

6 Malchiodi, C.A., and Riley, S. (1996) *Supervision and related issues: a handbook for professionals*

7 Malchiodi, C.A., and Riley, S. (1996) *Supervision and related issues: a handbook for professionals*

Supervisor auslösen. Ängste und Wünsche, die mit der Vorstellung zusammenhängen, als besonderer oder besonders kranker, gestörter, schwieriger oder auch als besonders begabter oder beliebter Patient ausgewählt zu werden, können therapeutische Erfolge zunichte machen und sogar zu Regression und Depressionen führen. Therapeutische Parameter werden unnötig erweitert und wirken sich potenziell negativ auf den Verlauf der Behandlung aus. Wenn wir Patienten/ Klienten wirklich als Partner in der Therapie betrachten, verlangt eine solche Partnerschaft eine Zusammenarbeit mit gegenseitigem Respekt, in der jeder von seinem/ ihrem Bezugssystem ausgeht, ohne die Grenzen der beruflichen Identität zu vermischen.

Eine eindeutige, ethisch bedenkenlose Haltung in allen Aspekten der sorgfältigen Behandlung künstlerischer Arbeiten zu bewahren, ist ein unveränderlicher und wesentlicher Grundsatz professionellen Arbeitens. Jeder klinisch Arbeitende hat das Recht und die Pflicht, Supervision in Anspruch zu nehmen, um Hilfe, Klarheit, Rat oder Unterstützung im Umgang mit sensiblen und schwierigen Menschen und Situationen zu erhalten. Eine gute Supervision ist für unseren Beruf unerlässlich. Sich trotz dringender Notwendigkeit nicht um Supervision zu bemühen, bedeutet einen ethischen Verstoß gegen die berufliche Verantwortung. Wer Fallmaterial ohne die künstlerische Arbeit oder ohne ein Faksimile davon in die Supervision mitbringt, erhält ein verzerrtes Bild der Supervision. Ich bin der Meinung, dass jeder Student, der aus welchen Gründen auch immer nicht in der Lage ist, die künstlerische Arbeit eines Patienten/ Klienten oder ein brauchbares Faksimile davon in die Supervision mitzubringen, die Arbeit mit diesem Patienten/ Klienten beenden sollte, da die Arbeit eines solchen Studenten nicht angemessen beurteilt werden kann. Ein Supervisor sollte keine Verantwortung für einen Studenten übernehmen, der nur ungeeignetes klinisches Material vorlegt. Studenten sollten es auch vermeiden, mit Patienten/ Klienten zu arbeiten, wenn in ihrem Fall die Supervision nicht möglich ist.

Übertragung, Gegenübertragung und das therapeutische Bündnis

Während des supervidierten Praktikums lernt der Student drei Begriffe kennen, die verschiedene Aspekte der Rolle des Therapeuten beschreiben: Übertragung, Gegenübertragung und das therapeutische Bündnis. Obwohl über die Verwendung dieser Konzepte in der Kunsttherapie leicht ein Buch geschrieben werden könnte, ist in diesem Kapitel nur eine kurze Einführung möglich.

Die Übertragung ist schon lange als Kernpunkt der psychoanalytischen Beziehung bekannt, wobei der Analytiker als Stellvertreter einer bedeutenden Gestalt aus der Vergangenheit, gewöhnlich eines Elternteils, angesehen wird.

Während die Übertragung auch im normalen Leben vorkommen kann, bietet die Therapie die Möglichkeit, sie verstehen zu lernen. In der Kunsttherapie findet die Übertragung im Allgemeinen innerhalb der Grenzen bildlicher Symbole statt.

Solange die Kunsttherapie ergänzend eingesetzt wird, bleibt die Anwendung der Übertragung als therapeutisches Mittel dem primären Therapeuten zugeordnet, damit die therapeutischen Rollen nicht durcheinander geraten.

Die Gegenübertragung des Therapeuten umfasst bewusste und unbewusste Gefühle und Einstellungen als Reaktion auf den Patienten. Traditionell wurde sie als eine unbewusste Reaktion auf die Übertragungsmanifestationen des Patienten gegenüber dem Therapeuten genau definiert und galt als Zeichen für nicht verarbeitete Fantasien, Affekte und Schwächen, die sich negativ auf die therapeutische Arbeit mit dem Patienten auswirken können. Heute gehen wir davon aus, dass die Gegenübertragung von bewussten und unbewussten Reaktionen auf den Patienten sowie aus anderen unbewussten Quellen stammt. Sie versorgt den Therapeuten oft mit wertvollen Informationen über den therapeutischen Prozess, die ihm andernfalls unbekannt geblieben wären.[8] Die Gegenübertragung als therapeutisches Instrument „nutzen" zu können, erfordert jedoch beachtliche Fähigkeiten, eigene Gefühle „durchzuarbeiten", indem man die Methode anwendet, die man in der persönlichen Therapie oder Psychoanalyse erfahren hat. Die unmittelbaren Gefühle oder Reaktionen, die der Therapeut erlebt, sind daher das Rohmaterial, das zu einem wertvollen Instrument wird, wenn es von Einsicht begleitet ist. Mit wachsender Erfahrung fällt es dem Therapeuten immer leichter, Gegenübertragungsreaktionen zu erkennen und zu verstehen, so dass sie sich in der Behandlung nicht negativ auswirken.

Das therapeutische Bündnis oder Arbeitsbündnis bezieht sich auf ein Konzept, das aus der Psychoanalyse stammt und gut an die Arbeitsweise in der Kunsttherapie angepasst werden kann. Ich bin fest davon überzeugt, dass das therapeutische Bündnis in der Kunsttherapie eine zentrale, wenn nicht überhaupt d i e zentrale Rolle spielt. Mit der Schaffung eines unterstützenden und wertfreien therapeutischen Bündnisses zeigt der Therapeut, dass er den Patienten und dessen Arbeiten respektiert und anerkennt. Dies ist eine der wichtigsten Voraussetzungen für die positive Entwicklung der Therapie. Wenn wir von therapeutischem Bündnis sprechen, meinen wir damit unser primäres Hilfsmittel, das uns zur Verfügung steht, um mit den Widerstand von Patienten zu arbeiten.[9] Es unterscheidet sich grundlegend von der stärker auf Konfrontation ausgerichteten klassischen analytischen Methode, bei der das Aufdecken unbewusster Phänomene dazu dient, Widerstände zu „beseitigen". Wenn wir von einer auf Entwicklung zielenden Perspektive ausgehen, dann richten wir die Behandlung durch das therapeutische Bündnis grundsätzlich auf das Ich aus. Zur Anwendung dieser Beobachtung im kunsttherapeutischen Setting habe ich an anderer Stelle bemerkt: „Die Kunsttherapie, die parallel zur Übertragung, aber getrennt von dem ihr inhärenten Konflikt besteht, bietet wirklich ideale Voraussetzungen für ein erfolgreiches therapeutisches Bündnis. Der kreative/ expressive Prozess ist eine konkrete Möglichkeit für etwas, das

---

[8] Tyson, R. (1986) *Countertransference evolution in theory and practice*

[9] Blanck, G. and Blanck, R. (1975) *Ego psychology: theory and practice*, S. 16

man als metaphorische ‚Arbeit' betrachten kann. Er bildet den Rahmen für das therapeutische Bündnis, während die Anpassung des Therapeuten an die Bedürfnisse und Emotionen des Patienten sein Fundament wird.[10]

Greenson[11] wies auch auf die reale Beziehung zwischen Patient und Psychoanalytiker hin, die zusätzlich zur Übertragung besteht, und erwähnte auch als Fähigkeit das therapeutische Streben, auf ein gemeinsames Ziel hinzuarbeiten. Er stellte fest, dass das „Arbeitsbündnis" oder therapeutische Bündnis außerhalb der Übertragung besteht,[12] eine wichtige Aussage, die sich auf die Arbeitstechnik auswirkt, wie wir an dem folgenden Fallbeispiel sehen werden.

Wir werden uns nun mit einigen der Schwierigkeiten befassen, die eine Praktikantin der Kunsttherapie damit hatte, ein positives therapeutisches Bündnis mit einem Kind zu schließen, das ein negatives inneres Bild von sich selbst und anderen Menschen und bereits eine negative Übertragung entwickelt hatte. Wir werden sehen, wie Gegenübertragungsreaktionen unbewusst in den therapeutischen Prozess eingeflossen sind und jede Möglichkeit des therapeutischen Fortschritts zum Stillstand brachten.

Natalie, eine Studentin, arbeitete mit Susan, einem zehnjährigen Mädchen, das als groß für sein Alter beschrieben wurde und sich anderen gegenüber provozierend und aufdringlich verhielt; von Erwachsenen wurde Susan als „schwer lenkbar" eingestuft. Sie war in die Kinderabteilung aufgenommen worden, weil sie jeden Morgen aus unbekannten Gründen erbrach. Nach der Diagnose, die „Hemmung und Einengung von Emotionen" lautete, wurde sie zur Kunsttherapie in eine ambulante neuropsychiatrische Abteilung überwiesen. Als sie dem Psychologen vorgestellt wurde, sprach sie kein Wort. Ihre Mutter klagte, dass sie nicht in der Lage sei, ihre Tochter zu kontrollieren. Ihre Lehrer berichteten, dass sie sich übermäßig mit Sexualität beschäftigte und sich in ihrer Kleidung maskulin gab. Sie, ihre Eltern und ihr Bruder schliefen alle in einem Raum in der Wohnung der Großeltern, die offenbar die wichtigsten Autoritätspersonen waren. Wir vermuteten, dass Susan das Sexualleben ihrer Eltern nicht gänzlich verborgen geblieben war und dass über die Elternrolle in einem Haushalt mit so vielen Erwachsenen Unklarheit herrschte.

Die Praktikantin beurteilte Susans Verhalten in der Kunsttherapie als sehr impulsiv. Sie drückte die Farbe aus einer Tube direkt auf ihre Tonskulptur, rülpste oft und gebrauchte ständig Schimpfwörter. Einmal warf sie Toilettenpapier aus dem WC-Fenster und fragte dann: „Wer hat das getan?"

Nachdem sie zunächst zur Gruppenkunsttherapie überwiesen worden war, erhielt sie später Einzelkunsttherapie, um ihr einen besseren Rahmen geben und

---

[10] Stone, E. (2000) *Arte terapia nel rapporto individuale*

[11] Greenson, R. (1967) *The technique and practice of psychoanalysis*

[12] Greenson, R. (1967) *The technique and practice of psychoanalysis*

daran zu arbeiten zu können, mit Hilfe einer bedeutungsvollen Beziehung ein positiveres Selbstgefühl zu entwickeln.

Ihr Bild eines Bootes zeigte ihr Gefühl, in einer unsicheren Welt außer Kontrolle geraten zu sein. Sie sagte: „Es ist ein sinkendes Boot mit mir, Louis und Gregory (den anderen ehemaligen Mitgliedern ihrer Kunsttherapiegruppe) – stimmt nicht, es ist nur ein Scherz."

Hier machte sie uns auf ihr dringendes Bedürfnis und die drohende Katastrophe aufmerksam, indem sie uns mitteilte, dass der Container, der ihr Sicherheit geben sollte, ungeeignet war. In der Supervision sahen wir uns an, wie groß Susans Furcht war und wie sie diese äußerte. Sie ließ uns außerdem wissen, dass es niemanden gab, der sie retten oder ihr helfen konnte. Sie war entschlossen, zu beweisen, dass ihre Welt nicht in einen sicheren Ort verwandelt werden konnte. Charakteristischerweise spielte sie den symbolischen Ausdruck ihrer Trauer herunter, indem sie sagte, es wäre nur ein Scherz, und damit eine Reaktion auf ihren Hilferuf fast unmöglich machte. Sicherlich spiegelte diese symbolische Mitteilung auch andere derartige Momente in ihrem Leben, in denen sie einen „Scherz" gemacht hatte, um sich gegen Gefühle durch Verleugnung zu wehren.

In dieser Situation müsste die Praktikantin ihr zeigen, dass so ein sinkendes Boot für s i e kein Scherz war. Sie müsste ihr zu verstehen geben, dass es für ein Kind ihrer Meinung nach wichtig sei, sich sicher und unter Kontrolle zu fühlen, und dass ein sinkendes Boot, in dem sich Kinder befinden, kein Scherz ist.

Statt dessen fühlte sich Natalie hilflos und ärgerte sich, weil sie selbst nicht das Gefühl hatte, die Lage unter Kontrolle zu haben. Tatsächlich erlebte sie viele der Gefühle, die Susan gehabt hatte. Obwohl diese Gefühle der Gegenübertragung durch die Übertragung hervorgerufen worden waren, waren sie Natalie nicht fremd. Wäre sie sich in der Supervision ihrer Reaktion bewusst geworden und hätte sie diese in ihrer Psychotherapie weiter verarbeiten können, so wäre Natalie fähig gewesen, die nötige therapeutische Distanz herzustellen, um sich den vorhandenen Themen zuwenden zu können. Auf diese Weise hätte sich die Praktikantin als starke und verlässliche Bezugsperson erwiesen, die Not und Leid nicht übersehen würde. Auf diese Weise hätte sie den Weg für ein therapeutisches Bündnis ebnen können. Doch das war zu viel verlangt von einer am Anfang stehenden Studentin. Susan war ein Kind, das auch für einen sehr erfahrenen Kliniker eine Herausforderung bedeutet hätte. Die Arbeit mit einem solchen Kind gestaltet sich äußerst komplex.

Susan malte häufig Häuser, und wenn sie eines gemalt hatte, fragte sie die Praktikantin: „Wer möchte dieses Haus kaufen – komm und schau es an". Bevor die Praktikantin antworten konnte, sagte Susan schon: „blabla" und fügte dann schnell hinzu: „Das ist ein schlampiges Haus, es ist zu häßlich. Du musst die Kreide so halten!" (zur Praktikantin). Indem sie einmal mehr Verwirrung stiftete, um die Praktikantin am Antworten zu hindern, hatte Susan ihr von vornherein die Schuld am Scheitern einer Beziehung zu ihr gegeben, so wie andere es in der Vergangenheit mit ihr gemacht hatten. Die Frage zu lösen, wie Natalie diesen Teufelskreis durchbrechen konnte, war die vordringlichste Aufgabe. Anderenfalls würde die Kunsttherapie das negative Selbstbild und die negativen Objekterfahrungen nur wiederholen und damit verstärken.

Susan hatte ihr Haus sofort abgewertet, als hätte sie sowohl die Rolle des Verkäufers als auch des Kunden, Selbst und Objekt, angenommen, wahrscheinlich um ihre innere Leere zu verbergen. Sie war ihr eigenes Objekt geworden, weil sie das Gefühl hatte, dass kein anderer es für sie wäre. Eine Kunsttherapeutin muss hier wie ein Keil fungieren und zu einer realen „anderen" Person werden, bevor Susan Zeit hat, sie abzuwerten. Auf diese Weise entsteht für mich das Arbeitsbündnis in der Kunsttherapie.

Sobald die Kunsttherapeutin zu solch einer Art Keil werden und in Susans Leben eine tatsächliche Rolle zu spielen vermag, kann langsam begonnen werden, an Susans Problemen mit Chaos und Desorganisation zu arbeiten und ihre Selbstachtung und ihre weibliche Identität zu stärken.

Unter Berücksichtigung ihrer psychischen Entwicklungsstufe könnte die Kunsttherapeutin auf das Bild ihres Hauses reagieren, indem sie freundlich sagt: „Wenn ich ein Haus kaufen wollte und zufällig auf dieses eine käme, dann würde ich ein Haus sehen, das sorgfältig geplant worden ist, in zwei Farben, mit sehr netten Vorhängen, und ich würde sagen, das ist ein interessantes Haus, ein schönes großes Haus, das ich gerne näher kennen lernen möchte." Das Wiedergeben positiver Eigenschaften durch die Metapher des Hauses steht am Beginn einer dringend nötigen Erfahrung der Spiegelung. Das Gefühl der Anerkennung und Beachtung hilft einem Menschen, ein positiveres Selbstbild zu entwickeln und formt die Grundlage, später mit anderen ernsten Problemen umgehen zu können.

In diesem Beispiel war es die Hauptaufgabe der Praktikantin, ein therapeutisches Bündnis zu schaffen, während Susan alles tat, um es zu verhindern. Ohne ein gesichertes therapeutisches Bündnis konnte keine ernsthafte Arbeit weitergehen. Daher waren alle zuvor zitierten hypothetischen Interventionen – ein Keil zu werden, eine Rolle zu spielen, auf Mitteilungen zu hören, einen therapeutischen Spiegel zur Verfügung zu stellen, Kontrollen zu entwickeln – darauf ausgerichtet, ein therapeutisches Bündnis zu schaffen.

Wir können davon ausgehen, dass eine Übertragungsbeziehung bereits im Entstehen war, doch es handelte sich hauptsächlich um eine negative Übertragung, oder, wie in diesem Fall, um die Nachbildung früherer Objekterfahrungen. Die Schaffung eines starken Arbeitsbündnisses würde sich auf die Übertragung positiv auswirken, und die Beziehung könnte therapeutisch wirksam werden. Wie auch immer, die Frustration, der Ärger und die Hilflosigkeit, die die Praktikantin in ihrer Arbeit mit Susan erlebte, entsprachen vermutlich den Gefühlen, die andere Erwachsene in Susans Leben, ihre Mutter eingeschlossen, ihr gegenüber empfunden hatten.

Das Besprechen von Fehlern

Es liegt im Interesse des Studenten, mit der nötigen Ehrlichkeit, Offenheit und Bereitschaft über Fehler zu diskutieren, zur Supervision zu kommen. Anderenfalls geht eine wertvolle Lernmöglichkeit verloren. Wenn Studenten ernsthafte Probleme mit den Anforderungen im Praktikum haben, können sie mit ihrem Supervisor über diese Schwierigkeiten sprechen, um die Lösung zu finden, die dem Studenten am besten dient und gleichzeitig Verantwortung gegenüber der Praktikumseinrichtung und dem Ausbildungsprogramm zeigt. Verschiedene Ausbildungen haben ihre eigene Vorgehensweise für den Umgang mit ernsten Themen, und meistens lernt der Student diese Regelungen zu Beginn schon kennen.

Allzu oft glauben Studenten, sie müssten ein „wichtiges" Thema in der Supervision zur Sprache bringen. Es muss uns klar sein, dass keine Frage zu trivial oder einfach ist, um diskutiert zu werden. Sehr oft zögert ein Student, mit einer Frage herauszurücken, weil er glaubt, er würde die Zeit der anderen Gruppenteilnehmer verschwenden. Meistens stellt sich heraus, dass solche Fragen besonders lehrreich sind, weil sie uns Gelegenheit geben, die Theorien zu erforschen, die hinter den scheinbar einfachen Gedanken stecken, wobei sich dann herauskristallisiert, dass sie in Wirklichkeit überhaupt nicht einfach sind.

Alle Studenten, die an Ausbildungsprogrammen für Kunsttherapeuten teilnehmen, machen Fehler. Eine gute Supervision macht es möglich, aus diesen Fehlern zu lernen, so schmerzlich ein Fehler für den Studenten im Augenblick auch sein mag. Wenn der Fehler so offen wie möglich besprochen wird, um zu erkennen, wie er entstanden ist, erwirbt der Student das nötige Wissen, um adäquat damit umzugehen und Wiederholungen in der Zukunft zu vermeiden. Wie wir wissen, entstehen viele Fehler auf Grund von Gegenübertragungsmaterial, das während einer Sitzung auftaucht und den Studenten daran hindert, die eigenen Bedürfnisse oder Wünsche von jenen des Patienten/Klienten unterscheiden zu können. Der Student lernt schließlich, dass eine persönliche Gegenübertragungsreaktion und das damit verbundene Handeln sich von einem klinischen Fehler deutlich unterscheidet. Obwohl durch die Supervision Klarheit über die Dynamik, die den Fehler herbeiführte, gewonnen werden kann, ist sie nicht dazu gedacht, die Psychotherapie zu ersetzen.

Sitzungsprotokolle

Eine wichtige Grundlage für klinische Überlegungen besteht darin, den Sitzungsablauf aufmerksam zu verfolgen und direkt nach der Sitzung ein genaues Gedächtnisprotokoll zu schreiben. Das Nachdenken über verbale und nicht verbale Verhaltensweisen, über den künstlerischen/kreativen Prozess sowie über die Rolle des Praktikanten und seine eigenen Reaktionen wird durch das Schreiben eines Sitzungsprotokolls zu einer wertvollen Informationsquelle, durch die der Student die Dynamik einer Sitzung zu verstehen lernt.

Notizen sollten nie während einer Sitzung geschrieben werden. Denn die Bedürfnisse der Patienten und die Dynamik der Sitzung verlangen die ganze Aufmerksamkeit des Kunsttherapeuten, auch dann, wenn scheinbar nichts „passiert". Keine Information ist wichtig genug, dass der Kunsttherapeut sich dadurch von seiner Arbeit ablenken lassen darf.

Sitzungsprotokolle unterscheiden sich insofern von anderen Arten von in den Institutionen geforderten Berichten, als sie oft persönlicher und unzensierter sind und häufig im Hinblick auf die Supervision geschrieben werden. Berichte, die für den institutionsinternen Gebrauch gedacht sind, konzentrieren sich eher auf objektive Daten, den Langzeitprozess, Behandlungsziele und ihre Umsetzung usw.

Dem Zweck dieses Kapitels entsprechend werde ich die Diskussion auf die zuvor erwähnten persönlich gehaltenen Sitzungsprotokolle beschränken. Da die Methoden, nach denen Sitzungsprotokolle verfasst werden, variieren können, haben Studenten es mit einer wachsenden Zahl von Vorlagen für diese Tätigkeit zu tun. Obwohl heutzutage einige Supervisoren die Protokolle zu einer Checkliste verschiedener Verhaltensweisen zurechtgefeilt haben, warne ich sowohl Studenten als auch Supervisoren davor, eine solche Vorlage zu verwenden. Das Verfassen detaillierter Sitzungsprotokolle bietet Studenten eine hervorragende Gelegenheit, ihr Gedächtnis und ihre Beobachtungsgabe zu schulen. Dafür gibt es keinen Ersatz. Obwohl zunächst viele Studenten darüber klagen, dass sie sich nur an sehr wenig erinnern, müssen sie verstehen lernen, dass es ohne Erinnerungsübungen (d.h., sich mit Hilfe des Schreibens etwas zu merken) ganz normal ist, sich nicht zu erinnern. Außerdem versucht der Student, beim Schreiben die emotionale Qualität und entscheidende Augenblicke der Sitzung wiederzugeben, und das kann an Hand eines Rastersystems oder einer Checkliste nie gelingen. Es kann möglich sein, Anzeichen einer Besserung zu finden, aber was es wirklich bedeutete, mit dem Patienten in der Sitzung zusammen zu sein, das subtile qualitative Gefühl der Beziehung, wird nicht wirklich erfasst.

Studenten klagen häufig über den enormen Zeitaufwand, der mit dem Schreiben von Sitzungsprotokollen verbunden ist. Wenn die Berichte hilfreich sein sollen, dann trifft das zu. Die Zeit, die dem Schreiben gewidmet wird, ist gut investiert, weil ein fachlich guter Bericht eine wertvolle Ausgangsbasis für die Betrachtung der Entwicklung eines Falles darstellt. Mit entsprechender Erfahrung wird schließlich das Schreiben von Berichten etwas leichter.

Kurz gesagt sollen in Sitzungsprotokollen alle kommunikativen Verhaltensweisen festgehalten werden, an die sich der Student von dem Moment an, als der Patient in den Kunsttherapieraum kam, bis er ihn wieder verließ, erinnern kann. Der Student braucht sich keine Sorgen darüber zu machen, ob er etwas ausgelassen hat, denn wir wissen, dass das Gedächtnis dazu neigt, selektiv zu sein, ganz gleich, wieviel Mühe man sich gibt. Auch in diesem Fall wird mit entsprechender Übung der Verlauf der Sitzung im Wesentlichen erfasst werden. Dabei handelt es sich um Handlungen, Gefühlszustände, und was sie zum Ausdruck brachten; wie Materialien ausgewählt wurden und wie der kreative Prozess begann; das künstlerische Produkt oder Bild, das geschaffen wurde; welche Schwierigkeiten es dabei gab; Interaktionen zwischen Patient und Therapeut und die Reaktion des Patienten auf das verwendete Material oder das geschaffene Bild; Mithilfe beim Saubermachen und Verabschiedung. Spezielle Fragen und persönliche Reaktionen sollten ebenfalls notiert werden. Es ist hilfreich, diese Notizen in der Supervision als eine Art Dialog zwischen dem Supervisor und seinem Studenten einzusetzen, als eine Möglichkeit, Studenten zu ermutigen, laut zu denken. (Siehe Anhang B: Leitfaden für Sitzungsprotokolle.)

Supervision und Psychotherapie

Obwohl es theoretisch nicht schwer ist, Supervision und Psychotherapie voneinander zu unterscheiden, kann es bei der Besprechung persönlicher Reaktionen in der Supervision Augenblicke geben, in denen die beiden sich zu überschneiden scheinen. Tatsächlich können Einsichten, die in der Supervision aus der Besprechung eigener Reaktionen gewonnen werden, als therapeutisch empfunden werden. Ein Supervisor, der die Grenzen zwischen den beiden Disziplinen respektiert, achtet sorgfältig darauf, sie nicht zu überschreiten. Wird die Grenzlinie zu scharf gezogen, fühlt sich der Student/die Studentin in seiner/ihrer Ausdrucksmöglichkeit eingeengt und ist nicht in der Lage, auch nur minimale Informationen zu liefern. Ist die Grenzlinie zu unscharf, besteht die Gefahr, dass die Supervision zu einem Ersatz für die persönliche Psychotherapie wird. Wenn bestimmte Themen in der Supervision behandelt werden, sollte der Student dazu angeregt werden, sich in seiner Psychotherapie eingehender mit ihnen zu befassen.

Während es in den USA gesetzlich verboten ist, im Rahmen von Diplomstudien der Kunsttherapie und aller anderen Lehrgänge auf Universitätsebene Studenten vorzuschreiben, neben ihrem akademischen Studium mit Psychotherapie zu beginnen, findet eine solche Restriktion in vielen Ausbildungen in Europa keine Anwendung. Normalerweise wird von Studenten erwartet, dass sie zumindest für die Dauer ihres Studiums an einer persönlichen Psychotherapie oder Kunsttherapie teilnehmen. Wir wissen zwar, dass die Erfahrung einer Therapie oder Analyse viel reicher und authentischer ist, wenn sie sich auf ein wirkliches Bedürfnis oder einen persönlichen Wunsch gründet, aber ebenso wissen wir, dass die Arbeit mit Patienten, die Probleme haben, oft auch Themen unseres eigenen Lebens berührt. Manche dieser Themen lösen Reaktionen aus, deren wir uns bewusst sind, und andere lösen unbewusste Reaktionen aus. Es ist leicht, auf Grund dieser Reaktionen und Emotionen zu handeln, wenn wir sie auf Patienten/ Klienten projizieren und das Ergebnis in Form eines Zerrbilds sehen. Ein solcher Rückschritt geschieht, wenn es keine Vermittlung durch eine eigene Psychotherapie und die dadurch gewonnene Einsicht gibt. Es ist eine Tatsache, dass Studenten, die neben ihrer Ausbildung an einer Psychotherapie oder Kunsttherapie teilnehmen, an ihre Aufgabe mit größerem Verständnis herangehen.

Wenn der Psychotherapeut und der Supervisor dieselbe theoretische Ausrichtung haben, wird dem Studenten die beste Möglichkeit geboten, zu lernen und sein Wissen emotional zu verinnerlichen. Dies gilt auch, wenn die Lehrer des Ausbildungsprogramms und die Supervisoren die gleichen Ansätze vertreten. Wenn ihre Ausrichtung mehr oder weniger übereinstimmt, erlebt der Student ein Gefühl der Geschlossenheit, was die Entwicklung seiner klinischen Fähigkeiten fördert. Ein Methodenstreit hingegen kann unangenehme Verwirrung stiften. Natürlich ist der Student nicht immer in der Lage, Psychotherapie und Supervision aufeinander abzustimmen. In diesem Fall könnte es sein, dass er noch intensiver nachdenken und daran arbeiten muss, Unterschiede erkennen zu lernen, sobald sie auftauchen. In jedem Fall, selbst wenn zwei Kliniker dieselbe Methode verwenden, wird es immer gewisse Unterschiede des Stils, der Schwerpunkte u.a. geben. Studenten werden schließlich mit solchen Unterschieden umgehen lernen müssen, indem sie daraus die Methode und den Stil entwickeln, die ihrer Persönlichkeit und ihren intellektuellen Neigungen am ehesten entsprechen. Wenn der Student einige Erfahrung mit verschiedenen Ansätzen gesammelt hat, kann er diesen Klärungsprozess beschleunigen und sich seiner eigenen Überzeugungen bewusster und sicherer sein.

Zeichenübungen für Studenten im Rahmen der Supervision

Sorgfältig eingesetzte Zeichenübungen können der Supervision eine neue Ebene erschließen, weil ein Thema auf eine persönlichere Weise erforscht werden kann, wenn die künstlerischen Medien als „Werkzeuge" verwendet werden. Diese künstlerischen „Aufgaben" ergeben sich im Allgemeinen aus Problemen, die zumindest ein Mitglied der Gruppe beschäftigen. Die künstlerische Exploration wird zu Hause vorgenommen und in die nächste Supervisionssitzung mitgebracht, die sich dadurch klar von einer wirklichen Kunsttherapiesitzung unterscheidet.

Wenn ein Thema zu Hause nicht bewältigt werden kann, wäre es als Übung für die Supervision ungeeignet. Der Austausch über die beim Zeichnen gemachten Erfahrungen wird als Ergänzung im Rahmen der nächsten Supervision eingeplant. Es wird besprochen, ob die Aufgabe hilfreich war oder nicht, und was ihre Erledigung für den Studenten bedeutet hat. Obwohl es befriedigend sein kann, Einsicht zu gewinnen, muss der Supervisor unbedingt darauf achten, die Grenze zur Therapie nicht zu überschreiten. Daher können die geschaffenen Bilder die Ausgangsbasis für eine Therapie sein, nicht aber selbst als Therapie dienen.

Schlussbemerkungen

Obwohl die Supervision eine wesentliche Grundlage für den Erwerb von Fachwissen darstellt, kennzeichnet sie in der Kunsttherapie nur den Beginn eines Weges, in dessen Verlauf sich das Bewusstsein für das eigene Selbst und für andere herausbildet, und der letztendlich als Bereicherung des Lebens empfunden wird.

Die Hauptaufgabe der Supervision besteht in der Vermittlung von Fähigkeiten, um Themen erforschen und sich selbst Fragen stellen zu können, wie etwa „warum habe ich diese Intervention gemacht?“ In der Supervision kann man erfahren, wie über die Themen nachgedacht werden kann, und was man weiß oder nicht weiß. Der Supervisor soll nicht alle Antworten geben, sondern den Studenten helfen, klinische Themen zu verstehen, damit wohlüberlegtes Handeln zu einem Bestandteil seines wachsenden professionellen Repertoires wird.

Besondere Aufmerksamkeit galt den Bedürfnissen von Studienanfängern, um den Eintritt in das Berufsfeld auf einer soliden Grundlage aufzubauen. Ein entwicklungspsychologischer Zugang zur Supervision wurde in diesem Kapitel vorgestellt. Er spiegelt die klinische Ausrichtung der Autorin wider, einer Vertreterin der entwicklungsorientierten Objektbeziehungstheorie, einem Ansatz, der sich aus aktuellen Trends der psychoanalytischen Theorie herausgebildet hat.

In diesem Kapitel wurden spezifische Lerngebiete der Supervision der Kunsttherapie erfasst und auf die vielen Aspekte verwiesen, in denen sie sich von anderen Formen der Supervision unterscheidet. Die physische Beschaffenheit des in der Kunst verwendeten Materials und die besonderen Erfordernisse eines Ateliers üben einen zentralen Einfluss auf unsere klinische Denkweise aus. Wie wir auf alle Aspekte der künstlerischen/kreativen Arbeit achten, von der Einrichtung des Kunsttherapieraums oder Ateliers, damit sie für künstlerische und therapeutische Tätigkeiten optimal genutzt werden können, bis zur Vertraulichkeit, mit der wir die künstlerischen Arbeiten behandeln – in der Supervision können wir die Praxis in der Umsetzung unseres theoretischen Rahmens erforschen. Über das Verstehen der theoretischen Grundlagen erfahren wir, wodurch unsere Arbeit tatsächlich therapeutisch wirkt. Und nicht zuletzt ist dieses Kapitel als Denkanstoß gedacht, das heißt, dafür, wie wir über unsere Arbeit nachdenken und wie wir durch die Entwicklung unseres reflexiven Denkens Prozesse der Kreativität und der Heilung fördern können.

Literatur

Blanck, G. and Blanck, R. (1975) *Ego psychology: theory and practice,* New York, Columbia University Press.
[deutsche Ausgabe:] (1978) *Ich-Psychologie,* Stuttgart, Klett-Cotta

Casement, P. (1985) *On learning from the patient,* London, Tavistock Publications, Ltd.

Freud, S. (1900) *The interpretation of dreams.* Standard Edition 5, London: Hogarth Press and the Institute of Psycho-Analysis
[deutsche Ausgabe:] (1900), *Die Traumdeutung,* GW II

Greenson, R. (1967) *The technique and practice of psychoanalysis.* New York, Hallmark Press.
[deutsche Ausgabe:] (1973) *Technik und Praxis der Psychoanalyse,* Stuttgart, Klett-Cotta

HAESELER, M.P. (1992) *Ethical considerations for the group therapist*, American Journal of Art Therapy. Vol. 31, no. 1, p. 2-9.

LANGS, R. (1994) *Doing Supervision and Being Supervised*, London, Karnac Books

LOEWALD, H. (1986) *Transference-countertransference*, Journal of the American Psychoanalytic Association, Vol. 34, no.2, p. 275 - 284.

MAHLER, M.S., PINE, F., and BERGMAN, A. (1975) *The psychological birth of the human infant*, New York, Basic Books
[deutsche Ausgabe:] (1978) *Die psychische Geburt des Menschen*, Frankfurt/M., Fischer

MALCHIODI, C.A., and RILEY, S. (1996) *Supervision and related issues: a handbook for professionals*, Chicago, Magnolia Street

MARTIN, D.G. (2000) *Counseling and therapy skills*, Prospect Heights, Illinois, Waveland Press. S. 221 - 223

MOORE, B.E., and FINE, B.D. (1968) *A glossary of psychoanalytic terms and concepts*, New York, The American Psychoanalytic Association

SETTLAGE, C.F. (1993) *Therapeutic process and developmental process in the restructuring of object and self constancy*, Journal of the American Psychoanalytic Association, Vol. 41, No. 2, S. 473 - 492

SISKIND, D. (1992) *The child patient and the therapeutic process: a psychoanalytic, developmental, object relations approach*, New York, Jason Aronson, Inc.

STONE, E. (2000) *Arte terapia nel rapporto individuale*, Arti Terapie I fondamenti, eds. Trivelli, C.P. and Taverna, A. Torino: Tirrenia Stampatori s.a.s.

STONE, E. (1999) *Countertransference in art therapy supervision: a way of looking at object relations*, (unpublished paper). European Consortium of Arts Therapists, Münster, Germany

TYSON, R. (1986) *Countertransference evolution in theory and practice*, Journal of the American Psychoanalytic Association, Vol. 34, No. 2, S. 251 - 274.

WILSON, L., RILEY, S., and WADESON, H. (1984) *Art Therapy Supervision*, in: Art Therapy: Journal of the American Art Therapy Association, 1 (3), 100 - 105

WILSON, L. (1987) *Confidentiality in art therapy: an ethical dilemma*, American Journal of Art Therapy, Vol. 25, p. 75 - 80

Anhang A

Leitfaden für Sitzungsprotokolle

Datum:
Name des Studenten:
Gruppe/einzelne anwesende Patienten (Vornamen oder Anfangsbuchstabe des Familiennamens):
Abwesende:
Kunsttherapeut, Co-Therapeut oder andere anwesende Mitarbeiter: (Namen und Rolle)
Datum der Sitzung:

Vorbemerkungen:

- wichtige aktuelle persönliche oder institutionsbedingte Ereignisse im Leben der Patienten, die sich auf ihr Verhalten in der Sitzung ausgewirkt haben könnten.

Patienten / Klientenbeschreibung:

- Alter, augenblickliches Problem, Diagnose, Dauer des Aufenthaltes in der Institution, andere wichtige Informationen in zwei oder drei Sätzen je Patient.

Sitzungsverlauf: (ausreichend Raum dafür nehmen)

- Für jeden Patienten: Stimmungslage, nonverbale und verbale Kommunikation von Beginn bis zum Ende der Sitzung.
- Wie Materialien verwendet wurden (aus eigenem Antrieb, zögernd, bat um Hilfe, wusste nicht, was er tun sollte, usw.)
- Rolle des Studenten und anderer Mitarbeiter: wie der Student mit Patienten / Klienten arbeitete.
- Welche Art von künstlerischem Werk wurde geschaffen, falls überhaupt (Skizze von jeder Arbeit anfertigen).
- Reaktion des Patienten auf das künstlerische Produkt, emotionale Beziehung zu Bildern / Skulpturen, Stimmungslage am Ende der Sitzung.
- Gespräche mit Kunsttherapeut oder Student über Material, Bilder usw.
- Gruppendynamik der Patienten / Klienten untereinander
- wie das Aufräumen und Saubermachen verlief.

Reaktionen des Studenten auf die Sitzung:

- Fragen, Schwierigkeiten, Beurteilung des Sitzungsverlaufs und was der Student darüber dachte.
- Ergaben sich durch die Sitzung neue kurzfristige oder langfristige Ziele?
- Wurde an zuvor festgelegten Zielen realistisch gearbeitet?
- Müssen Ziele verändert werden?

Anhang B

Leitfaden für eine Fallpräsentation

Identität des Patienten / Klienten:

- Vorname oder nur Anfangsbuchstabe des Familiennamens, Alter, Geschlecht, äußere Erscheinung, besondere Merkmale, allgemeiner Gesundheitszustand, Diagnose, Medikamente.

Aktuelles Problem

- warum befindet sich der Patient in dieser Institution? Dauer des Aufenthalts, Symptome.

Vorgeschichte des Problems:

- Wann ist das Problem zum ersten Mal aufgetreten? Wie wurde es bemerkt? Von wem? Welche Art von Behandlung wurde vorgenommen? Wie war die Reaktion des Patienten/Klienten? Gab es psychologische Tests?

Herkunft des Patienten:

- Familienstruktur (gegenwärtig), Ehe, Alter der Kinder; Familienstruktur (früher), Alter und Reihenfolge der Geburt von Geschwistern, Verwandtschaftsverhältnisse, Familiengeschichte, andere Arten von Erkrankungen, soziale/wirtschaftliche Stellung usw.

Vorgeschichte des Patienten/Klienten:

- Meilensteine in der Entwicklung wie Stillen, Entwöhnung, Schlafen, Gehen, Sprechen, Sauberkeits gewöhnung, Trennungen, Schule und Ausbildung, Beziehung zu Gleichaltrigen, Interessen, Adoleszenz, Ehe, Arbeit, Kinder usw.

Überweisung zur Kunsttherapie:

- Weshalb? Von wem? Gab es frühere Therapien?

Verhalten in der Kunsttherapie:

- Wie sich der Patient/Klient in der Kunsttherapie verhielt; wie er Material verwendete.
- Wählen Sie repräsentative Arbeiten, die Ihren Standpunkt illustrieren (Dias oder Photos).
- Ihre Rolle in der Arbeit mit diesem Patienten; wie mussten Sie sich verhalten, um mit diesem Menschen arbeiten zu können? Beschreiben Sie das Arbeitsbündnis und sämtliche entstandenen Übertragungen und Gegenübertragungen; was fanden Sie in der Arbeit mit diesem Patienten leicht, was war schwer?
- Im Fall einer Gruppentherapie: beschreiben Sie die Gruppendynamik.
- Haben sie Behandlungsziele formuliert? Wenn ja, erklären Sie diese.

- Welche Art von Fortschritt, wenn überhaupt, wurde erzielt? Was hat Ihrer Meinung nach diesen Prozess ermöglicht? Wenn es keinen Fortschritt oder sogar Rückschritte gab, geben sie den Grund an.
- Beschreiben Sie den Abschiedsprozess der Therapie und was er ihrer Meinung nach für den Patienten bedeutete.
- Ihre Interaktionen oder Beratungen mit anderen Mitgliedern des Teams?

Ihre Schlussbemerkungen:

- Ihre Eindrücke oder Einschätzungen (können sehr allgemein formuliert werden).
- Haben Sie Ihre Behandlungsziele erreicht? Wenn nicht, weshalb?
- Themen, die Sie beschäftigen oder eventuelle Fragen.
- In welche Richtung wollen Sie vielleicht weiter arbeiten?

Interdisziplinäre Forschungen

Edith Kramer

Die Bildende Kunst und die Ethologie der Aggression

Um den Zusammenhang zwischen bildender Kunst und Aggression besser begreifen zu können, beschäftige ich mich mit drei ineinander greifenden Themen: der Ethologie zwischenmenschlicher Aggression; Aggression in der bildenden Kunst und der Vernachlässigung der Kunst in der Kunsttherapie.

In seinem Buch „Das sogenannte Böse" erklärt Konrad Lorenz[1] die arterhaltende Funktion der Aggression innerhalb der gleichen Tiergattungen. Er beschreibt, dass der Kampf um Territorien dazu dient, dieselbe Tierart über weite Gebiete zu verteilen, um damit eine zu große Bevölkerungsdichte und Überbevölkerung zu verhindern.

Rivalenkämpfe innerhalb sozial lebender Arten wiederum haben die Funktion, die Vorherrschaft starker, erfahrener Individuen zu sichern, die imstande sind, ihre Artgenossen gut zu führen und vor Gefahren zu bewahren. Es ist keineswegs Ziel territorialer Kämpfe, den Unterlegenen zu töten. Er soll nur für die Dauer des Jahres zeugungsunfähig gemacht oder dazu veranlasst werden, das Gebiet zu räumen. In einem anderen Jahr könnte das dieses Mal unterlegene Tier siegen. Dasselbe gilt für Rivalenkämpfe. Der Unterlegene soll nicht sterben; er soll sich nur unterordnen. Kein Lebewesen (außer dem Menschen) könnte es sich leisten, Artgenossen systematisch umzubringen.

Aus diesem Grund muss jede Tierart, die eine tödliche Jagdwaffe besitzt (man denke an das Gebiss der Wölfe, die Krallen der Katzenarten oder die scharfen Schnäbel der Raubvögel) verlässliche Hemmungen entwickeln, die es verhindern, dass diese Jagdwaffen im Rivalenkampf eingesetzt werden. Andernfalls wäre die Art bald ausgestorben. Waffenlose Arten, deren Überleben auf Flucht beruht, haben keinen Grund, derartige Tötungshemmungen zu entwickeln. Darum können solche Tiere einander gefährlich werden, wenn dem Unterlegenen die Möglichkeit zur Flucht abgeschnitten ist. In seinem Buch vom „Sogenannten Bösen" beschreibt Lorenz anschaulich, wie eine gefangene Taube die andere langsam und unerbittlich mit ihrem kleinen schwachen Schnabel zu Tode hackt. Wenn Rehe in zu kleinen Gehegen gehalten werden, die eine Flucht unmöglich machen, kann es geschehen, dass der Rehbock die Geißen aufspießt, weil er keinen anderen Bock hat, mit dem er die obligaten Rivalenkämpfe ausagieren kann.

Vom Standpunkt der Evolution ist der Mensch ein wehrloses, waffenloses Wesen, das keiner Tötungshemmung bedarf. Als begriffliches Denken und Vorstellungsvermögen dem Menschen ermöglichten, Waffen in der Umwelt zu entdekken, wurde er zum potenziellen Mörder. Der Sündenfall erfolgte in den Augen von Konrad Lorenz, als der erste Hominide einen Stein aufhob und damit einen Artgenossen umbrachte.

---

[1] Lorenz, K. (1964/ 1983) *Das sogenannte Böse, Zur Naturgeschichte der Aggression*

Jane Godalls Beobachtungen an den Schimpansen von Gombe haben gezeigt, dass die geistige Fähigkeit zu planvollem gemeinsamen Jagen auch ohne künstliche Waffen genügt, um zu kriegsähnlichen territorialen Kämpfen zu führen, in denen eine Gruppe die andere ausrottet.[2]

Schimpansen leben zwar hauptsächlich vegetarisch, jagen aber auch gemeinsam junge Affen und andere kleine Tiere und lernen dabei, auch auf Artgenossen gemeinsam Jagd zu machen. Gerade weil Schimpansen keine am eigenen Körper gewachsenen Jagdwaffen besitzen, ist ihre Kampfweise besonders grausam. Der Feind wird umzingelt, getreten, gebissen und stirbt im Dickicht des Waldes an seinen Wunden. Godall sieht den einzigen Unterschied zwischen kriegführenden Menschen und Schimpansen darin, dass Schimpansen das notwendige Vorstellungsvermögen fehlt, um sadistischen Genuss am Leiden des Feindes zu empfinden. (Wir wollen nicht vergessen, dass dasselbe Vorstellungsvermögen, das uns zum Sadismus befähigt, es auch ermöglicht, dass wir mit Menschen, die wir nicht kennen und die wir nie zuvor gesehen haben, Mitleid empfinden und bereit sein können, ihnen zu helfen.)

Es scheint Schimpansen aber möglich zu sein, den Feind zum Un-Schimpansen im selben Sinn zu machen, in dem Menschengruppen feindliche Gruppen zu Nicht-Menschen stempeln, so dass sie diese ohne Gewissensbisse umbringen können.

Die folgende Begebenheit wurde von einem Studenten Godalls aufgezeichnet.[3]

Ein Schimpansenweibchen, das ein Junges trug, stieß auf einen feindlichen Schimpansen. Da sie, bebürdet mit ihrem Jungen, nicht fliehen konnte, versuchte sie den Anführer, den sie gekannt hatte, bevor die Feindseligkeiten ausgebrochen waren, zu besänftigen. Sie berührte zweimal demütig bittend seinen Oberschenkel. Darauf nahm der Schimpanse eine Handvoll Blätter, wischte über die Stelle, die das Weibchen berührt hatte, und führte die Gruppe an, sich mörderisch auf die beiden zu stürzen. Das Weibchen und ihr Junges überlebten nicht.

Kann die Bildende Kunst dem enormen Sadismus des Menschen entgegenwirken? Das kann sicherlich nicht durch die Wahl friedfertiger Themen geschehen. Künstlerische Qualität ist unabhängig von ihrem Inhalt. Assyrische Reliefs stellen zum Beispiel den Triumph siegreicher Könige dar, deren Weg von meisterhaft gemeißelten kegelförmig abstrahierten Darstellungen gepfählter Feinde umsäumt ist. Mittelalterliche Künstler malen die Geißelung Christi und die teuflische Freude der marternden Landsknechte mit derselben Meisterschaft, mit der sie die liebevolle Freude der Madonna, die das Jesuskind hält, darstellen.

Kunst verliert Qualität nur, wenn sie der Lüge dient. Die Kunst des Dritten Reiches und Stalins Russland war minderwertig nicht wegen der Grausamkeit dieser Gesellschaftsordnungen, sondern weil die Grausamkeit verleugnet wurde.

Wir beobachten in der Kunsttherapie die Unabhängigkeit der Kunst vom Thema, wenn wir bemerken, dass die Freude des Patienten an einer gelungenen Ar-

---

2 Godall, Jane (1990) *Through a Window*

3 Godall, Jane (1986) *The Chimpanzes of Gombe: Patterns of Behavior*

beit unabhängig vom Inhalt ist. Auch ein trauriges oder erschreckendes Bild macht Freude, wenn die Darstellung gelungen ist.

Worin besteht die Macht der Kunst, falls sie Macht besitzt? Um Neues zu gestalten, muss der Künstler in jenen Kessel seiner Psyche tauchen, in dem Fantasien entstehen: den Primärprozess mit seinen immer wechselnden Bildern, Begierden und Affekten. Es ist ein Gebiet, in dem weder die Gesetze von Raum und Zeit noch von Ursache und Wirkung gelten. Als unentbehrliche Quelle psychischer Energie belebt der Primärprozess das menschliche Leben. Wenn aber das Individuum zu schwach ist, um die Abkömmlinge des Primärprozesses ich-gerecht zu verarbeiten, dann werden sie zur ernsthaften Gefahr. Wenn der Künstler Fantasien in Vorstellungen umwandelt, wird der ewige Wechsel gestillt: Formloses nimmt Form an. Das Ich gewinnt Macht über die Abkömmlinge des Primärprozesses. Wenn alles gut geht, erfährt das Ich einen Zugewinn an Energie, und nur ein kleiner Teil geht im Prozess der Umwandlung verloren.

Ich schlage vor, dass wir von der Annahme ausgehen dürfen, dass die Kunst fähig ist, die im Primärprozess enthaltenen Energien dem Ich zugänglich zu machen. Die Energien können sowohl der Libido als auch der Aggression angehören. Das geschieht, indem die chaotischen, ständig wechselnden Vorstellungen des Primärprozesses in der Kunst gefestigt und geformt in Erscheinung treten. Das Bedürfnis nach einer solchen Erscheinungswelt scheint immer gegenwärtig. Wir kennen keine Kultur, in der die Kunst fehlt. Wenn man aber ein Zeitalter nur nach seiner Kunst beurteilte, dann erschiene es viel weniger grausam und blutrünstig, als es tatsächlich gewesen ist. Wir stehen vor dem Paradoxon, dass jedes Zeitalter nach Kunst verlangt und auch Kunst hervorbringt, dass diese Kunst jedoch offenbar wenig oder gar keinen Einfluss auf das gesellschaftliche Verhalten hat.

Im Laufe der Zeit hat die bildende Kunst den verschiedenartigsten – magischen, religiösen, kriegerischen – Gesellschaftsordnungen gedient. Notwendigerweise musste jedes dieser Systeme bindende, libidinöse und strafende aggressive Elemente in sich vereinigen. Das bedeutet, dass auch die Kunst immer beiden Elementen dienen muss. Trotz dieser Doppelseitigkeit scheint es, als bereichere die bildende Kunst die Gesellschaft auch dann, wenn ihr Gehalt von Aggression bestimmt ist. Denn sie ermöglicht dem Ich, Fantasien in Vorstellungen umzuwandeln, die zur Betrachtung und nicht zum Ausagieren anregen.

In der Industriegesellschaft hatte die bildende Kunst vielleicht zum ersten Mal in der menschlichen Geschichte keine gesellschaftliche Funktion mehr. Kunst wurde nicht gebraucht. Vornehmlich den Gesetzen des Profits unterworfen, ist diese Gesellschaftsordnung nicht mehr von religiösen, mythologischen oder magischen Vorstellungen geprägt, die in der Kunst dargestellt werden können.

Befreit vom Dienst an der Gesellschaft konnte Kunst um der Kunst willen betrieben werden. „L'art pour l'art" führte anfangs zu großem Aufschwung. Individuen konnten sich in ungeahnter Weise entfalten. Die Werke der Impressionisten, Postimpressionisten, die Werke eines Paul Klee, eines Kokoschka, Picasso, Braque und Matisse zeugen davon. Sie wurden von Künstlern geschaffen, deren Stil noch vor dem ersten Weltkrieg gereift war. Diese Künstler trugen die europäische Kunst von ihren Anfängen bis zur Gegenwart in sich. Genährt und getragen vom Studium der Vergangenheit konnten sie souverän experimentieren.

Die moderne Kunst gewann nach der üblichen anfänglichen Ablehnung bald an Ansehen. Noch zu Lebzeiten wurden diese Meister anerkannt. Die zweite Kriegsgeneration profitierte von dem Impetus und brachte viel Neues.

Uns trennen zwei Weltkriege von diesem Erbe. Für Künstler der Gegenwart ist die westliche Kunst historisch geworden. Man kann von ihr lernen, man kann aber nicht mehr von ihr zehren.

Die industrielle und postindustrielle Gesellschaft kann bildende Kunst bestenfalls für die Werbung gebrauchen. Das Bedürfnis nach Kunst besteht wie immer, aber die Brücke zwischen Künstler und Publikum scheint abgebrochen. Die offizielle bildende Kunst führt ein Eigenleben, beschränkt auf eine geschlossene Gruppe von Künstlern, Galerien, Museen und Kunstkritikern, das dem großen Publikum weitgehend fremd und unverständlich bleibt. Die Freude des Publikums an künstlerischen Angeboten, die außerhalb des offiziellen Kunstbetriebes liegen, beweisen, dass auch in unserer Zeit das Bedürfnis nach Kunst lebendig ist. Ein Beispiel dafür ist die große Beteiligung des Publikums von New York, als die Aktion „Art for Transit" ins Leben gerufen wurde. Stationen der Untergrundbahn der Stadt New York wurden mit fantasievollen Mosaiken ausgestattet. Viele dieser Mosaiken nahmen Bezug auf die U-Bahn Situation. Eine Serie z.B. stellte die Untergrundbahn, die in der Tat unter dem Fluss läuft, inmitten des Flusses dar, umschwommen von Fischen, Aalen und Langusten. Auf einem anderen war eine große alte Station mit dem wartenden Publikum jeden Alters und jeder Rasse zu sehen, was für New York charakteristisch ist.

Dass die Brücke zwischen der offiziellen bildenden Kunst und dem Publikum abgebrochen ist, hängt wohl damit zusammen, dass diese Kunst keine gesellschaftliche Funktion erfüllt, im leeren Raum existiert.

Als Kunsttherapeuten befinden wir uns in der glücklichen Lage, tatsächlich eine solche Funktion zu haben. Die künstlerische Gestaltung, die wir in der Arbeit mit Patienten und Klienten fördern, kann meistens nur bescheidene Werke hervorbringen. Es handelt sich ja nicht um angehende Künstler, sondern um leidende Menschen, die sich bemühen, ihren Vorstellungen, Ängsten und Konflikten Gestalt zu verleihen, damit sie sie betrachten, erkennen und besser bewältigen können.

Es scheint mir aber, als ob die künstlerischen Produkte vieler Patienten unter dem Niveau bleiben, das für sie erreichbar wäre. Meiner Einschätzung nach geschieht dies vielleicht, weil viele Kunsttherapeuten die Unterstützung des künstlerischen Gestaltens zu Gunsten anderer psychotherapeutischer Manöver vernachlässigen. Es ist, als meinten diese Kunsttherapeuten, dass sie ihren Beruf nicht voll erfüllen, wenn „nur" gezeichnet, gemalt, modelliert und wenig dabei gesprochen wird.

Ein anderer Grund mag darin liegen, dass die kunsttherapeutischen Perioden zu kurz geplant sind, um es dem Patienten zu ermöglichen, sich intensiv in seine Arbeit zu vertiefen. Außerordentliches wird meistens dann geleistet, wenn der sich Mühende den ersten toten Punkt im Prozess des Schaffens überwunden hat, so dass er unerwartete Energiereserven in sich entdeckt, die es ihm ermöglichen, die vorgenommene Arbeit zu einem guten Ende zu bringen.

Der Ablauf ist der gleiche, ob es sich um Bergsteigen, eine Tischlerarbeit, die Lösung einer mathematischen Aufgabe oder die Vollendung eines Bildes handelt. Es scheint, als hätten heute viele Menschen diese Wunder nie erlebt. Das liegt wohl auch an dem Einfluss des Fernsehens. Derjenige, der aus dem Fernsehapparat zum Publikum spricht, kann seine Zuhörer nicht überreden, länger zu bleiben, wenn das Interesse abnimmt. Er muss Neues und immer wieder Neues bringen.

Offenbar geben auch Lehrer, Sozialarbeiter und Therapeuten, die sehr wohl in der Lagen wären, die Menschen, mit denen sie arbeiten, dahin zu führen, sich lange und intensiv mit einer Sache zu befassen, zu früh auf. Wahrscheinlich tun sie dies, weil sie sich am Fernsehen ein Beispiel nehmen. Es heißt dann, dass sich gestörte Menschen und besonders gestörte Kinder nicht lange konzentrieren können. Darum muss man beim ersten Zeichen der Ermüdung eine Pause einschalten oder das Thema wechseln. Offenbar verwechselt man, was Maria Montessori „falsche Müdigkeit" – auf Englisch „false fatigue" – nennt, mit echter Müdigkeit.

Montessori beschreibt Folgendes[4]: Am Morgen, wenn Kinder frisch in den Kindergarten kommen, fangen sie meist enthusiastisch allerlei an. Bald aber kommen sie in Schwierigkeiten, wissen nicht weiter, scheinen hilflos und bereit aufzugeben. Wenn eine unerfahrene Lehrerin daraus schließt, dass die Kinder ermüdet sind, die Kinder um sich sammelt, eine Erholungspause einschaltet oder neue Anregungen bietet, dann wird die Gruppe für den Rest des Tages unruhig und zerfahren bleiben. Die Lehrerin hätte den Kindern helfen müssen, ihre falsche Müdigkeit zu überwinden, weiter zu machen und ihre Schwierigkeiten zu meistern. Dann hätten sie bald neue Kräfte gefasst und damit ihre Ziele erreicht. Eine ruhige Stimmung herrschte, die Kinder wären dann wirklich müde und ruhten sich von ihren Anstrengungen aus.

Montessori beschreibt das Phänomen der erneuerten Energie – auf Englisch: „the second wind" – die uns zur Verfügung steht, wenn der tote Punkt überwunden ist.

Oft sind Kunsttherapie-Programme so eingerichtet, dass nicht genügend Zeit geplant ist, um den toten Punkt zu überwinden. Und oft sind Kunsttherapeuten gewöhnt, sich mit flüchtig gemachten, unfertigen Produkten zufrieden zu geben. Damit bleibt die Befriedigung aus, die Patient und Therapeut erleben, wenn das Beste entsteht, dessen der Patient fähig ist. Natürlich kann man auch unter den besten Bedingungen keine überwältigenden Kunstwerke erwarten. Man wird aber

[4] Montessori, Maria (1965) *Spontaneous Activities in Education,* S. 99

häufig überdurchschnittliche Arbeiten finden. Dabei bekommt man Respekt vor der Kunst in der Kunsttherapie. Es gehören Mut und Überzeugung dazu, in dieser Weise zu arbeiten. Der Zeitgeist verlangt, dass man Zeit spart und sich mit flüchtigen Arbeiten zufrieden gibt. Wenn man aber die Kunst in der Kunsttherapie pflegen will, muss man sich dazu Zeit nehmen.

Abschließend können wir sagen, dass die Kunsttherapeutin keinen direkten Einfluss auf den Inhalt der bildnerischen Darstellung der Patienten nimmt. Der Schwerpunkt der Arbeit liegt im Bereich der Formgebung.

Die sorgfältige Wahl und Instandhaltung des Materials, das zur arbeitsgemäßen Handhabung einlädt, bedeutet libidinöse Zufuhr. Auch Hilfeleistungen der Therapeutin, die angenommen oder abgelehnt werden, können ein libidinöses Angebot für den Patienten bedeuten.

Insofern die Betrachtung geformter Darstellungen oder Gespräche während der Arbeit Bestandteil der Behandlung sind, kann sich vielerlei ändern. Es kann z.B. dazu führen, dass der Inhalt der Darstellung sich verändert. Dass grausame und sadistische Darstellungen zurücktreten, dass Beziehungsfähigkeit zunimmt. Solche Veränderungen kann man nicht erzwingen. Man kann nur Bedingungen schaffen, die solche Veränderungen begünstigen.

In der Kunsttherapie wie im Leben bleibt die Bewältigung von Aggression eine schwierige endlose Aufgabe, der wir uns immer wieder unterziehen müssen.

Literatur

Godall, J. (1990) *Through a window*, Houghton Mipflin, Boston, Mass.

Godall, J. (1986) *The Chimpanzes of Gombe: Patterns of Behavior,* Cambridge, Mass.

Lorenz, K. (1964/ 1983) *Das sogenannte Böse. Zur Naturgeschichte der Aggression*, dtv, München

Montessori, M. (1965) *Spontaneous Activities in Education,* Schocken Books, New York

Edith Kramer

Über den Begriff der Qualität in der Kunsttherapie

Voriges Jahr bei der jährlichen Konferenz der amerikanischen Kunsttherapeuten wurde ich von einer jungen Kollegin angesprochen. Sie erzählte, dass sie meine Bücher mit viel Erfolg bei der Ausbildung von Kunsttherapeuten verwendete. Sie hätte nur Schwierigkeiten mit meinem Begriff von „Qualität". Was hatte Qualität mit Kunsttherapie zu tun? Ermutigen wir unsere Patienten, nicht zu versuchen „gute" oder „künstlerische" Bilder oder Skulpturen zu machen? Versichern wir ihnen nicht, dass es uns nicht darauf ankommt, *wie* ihre Bilder aussehen, dass wir ihre Arbeiten niemals kritisch beurteilen würden? Wenn wir unsere Patienten dazu auffordern, etwas zu malen oder zu zeichnen, hören wir immer wieder dieselben Einwände, sie könnten „keinen geraden Strich zeichnen", sie hätten nicht mehr gezeichnet seit sie sechs Jahre alt waren. Wir versichern immer wieder, dass es gar nicht darauf ankommt, *wie* sie zeichnen würden, dass in der Kunsttherapie alles erlaubt sei.

Vielleicht bestehen wir so sehr darauf, weil wir an den Einfluss der populären Medien denken und darum ziemlich sicher sind, dass die Versuche unserer Patienten, „gute" oder „künstlerische" Bilder zu produzieren, entweder großen Kitsch oder die Nachahmung der schlechten Beispiele der modernen Kunst hervorbrächten.

Wir wollen unsere Patienten natürlich nicht kränken und ihnen mitteilen, dass wir erwarten, dass gerade ihre ernsthaftesten Bemühungen, ein schönes Bild zu malen, höchst wahrscheinlich etwas recht Scheußliches zeitigen würden. Wir umgehen das Ganze, indem wir ihnen vermitteln, dass wir in der Kunsttherapie alles akzeptieren, was sie machen.

Es scheint, als seien einige von uns unserer eigenen Propaganda zum Opfer gefallen, so dass sie wirklich meinen, dass die Qualität der Arbeiten unserer Patienten uns nicht interessiert, während wir es in Wirklichkeit nur darauf abgesehen haben, sie von unechten Maßstäben zu befreien, so dass sie ihre eigene Ausdrucksweise finden können.

Wir sehen, dass unsere Arbeitsweise weitgehend von der Kultur, innerhalb derer wir arbeiten, bestimmt ist. Nehmen wir zum Beispiel an, wir übten in einer Umwelt Kunsttherapie aus, in der Volkskunst gedeiht. Die Aufforderung, etwas zu malen oder plastisch zu formen, wäre für unsere Patienten nichts Ungewöhnliches. Handwerker haben die praktischen Gegenstände, die sie herstellten, immer auch mit bezaubernden Ornamenten, Symbolen und figürlichen Darstellungen geschmückt. Solche Verzierungen drücken ihre Freude an der Arbeit ihrer Hände aus. Die herrschenden künstlerischen Maßstäbe unserer vermuteten Kultur entsprächen wahrscheinlich den Fähigkeiten unseres hypothetischen Patienten. Wir können annehmen, dass er ohne besonderes Unbehagen sein Bestes versuchte. Seine Produktionen würden die künstlerische Tradition seiner Kultur, seinen persönlichen Stil und seinen psychischen Zustand widerspiegeln. Ich habe dergleichen in den Produktionen der Shaker beobachtet. Ihre ausgezeichneten handwerklichen Produkte sagen nichts über die inneren Schwierigkeiten aus, welche diese Handwerker dazu bewogen haben, der Shaker-Gemeinschaft beizutreten. Ihre künstlerischen Arbeiten – meistens religiöse Themen – hingegen geben oft Zeugnis von den inneren Schwierigkeiten der einzelnen Shaker.

Volkskunst ist niemals geschmacklos, niemals kitschig. Sie erreicht aber auch niemals die Qualität großer Kunst. Große Kunstwerke verlangen den vollen Einsatz des berufsmäßigen oder berufenen Künstlers. Wann immer wir aber große Kunst antreffen, finden wir auch ihren Schatten – den Kitsch. Eine Kunstgeschichte des Kitsches verläuft vermutlich parallel zur Geschichte der Kunst.

Ich hatte meinen Aufsatz in Paris geschrieben. Daher beschloss ich, in dieser Stadt ein Beispiel von Kitsch aufzustöbern und zu zeichnen. Man lernt mehr über einen Gegenstand, wenn man ihn zeichnet, als wenn man ihn nur betrachtet. Ich fand einen reizenden kleinen Park, geschmückt mit einem Brunnen, in dem drei bronzene Grazien standen, die die drei bedeutendsten Flüsse Frankreichs personifizierten: die Rhone, die Seine und die Loire.

Der Brunnen bestand aus kreisförmigen, muschelartigen Strukturen, Wasser sprang vom Gipfel des Brunnens und rann auf drei teuflische gehörnte Köpfe, vermutlich Faune. Aus ihren böse geöffneten Mündern quoll Wasser in Strömen auf die oberste muschelförmige Struktur. Von dort fiel Wasser in mehreren Strömen auf die Fläche, auf der die Frauengestalten standen, so dass die drei von einem Schleier von Wasser umgeben erschienen. Ihre vollen graziösen Körper waren teilweise von wallenden Gewändern bedeckt, die den Blick auf verführerische nackte Brüste, Schenkel und graziöse Nacken freigaben. Die muschelförmige Struktur, auf der sie standen, war am Rand mit Faunköpfen geschmückt, die, so schien es mir, mit mürrischem Ausdruck Wasser aus ihren mürrischen Mündern auf die dritte Fläche spien, auf welcher der Brunnen aufgebaut war.

Der gesamte Eindruck war charmant. Aber wo immer ich eines der verschiedenen Elemente des Brunnens verfolgte, geriet ich auf ein totes Ende. Die Faune oder Teufel auf der Spitze des Brunnens hatten immer einen bösen Gesichtsausdruck. Die Köpfe unterhalb der zweiten Muschel hatten mürrische Gesichter. Wo immer ich die Kurven der Gewänder verfolgte, die die Nacktheit der drei Grazien teilweise verhüllten, verschwanden sie und tauchten anderswo wieder auf.

Bei einem Überfluss an Einzelheiten fehlten der Komposition innere Einheit und Logik. Der Bildhauer hatte offenbar nur gewusst, dass es viel fließendes Wasser und weiblichen Liebreiz geben müsste, erhöht durch die aggressive Männlichkeit der Faune. Einzelheiten konnten dazu kommen oder weggelassen werden, ohne dass es viel ausmachte. Das Ganze war ein gutes Beispiel von Kitsch.

Wie können wir als das Gegenteil von Kitsch „gute Kunst" charakterisieren? Drei Elemente sind ausschlaggebend: darstellende Kraft, innere Einheit und Ökonomie der Mittel. Das bedeutet, dass das Werk verlöre, wenn etwas dazugegeben oder weggenommen würde. Ein gutes Kunstwerk vermittelt eine innere Geschlossenheit, die uns tief befriedigt. Es wirkt wie ein Geschenk an die Welt. Die Psychoanalytikerin Phyllis Greenacre spricht von des Künstlers Liebesaffäre mit der Welt.

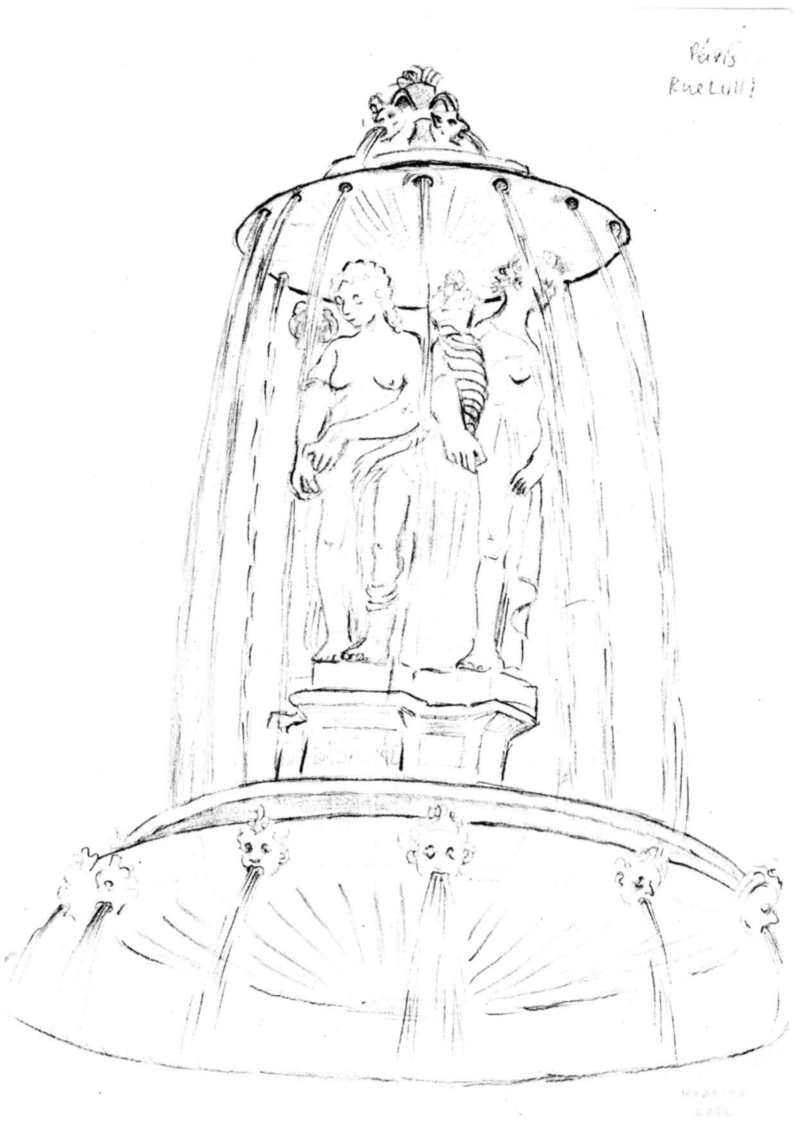

Abb. 1: Ein Brunnen in Paris

Wenn wir uns nun nach unserem Ausflug auf das Gebiet der allgemeinen bildenden Kunst den Arbeiten unserer Patienten zuwenden, können wir dann davon ausgehen, dass ihre Produktionen eine derartige Einheit erreichen könnten? Sollen wir das überhaupt erhoffen? Sollen wir solch eine Entwicklung unterstützen? Würde das dem Geist des absoluten Akzeptierens widersprechen, der in der Psychotherapie notwendig ist? In der Psychotherapie, in der es, wie in der Kunsttherapie, um das Auffinden innerer Wahrheit geht.

In der Psychotherapie ist das Übertragungsverhältnis zwischen Patient und Therapeut zentral. Verbale Mitteilungen sind meist formlos – der Inhalt ist wichtig, nicht die Reihenfolge oder die Redewendungen, in der er erscheint.

Anders in der Kunsttherapie. Da richtet sich die Aufmerksamkeit des Therapeuten auf die bildnerische Arbeit des Patienten. Das Gespräch bewegt sich innerhalb der vom Patienten geschaffenen symbolischen Welt. Wir fragen, was mit diesem gezeichneten Bergsteiger geschieht, oder ob die Brücke im Gewitter einstürzen wird.

Wenn die Arbeiten unserer Patienten innere Wahrheit enthalten, erreichen sie unweigerlich auch innere Einheit und damit – im Rahmen der Fähigkeiten des Patienten – auch gute formale Qualität. In unserer Arbeit werden wir von dem Wunsch der Patienten unterstützt, ihren Ängsten, Zwängen, Fantasien Gestalt zu geben. Wir hoffen, dass unsere Patienten, indem sie diesen Dingen Form verleihen, besser dazu imstande sein werden, ihre Situation zu betrachten und sich mit dem, was sie finden, zu befreunden.

Nicht jede Art Kunsttherapie legt so viel Wert wie ich auf die Form. Margaret Naumburg, die in den vierziger Jahren versuchte, Kunsttherapie dem damaligen psychiatrischen Establishment mundgerecht zu machen, ermutigte ihre Patienten dazu, flüchtig zu zeichnen und dann dazu „frei zu assoziieren". Sie forderte sie auch auf, frei zu kritzeln, in den Kritzeleien Gestalten zu finden und diese weiter zu entwickeln. Solche Manöver sind dazu angetan, viel latentes Material an die Oberfläche zu holen. Das kann oft die Behandlung gut weiter bringen. Gute formale Qualität kann man bei einer solchen Behandlungsweise nicht erwarten. Denn das Interesse gilt mehr dem Inhalt, als dem Inhalt eine neue Form zu verleihen. Wir verstehen, dass Kunsttherapeuten, die solche Methoden verwenden, wenig Gelegenheit haben, das Phänomen der Qualität in ihrer Praxis zu beobachten.

Zum Abschluss möchte ich sagen: Wann immer eines Patienten Zeichnungen, Malereien oder Skulpturen innere Wahrheit mit starkem Einsatz darstellen, ohne dass die Produktion mit unnötigen Zutaten beschwert ist, wird die Arbeit auch formale Würde erreichen. Innere Wahrheit und gute Qualität sind zwei Seiten derselben Münze.

In der kulturellen Wüste, in der wir leben und arbeiten, ist der Begriff von Qualität fast verloren gegangen. Nur selten finden wir gute Qualität in den Arbeiten von Künstlern, Kunsttherapeuten oder Patienten. Es ist darum nicht überraschend, dass die Vorstellung von „Qualität" vielen jungen Kunsttherapeuten fremd ist.

Judith Rubin

Bilder in der Kunsttherapie – die Ursprünge, der therapeutische Rahmen und die Bedeutung

Die Ursprünge

Niemand würde die Tatsache bestreiten, dass Bilder in der Kunsttherapie wichtig sind. Doch trotz der zentralen Rolle, die das Bild in unserer Arbeit spielt, wurde sowohl seinen Ursprüngen als auch dem Rahmen, der sein Entstehen möglich macht, wenig Aufmerksamkeit geschenkt. Diejenigen, die das Fachgebiet begründeten,[1] betonten die Bedeutung des Bildes als Sprache des „Unbewussten" – dieser metaphorische Teil der Psyche, der von allen Tiefenpsychologen als „Quelle" von Bildern angesehen wird. Doch es gibt etwas, das sich viel besser beobachten lässt, als das unsichtbare Unbewusste – den Körper.

Vor einem halben Jahrhundert schrieb Wilhelm Grötzinger ein faszinierendes Buch mit dem Titel *Kinder kritzeln, zeichnen, malen: Die Frühform kindlichen Gestaltens*.[2] In diesem schmalen Band beschrieb er, wie kleine Kinder beim Zeichnen oder Malen oft beide Hände verwenden, und wie das, was sie beidhändig erschaffen, ihren „Atemrhythmus" widerspiegelt. Er sprach auch über die Erfahrung, getragen zu werden, und dass sie sich in jenen Figuren von Kindern im Vorschulalter spiegeln könnte, die auf dem Bild im Raum zu „schweben" scheinen.

Vier Jahre später publizierte Rhoda Kellogg *What Children Scribble and Why*[3]. Auch sie betonte die zentrale Rolle des Körpers und die kinästhetischen und propriozeptiven Aspekte erster Erfahrungen mit dem Zeichnen. Sie sagte auch, dass es „Gestalten" oder Muster gibt, die Menschen bevorzugen – weil sie Konfigurationen im Gehirn entsprechen. Über solche neurologischen Ursprünge sprechen Kunsttherapeuten weit seltener als über kinästhetische, obwohl eines von Kelloggs[4] Argumenten für eine solche physiologische Wurzel die Häufigkeit war, mit der sie in den Zeichnungen und Malereien von Vorschulkindern Konfigurationen fand, die an Mandalas erinnerten. Das Mandala ist in vielen Kulturen gefunden worden; besonders geschätzt wurde es von Jung[5] und seinen Schülern als ein Symbol der Persönlichkeitswerdung. Das scheint der Ansicht zu entsprechen, dass das Ge-

---

1 Naumburg, M. (1966) *Dynamically-oriented art therapy: Its principles and practice* Kramer, E. (1975) *Kunst als Therapie mit Kindern*

2 Grötzinger, Wilhelm (1952/1966) *Kinder kritzeln, zeichnen, malen. Die Frühform kindlichen Gestaltens*

3 Rhoda Kellogg (1959) *What Children Scribble and Why* (Was Kinder kritzeln und warum)

4 Kellogg, R. (1969) *Analyzing children's art*

5 Jung, C.G. (1972) *Mandala symbolism*

fühl, „zentriert" zu sein,[6] sowohl einen biologischen als auch einen psychologischen Ursprung haben könnte.

Ähnlich psycho-biologisch sind die „Primärtriebe", wie Freud[7] sie nannte, jene Bedürfnisse, die allen Menschen gemeinsam sind und die die Triebfedern des Verhaltens zu sein scheinen. Viele möglicherweise organisch bedingte universale Strebungen sind genannt worden, unter anderem solche, die sich auf Kreativität beziehen, wie Leistung, Neugier, Forschung,[8] Spiel[9] und sogar die Selbstdarstellung in der Kunst.[10] Es wird angenommen, dass dieser innere Drang, auf die Umwelt gestaltend einzuwirken, mit dem schöpferischen Bedürfnis des Menschen zusammenhängt; Martin Buber nannte es den „Schöpferinstinkt".

„Der Mann, das Kind im Manne," schrieb er, „möchte Dinge machen. Es macht ihm nicht nur Freude, zu sehen, wie Materie, die zunächst formlos ist, Gestalt annimmt... Das Wichtige dabei ist, dass durch sein eigenes, intensiv erlebtes Handeln etwas entsteht, das vorher nicht da war".[11] Auf jeden Fall müssen wir uns fragen, was wohl der Grund dafür ist, dass ein Schimpanse das Malen dem Fressen vorzieht, selbst wenn er hungrig ist; oder das Zeichnen dem Sex, selbst wenn er schon länger keinen gehabt hat.[12]

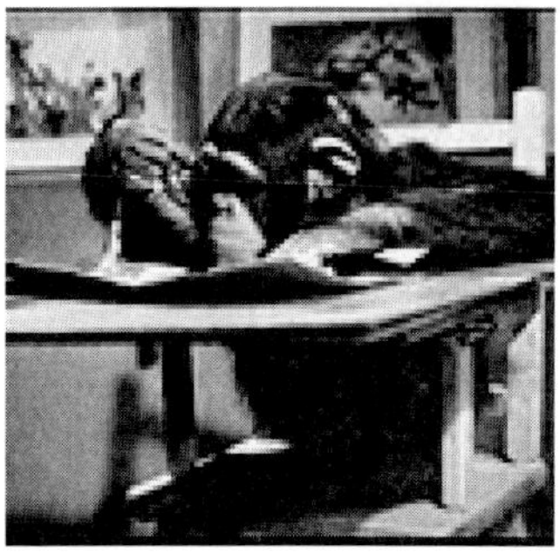

Abb. 1: Ein hungriger Schimpanse zieht das Malen dem Fressen vor.

Vielleicht ist es eher die Tatsache als die Form des Bildes, die man als so motivierend bezeichnen kann; doch man muss sich auch über alle jene wenig bekannten Schaltkreise und chemischen Stoffe im Gehirn Gedanken machen, die vielleicht mit ein Grund für die Freude sind, die wir bei einer kreativen Beschäftigung mit verschiedenen Materialien empfinden.

Selbst jene, die nicht alle Erkenntnisse Freuds akzeptieren, bestätigen die Bedeutung seiner Beobachtungen über den Wechsel der Besetzung (Erregung) von der oralen zur analen und schließlich zur genitalen Zone, der bei einem sich normal entwickelnden Kind stattfindet. Vielleicht ist das der Grund, weshalb die ersten Menschendarstellungen, selbst wenn es keine Unterscheidung zwischen Kopf und Körper gibt, immer einen Mund und Augen aufweisen. Obwohl schon bald darauf andere cha-

6 Richards, M.C. (1962) *Centering: In pottery, poetry, and the person*

7 Freud, S. (1919/1917/1933) *Vorlesungen zur Einführung in die Psychoanalyse*, GW

8 Berlyne, D.E. (1971), *Aesthetics and psychobiology*

9 Erikson, E. H.(1972) *Play and vision*

10 Prinzhorn, H. (1922), *Bildnerei der Geisteskranken*

11 Buber, M. (1965), *Between man and man*

12 Morris, D. (1962) *The biology of art*

rakteristische Merkmale in Erscheinung treten, sind sie nicht so oft anzutreffen wie diese beiden für „Aufnahme" und Kommunikation mit der Welt entscheidenden Öffnungen.[13]

Vielleicht finden manche Menschen Ton und Fingerfarbe bedrohlich, ja sogar ekelig, weil anale Probleme (der Kontrolle) nicht ausreichend gemeistert wurden. Kinder, die Selbstkontrolle zu üben beginnen, zeichnen gerne Umrisse, die sie dann mit Farbe ausfüllen und sind aus ähnlichen Gründen dazu verlockt, Bücher und Schablonen zu bemalen. Jungen in der phallischen Phase errichten mit ihren Bausteinen Türme, während gleichaltrige Mädchen Einfassungen bauen. Nach den oft angeführten Erkenntnissen, die Erikson[14] durch Studien über frühes Spielen mit Bausteinen gewonnen hat, projiziert jedes Kind die geschlechtsspezifische Ausstattung des eigenen Körpers nach außen.

Wir müssen auch bevorzugte Sinnesmodalitäten und die Möglichkeit mit in Betracht ziehen, dass es beobachtbare Veranlagungen gibt, die sich in verschiedenen Arten von Bildern widerspiegeln. Die berühmte Studie von Alschuler und Hattwick[15] über normal entwickelte Vorschulkinder ließ stets gleichbleibende individuelle Malstile erkennen, die selbst bei Schimpansen zu sehen sind.[16] Sie stellten auch fest, dass die meisten Kinder eine bestimmte kreative Betätigung einer anderen vorzogen, wie etwa das Spielen mit Bausteinen der Kunst, oder das Theaterspielen dem Zeichnen, ähnlich den Erkenntnissen, die durch das „Project Zero" an der Harvard Universität über „visuelle Typen" und „verbale Typen" in Studien mit derselben Altersgruppe gewonnen wurden.[17]

Lowenfeld unterschied in seinen frühen Arbeiten mit blinden Kindern zwischen denen, die jeden Rest ihrer Sehkraft nutzten („visuell"), und den anderen, die primär auf der Basis von Berührung und Kinästhesie arbeiteten („haptisch").

Er behauptete, dass solche Präferenzen auch bei Sehenden festzustellen sind und sich bis zur Adoleszenz ausgeprägt haben, obwohl reine Typen selten sind. Er nahm an, dass diese Wahrnehmungstypen in der Kunst Bilder produzieren, die gewöhnlich entweder überwiegend „visuell" (gegenständlich) oder in erster Linie „haptisch" (expressionistisch) sind.

Wenn Jung[18] hinsichtlich der Existenz eines „kollektiven Unbewussten" (das Freud an einer Stelle als „Rassengedächtnis" bezeichnete) Recht hatte, dann könn-

---

13 zit. nach Shapiro, T. & Stine, J. (1965) *The figure drawings of 3-year-old children: A contribution to the early development of body image*

14 Erikson, E. H. (1937) *Configurations in play – clinical notes;* ders. (1951) *Sex differences in the play configurations of preadolescents*

15 Alschuler, R., Hattwick, L. (1947, rev. Ed., 1969) *Painting and personality*

16 Morris, D. (1962) *The biology of art*

17 Gardner, H., Wolf, O., & Smith, A. Max and Molly (1982) *Individual differences in early artistic symbolization*

18 Jung, C.G. (1964) *Man and his symbols*

te ein Teil unserer Bildproduktionen und -reaktionen genetisch bedingt sein – was eine weitere innere physische Quelle wäre.

Seonaid Robertson, eine schottische Kunsterzieherin, untersuchte das Auftauchen bestimmter Themen in den Skulpturen und Bildern von Kindern und „erweiterte" – nach der Art von Jung – ihre Forschungen durch das Studium der historischen und mythologischen Wurzeln des „Rosengartens" des „Labyrinths" und ähnlicher Phänomene. Eine andere Lehrerin forderte ihre Schüler auf, die Augen zu schließen, um „geistige Bilder" zu „sehen", die sie dann malen sollten (Read, 1956).[19] Sie war beeindruckt, mit welcher Häufigkeit bestimmte archaische Themen wie Höhlen, Berge und Wasser auftauchten.

Eine weitere innere Determinante für bestimmte Aspekte von Bildern ist die kognitive Funktionsebene des Menschen. Ein Kind, das sich normal entwickelt, geht laut Lowenfeld[20] und Piaget[21] von den Kritzeleien der sensomotorischen Phase zu den vorschematischen Zeichnungen der präoperationalen Phase über und dann weiter zu den schematischen Bildern der operationalen Phase.

Ähnliches geschieht, wenn die Notwendigkeit besteht, an bestimmten, der jeweiligen Entwicklungsstufe entsprechenden Themen zu arbeiten, die weitgehend auf Grund des biologischen Reifeprozesses entstehen und sowohl in der Form als auch im Inhalt des Kunstwerkes sichtbar werden. In der Form spiegelt sich die Notwendigkeit junger Kinder zu lernen, sich an Grenzen zu halten, indem sie Konturen schaffen, die sie dann mit Farbe füllen – während sie ebenfalls lernen, still zu sitzen und Regeln zu befolgen. Im Inhalt zeigt die Popularität, die Superhelden und starke Fahrzeuge (Rennautos, Raketen) bei kleinen Jungen genießen, dass sie das Bedürfnis haben, ihre relative Kleinheit und Hilflosigkeit in einer Welt großer und starker Erwachsener zu kompensieren. Ähnlich ist es mit der Faszination, die hübsche Mädchen und Freundschaften auf vorpubertäre Mädchen ausüben, die parallel zu ihrem großen Interesse an ihrem pubertären körperlich - sexuellen Selbst verläuft. Und wenn ein Jugendlicher verschiedene künstlerische „Stile" ausprobiert, um den „richtigen" zu finden, entspricht es seinen anderen Bemühungen um „Identitätsbildung".[22]

Der allgemeine Rahmen

Bis jetzt könnte der Eindruck entstanden sein, dass die einzigen Ursprünge von Bildern in der Kunst im Inneren des Menschen liegen; doch das trifft bei Weitem nicht zu. Für ein kleines Kind ist die Mutter der erste wichtige andere Mensch, dann kommt der Rest der Familie; und später Gleichaltrige und Autoritätspersonen. Ganz gleich, ob er ordentlich ist, um zu gefallen, oder chaotisch, um andere

19 Read H. (1956), *Education through art*

20 Lowenfeld, V. (1957, 3rd Ed.) *Creative and mental growth*

21 Piaget, J. (1936/ 1952) *The origins of intelligence in children*

22 Erikson, E. H., (1968) *Identity: Youth and crisis*

zur Verzweiflung zu treiben; ob er etwas Besonderes schafft, um mit anderen zu konkurrieren, oder etwas Nichtssagendes, um nicht aufzufallen: der Künstler reagiert in jedem Alter auf ein reales oder fantasiertes Publikum. Menschen, die in Gruppen arbeiten, reagieren ebenfalls aufeinander, und zwar in einem „natürlichen Wettbewerb", wie Lowenfeld[23] es nannte, wie in dem Fall der Jungen der Wiltwyck School, die nur noch Bilder von Königen, dann Gefangenen und später von Monstern produzierten – weil sie durch die erfolgreiche Arbeit eines der Jungen dazu angeregt wurden.[24] Künstler aller Altersstufen werden von den „Vorbildern", die sie in ihrer Umgebung finden, stark beeinflusst; speziell von Formen der Pop-Art wie Comic Strips und Cartoons.[25]

In der Kunsttherapie – ganz gleich, ob Einzel-, Familien- oder Gruppentherapie – reagiert der Schöpfer eines Werkes immer sowohl auf einen inneren Druck als auch auf Anregungen von außen. Ulman[26] bemerkte dazu in ihrer ausgezeichneten Beschreibung der „Kunst" als der „Begegnungsstätte der inneren und der äußeren Welt": Wir alle müssen einen Weg suchen, um die beiden Bereiche unserer Lebenserfahrung zu verbinden. Die visuelle Welt selbst ist die Quelle für die meisten Bilder; es ist jedoch faszinierend, wie sehr innere Bedürfnisse die Wahrnehmung und die Auswahl der äußeren Bilder beeinflussen. Ein Psychologe äußerte sich einmal abschätzig über die Behauptung, die Kinder, die im Bellevue Krankenhaus stationär aufgenommen waren, hätten so viele Boote im Wasser gemalt, weil das Bild ihre Trennung von der Mutter symbolisiert; sein Gegenargument war, dass das Krankenhaus am East River liege, und die Kinder Boote im Wasser malten, weil es alles war, was sie von ihrem Fenster aus sehen konnten! Trotz dieser einleuchtenden Skepsis muss man für die Auswahl von Anregungen weiterhin Erklärungen suchen, denn es gibt immer viele Auswahlmöglichkeiten, sogar in einer relativ eingeschränkten Umgebung.

Innerhalb und außerhalb der Kunsttherapie entwickeln Menschen oft eine Vorliebe für bestimmte Bilder, die sich wiederholen und eine besondere Macht zu besitzen scheinen, vielleicht, wie die Psychologin Margaret McFarland[27] es angedeutet hat, weil sie mit Erfahrungen assoziiert werden, die mit starken Gefühlen verbunden waren und große Bedeutung erlangt hatten. Wie das „Übergangsobjekt"[28], das deshalb so große Macht gewinnt, weil es aus einem Austausch mit der Mutter hervorgegangen ist, hängen derartige Bilder für gewöhnlich mit emotional bedeutsamen Erfahrungen im Leben eines Menschen zusammen. Wie alle Bilder sind sie dadurch gekennzeichnet, dass ihre vermutlich unbewusste Bedeutung mehr oder weniger gut verkleidet ist; hinter dieser Verkleidung verbirgt sich der von

---

[23] Lowenfeld, V. (1957, 3rd Ed.) *Creative and mental growth*

[24] Kramer, E. (1958), *Art therapy in a children's community*

[25] Wilson, B. and Wilson, M. (1977) *An iconoclastic view of the imagery sources in the drawings of young people.* Dies. (1978) *Recycling symbols: A basic cognitive process in the arts*

[26] Ulman, E. (1971) *The power of art in therapy*

[27] McFarland, M. (1978) *Reality as a source for creative work*

analytisch ausgerichteten Kunsttherapeuten so häufig zitierte Ursprung von Bildern. Wie bei der inneren und äußeren Welt scheint hier ein Gleichgewicht optimal zu sein. Durch zu wenig Tarnung kann das Bild hässlich, schockierend oder vulgär werden; zu viel Tarnung macht es steril, stereotyp und unpersönlich.

Der therapeutische Rahmen – das Setting

So wie nur wenig über die Ursprünge von Patientenbildern geschrieben worden ist, wurde auch dem Rahmen, in dem persönlich bedeutsame Bilder geschaffen werden können, nur geringe Aufmerksamkeit geschenkt. Es gibt zum Beispiel beachtliche Diskussionen über die optimale Zahl von Materialien, die zur Verfügung gestellt werden sollen – ob eine große Auswahl eine Erleichterung oder eine Überforderung darstellt. Die meisten Kunsttherapeuten sind der Meinung, dass Ordnung, Beständigkeit und genügend Platz für den „Rahmen"[29], der für eine echte freie kreative Arbeit nötig ist, von grundlegender Bedeutung sind. Diejenigen, die innere Bilder in der Psychotherapie verwenden, ob spontan oder gelenkt,[30] schaffen ein Umfeld, in dem Stimulation minimiert und Entspannung gefördert wird. Man ist sich im Allgemeinen darüber einig, dass - analog zur analytischen oder hypnotischen Situation - durch ein Reduzieren der Stimulation so etwas wie ein veränderter Bewusstseinszustand erreicht werden kann, der einen freieren Zugang zu unbewussten Bildern ermöglicht.

In einer solchen Situation können sich Menschen jeden Alters entspannen und eine freiwillige „Regression im Dienste des Ich"[31] erleben. Diese freiwillige Regression ist, wie Jakab[32] festgestellt hat, sowohl von ihrem Ursprung her als auch qualitativ von der des Psychotikers zu unterscheiden, der unter dem Einfluss des Primärprozesses kreiert. Die Kunst schizophrener Menschen kann wunderschön sein und ist oft überreich an Bildern, deren Überzeugungskraft von traumähnlichen Mechanismen, wie Verdichtung, Umkehrung und Symbolisierung, herrührt. Doch diese Kunst wird zwanghaft produziert, der Künstler wird von einem inneren Zwang getrieben, der nicht vom Ich kontrolliert werden kann. Und wenn eine Denkstörung die Fähigkeit eines Patienten, logisch und klar zu denken, beeinträchtigt, können die Bilder bruchstückhaft und konfus werden – der Künstler kann sie ebenfalls nicht kontrollieren.

Andererseits zeigen „Kritzeleien" oder Kunst, die auf eine ungezwungene, entspannte Weise entstanden ist, häufig ähnliche, mit dem Primärprozess zusammenhängende Mechanismen; doch sie können auch durch das beobachtende Ich des

---

28 Winnicott, D.W. (1971/ 1985) *Vom Spiel zur Kreativität*

29 Rubin, J.A. (1978, 1984a), *Child art therapy*

30 Ahsen, A. (1968) *Basic concepts in eidetic psychotherapy;* Leuner, H. (1969) *Guided affective imagery;* Singer, J. L. & Pope, K.S. (Eds.), (1978) *The power of human imagination*

31 Kris, E. (1952) *Psychoanalytic explorations in art*

32 Jakab, I. (1969) *Art and psychiatry: Their influence on each other*

Künstlers betrachtet werden, der das Bild gewollt emporsteigen ließ. Oft regt es zu brauchbaren Assoziationen an, die sowohl visuell als auch verbal sein können, und manchmal kann es als Grundlage für weitere kreative Arbeiten verwendet werden. Unter solchen Bedingungen kann eine künstlerische Arbeit so zwanglos entstehen, dass ein Bild seinen Schöpfer am Ende überrascht oder sogar schokkiert. Wie eine Frau sagte, während sie eine Reihe frei gemalter Zeichnungen beschrieb: „Es war als legte ich einen anderen Gang mit der ROSE ein, und dann, auf ein Mal, tauchte der MANN IM SCHLECHTEN HUT auf!“[33]

Wenn Bilder Furcht auslösen, sind sie scheinbar besonders „ungebeten“ - diesen Ausdruck gebrauchte Horowitz[34] (1970), um die Art von störenden Bildern zu beschreiben, von denen Patienten mit posttraumatischen Belastungsstörungen oft gequält werden. Das folgende Beispiel illustriert eine Art spontan erfolgte „freie Assoziation in Bildern“ während der dritten analytischen Sitzung eines acht Jahre alten Mädchens. Als Ellen mit rotem Ton auf einer elektrisch betriebenen Töpferscheibe arbeitete, veränderte das Material rasch seine Form, was zu einer ganzen Reihe projizierter Bilder führte. Sie legte einen Klumpen Ton auf die Scheibe, legte ihre Hände um ihn und nannte ihn „einen kleinen Kloß“. Sie drückte ihren Zeigefinger in die Mitte und sagte, dass sie „ein kleines Loch“ machen würde. Ellen drückte mit der Handfläche von oben auf den Ton, drückte ihn ein bisschen zusammen und verkündete: „Ich mache jetzt ein Fass, eines von diesen Holzfässern“. Dann sagte sie strahlend: „Das ist aber weich, das ist ein angenehmes Gefühl. Das soll meine Mama bekommen. Es soll für Bier sein. Sie hat Bier so gern!“ Dann nahm sie noch ein Stück Ton, deckte damit das Loch auf der Seite zu und sagte, es sei ein „Flickzeug für alle Löcher“. Sie meinte, dass sich der Ton wie Matsch anfühlte und dass das Ganze „zu groß“ würde. Ellen legte einen, dann zwei und schließlich vier Finger in die Mitte, machte ein größeres Loch und sagte: „Das ist schön tief!“, und dann: „Das wird kein Fass; das ist jetzt eine Vase“. In diesem Augenblick brach ein Stück Ton ab und sie sagte: „Ich will noch einmal von vorn anfangen. Dieser Ton stinkt! Er riecht schrecklich!“

Nachdem sie ihrem Ärger darüber, dass sie den Ton auf der Scheibe nicht kontrollieren konnte, Luft gemacht hatte, verkündete sie: „Ich lass' ihn jetzt machen, was er will. Wenn es schief wird, dann wird es eben schief.“ Als der Ton unter ihren Händen eine formlose Gestalt annahm, sagte Ellen erschrocken: „Es schaut aus wie ein Gespenst. Ich mag keine Gespenster. Ich werde kein Gespenst machen. Ich wollte eine Glocke machen. Ich weiß nicht. Du wirst schon sehen.“ Sie kommentierte, dass die Form nicht wie eine Glocke aussah, sondern eher wie „ein Höcker“. Dann lachte sie, als sie fester auf das Pedal trat und die Scheibe sich schneller drehte. Sie sagte: „Das tanzt einen Hula-Hula!“ Ich fragte, ob es ein Jun-

---

33 Rubin, J.A. (1981) *Art and imagery: Free association with media*

34 Horowitz, M. (1970) *Image formation and cognition*

ge oder ein Mädchen war, und Ellen sagte, dass sie nicht sicher wäre, doch die Form zwischen ihren Händen wurde einem Penis immer ähnlicher.

Sie kicherte und sagte: „DA NIMMT JEMAND EIN BAD ! Das ist aber komisch! Ich werde es weich machen." Ich bemerkte dazu, dass der Ton immer länger und länger wurde, und sie antwortete: „Ich will, dass er kürzer und kürzer wird." Sie schüttete Wasser darüber, legte ihren Finger hinauf und drehte damit auf der Scheibe „SPIRALEN". Dabei sagte sie, als wäre sie gescholten worden: „Das ist nicht kindisch!" An diesem Punkt wollte Ellen wissen, ob die Zeit um sei, und als sie entdeckte, dass noch Zeit blieb, entschloss sie sich, mit dem Töpfern aufzuhören und die Vase, die sie in der letzten Woche gemacht hatte, anzumalen. Sie arbeitete in den nächsten paar Minuten wie unter einem Zwang, obwohl dabei etwas Farbe hinuntertropfte.

In dem Augenblick, als das Stück Ton abbrach und Ellen den „schrecklichen" Geruch bemerkte, scheint mit ihr eine Veränderung vorgegangen zu sein. Sie verkündete, dass sie die Absicht hatte, „es tun zu lassen, was es wollte", wobei sie die Verantwortung für das, was dabei herauskommen könnte, von sich wies und sich gleichzeitig sagen konnte, dass ihr das Ergebnis nicht so wichtig war. In diesem Augenblick wurden die Bilder „ungebeten" – zuerst unheimlich (der Geist), dann stimulierend (der Hula–Tänzer, das Bad). Der Alkoholkonsum ihrer Mutter, auf den bereits durch das Bierfass hingewiesen wurde, bedeutete für Ellen, dass es Zeiten gab, in denen Impulse außer Kontrolle gerieten und die Mutter Dinge tat, die sowohl aufregend als auch beängstigend waren.

Es dauerte viele Monate, bis dieses Kind in der Lage war, sich bewusst alle die Wünsche, Ängste und Fantasien einzugestehen, auf die sich diese ersten Bilder bezogen. Die Sitzung gestattete mir einen kurzen Einblick in ihre unbewussten / vorbewussten psychischen Prozesse, was bei diesem gehemmten, nur dem Anschein nach reifen kleinen Mädchen nicht leicht war. Für sie war es eine Kostprobe von Regression und Freiheit, die sie beide fürchtete und nach denen sie sich trotzdem sehnte. Auch wenn die Bilder aus Ton nur einen Entwurf darstellten und keine konkrete Gestalt annahmen, konnten wir später über sie sprechen, und es wurden dabei lebhafte Erinnerungen an dieses äußerst anregende gemeinsame Erlebnis wach.

Obwohl wir dazu neigen, Bilder als gegenständlich zu betrachten, wissen wir auch, dass in der Kunst vieles abstrakt ist, wie etwa die visuellen Konfigurationen, die wir sehen, wenn wir unsere Augen fest schließen oder unsere geschlossenen Augenlider reiben, oder wenn Teile des Cortex elektrisch stimuliert werden. Die Philosophin Susanne Langer[35] meinte, dass Menschen die Künste brauchen, weil sie ein Erleben von „Gefühlen" darstellen, das durch Worte nie vermittelt oder bewältigt werden könnte. Für Kunsttherapeuten besitzt diese Idee natürlich große Anziehungskraft. Manchmal ist sie ein expliziter Teil unserer Arbeit, wie in der folgenden Sitzung mit Mrs. Lord.

---

[35] Langer, S. K. (1953), *Feeling and form*

Mrs. Lord kam im fünften Behandlungsmonat in ihre wöchentliche Kunsttherapiesitzung. Sie wirkte ungewöhnlich angespannt und deprimiert, sagte, dass sie nicht sicher war, ob sie kommen sollte, und war so aufgewühlt, dass sie nicht wusste, ob sie fähig wäre, über irgend etwas zu sprechen.

Ich fragte, ob sie ihre Gefühle zeichnen könnte, statt zu versuchen, sie in Worte zu fassen, und sie nahm rasch ein Blatt schwarzes Tonpapier (30 x 45 cm) und dicke Plakatkreiden (die sie inzwischen am liebsten verwendete). Sie arbeitete schnell und reihte mit heftigen Strichen eine Flut leuchtender Farben aneinander – Rot, Gelb, Orange, Purpur und Weiß (Abbildung 2).

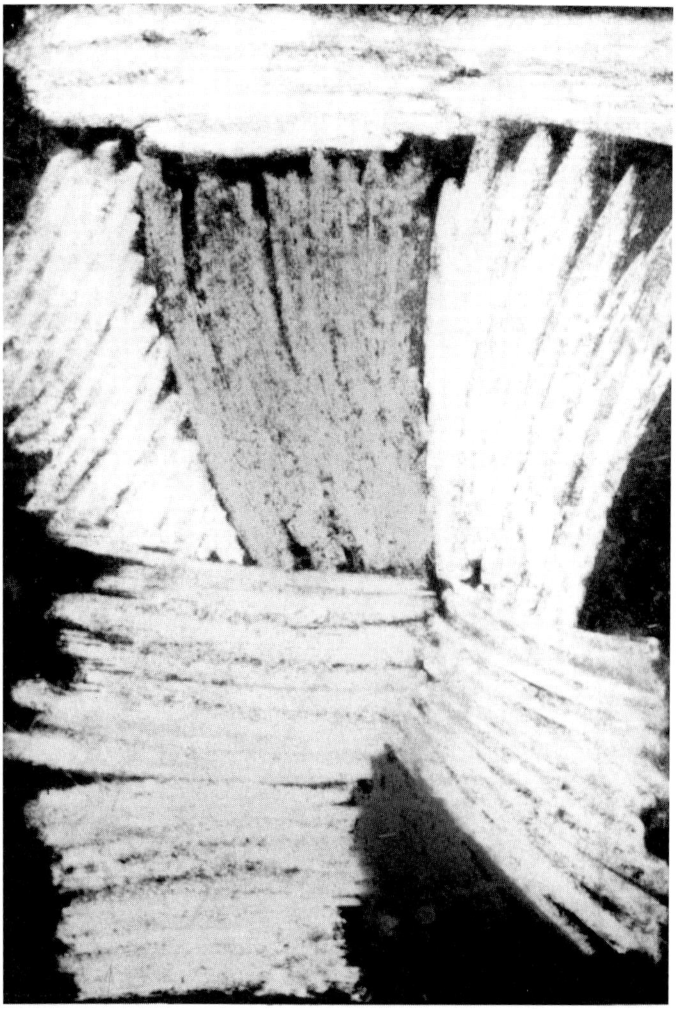

Abb. 2

Sie sagte, sie würde lieber noch ein weiteres Bild zeichnen statt zu sprechen und zeichnete auf einem Tonpapier derselben Größe und Farbe mit ebenso leuchtenden Farben eine Reihe von Wellenlinien, die sich trafen, aber nicht überschnitten, und mit denen sie hastig und impulsiv das gesamte Blatt bedeckte (siehe Abbildung 3).

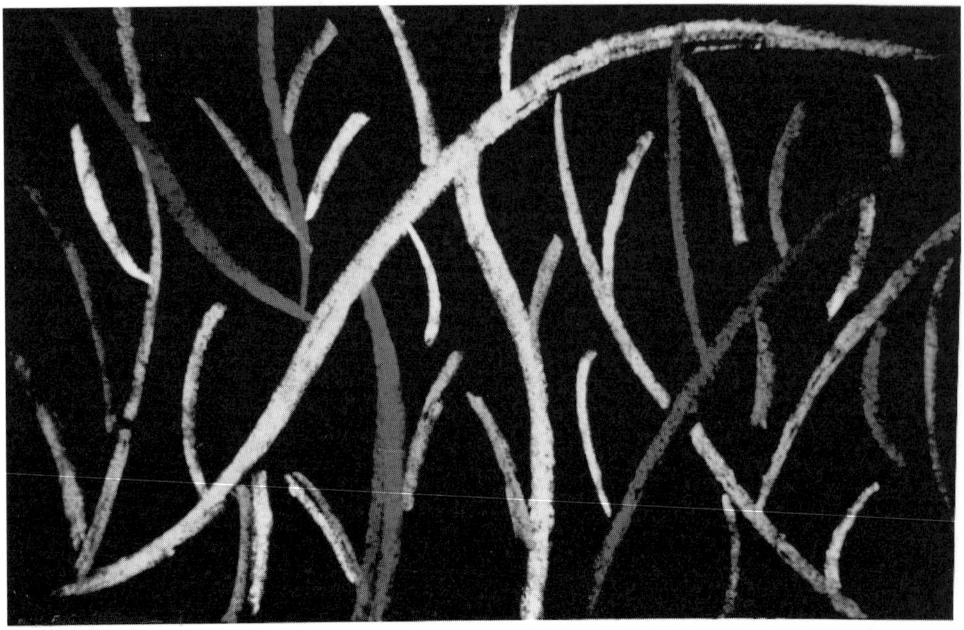

Abb. 3

Obwohl sie noch immer zitterte, sagte sie, dass sie nun über die Bilder sprechen könnte, und wir stellten sie auf die Staffelei, um sie uns zusammen anzusehen (Abbildung 4). Sie nannte das erste Bild „Schock" und war dann selbst überrascht und verlegen, weil sie fast unkontrolliert zu weinen begann. „Alles, was ich tun kann, ist zusammenbrechen und weinen", sagte sie, „und alle werden denken, ich sei verrückt!" Sie fügte hinzu, dass eigentlich ihr Mann „hier sein sollte", und dann spielte sie darauf an, dass sie am Wochenende etwas entdeckt hatte, das sie fassungslos machte: dass er schon seit einiger Zeit eine Freundin hatte. Noch immer stark erregt und unter Tränen sprach Mrs. Lord weiter über ihre Entdeckung und ihre Folgen.

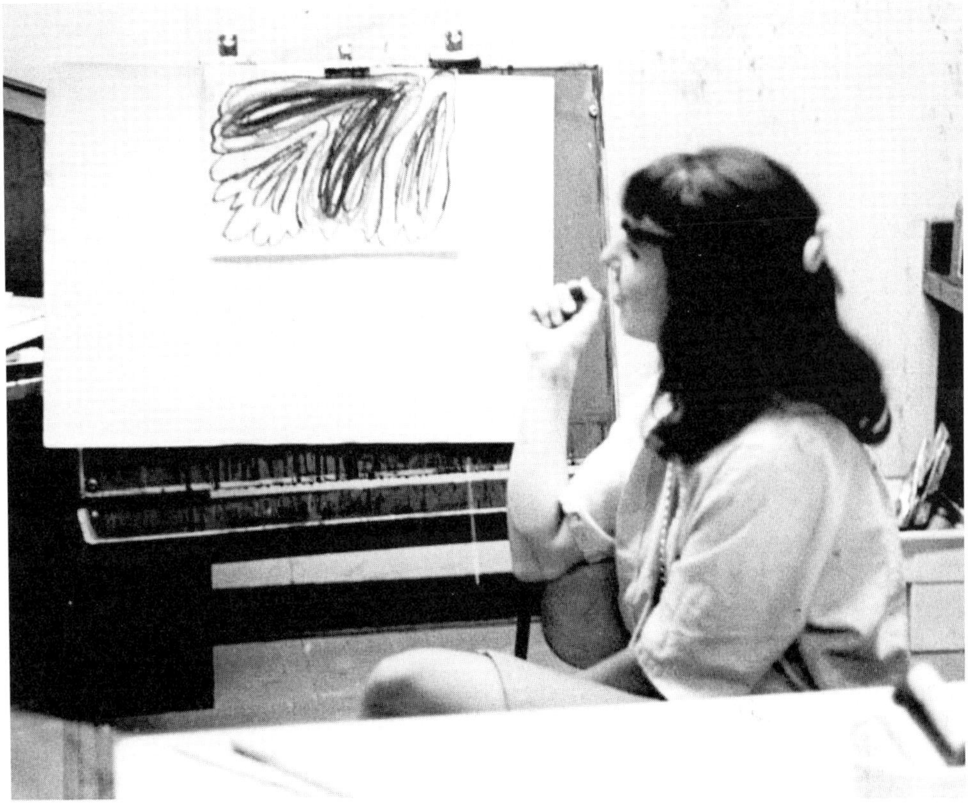

Abb. 4

Wie sie ihr zweites Bild betiteln sollte, wusste sie nicht so genau wie beim ersten. Sie suchte nach Worten, um ihre Gefühle zu beschreiben und entschied sich schließlich für mehrere, als könne ein Wort allein nicht so gut ausdrücken könnte wie ein Bild: „AMBIVALENZ, DILEMMA, UNSICHERHEIT, KONFUSION“. Sie war nicht in der Lage, mehr über das Bild oder ihre Emotionen zu sagen, außer, dass sie damit den Aufruhr ihrer Gefühle so gut sie es konnte, beschrieben hatte. Bis zum Ende der Sitzung hatte sie ihre Fassung wiedergewonnen, und obwohl sie noch immer sichtlich bedrückt wirkte, war sie nicht mehr so angespannt wie zu Beginn der Sitzung.

In diesem Fall, wie in vielen anderen auch, hatte eine Patientin Schwierigkeiten, einen stark ausgeprägten Gefühlszustand zu benennen und zu beschreiben, und wurde daher aufgefordert, ihn „zu Papier zu bringen“. Laurie Wilson[36] geht davon aus, dass der Kunsttherapeut damit vielleicht dem Ich des Patienten helfen

---

[36] Wilson L. (1987) *Symbolism and art therapy*

kann, dem unwiderstehlichen Drang, einen Impuls durch Taten zu befriedigen, zu widerstehen und ihn zu beherrschen.

Die Bedeutung

Erste Vorläufer solcher Aufforderungen an Patienten, ihre innere Erfahrung nach außen zu projizieren, findet man in der experimentellen Studie von Ernst Harms,[37] bei der Versuchspersonen gebeten wurden, eine Linie zu zeichnen, die jeweils Gefühlswörter darstellen sollten. Eine weitere Parallele ist Janie Rhynes Dissertation,[38] in der Personen ersucht wurden, eine abstrakte, aus Linien bestehende Zeichnung für jeden von acht häufig auftretenden Gefühlszuständen anzufertigen. Sie schrieb auch in *Gestalt Approach to Art Experience* [39] über die Anwendung dieser Methode in der Diagnose und in der Therapie.

Das Wort „Gestalt" erinnert auch an die zentrale Rolle, die das Vorstellungsbild in unserer Arbeit spielt, da jene Psychologen, die als erste Gestaltprinzipien formulierten – wie etwa die große Bedeutung von Figuren und Grund, oder die Neigung der Wahrnehmung, eine unfertige Form zu vervollständigen – ihre Schlussfolgerungen auf Experimente über visuelle Wahrnehmung[40] stützten. Ihr berühmtester Vertreter, Rudolf Arnheim, behauptet, dass Menschen visuell ebenso wie in Worten „denken". Er nannte sogar eines seiner Bücher *Visual Thinking*,[41] wobei er die Kunsttherapie neben der üblichen emotionalen gleichermaßen aus einer kognitiven Perspektive indirekt bestätigte.

Auch in der Psychotherapie gibt es ein beachtliches Interesse an der Verwendung mentaler Bilder. Obwohl eine enge Beziehung zwischen solchen Methoden und der Kunsttherapie anzunehmen ist, sind die Zusammenhänge zwischen ihnen nicht so einfach, wie man sie sich möglicherweise vorstellt. In Studien, bei denen Menschen Halluzinationen[42] oder mentale Bilder[43] gezeichnet oder beschrieben haben, „waren in vielen Fällen... die Zeichnungen und Beschreibungen ganz

---

[37] Harms, E. (1946) *The psychology of formal creativeness: I. Six fundamental types of formal expression*

[38] Rhyne, J. (1979) *Drawings as personal constructs: A study of visual dynamics*

[39] Rhyne, J. (1987) *Gestalt Art Therapy*

[40] Koffka, K. (1935) *Principles of Gestalt Psychology;* Kohler, W. (1947) *Gestalt psychology*

[41] Arnheim, R. (1969) *Visual thinking*

[42] Wadeson, H. & Carpenter, W.T. (1973) *"Hallucinations and delusions."* Horowitz, M. (1964) *The imagery of visual hallucinations*

verschieden".[44] Obwohl solche Unterschiede klinisch hilfreich sind,[45] wird die damit verbundene Frustration von Kunsttherapeuten immer dann beobachtet, wenn ein Patient versucht, etwas zu zeichnen, das er „sich vorgestellt" hat. Ein junger Mann sagte mir einmal, als ich ihn fragte, ob er einen Traum, den er gerade beschrieben hatte, zeichnen könne: „Ich weiß, dass ich ihn so nicht wiedergeben könnte. Ich glaube, ich habe vor langer Zeit versucht, einen Traum zu zeichnen, eine Art Wasserfall oder so; es hat einfach nicht funktioniert!" Und in einem Kurs für Bildgestaltung berichtete ein Teilnehmer, der es versucht hatte: „Ich hatte ein bestimmtes Bild im Kopf, das ich wiedergeben wollte, obwohl mir das sonst nicht passiert. Normalerweise denke ich in Worten. Aber dieses war ein Bild von Schachteln, die gerade völlig durcheinander geraten...; ich sah Schachteln, die sich fast gar nicht berühren, die fallen und kippen und sich gerade noch im Gleichgewicht halten. Und ich konnte es einfach erfassen. Natürlich sieht es auf dem Papier überhaupt nicht so aus wie das Bild, das ich im Kopf hatte. Und es war so FRUSTRIEREND, weil das Bild in meinem Kopf so schön war, aber ich konnte es nicht auf das Papier bringen!"[46]

Es scheint dem kreativen Prozess eher zu entsprechen, wenn man der Vorgangsweise folgt, die Marion Milner in ihrem Buch *On Not Being Able to Paint*[47] skizzierte. Sie beschreibt darin die „freien Zeichnungen", die sie in einem entspannten Zustand schuf, und die sie in ihrer eigenen Analyse äußerst hilfreich fand. Ich ging einen ähnlichen Weg und ersuchte Erwachsene in einem „Imaging" Kurs am Zentrum für Psychoanalyse jede Woche in einer anderen künstlerischen Ausdrucksform „freie Assoziation" zu betreiben – mit Zeichnen, Malen, dem Modellieren von Ton und Collagen – und jedes neue Bild dem vorhergehenden so frei wie möglich folgen zu lassen. Es war eine überraschend starke Erfahrung, die ich an anderer Stelle detailliert beschrieben habe.[48] Ich bin überzeugt, dass ein Grund dafür war, dass ich durch das Nachahmen von psychoanalytischen Bedingungen für freie verbale Assoziation durch Zufall auf eine ebenso zufällig entdeckte Methode der relativ freien Bildgestaltung gestoßen bin. Ein weiterer Grund lag darin, dass trotz der relativ künstlichen Situation diese Methode eine natürliche Form der Interaktion mit bildnerischen Mitteln darstellt – auch Künstler beginnen normalerweise auf diese Art Bilder zu gestalten, auch solche, die sie vorausgeplant haben.

---

43 Bowers, M.K. (1966) *Experimental study of the creative process by means of hypnoanalytic associations to a painting done in occupational therapy;* Fisher, C. (1956) *Dreams, images, and perception: A study in unconscious-preconscious relationships;* ders. (1960) *Subliminal and supraliminal influences on dreams*

44 Segal, S.H. (1972) *Assimilation of a stimulus in the construction of an image*, S. 222

45 Slap, J. W. (1976) *A note on the drawing of dream details*

46 Rubin, J.A. (1981) *Art and imagery: Free association with media*

47 Milner, M. (1957) *On not being able to paint*

48 Rubin, J.A. (1981), a.a.O.

Bis hierhin wird sich der Leser fragen, was all das mit Bildern in der Kunsttherapie zu tun hat. Es soll daran erinnern, dass sowohl der Ursprung als auch die Anregung für alle Arten von Bildern äußerst komplex sind, und Bilder, wie alle mentalen Produkte, mehrfach determiniert sind.[49] Darüber hinaus dürfen wir nicht vergessen, dass sowohl innere als auch äußere Einflüsse auf die Form und den Inhalt der Kunst jedes Menschen einwirken, insbesondere wenn sie von einem Patienten geschaffen wird. Es ist nicht nur einfach so, dass ein Bild an die Oberfläche steigt – von der unbewussten zu einer konkreten und bewussten Form – wie eine Luftblase in einem Teich. Laurie Wilson[50] schlägt vor, dass die Externalisierungen in der Kunst, die von Psychoanalytikern als „mentale Repräsentationen" bezeichnet werden – als Bausteine jedes menschlichen Denkens –, den Transport psychischer Inhalte von einer unbewussten zu einer vorbewussten und, zumindest potenziell, zu einer bewussten Ebene erleichtern könnten. Diese Hypothese deckt sich mit der Erfahrung der meisten Kunsttherapeuten, die feststellen, dass die Gestaltung von Bildern dazu führt, dass normalerweise verschlossene oder stille Patienten ins Sprechen kommen; und dass die Projektion einer Idee oder eines Gefühls auf ein Bild dem Künstler manchmal gestattet, etwas, das ihm vorher nicht bewusst war, zu erkennen, d.h. „Einsicht" oder „Einsehen" zu haben.

All das gründet sich auf die Annahme, dass es spontane Bilder sind – Bilder, die so weit wie möglich vom Patienten stammen – , die in der Kunsttherapie in der Regel entstehen sollen. Obwohl viele Kliniker so denken, gibt es einige, die dazu neigen, bestimmte Motive oder Themen vorzugeben und den Patienten zu sagen, welche Bilder sie malen sollen. Es ist wie die Stimulation durch Objekte in der Umgebung – sogar in einem Stilleben – wie der Patient das Thema darstellt, was er wählt, auslässt, betont oder vernachlässigt – alles spiegelt den Einfluss vieler dieser vorher beschriebenen inneren Kräfte wider. Weniger deutlich sichtbar sind jedoch die persönlichen und ganz individuellen Ursprünge, die für Patienten und Therapeuten nur dann zugänglich sind, wenn wir dem Einzelnen bei der Vorstellung und Verwirklichung seiner eigenen Bilder größtmögliche Freiheit zugestehen.[51]

Nachwort

Nachdem ich diese Abhandlung bei einer Tagung präsentiert hatte, stieß ich zufällig auf einen Artikel mit dem Titel *Six Approaches to the Image in Art Therapy*[52], in dem die Autorin, deren Arbeit ich sehr schätze, Methoden beschrieb, die mir in Bezug auf das, was Kunsttherapeuten tun, wie Karikaturen vorkamen. Obwohl sie

---

49 Waelder, R. (1936) *The principle of multiple function*

50 Wilson L. (1987) *Symbolism and art therapy*

51 Rubin, J.A. (1984b) *The art of art therapy*

52 Watkins, M. (1981), *Six approaches to the image in art therapy*

vor zwanzig Jahren niedergeschrieben wurden, fürchte ich, dass solche falschen Vorstellungen noch immer weit verbreitet sind. Ich halte es daher für richtig, dieses Nachwort anzufügen, da wir Kunsttherapeuten oft irrtümliche Ansichten über unsere Arbeit korrigieren müssen.

Die erste wird als „diagnostische Methode", oder das Evozieren eines Bildes „durch den Kliniker, der sich dann seine eigene Meinung darüber bildet" bezeichnet.[53] Dieses Bild wird dann zum Zweck der Analyse „konfisziert", wobei eine abstrakte diagnostische Terminologie an Stelle der Kraft und Prägnanz des Bildes tritt. Es ist paradox, aber mir scheint, dass in vielen Situationen genau das Gegenteil zutrifft: dass nämlich die evokative Zeichnung, die ein Kunsttherapeut bei einer Fallbesprechung präsentiert, den anderen Mitgliedern des Teams hilft, die Krankheit eines Patienten zu verstehen und genauer zu diagnostizieren. Wenn es hauptsächlich um Diagnostik geht, entsteht ein weiteres Missverständnis dadurch, dass Bilder eher als Ausdruck von Schwächen als von Stärken angesehen werden. Auch hier weiß ich von vielen Fällen, in denen das Gegenteil zutrifft: dass das, was der Patient mit künstlerischen Mitteln ausdrücken konnte, der beste – und manchmal einzige – Beweis seiner oder ihrer Fähigkeiten war.

Die Autorin argumentiert, dass in dem Fall, in dem Bilder hauptsächlich dazu verwendet werden, eine Krankheit zu diagnostizieren, „die Kunsttherapie sich selbst untreu wird, wenn sie in ihrer diagnostische Effizienz den einzigen Weg sieht, sich in der psychiatrischen Hierarchie ihr Ansehen zu sichern"; und dass die Vorrangstellung der Diagnose zu einem distanzierten Verhältnis zwischen Kunsttherapeut und Patient führen kann..."[54]. Das kann manchmal zutreffen, doch ich hoffe, dass es in den meisten Fällen nicht so ist. Ein Grund, weshalb Kunst für die Einschätzung so wertvoll ist, liegt darin, dass sie auch „therapeutisch" wirkt, und zwar auch auf der einfachsten sensorischen / manipulatorischen / kathartischen Ebene. Es ist unnatürlich, hier Grenzen zu ziehen, denn bei einer erfolgreichen klinischen Arbeit gehen Diagnose und Therapie während der gesamten Behandlung Hand in Hand. Wenn man seine diagnostischen Fähigkeiten mit Hilfe der Kunst schärft, wird dadurch das Einfühlungsvermögen oder die Kreativität nicht gemindert. Je besser man einen Patienten versteht, desto eher kann man ihm helfen. Das gilt sowohl, wenn die Kunst das primäre Mittel der Behandlung ist, als auch im Fall einer überwiegend verbalen Therapie.

Bei der zweiten Methode, die vermutlich von Kunsttherapeuten verwendet wird, handelt es sich um eine Sichtweise, die „das Unbewusste und seine Produkte als gefährlich ansieht",[55] und im Zusammenhang damit eine weitere, die zu Vorsicht rät, wenn ein Patient bei einer Realitätsprüfung schlecht abschneidet. Die Autorin charakterisiert Kunsttherapiebücher als „voll von Warnungen" vor der Verwen-

---

[53] a.a.O., S. 107

[54] Watkins, M. (1981), *Six approaches to the image in art therapy*, S. 109

[55] ebd.

dung der Kunst bei verschiedenen besonders verletzbaren Patienten. Obwohl es unter den Kunsttherapeuten „Angsthasen" gibt, nehme ich an, dass ihre Zahl geringer sein dürfte als in anderen Berufen, in denen mit schwer gestörten Patienten gearbeitet wird.

„Ich bin völlig überzeugt, dass wir Kunsttherapeuten mit dem Primärprozessdenken viel besser umgehen können als die meisten Kliniker und dass wir die frei fließenden phantastischen Aspekte der psychotischen Denkweise oft anziehend, ja sogar faszinierend finden. Und, was für die Arbeit mit unterschiedlichen Populationen am wichtigsten ist, wir fürchten uns wahrscheinlich weniger als andere davor, mit Menschen zu fühlen (Empathie zu empfinden), die seltsame Gedanken haben, da wir diesen Zustand von unserer eigenen kreativen künstlerischen Beschäftigung her bestens kennen".[56]

Im Fall der dritten Methode „wird das Bild heraufbeschworen, damit es einer Therapie unterzogen werden kann. Das Bild heilt nicht; wir heilen das Bild".[57] In dem von der Autorin beschriebenen schwerfälligen Verfahren reagiert der Kunsttherapeut unterschiedlich auf „positive" und auf „negative" Bilder, indem er die einen anerkennt und die anderen ignoriert oder abändert. Ich stimme ihrer Kritik an „Verfahren, die es dem Einzelnen nicht gestatten, spontan zu zeichnen, was ihm in den Sinn kommt, sondern eine bestimmte Kategorie von Bildern verlangen",[58] zu. Auch ich habe Bedenken gegen „Interventionen, durch die erreicht werden soll, dass Bilder naturalistischen Kriterien entsprechen".[59] Es stimmt jedoch einfach nicht, dass in der Kunsttherapie „Menschen von Bildern, die ihnen ein wirkliches und unmittelbares Anliegen sind, abgebracht werden".[60] Genau das Gegenteil ist wahr!

Die vierte Methode nennt sich die psychoanalytische „Methode der Interpretation", wonach „die verborgene, durch die Interpretation entschlüsselte Bedeutung, einen höheren Stellenwert besitzt als das tatsächlich sichtbare, manifeste Bild".[61] „Meiner Meinung nach führt der Weg vom Bild zu Verständnis und Interpretation, vom Bild zum tatsächlichen Ereignis, nicht umgekehrt".[62] Die glühendste Befürworterin der Deutung von Bildern war in der Anfangszeit der Kunsttherapie deren Gründerin, Margaret Naumburg, die ihr Verständnis von der Analyse Freuds und Jungs in eine Behandlungsmethode integrierte, in deren Mittelpunkt der Patient und die Kunst stehen. Hätte sie lesen müssen, dass diese Methode „der Kunst-

---

[56] Rubin, J.A. (1984b) *The art of art therapy*, S. 210

[57] Watkins, M. (1981), *Six approaches to the image in art therapy*, S. 111

[58] a.a.O., S. 113

[59] ebd.

[60] a.a.O., S. 115

[61] ebd.

[62] a.a.O., S. 116

therapie nicht die Möglichkeit gibt, zu zeigen...,was sie wirklich kann",[63] wäre sie empört gewesen. Tatsächlich verbrachte Naumburg vierzig Jahre damit, Fachleute auf dem Gebiet der psychischen Gesundheit von dem „überaus wertvollen" Beitrag zu überzeugen, den ein spontaner künstlerischer Ausdruck, der aus einer psycho-analytischen Perspektive betrachtet und analysiert wird, in der Therapie leisten kann.[64] Jeder Mensch mit einem hochentwickelten analytischen Denken wird das Bild *und* die Assoziationen heranziehen, um Bedeutungen zu verstehen – es besteht keine Notwendigkeit, sich für das eine oder das andere zu entscheiden.

Die fünfte Methode, die von der Autorin beschrieben wird und wonach „die bildliche Darstellung allein schon heilend wirkt",[65] ist für Kunsttherapeuten geradezu maßgeschneidert. Die meisten würden dem Bild allein keine spontane Heilkraft zuschreiben, sie jedoch als ein Ergebnis der intensiven Beschäftigung des Patienten mit dem Bild betrachten.[66] Und alle wären sich einig, dass „der Kunsttherapeut die Aufgabe hat, eine Atmosphäre zu schaffen, in der Kunst entstehen kann...."[67] Wie bereits erwähnt, ist eine solche Atmosphäre für die Kunsttherapie von entscheidender Bedeutung. Sie fördert das Entstehen authentischer Kunstwerke, ohne den Prozess, bei dem sowohl der Patient als auch der Therapeut über die Bedeutung der Kunst nachdenken und von ihr lernen, zu behindern. Die Autorin stellt fest, dass eine solche Methode kein Versuch ist, Einsicht oder Integration des Bildes in die Wirklichkeit zu erreichen, da weder das eine noch das andere eintreffen muss, wenn „eine Atmosphäre geschaffen wird, in der Kunst entstehen kann".

Die sechste (und letzte) Methode ist die einzige, die von der Autorin gebilligt wird. Ich stimme ihr in fast allem zu, was ihr daran gefällt, dass nämlich das Bild „respektiert" und nicht gefürchtet, manipuliert oder verändert wird. Es stimmt jedoch nicht, dass Kunsttherapeuten ein „Vorurteil gegenüber bestimmten Bildern haben, das (sie) dazu führt, Veränderungen, Substitutionen, Verbesserungen oder Streichungen vorzuschlagen oder sie zu ignorieren bzw. zu verhindern". Für einen Kunsttherapeuten ist das Verändern von Patientenbildern bestenfalls eine fragwürdige, schlimmstenfalls sogar eine destruktive Methode. Die einzige denkbare Ausnahme wäre ein schwer geschädigter und verwirrter Mensch, den man vielleicht stimulieren möchte, und daher rücksichtsvolle Methoden wie „Geschlossenheit" oder „Erweiterung des Bezugsrahmens"[68] verwendet, um diesen Patienten zu helfen, ihre Bilder zu organisieren und reichhaltiger zu machen – ohne ihre charakteristischen Merkmale zu ändern.

---

63 Watkins, M. (1981) *Six approaches to the image in art therapy*, S. 116

64 Naumburg, M. (1966) *Dynamically-oriented art therapy: Its principles and practice*

65 Watkins, M. (1981) *Six approaches to the image in art therapy*, S. 116

66 Kramer, E. (1975), *Kunst als Therapie mit Kindern;* Ulman, E. (1971) *The power of art in therapy*

67 Watkins, M. (1981) *Six approaches to the image in art therapy*, S. 116

68 Lowenfeld, V. (1957, 3rd Ed.) *Creative and mental growth*

Die Autorin glaubt außerdem, dass Kunsttherapeuten Bilder nur als „psychoanalytische Tarnung latenter Bedeutungsinhalte“ betrachten. Zu sehen, dass Bilder vielschichtige und reichhaltige Bedeutungen besitzen, wäre ein geeigneterer Weg, um das in der Psychoanalyse entwickelte Verständnis für visuelle Produkte zu charakterisieren. Sowohl erkennbare als auch verborgene Bedeutungsinhalte sind wichtig, und die meisten Kunsttherapeuten würden Watkins zustimmen, wenn sie davon ausgeht, dass „genau das Bild, das entsteht, am besten geeignet ist, bisher unbekannte oder nicht zur Gänze erfasste Bedeutungsinhalte darzustellen“.[69]

Die Autorin beendet ihren Artikel, indem sie beschreibt, wie sie Winnicott's[70] „Schnörkel“ Technik in der Psychotherapie mit Kindern verwendet. Wie der Erfinder des Spieles beweist sie dabei Einfühlungsvermögen und Kreativität, und reflektiert über den Prozess mit beruhigender Selbstkritik. In ihren Schlussbemerkungen schließt sie an phänomenologische Methoden und auch an Jung an. Sie spricht nicht weiter über Kunsttherapie, sondern eher von Bildern und „bildlicher Vorstellung“. Ironischerweise sind die einzigen Bilder, die sie in dem Artikel zeigt, verschiedene Bleistiftzeichnungen mit Schnörkeln, die als „Kunst“ nicht viel aussagen und wohl eher der Kommunikation als der Sublimierung gedient haben.

Kunsttherapeuten bemühen sich hingegen, sowohl die Kommunikation als auch die Sublimierung in ihre Arbeit zu integrieren, vor allem dann, wenn sie es mit Kindern zu tun haben. Die Autorin schätzt eindeutig mentale Bilder und das Bildhafte; es ist weniger klar, ob sie die „künstlerische“ Seite der Kunsttherapie ebenso hoch schätzt. Aber vielleicht ist das nicht anders zu erwarten, denn soviel ich weiß, betrachtet sie sich selbst nicht als „Kunsttherapeutin“. Sie ist jedoch eine gute Klinikerin, und ich danke ihr dafür, dass sie mich durch ihre einseitige Darstellung angeregt hat, das hohe Niveau und die Komplexität der Zugangsweisen zum Bild und zu Bildvorstellungen zu verteidigen, die in der modernen Kunsttherapie praktiziert werden. Ich vertraue darauf, dass alle anderen Kunsttherapeuten dasselbe tun, wenn es notwendig sein sollte.

Literatur

ALSCHULER, R., HATTWICK, L. (1947, rev. Ed., 1969) *Painting and personality*, Chicago, University of Chicago Press, 2 Vols.

ARNHEIM, R. (1969) *Visual thinking*, Berkeley, CA. University of California Press, 1969
[deutsche Ausgabe:] (1978), *Kunst und Sehen*, Berlin, de Gruyter

AHSEN, A. (1968) *Basic concepts in eidetic psychotherapy.* New York, Brandon House

BERLYNE, D.E. (1971) *Aesthetics and psychobiology*, New York, Meredith Corporation

---

69 Watkins, M. (1981) *Six approaches to the image in art therapy*, S. 117

70 Winnicott, D.W. (1971/ 1985) *Vom Spiel zur Kreativität*

Bowers, M.K. (1966) *Experimental study of the creative process by means of hypnoanalytic associations to a painting done in occupational therapy,* International Journal of Clinical & Experimental Hypnosis, 14, S. 1-2

Buber, M. (1965) *Between man and man,* New York, Macmillan

Erikson, E. H. (1937) *Configurations in play – clinical notes,* Psychoanalytic Quarterly, S. 139-214.

Erikson, E. H. (1950) *Childhood and society,* New York, W.W. Norton
[deutsche Ausgabe:] (1950), *Kindheit und Gesellschaft,* Stuttgart, Klett

Erikson, E. H. (1951) *Sex differences in the play configurations of preadolescents,* American Journal of Orthopsychiatry, Vol. 21, S. 667-692.

Erikson, E. H. (1968) *Identity: Youth and crisis.* New York, Norto

Erikson, E. H. (1972) *Play and vision,* Harvard Today, Mai, S. 13

Fisher, C. (1956) *Dreams, images, and perception: A study in unconscious-preconscious relationships,* Journal of the American Psychoanalytic-Association, 4, S. 5-47

Fisher, C. (1960) *Subliminal and supraliminal influences on dreams,* American Journal of Psychiatry, 116, S. 1009-1017

Freud, S. (1916/17 und 1933), *The complete introductory lectures in psychoanalysis,* New York, W.W. Norton
[deutsche Ausgabe:] (1919/1917/1933) *Vorlesungen zur Einführung in die Psychoanalyse,* GW

Gardner, H., Wolf, O., & Smith, A. Max and Molly (1982) *Individual differences in early artistic symbolization,* in: Gardner, H., *Art, mind, and brain,* New York: Basic Books, S. 110-127

Grötzinger, Wilhelm (1952/1961) *Kinder kritzeln, zeichnen, malen. Die Frühform kindlichen Gestaltens.* München,, Prestel

Harms, E. (1946) *The psychology of formal creativeness: I. Six fundamental types of formal expression.* Journal of Genetic Psychology, 69, S. 97-120

Horowitz, M. (1964) *The imagery of visual hallucinations,* Journal of Nervous and Mental Disease, 138, S. 513-521

Horowitz, M. (1970) *Image formation and cognition,* New York, Appleton-Century-Crofts

Jakab, I. (1969) *Art and psychiatry: Their influence on each other,* in: Jakab, I., (Ed.) *Art Interpretation and Art Therapy,* New York, S. Karger, S. 90-123

Jung, C.G. (1964) *Man and his symbols,* New York, Doubleday
[deutsche Ausgabe:] (1968) Der Mensch und seine Symbole, Olten, Walter

Jung, C.G. (1972) *Mandala symbolism,* Princeton, N.J., Princeton University Press

Kellogg, R. (1959) *What children scribble and why,* Palo Alto, CA, National Press Books

Kellogg, R. (1969) *Analyzing chi1dren's art*, Palo Alto, CA, National Press Books.

Koffka, K. (1935) *Principles of Gestalt Psychology*, New York, Harcourt, Brace, Jovanovich

Kohler, W. (1947) *Gestalt psychology*, New York, Liveri ght

Kramer, E. (1958) *Art therapy in a children's community*, Springfield, IL., Charles C. Thomas

Kramer, E. (1975) *Kunst als Therapie mit Kindern*, München, Reinhardt

Kris, E. (1952) *Psychoanalytic explorations in art*, New York, Schocken Books [deutsche Ausgabe:] (1977), *Die ästhetische Illusion, Phänomene der Kunst aus der Sicht der Psychoanalyse*, Frankfurt/M. Suhrkamp

Langer, S. K. (1953) *Feeling and form*, New York, Charles Scribner's Sons

Leuner, H. (1969) *Guided affective imagery.* American Journal of Psychotherapy, 21, S. 4-22

Lowenfeld, V. (1939) *The nature of creative activity*, London, Routledge & Kegan

Lowenfeld, V. (1957, 3rd Ed.) *Creative and mental growth*, New York, Macmillan

McFarland, M. (1978) *Reality as a source for creative work*, in: Roth, E. & Rubin, (Eds.) *Perspectives on art therapy*, Pittsburgh, PA: Pittsburgh, Child Guidance Center, S. 5-6

Milner, M. (1957) *On not being able to paint*, New York, International Universities Press
[deutsche Ausgabe:] (1988), Zeichnen und Malen ohne Scheu, Köln, Dumont

Morris, D. (1962) *The biology of art*, New York, Alfred A. Knopf

Naumburg, M. (1966) *Dynamically-oriented art therapy: Its principles and practice*, New York, Grune & Stratton

Piaget, J. (1936/ 1952) *The origins of intelligence in children*, New York, International Universities Press

Prinzhorn, H. (1922) *Bildnerei der Geisteskranken*, Heidelberg, Springer

Read, H. (1956), *Education through art*, New York, Pantheon Books,
[deutsche Ausgabe:] Erziehung durch Kunst,

Rhyne, J. (1973) *Gestalt art experience*, Monterey CA, Brooks/Cole

Rhyne, J. (1979) *Drawings as personal constructs: A study of visual dynamics*, Ann Arbor, MI, University Microfilms, TX375-487

Rhyne, J. (1987) *Gestalt Art Therapy*, in: Rubin, J.A. (Ed.) *Approaches to Art Therapy*, New York, Brunner/Mazel, S. 167-187
[deutsche Ausgabe:] (1991), *Ansätze der Kunsttherapie*, Karlsruhe, Gerardi

Richards, M.C. (1962) *Centering: In pottery, poetry, and the person*, Middletown, CT, Wesleyan University Press

ROBERTSON, T. S. (1963) *Rosegarden and labyrinth*, London, Routledge & Kegan Paul

RUBIN, J.A. (1981) *Art and imagery: Free association with media*, in: Di Maria, A., Kramer, E., and Rosner, I. (Eds.), *Art therapy: a bridge between worlds*, Baltimore, MD, American Art Therapy Association, S. 3-8

RUBIN, J.A. (1978, 1984a) *Child art therapy*, New York, Wiley
[deutsche Ausgabe:] (1993), *Kunsttherapie als Kindertherapie*, Karlsruhe, Gerardi

RUBIN, J.A. (1984b) *The art of art therapy*, New York, Brunner/Mazel

SEGAL, S.H. (1972) *Assimilation of a stimulus in the construction of an image*, in: Sheehan, P., (Ed.), *The function and nature of imagery*, New York, Academic Press, S. 203-230

SHAPIRO, T. & STINE, J. (1965) *The figure drawings of 3-year-old children: A contribution to the early development of body image*. Psychoanalytic Study of the Child, 20, S. 298-309

SINGER, J. L. & POPE, K.S. (Eds.), (1978) *The power of human imagination*, New York, Plenum Press

SLAP, J. W. (1976) *A note on the drawing of dream details*, Psychoanalytic Quarterly, 45, S. 455-456

ULMAN, E. (1971) *The power of art in therapy*, in: Jakab, I. (Ed.), *Psychiatry and Art*, Vol. 3. New York: S. Karger, S. 93-102

WADESON, H. & CARPENTER, W.T. (1973) *"Hallucinations and delusions."* Washington, D.C: United States Government Printing House, NIMH

WAELDER, R. (1936) *The principle of multiple function*, Psychoanalytic Quarterly, 5, S. 45-62

WATKINS, M. (1976) *Waking dreams*, New York, Harper & Row

WATKINS, M. (1981), *Six approaches to the image in art therapy*, Spring, S. 107-125.

WILSON, B. AND WILSON, M. (1977) *An iconoclastic view of the imagery sources in the drawings of young people*. Art Education, 30 (1), S. 5-12

WILSON, B. & WILSON, M. (1978) *Recycling symbols: A basic cognitive process in the arts.* In Madeja, S. (Ed.) *The arts, cognition, and basic skills*, St. Louis, Mo, Cemrel, S. 89-109.

WILSON L. (1987) *Symbolism and art therapy*. In Rubin, J.A. (Ed.) Approaches to Art Therapy, New York, Brunner/ Mazel, S. 44-62
[deutsche Ausgabe:] *Richtungen und Ansätze der Kunsttherapie*, Karlsruhe, Gerardi

WINNICOTT, D.W. (1971/ 1985) *Vom Spiel zur Kreativität*, Stuttgart, Klett-Cotta

Simone Alter-Muri

Kunsttherapie und ihre Beziehung zur Kunstgeschichte Die Integration der Kunstgeschichte in die Kunsttherapie – ein Überblick

Im Lauf der Jahre haben einige wenige Kunsttherapeuten in den Vereinigten Staaten Kunstgeschichte in Kunsttherapiesitzungen integriert. Die Fachliteratur dokumentiert, dass Kunsttherapeuten die Kunstgeschichte bei älteren Menschen, Geisteskranken und Klienten, die an Suchtprogrammen teilnehmen, integrieren. Ich habe einige Jahre lang Kunsttherapeuten, die Kunstgeschichte in die Kunsttherapie einbeziehen, interviewt. Außerdem habe ich über kunstgeschichtlich orientierte Kunsttherapie Vorträge gehalten und auf diesem Gebiet gelehrt und publiziert.

Dieses Kapitel beschreibt verschiedene Ansätze der Verknüpfung von Kunstgeschichte und Kunsttherapie. Nach einem Überblick über die Wege der Integration folgt eine Diskussion der postmodernistischen Theorie und ihrer Anwendung in der Kunstgeschichte. Selbstporträts, die die Kluft zwischen den Kunstepochen der Moderne und der Postmoderne überbrücken können, folgen als nächstes. Die Fallbeispiele illustrieren die Vorteile der kunstgeschichtlich orientierten Kunsttherapie und zeigen, dass sie ein wertvolles Behandlungsinstrument darstellt.

Wege der Integration

In meiner Arbeit als Kunsttherapeutin habe ich die Kunstgeschichte bei vielen verschiedenen Klientenpopulationen in die Behandlung integriert. Diese Populationen umfassten Jugendliche, psychisch Kranke, Menschen mit Entwicklungsverzögerungen, mit Affektstörungen und Stimmungsschwankungen, Persönlichkeitsstörungen, Suchtproblemen, Lernbehinderungen, Krebs, sowie Senioren und Frauen in Übergangsphasen ihres Lebens.[1] In meiner Praxis ziehe ich die Kunstgeschichte verschiedener Epochen heran. Hauptsächlich verwende ich jedoch Kunst der Moderne und der Postmoderne. Ich verwende auch Selbstporträts, um bestimmte Ziele, die in der Sitzung erreicht werden sollen, stärker hervorzuheben. Ich zeige den Klienten Selbstporträts bekannter Künstler ebenso wie von Künstlern der Gemeinde, als Anregung, ihr eigenes Selbstporträt zu schaffen.

Kunsttherapeuten bedienen sich verschiedener Methoden, um bestimmte Aspekte der Kunstgeschichte in die Kunsttherapie zu integrieren. Die Methoden diffe-

---

1 Alter-Muri, S. (1994) *Psychopathology of Expression and the Therapeutic Value of Exhibiting Chronic Client's Art: A Case Study;* dies. (1996) *Dali to Beuys: Incorporating art history into art therapy treatment plans;* dies. (1998) *Texture in the melting pot: Postmodernist art and art therapy*

rieren je nach theoretischer Ausrichtung, Stil, Klientel und der Anzahl der verfügbaren Sitzungen. Einige Kunsttherapeuten bieten ihren Klienten die Gelegenheit, Dias oder kurze Videos von Künstlern anzusehen, deren Kunst mit den Problemen des Klienten, seiner Diagnose, seinem Stil, der Wahl des Materials oder der Verwendung bestimmter Symbole in Zusammenhang steht. Andere Kunsttherapeuten ermutigen den Klienten, ein Museum oder eine Galerie zu besuchen oder gehen mit ihm hin.

Das Betrachten von Kunstwerken kann zu Gefühlsäußerungen führen. Der Klient muss nicht notwendigerweise die tatsächlichen Absichten des Künstlers kennen. Es ist möglich, Gefühle, die in einem Kunstwerk zum Ausdruck gebracht werden, nachzuempfinden. Diese Emotionen könnten sich auf die unbewussten Themen des Klienten beziehen und durch das Betrachten des Kunstwerkes werden ihm möglicherweise die damit verbundenen Gefühle bewusster. Durch beide Methoden werden die Klienten ermutigt, Kunst zu schaffen, die vielleicht mit ihren Reaktionen auf das Kunstwerk, das sie gesehen haben, zusammenhängt, und sie werden dazu angeregt, über diese Reaktionen mit dem Kunsttherapeuten zu sprechen.

Kunsttherapeuten zeigen ihren Klienten Kunstreproduktionen beispielsweise, um sie zu inspirieren, ihr künstlerisches Repertoire zu erweitern. So könnte zum Beispiel die Kunst einer Color Field Malerin wie Helen Frankenthaler dazu führen, dass Klienten locker werden, und wenn man Klienten Kunstwerke der abstrakten Expressionisten zeigt, hilft es ihnen vielleicht, ihren ursprünglichen Widerstand aufzugeben und selbst künstlerisch zu arbeiten, wenn sie sehen, dass Kunst nicht gegenständlich sein muss.

Es wäre denkbar, dass sie auf größerem Format malen oder die Farben und Bilder ineinander fließen lassen. Das Betrachten von Kunstwerken mag Klienten auch ermutigen, Farben zu wählen, die sie normalerweise nicht verwenden würden. Durch diese neuen Wahlmöglichkeiten könnten bisher blockierte Gefühle ausgedrückt werden.

Verschiedene Kunsttherapeuten untersuchen die Psychobiologie von Künstlern, um ihr Basiswissen über den Zusammenhang zwischen Kunst und Therapie zu erweitern. Es hilft ihnen, den kreativen Prozess und die psychischen Themen zu verstehen, die in dem Kunstwerk zum Ausdruck kommen. Wenn ein Kunsttherapeut die persönlichen, sozialen, politischen und ökonomischen Lebensumstände eines Künstlers kennt, kann er sein Wissen über Kunstinterpretation besser mit einem System in Verbindung bringen. Dieser erweiterte Kontext wird wahrscheinlich sein Verständnis für die vielfältigen Faktoren, die auf den kreativen Prozess einwirken, vergrößern.

Die an Kunstgeschichte orientierte Kunsttherapie ist weder ein Allheilmittel, noch ist sie bei jedem Klienten oder in jeder Situation anwendbar. Kunstgeschichte kann zum Beispiel nicht in kurze Kunsttherapiesitzungen eingebaut werden, sie kann höchstens dazu verwendet werden, die Sitzung in Gang zu bringen. Dennoch ist die Kunstgeschichte ein zusätzliches Hilfsmittel, das Kunsttherapeuten in ihrer Praxis einsetzen können, um den Heilungsprozess ihrer Klienten zu unterstützen.

Was ist die Postmoderne?

Als postmodern hat man Kunst definiert, die sich aus sozialen Interaktionen und den gesellschaftlichen Komponenten, die diese Interaktionen fördern, zusammensetzt.[2] Nach Clark[3] liegt die Betonung in der Postmodernen nicht auf Inhalten und formalen Qualitäten der Kunst oder auf den Stellungnahmen von Kunstkritikern. Künstlerische Tendenzen gehen nicht mehr von der Avantgarde aus, sondern von den Kräften, die innerhalb unserer vereinheitlichten, von der Technik beherrschten Massenkultur wirksam sind. Inspiration, Originalität und die Reinheit der Form sind „out"; die eklektische Collage und das Nebeneinander von Bedeutungen sind „in".[4]

Der Begriff „postmoderne Kunst" wurde zum ersten Mal in den Vereinigten Staaten in den 1960er Jahren von Kunstkritikern verwendet.[5] Nach Lyotard[6] hört in der Postmoderne das Wissen auf, reiner Selbstzweck zu sein. Postmodernisten sprechen nicht länger über absolutes Denken, da Wissen als universale Absolutheit nicht existiert. Die postmoderne Kunst repräsentiert mehr als eine Perspektive. Die Postmoderne weist eher auf etwas hin, das nicht da ist, als sich auf Vorhandenes festzulegen.[7] Postmodernisten leugnen, dass es eine besondere Referenz oder bestimmte Ausgangspunkte gibt; sie sprechen von dekonstruierten Bedeutungen.

Die Anwendung postmoderner Konzepte in der Therapie

Ich möchte hier vier Voraussetzungen für eine durch die Postmoderne geprägte Therapie nennen:

1. Der Dialog zwischen dem Therapeuten und dem Klienten eine gemeinsame Erfahrung. Sprache und Bilder sind nicht nur Werkzeuge; sie haben in der Therapie eine wichtige Bedeutung.
2. Die postmodernistische Therapie lehnt es ab, dominierende Charakterisierungen zu akzeptieren oder universale Begriffslehren zu verwenden, wie die Archetypen Jungs oder festgelegte Bedeutungen für einige Symbole in der Kunst.
3. Therapeuten sollten sich bewusst sein, dass jede psychologische Theorie und Praxis für eine Kultur und Zeit in der Geschichte spezifisch sind. Dem postmo-

---

[2] MacGregor, R. (1992) *Post-modernism, art educators, and art education*

[3] Clark, R. (1996) *Art education; Issues in postmodernist pedagogy*

[4] ebd.

[5] Sarup, M. (1989) *An introductory guide to post-structuralism and post-modernism*

[6] Lyotard, J. (1984) *The postmodern condition: A report on knowledge*

[7] Clark, R. (1996) *Art education; Issues in postmodernist pedagogy*

dernen Denken entsprechend müssen Therapeuten sich der vielfältigen Kulturen, die Klienten in eine Sitzung bringen, stets bewusst sein. Es handelt sich dabei um die Kulturen der Familie, der Religion, der Herkunft, um die ökonomische Kultur und die Kultur der Gemeinde und der Gesellschaft.

4. Die postmoderne Zugang spiegelt soziales Engagement wider.

Die Postmoderne und ihre Beziehung zur Kunsttherapie

Die Kenntnis postmoderner Kunst kann in der Praxis der Kunsttherapie von großem Nutzen sein, da sie zu künstlerischen und therapeutischen Reaktionen geradezu einlädt. Wenn Kunsttherapeuten in postmoderner Kunst ausgebildet sind, nutzen sie die Kunst vielleicht vermehrt zur Heilung. Eine Ausbildung kann Kunsttherapeuten auch anregen, ihre Vorstellungen über Kunst zu überdenken und sich die Unterschiede zwischen Kunst, Kunsthandwerk und Volkskunst vor Augen zu halten. In der postmodernen Kunst gibt es keinen Unterschied zwischen „hoher" und „niedriger" Kunst. Manche Kunsttherapeuten sind der Meinung, dass die Kunst, die in der Kunsttherapie geschaffen wird, nicht „Kunst" ist, sondern wie Prinzhorn[8] es nannte, „Bildnerei". Im postmodernen Denken verwischen sich die Grenzen, wann und warum ein Bild Kunst ist. Daher können Klienten, die Hemmungen haben, etwas zu Papier zu bringen, zu kreativem Arbeiten angeregt werden, wenn die Begegnung mit Kunst zu einem Teil ihres Behandlungsplans wird.[9]

So klagte zum Beispiel Klientin A, eine junge Frau mit der Diagnose einer bipolaren Störung, ständig darüber, dass ihre Zeichnungen nicht die Dinge darstellten, die sie wiedergeben wollte. Aufmunterungen und Erklärungen über die Ziele der Kunsttherapie und die Bedeutung der künstlerischen Arbeit in den Sitzungen wurden von ihr ignoriert. Sie lehnte ihre Kunst ab, weil sie nicht realistisch genug war. Schließlich fing sie von selbst an zu arbeiten, nachdem sie die Kunst von postmodernen Künstlern kennen gelernt hatte, die Installationen schufen, die sich mit sozialen Problemen befassten, mit denen sie sich identifizieren konnte. Kunsttherapeuten sollten den Mut haben, ihren Klienten postmoderne Kunst zu zeigen und dadurch Denkmodelle der postmodernen Psychologie in ihre praktische Arbeit zu integrieren. Postmoderne Konzepte sind in der Kunsttherapie nichts Neues. Moon[10], McNiff[11] und Betensky[12] haben die Bedeutung des Dialoges mit einem Bild hervorgehoben. Unterschiede gibt es zur postmodernen Kunst hinsichtlich der Integration gesellschaftlicher Themen, die es dem Betrachter zugleich erlauben, visuell auf sie zu reagieren. Der Prozess der visuellen Kommunikation verbindet die Kunst

---

8 Prinzhorn, H. (1922/1995) *Bildnerei der Geisteskranken: Artistry of the mentally ill. A contribution to the psychology and psychopathology of configuration*

9 Alter-Muri, S. (1996) *Dali to Beuys: Incorporating art history into art therapy treatment plans*

10 Moon, B. (1990) *Existential art therapy: The canvas mirror*

11 McNiff, S. (1991) *Art as medicine*

12 Betensky, M. (1995) *What do you see? Phenomenology of therapeutic art expression*

wieder mit der Gesellschaft, indem sie für die Allgemeinheit relevante Themen anspricht. Die Bedeutung eines Kunstwerkes wird als ein gesellschaftliches Konstrukt angesehen, das von den Betrachtern verlangt, nicht nur auf die formalen Qualitäten eines Werkes zu achten, sondern auch seine Metaphorik zu entschlüsseln und seine Aussagen zu prüfen. Kunsttherapeuten verwenden die Methode des Dialogs mit einem Bild für unterschiedliche Populationen, wie geistig aktive Senioren, Jugendliche, Opfer häuslicher Gewalt, und Menschen, die an unheilbaren Krankheiten leiden.

Die Bedeutung des Dialogs in der Postmoderne

Das künstlerischen Schaffen im Sinne der Postmoderne kann als ein gemeinschaftliches Unternehmen angesehen werden. Das künstlerische Projekt *Mother Tongue* (Muttersprache), das 1991 von Mary Bernstein und Terry Rumble ins Leben gerufen wurde, lädt zur Zusammenarbeit zwischen dem Betrachter der Kunstwerke und seinen Schöpfern ein. (Abb.1)

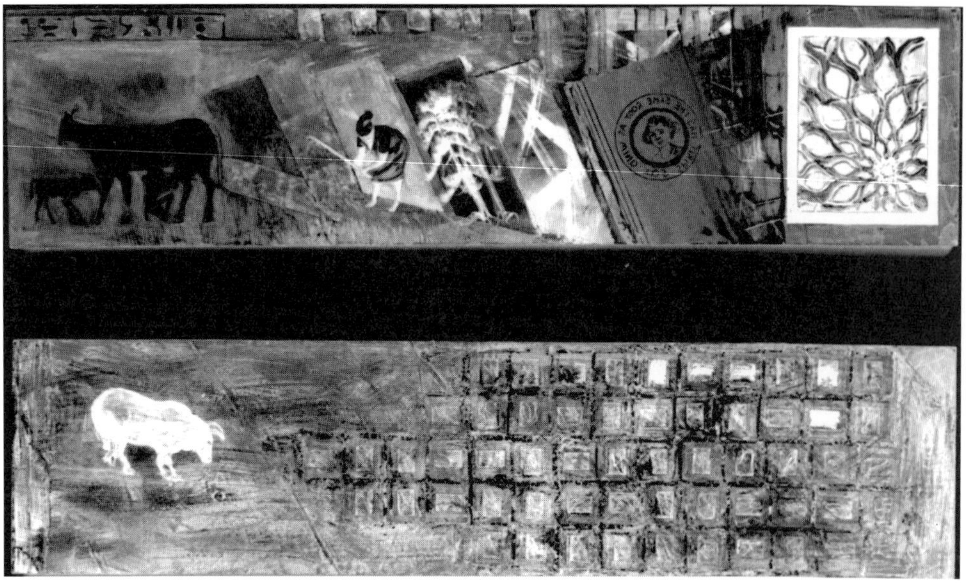

Abb. 1

Mother Tongue umfasst zur Zeit eine Kollektion von mehr als 175 Kunstwerken, die von 70 Personen geschaffen wurden. Jedes der Bilder ist auf einer Hartfaserplatte im Querformat von ca. 30 x 120 cm gearbeitet. Die Ausstellung wird an verschiedenen Orten gezeigt, an denen für die Besucher stets künstlerisches Material zur Benutzung bereitgehalten wird. Abbildung 1 zeigt die Installation in einer Galerie. Die künstlerische Arbeit dient dem Austausch von Gedanken und visuellen Reaktionen zwischen dem Publikum und einer bereits bestehenden Anzahl von

Kunstwerken, und jene Teilnehmer, die ein Kunstwerk schaffen, betrachten sich vielleicht gar nicht als Künstler. Die Kunstwerke, die im Rahmen von *Mother Tongue* geschaffen wurden, sind bereits in vielen verschiedenen Umgebungen gezeigt worden. Ausländische Studenten, lokale High-Schools, Colleges und Frauen aus einem Ausbildungszentrum der Sozialfürsorge sind nur einige der verschiedenen Gruppen, die sich an *Mother Tongue* beteiligt haben.

Laut Bernstein[13] begann *Mother Tongue* als ein visueller und verbaler Dialog zwischen den beiden zuerst beteiligten Künstlern, zu dem sie durch den Philosophen und Physiker David Bohm angeregt worden waren. Bernstein und Rumble trafen sich ein Jahr lang regelmäßig und schufen Kunst als einen gemeinsam geführten, spontanen Dialog.

Nach Bohm[14] ist der Dialog ein Bedeutungsfluss, ein lebhafter Austausch, dessen Zweck der Dialog selbst ist. Da er keinem vorgegebenen Plan folgt, verlangt er keine Entscheidungen, und ist trotzdem nicht nur die oberflächliche Diskussion eines Themas. In *Mother Tongue* können Menschen ihre Gedanken mit Hilfe bildlicher Symbole und weniger verbal austauschen. Die Kunstwerke haben soziale, politische oder persönliche Vorstellungen zum Inhalt. Arbeiten, die sich mit bestimmten Themen befassen, werden durch den Kurator jeder Ausstellung, in der das betreffende Exponat gezeigt wird, ausgewählt. Betrachter der Kunstwerke können auf mehrere Bilder oder auf ein einzelnes Bild reagieren. Sie werden dazu angeregt, die Ausstellung zu erforschen und ihre Reaktionen bewusst wahrzunehmen. Sie werden eingeladen, selbst ein Bild zu zeichnen oder zu malen, das sich auf ihren inneren Dialog mit dem betrachteten Bild oder den Bildern bezieht. In den Räumen der Galerie stehen Informationsblätter über den Ablauf des Dialogs zur Verfügung. Bilder, die von den Teilnehmern als Reaktion auf *Mother Tongue* geschaffen worden sind, werden in die Sammlung von Arbeiten für die Wanderausstellung aufgenommen. Mehrere Bilder befassen sich mit der Mutter-Tochter Beziehung. Abbildung 2 trägt den Titel *Die Büchse der Pandora*. Es handelt sich dabei um die Gemeinschaftsarbeit einer Mutter und ihrer Tochter. In einer Mischung aus Malerei und Collage stellte die Tochter ihr pessimistisches Weltbild auf der linken Seite des Bildes dar. Die Mutter malte und collagierte Worte der Zuversicht und zeichnete einen Regenbogen, der ihre Worte verband.

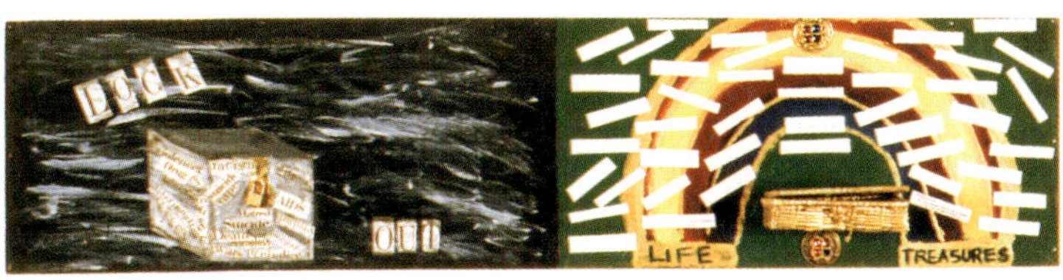

Abb. 2

---

13 persönliches Gespräch im September 1996

14 Bohm, D. (1995) *Unfolding meaning*

Ein besonderer Akzent in der postmodernen Kunst liegt auf dem Verständnis der Bedeutungsentwicklung. *Mother Tongue* interessiert sich für den Prozess des Denkens und dafür, wie Gedanken sichtbar gemacht werden können. Die Künstler betrachten die visuelle Konversation als ein Mittel der Kommunikation, das vorgefasste Meinungen aufgreift, sie sichtbar werden lässt und sich mit diesen Annahmen in einem Dialog auseinandersetzt. Auf diese Weise geht die Bedeutung eines Kunstwerks über den Inhalt des Bildes hinaus und schließt die Kulturkreise der Künstler und die Welt, in der sie leben, mit ein. Es ist nicht nötig, dass die folgenden Künstler die ursprünglichen Absichten der Schöpfer der primären Kunstwerke verstehen. Es wird ausdrücklich betont, dass es zahlreiche Wege gibt, ein Kunstwerk zu betrachten und einen Dialog mit ihm zu führen.

Folgerungen für Kunsttherapeuten

Als Kunsttherapeutin habe ich herausgefunden, dass der Dialog mit Bildern eine wirkungsvolle Methode im Heilungsprozess darstellt. Kunsttherapiestudenten bereiteten eine Ausstellung von *Mother Tongue* in einem Gemeindecollege vor und stellten ihre Werke aus. Diese Studenten waren tief beeindruckt, als sie die große Auswahl der gezeigten Bilder sahen, und sie zeichneten als visuelle Reaktion auf die Kunst. Ihre Zeichnungen reflektierten nicht nur die Themen, die sie in einem Werk zu erkennen glaubten, sondern auch persönliche Themen, die während des Dialogs mit diesen Bildern auftauchten. Für diese Studenten war es ein angenehmes Gefühl, dass sie, durch die Ausstellung angeregt, spontan künstlerisch arbeiten konnten, und verschiedene Studenten sagten, dass sie dadurch einen tieferen persönlichen Einblick in Probleme gewonnen hätten als in Jahren der Gesprächstherapie. Kunsttherapeutische Übungen, die Klienten helfen zu verstehen, was ihre Kunst für sie bedeutet und wie sie mit anderen über ihre Themen sprechen können, bestätigen postmodernistische Ideologien.

Die Verbindung von Heilung, Therapie und Gemeinschaftsinteressen kann sowohl für den Einzelnen als auch für die Gesellschaft von großer Bedeutung sein. Unter den Frauen der Breast Cancer Action Group (B.C.A.G.) gibt es professionelle Künstlerinnen und Laienkünstlerinnen, die Arbeiten über ihre Erfahrung mit Brustkrebs geschaffen haben, um ihre Heilung und die dafür nötige aktive Mitarbeit zum Ausdruck zu bringen. Die B.C.A.G. schuf eine Diasammlung mit dem Namen *Healing Legacies of the Art of Breast Cancer Survivors*, mit der sie die Öffentlichkeit über die Auswirkungen von Brustkrebs informieren. Zu jedem auf einem Dia abgebildeten Kunstwerk gibt es eine kurze Beschreibung über die Erfahrungen der Künstlerin mit ihrer Krankheit und über ihre künstlerische Entwicklung.[15] Die B.C.A.G. gründete eine Organisation unter dem Namen Women's Caucus for Art, in der Künstlerinnen, Kuratoren und Kunsterzieher aus den gesamten Verei-

[15] B.C.A.G., persönliche Gespräche, 1995

nigten Staaten vertreten sind. Die Sammlung enthält auch Vorträge und Workshops, die sich mit Kunsttherapie befassen.[16]

Im Rahmen meiner Arbeit mit Häftlingen eines kleinen Gefängnisses wurden die Bilder und kunstgewerblichen Arbeiten, die von den Häftlingen in Kunsttherapiesitzungen geschaffen wurden, in einer lokalen Galerie ausgestellt. Der Erlös aus dem Verkauf der Kunstwerke wurde auf ein Konto für die Entschädigung der Opfer eingezahlt. Dieses Geld erhielten die Familien der Opfer. Ein weiteres Beispiel für die positive Wirkung der Verbindung zwischen Postmoderne und Kunsttherapie liefert das Living Museum am Creedmoor Psychiatric Center in Queens, New York. Dieses Museum, das im Krankenhaus eingerichtet wurde und von diesem finanziert wird, zeigt Graphiken und in Zusammenarbeit geschaffene Installationen.[17] Keines der Kunstwerke, die von Klienten und Mitarbeitern des Krankenhauses geschaffen und ausgestellt wurden, war mit Hilfe eines Kunsttherapeuten entstanden. Theoretisch könnte diese künstlerische Praxis Teil des klinischen Repertoires eines Kunsttherapeuten werden. So könnte zum Beispiel die in Gemeinschaftsarbeit entstandene, riesige Skulptur eines Drahtkorbes, der mit zerknüllten alten Krankenberichten gefüllt ist,[18] zu einem intensiven kunsttherapeutischen Erfahrungsworkshop umgewandelt werden. Aufgabe des Kunsttherapeuten wäre es, die Klienten zu einem Dialog anzuregen, in dem sie ihre Gefühle über das Krankenhaus äußern und zum Ausdruck bringen was sie empfanden, als sie Informationen vernichteten, die in schriftlichen Berichten über Klienten enthalten sind. Der kontrollierte Akt der Zerstörung und Wiederherstellung, dessen Endprodukt ein Kunstwerk ist, auf das die Betrachter reagieren und mit dem sie sich identifizieren können, kann ein wichtiges Glied im Prozess der inneren Heilung sein.

Postmoderne Kunst: soziales Bewusstsein und Politik

Keith Haring war ein postmoderner Künstler, dessen Kunst Botschaften vermittelt, die die breite Öffentlichkeit ansprechen. Seine spontane, ohne vorherige Skizzen geschaffene Kunst und seine Appelle an das soziale Bewusstsein wurden auch von Angehörigen jener Gruppen anerkannt, die mit Kunstbetrachtung nicht unbedingt in Verbindung gebracht werden. Harings Zeichnungen, die er auf der Straße schuf, erlaubten es ihm, ganz normale Menschen anzusprechen und so die Grenzen zwischen elitärer Kunst und der Kunst der populären Kultur weiter zu verwischen. Laut Riley[19] schließt der postmoderne Zugang zur Kunsttherapie den Einfluss der Außenwelt auf unser Realitätsbewusstsein mit ein.

---

16 Malchiodi, C. & Riley, S. (1994) *Integrative approaches to family art therapy*

17 Hollander, K. (1993) *Report from Queens: Art Asylum*

18 ebd.

19 Riley, S. (1997) *Conflicts in the treatment issues of liberation, connection, and culture: art therapy for women and their families*

Postmoderne Künstler neigen dazu, alles was sich ihnen bietet, als künstlerisches Ausdrucksmittel zu verwenden. Objekte können aus ihrem ursprünglichen Kontext genommen und willkürlich miteinander verbunden werden. Auch das ist eine Methode, mit der Kunsttherapeuten bestens vertraut sind. Kunsttherapeuten benutzen immer wieder Collagen aus Fundobjekten, Magazine sowie Papiercollagen und Installationen als Materialien in der Behandlung. Durch die Verwendung verschiedener Ausdrucksmittel kann es zu zahlreichen Anspielungen kommen, durch die das Publikum mit Widersprüchen konfrontiert wird.

Postmoderne als therapeutisches Mittel

Eine postmodernistische Sicht der Kunst, die eine Untersuchung der sozioökonomischen, politischen, religiösen, kulturellen und psychologischen Aspekte, die in einem Kunstwerk enthalten sind, einschließt, hilft dem Kunsttherapeuten, die komplexe Geschichte des Klienten zu verstehen. Cattaneo[20] erinnert uns daran, dass unsere Fähigkeiten, andere Kulturen zu betrachten, auf Grund unserer Erziehung und Schulbildung begrenzt sind. Kvale[21], eine überzeugte Vertreterin postmodernen Denkens in der Psychologie, fordert, dass von verschiedenen Kulturen zu unterschiedlichen Zeiten zahlreiche Denkmodelle verwendet werden, um bestimmte Phänomene zu verstehen und zu erklären. Aus diesem Grund führen dieselben therapeutischen Maßnahmen nicht bei allen Klienten zu den selben Reaktionen. Es ist daher ein Fehler, generell die Ansicht zu vertreten, dass eine therapeutische Methodenlehre für alle Klienten angewendet werden kann. Kapitan und Newhouse[22] sagen, dass die Postmoderne im Kontext mit der Therapie mit einer eingleisigen Beurteilungs- und Behandlungsmethode nicht übereinstimmt. Die Postmoderne lehnt den Universalismus und alles Metanarrative ab.

Eine postmoderne Denkweise kann Kunsttherapeuten helfen, eine echte multikulturelle Methode in ihre Praxis zu integrieren. In der postmodernen Welt ist die Realität kein statisches System, sondern ein Prozess ständiger Veränderung ohne feststehende Bedeutungen oder Wahrheiten.

Narrative Aspekte der Postmoderne

Laut Malchiodi[23] ist die Postmoderne mit dem Bewusstsein verbunden, dass es eine Vielzahl von Realitäten gibt. Kunsttherapeuten lernen, auf die Geschichten, die Klienten durch die Kunst erzählen, einzugehen. Geschichten sind polymorph, und man kann sie als Berichte über das Entstehen von Bedeutung und Verständnis

---

[20] Cattaneo, M. (1994) *Addressing culture, values, and values in the training of art therapists*

[21] Kvale, S. (1992) *Psychology and postmodernism*

[22] Kapitan, L & Newhouse, M. (2000) *Playing chaos into coherence: Educating the postmodern art therapist*

[23] Malchiodi, C. & Riley, S. (1994) *Integrative approaches to family art therapy*

betrachten.[24] Eine narrative postmoderne Methode geht immer von der Existenz eines Beobachters oder einer Person aus, der die Geschichte erzählt wird. Daher finden Dialoge in der Kunsttherapie im Kontext der Gemeinschaft vor einem wirklichen oder gedachten Publikum statt. Roberts[25] verwendet das Erzählen von Geschichten über die Herkunftsfamilie als eine Art Katalysator, der dazu dient, Themen zu finden und Klienten zu bitten, über das Problem, das in ihren Geschichten zum Ausdruck kommt, zu sprechen. Ein narrativer Zugang zur Kunsttherapie kann die therapeutische Beziehung festigen. Eine postmodern geprägte philosophische Haltung schafft außerdem ein Bedürfnis nach mehr als einer Schilderung, da Erklärungen zu einem bestimmten Ereignis nicht unbedingt auf ein früheres oder zukünftiges Ereignis gleichermaßen zutreffen. Ein Therapeut, der fähig ist, mehrere konzeptionelle Systeme zu verwenden, kann mehr als eine Facette in der Geschichte des Klienten erkennen und damit arbeiten. Die Postmoderne ermutigt und unterstützt Praktiker, größeres Verständnis für die Kunst von Menschen aus anderen Kulturkreisen und sozioökonomischen Gruppen zu entwickeln. Ein solches multikulturelles Bewusstsein stärkt und unterstützt den Therapeuten, den Klienten und die therapeutische Beziehung. Kunsttherapeuten müssen über die modernistische Methode hinausgehen, um die Ursache eines Symptoms zu finden, zu interpretieren und sich damit auseinandersetzen zu können. Kunsttherapeuten, die einen postmodernen Ansatz vertreten, können Mitschaffende ihrer Klienten werden und ihnen helfen, ein sinnvolles Leben zu gestalten, statt weiterhin nur die Symptome und Anzeichen von Krankheit oder anhaltender Gesundheit aus den künstlerischen Produkten ihrer Klienten herauszulesen. Eine postmoderne Kunsttherapie ist daran interessiert, eine Kultur zwischenmenschlicher Beziehungen zu schaffen, einen Bereich, in dem Therapie und Gemeindearbeit jenen Klienten, die keine Rechte mehr haben, eine Stimme geben können; einen Bereich, in dem die künstlerischen Erfahrungen der Klienten nicht nur durch die eigene Kultur oder die Gemeinde geformt werden, sondern auch in der Kultur im Allgemeinen und in der Gesellschaft Anerkennung finden. Indem sie die Geschichten von Klienten ernst nehmen und die Stärken ihrer Schilderungen hervorheben, können Kunsttherapeuten den Klienten helfen, ihre augenblicklichen Probleme mit anderen Augen zu sehen.

Kunsterzieher wie zum Beispiel Lowenfeld und Brittain[26] haben entdeckt, dass Studenten vermehrt zu künstlerischen Arbeiten inspiriert werden, wenn ein bestimmtes Thema in Beziehung zu ihrem eigenen Leben steht. In der Praxis der Kunsttherapie könnten im Zusammenhang mit der Integration postmodernistischer Theorien in die Behandlung auch Vorschläge gemacht werden, aus der Geschichte eines Einzelnen narrative Kunst zu schaffen. Das Werk von Faith Reingold, die biographisches Material verwendet, um eine Geschichte zu erzählen, ist

---

24 Kellman, J. (1995) *Harvey shows the way: Narrative in children's art*

25 Roberts, J. (1994) *Tales and transformation: Stories in families and family therapy*

26 Lowenfeld, V. & Brittain, W.L. (1987) *Creative and mental growth*

ein ausgezeichnetes Beispiel. Nach dieser Methode werden in der Arbeit mit Senioren und auch mit unheilbar Kranken aus Papier, mit Collagen und anderen unterschiedlichen Materialien Decken gestaltet, die eine Geschichte erzählen. Die Integration postmodernen Denkens führt ggf. auch dazu, dass über die sozialen und politischen Ereignisse im Leben von Künstlern, die aus einem Kulturkreis stammen, der dem des Klienten ähnlich ist, diskutiert wird. Klienten können zudem angeregt werden, die Kunst diskriminierter Gruppen zu betrachten und sich mit ihr zu identifizieren. Sie werden möglicherweise inspiriert, Kunst zu schaffen, in der sie diese Unterdrückung als eine abgewandelte Form ihrer eigenen Erfahrung darstellen.

Viele Kunsttherapeuten sind von positivistischen psychologischen Konzepten beeinflusst, nach denen Symptome in Übereinstimmung mit verschiedenen Theorien über den Ödipuskomplex, infantile Traumen, Missbrauch, oder die Unfähigkeit zur Persönlichkeitsentfaltung interpretiert werden. Die Postmoderne akzeptiert weder eine reduktive Kausalität noch andere Theorien, die dem aus der Erfahrung eines anderen Menschen entstandenen Weltbild ein dominantes Wissen aufzwingen; Symptome haben nicht immer nur einen Grund. Die postmoderne Position oder Perspektive wird von Byrne[27] beschrieben, der Gesundheit als die Fähigkeit betrachtet, Fragmentierung geschickt zu meistern und trotz engster Beziehungen zu einem Anderen eigenständig zu bleiben.

Selbstporträt und Kunsttherapie

Das Selbstporträt ist eine weitere Kunstform, in der Kunsttherapeuten Kunsttherapie und Kunstgeschichte miteinander verbinden können. Wenn man Klienten Beispiele von Selbstporträts, die von Künstlern geschaffen wurden, zeigt, kann man sie dazu anregen, mit dieser Kunstform zu experimentieren. Selbstporträts spielen bei der psychologischen Einschätzung eine wichtige Rolle. Zeichnungen der menschlichen Gestalt können eine direkte Projektion des Selbst darstellen. Selbstporträts bieten eine Möglichkeit, über Körperbild und Selbstbild zu sprechen, und sind besonders für Menschen geeignet, die sexuell missbraucht wurden, sowie für Klienten, die unter Essstörungen leiden. Für den Therapeuten ist es interessant zu sehen, welche Bedeutung Menschen dem Selbst in ihrer bildlichen Darstellung geben. Garai[28] sagte, dass Selbstporträts einen Kampf um Identität und Selbstverwirklichung zum Inhalt haben können und dass sie bisweilen viele Seiten eines Menschen zeigen. Künstler fühlen sich möglicherweise zu Selbstporträts hingezogen, weil sie sich keine Gedanken darüber machen müssen, jemand anderem als sich selbst zu gefallen. Absoluter Realismus wird nicht immer angestrebt.

---

27 Byrne, P. (1995) *From the depths to the surface: Art therapy as a discursive practice in the postmodern era*

28 Garai, J. (1977) *The use of painting to resolve an artist's identity conflicts*

Oft möchte der Künstler seine Emotionen, seine Persönlichkeit oder sogar einen spirituellen Aspekt seines Wesens darstellen.

Elizabeth Layton war eine ältere Frau, die sich durch Konturenzeichnungen von jahrelangen Depressionen selbst heilte. Diese kolorierten Bleistiftzeichnungen waren hauptsächlich Selbstporträts.[29] Zunächst stellten Layton's Selbstporträts persönliche Erlebnisse dar, wie den Tod ihres Sohnes, die Probleme in ihrer Ehe und das Akzeptieren ihres alternden Körpers. Als ihre Depressionen verschwanden, begann sie sich in ihren Zeichnungen mit sozialen Anliegen zu befassen, wie zum Beispiel mit dem Problem des Rauchens, der politischen Macht für Senioren (gray power), dem Kampf gegen AIDS und andere Themen.

Joanna Barnett ist eine Künstlerin, die an ständig wiederkehrenden Depressionen litt. Sie zeichnete vierzig Tage lang täglich ein Selbstporträt, um ihre Krankheit verstehen zu lernen. Obwohl diese Selbstporträts ihre Depressionen nicht heilten, gaben sie ihr das Gefühl, etwas zu leisten, ein Ziel zu verfolgen und sich einer Herausforderung zu stellen.[30] Wenn man sich prüfend im Spiegel betrachtet, kommt es zu einer Art Selbstreflexion.[31] Selbstporträts können den Künstler dazu veranlassen, sich auf einer existentiellen Ebene mit seiner eigenen Person auseinander zu setzen.

Gregory Gillespie, ein anerkannter Künstler, schuf viele Selbstporträts; oft verwendete er ein Vergrößerungsglas, das ihm beim Malen von Details half. Seine Bilder hatten einen surrealistischen Charakter. Viele der Selbstporträts zeigen den Künstler bei der Arbeit in seinem Atelier, das er als einen schützenden Hafen betrachtete. Gillespie empfand das Malen von Selbstporträts als einen Dialog mit dem Selbst.[32] Da er selbst sein schärfster Kritiker war,[33] zeigten Gillespies spätere Selbstporträts sein Altern und betonten die Schlaffheit und die Falten des über Sechzigjährigen (siehe die folgende Abbildung 3).

---

[29] Lambert, D. (1995) *The life and art of Elizabeth "Grandma" Layton*

[30] Barnett, J. (1995) *Forty self portraits in 40 days*

[31] ebd.

[32] persönliches Gespräch im März 2000

[33] MacShane, (1978) *Self-portraits: Gregory Gillespie*

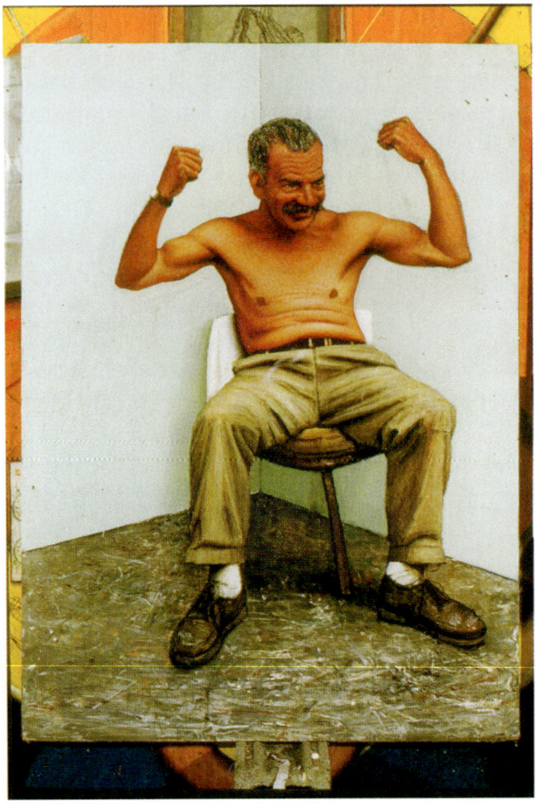

Abb. 3

Wie Vincent van Gogh, der mehr als 30 Selbstporträts malte, hielt diese Selbstreflexion auch Gillespie nicht davon ab, sich das Leben zu nehmen. Bonafoux wiederum beschrieb van Goghs Selbstporträts als die Grundlage für dessen Zurückgezogenheit und Heilung.

Manchmal gestatten Selbstporträts dem Künstler, sich mit tief sitzenden Gefühlen des Schmerzes zu befassen. Über van Gogh wurde berichtet, dass er Selbstporträts als eine Kunstform bezeichnete, die ihm die meiste Selbstsicherheit gab.[34] Vincent van Gogh sandte viele seiner Selbstporträts an seinen Bruder oder die Schwester als Beweis dafür, dass seine Krankheit sich besserte und er sich wohl fühlte.[35]

Klienten können dazu ermuntert werden, Selbstporträts in einem unrealistischen Stil zu schaffen, um sich so eher auf das Verständnis ihres Selbst als auf ihre technischen Fähigkeiten zu konzentrieren. Kunsttherapeuten können die heilen-

34 Bonafoux, P. (1989) *Van Gogh self-portraits*

35 Bonafoux, P. (1989) *Van Gogh self-portraits*

den Aspekte von Selbstporträts einbeziehen, indem sie dem Klienten visuelle Beispiele von Künstlern, die Selbstporträts schufen, zur Verfügung stellen. An Hand der Bilder sollte darüber gesprochen werden, wie es den Künstlern durch diesen Prozess gelang, während einer Zeit, in der sie um ihr seelisches Gleichgewicht kämpften, klar und gegenwartsbezogen zu bleiben.

Fallbeispiele

In den vielen Jahren, in denen ich als Kunsttherapeutin mit chronisch kranken Patienten in geschlossenen psychiatrischen Abteilungen und später als Beraterin mit vielen verschiedenen Populationen arbeitete, wuchs mein Interesse an Ausstellungen der künstlerischen Arbeiten von Klienten als Teil ihres Behandlungsplans.[36] Ich begann, in Kunsttherapiesitzungen zunächst den stationären Patienten und schließlich auch in meiner Privatpraxis Dias von Kunstwerken der Moderne und Postmoderne vorzuführen. Dabei fand ich stets, dass die Kunstgeschichte erfolgreich in die kunsttherapeutische Behandlung aller Populationen, mit denen ich arbeitete, integriert werden kann. In Verbindung mit Kunstgeschichte kann die Kunsttherapie wesentlich dazu beitragen, das Selbstwertgefühl, die Sublimierung, Fähigkeiten der Sozialisation, Selbstbeobachtung, soziales Bewusstsein und die Kreativität zu verbessern. Laut Silverman[37] kann die Kunst dazu verwendet werden, Diskussionen über sensible Themen zu stimulieren.

Die Besprechung von Kunstwerken, das Betrachten von Dias und der Besuch von Museen und Galerien als Teil des Behandlungsplans eines Klienten verweist auf den feinen Unterschied zwischen Kunsttherapie und Kunsterziehung. Die Art, wie Dias von Künstlern betrachtet und Informationen über verschiedene Kunstepochen vermittelt werden, entspricht nicht dem Kunstunterricht, da weder Techniken erklärt noch Kunstwerke bewertet werden. Fallbeispiele werden gemeinsam mit Informationen präsentiert, die sich auf die Vorteile beziehen, die das Verständnis für postmoderne Kunst und ihre Integration in die Kunsttherapie mit sich bringen. Dabei handelt es sich um kein neues Konzept. Bouye-Allen[38] berichtete über eine „Kunstvorlesungsgruppe", die sich Dias ansah und die künstlerischen Arbeiten ehemaliger Patienten gemeinsam mit Kunstwerken bekannter Künstler diskutierte. Dadurch entstand eine Verbindung zwischen der Kunst von Klienten und „echter" Kunst, das Zusammengehörigkeitsgefühl der Gruppe wurde gestärkt und das Verständnis für die vielen Wege, wie Kunst als ein Medium psychischer Integration sein kann, erhöhte sich deutlich. Der folgende Fall zeigt, wie die Verwendung der Kunstgeschichte in der kunsttherapeutischen Behand-

---

[36] Alter-Muri, S. (1994) *Psychopathology of Expression and the Therapeutic Value of Exhibiting Chronic Client's Art: A Case Study*

[37] Silverman, L. (1981) *Johnny showed us the butterflies. The museum as a family therapy tool*

[38] Buoye-Allen, P. (1985) *Integrating art therapy into an alcoholism treatment program*

lung das Selbstwertgefühl steigern kann und die Bildung einer stärkeren Identität und eines Gefühls für die eigene Person fördert.

Erstes Fallbeispiel

Klient X war ein Neunzehnjähriger mit Lernschwierigkeiten, psychiatrischen Problemen und Episoden von Suchtmittelmissbrauch. Er besuchte Sonderschulen für Lernbehinderte und Verhaltensauffällige und war in verschiedenen psychiatrischen Abteilungen stationärer Patient.

Ich lernte Klient X im Rahmen einer ambulanten Kurzzeittherapie in einer Tageseinrichtung für Jugendliche kennen, an der ich als Kunsttherapeutin angestellt war. Ein Jahr lang arbeitete ich mit ihm in Einzelsitzungen und in der Gruppe. Als Mr. X aus dem Jugendprogramm ausschied, wurde er in meine Privatpraxis überwiesen. Von dem Augenblick an, als ich zum ersten Mal seine Kunstwerke an der Wand der Institution für Jugendliche hängen sah, faszinierte mich die enorme schöpferische Energie, die in seinen Zeichnungen steckte. Seine ersten künstlerischen Arbeiten wirkten sehr zornig und Furcht erregend, wie z.B. die folgende *Abb. 4*:.

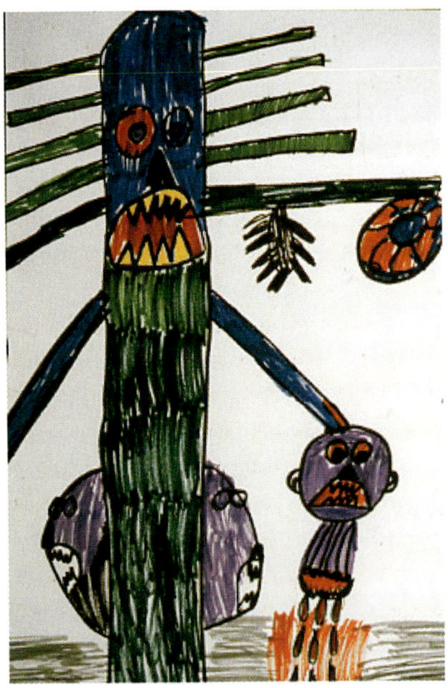

Seine Auswahl von Bildern und Farben war sehr berührend. Als wir miteinander arbeiteten, ermutigte ich Klient X dazu, sein Interesse an künstlerischer Arbeit positiv zu bewerten und daran festzuhalten. In Einzelsitzungen begann ich, ihm Dias von Künstlern zu zeigen, deren Werke ähnliche Bildinhalte oder künstlerische Elemente (Farbe, Komposition, Form, Textur, Linienführung usw.) aufwiesen. Unter diesen Künstlern befanden sich auch Keith Haring und Lucas Samaras. Nach einigen Monaten begann Klient X sich künstlerisch zu verändern und entwickelte einen Stil, den man als malerisch bezeichnen könnte. Auch in seiner Selbstwahrnehmung wurde er von einem Menschen, der Schwierigkeiten hatte, sich im Leben zu behaupten, zu jemandem, der eine künstlerische Begabung besaß.

An diesem Punkt der Behandlung begann ich in den Gruppensitzungen, die Mr. X ebenfalls besuchte, verschiedene Theorien, Kunststile und ausgewählte biographische Anekdoten moderner Künstler zu besprechen, um die Teilnehmer zu inspirieren. Andere Jugendliche in der Gruppe, denen es an Motivation fehlte, schienen die Geschichten und die Kunstwerke, die auf den Dias zu sehen waren, anzuregen.

Die Einführung der Kunstgeschichte erfolgte am Anfang, d.h. in der „Aufwärmphase" der Gruppenarbeit. Miller[39] betrachtete die Verwendung der Kunstgeschichte als ein Mittel zum Einstieg und integrierte sie ebenfalls in die Kunsttherapie. Sie ging davon aus, dass Aufgaben, die mit Kunstgeschichte in Zusammenhang stehen, die Kunsttherapie zu einer für Erwachsene geeigneten Betätigung machen.[40] Millers Arbeit mit chronisch kranken Patienten in einer psychiatrischen Abteilung zeigte, dass Klienten, die an Kunsttherapiesitzungen teilnahmen, die Kunstgeschichte mit einschlossen, sich intensiver mit Kunst beschäftigten und mehr Zeit mit kreativer Arbeit verbrachten als die Klienten einer Kontrollgruppe.[41]

Die Kunst von Mr. X enthielt oft sehr emotionale Aussagen, die er anderen mitteilen wollte. Seine zornigen Bilder zeigten persönliche Probleme, die ihn ängstigten und die er zu verstehen versuchte. Haeseler[42] forderte Kunsttherapeuten eindringlich auf, Kunstwerke mit gewalttätigen Bildinhalten nicht auszustellen. Kunsttherapeuten sollten Klienten dazu anregen, ihre gewalttätigen bildlichen Darstellungen durch das Verständnis für die Bedeutung, die hinter dem Bild steht, zu kompensieren. Ich habe herausgefunden, dass durch Dias, die Arbeiten von Künstlern zeigen, auf denen keine gewalttätigen Szenen dargestellt wurden, die jedoch deutlich ihre Versuche, traumatische Erinnerungen zu heilen, zum Ausdruck brachten, die Darstellung gewalttätiger Vorstellungen ebenfalls verhindert werden kann.

Um zu zeigen, dass ich ihr Bedürfnis nach starken bildlichen Aussagen verstand, zeigte ich Mr. X und den anderen Jugendlichen Werke verschiedener Künstler, unter anderem von Elisabeth Layton. Kurze Anekdoten beschrieben ihren Kampf gegen Depressionen, ihre Fähigkeit, die eigene Verzweiflung mit Hilfe der Kunst zu verarbeiten und dadurch zu lernen, den Schmerz und das Leid anderer bildlich darzustellen. Nachdem Mr. X ihre Bilder gesehen hatte, zeichnete er eine offene Thermosflasche, deren Deckel in der Luft schwebte. Er beschrieb sie als „sein Leben, das durch einen festen Deckel zu heiß geworden war und sich nun erholte, um anderen Tee anbieten zu können".

Ich wagte ein Experiment und zeigte dieser Gruppe Dias und Reproduktionen von „Außenseiterkünstlern". Klient X sprach über sein Gefühl der Hoffnung und Inspiration, als er die Kunst von Menschen betrachtete, die keine ausgebildeten Künstler waren, deren Kunst jedoch für viel Geld verkauft wurde. Die Identifikation mit anderen, die ähnliche Probleme haben, wird laut Yalom[43] zu einem heilenden Faktor der Gruppentherapie.

---

39 Miller, C. (1993) *The effects of art history enriched art therapy anxiety time on task and art product quality*

40 ebd.

41 ebd.

42 Haeseler, M. (1987) *Censorship or Intervention: "But you said we could draw whatever we wanted"*

43 Yalom, I. (1975) *The theory and practice of group psychotherapy*

Während der Übergangsphase, in der Mr. X aus dem teilweisen stationären Programm ausschied und bei mir mit der Einzeltherapie begann, empfahl ich ihm, im Rahmen seiner Behandlung Museen und Galerien zu besuchen. Ich regte Mr. X auch dazu an, aktuelle Kunstausstellungen gemeinsam mit einem Freund oder Familienmitglied zu besuchen. Mr. X gefiel diese Idee, und er neigte dazu, verschiedene Aspekte der Kunst, die er gesehen hatte, in seine eigene Arbeit zu übernehmen. So wurden zum Beispiel seine Arbeiten geometrischer, nachdem er Werke Kandinskys und Hoffmanns gesehen hatte.

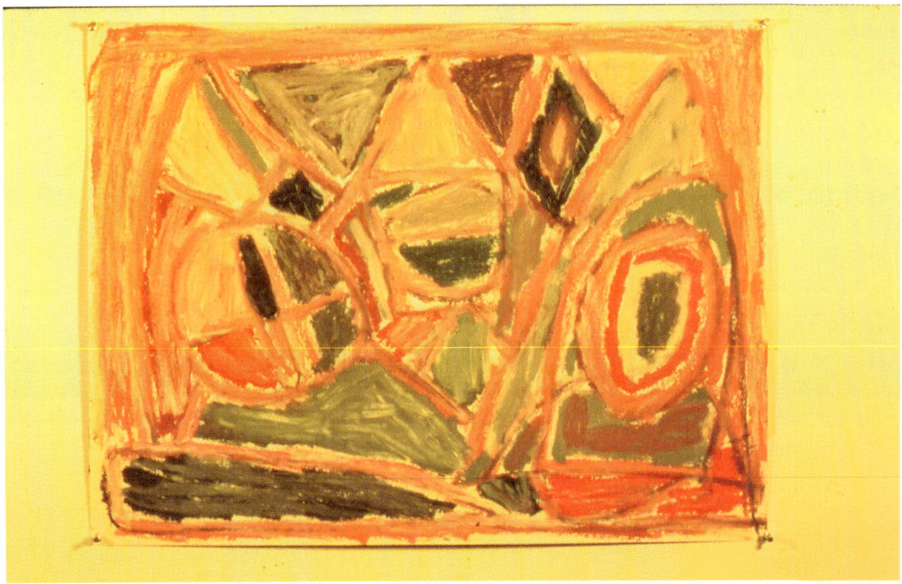

Abb. 5

Am Ende jeder Sitzung stellten Mr. X und ich seine Arbeit auf eine Staffelei oder hängten sie an die Wand, um sie zu betrachten. Er sprach über die Bedeutung seiner Kunstwerke und gab meistens jedem Bild einen Titel. Da Mr. X auch Musiker war, interessierten ihn die Titel, die Kandinsky seinen Werken gab, und er begann, die Sprache der Musik in seinen eigenen Titeln zu verwenden.

Es wurde nachgewiesen, dass die Kunsttherapie das Selbstwertgefühl bei Jugendlichen steigern kann.[44] Die Exkursionen in Museen und Galerien schienen das Selbstwertgefühl und die Differenzierung der Identität von Mr. X gesteigert zu haben. Um diese Entwicklung des Selbstwertgefühls weiter zu fördern, forschte

---

44 Rubin, J. (1984) *The art of art therapy;* Landgarten, H. (1981) *Family art psychotherap;* Franklin, M. (1992) *Art therapy and self-esteem*

ich nach Künstlern, die in einem ähnlichen Stil wie Mr. X gearbeitet hatten, wie zum Beispiel Jean Michel Basquiat. Auf Grund seiner Identifikation mit den Problemen, mit denen Künstler zu kämpfen haben, begann Mr. X, sich selbst als Künstler zu betrachten. Nachdem wir zwei Jahre miteinander gearbeitet hatten, organisierte ich für Mr. X eine Ausstellung an einem lokalen College. Mr. X verkaufte einige Zeichnungen und Bilder. Außerdem war ein Kurator einer Galerie anwesend, der Mr. X für eine Ausstellung in seiner Galerie für das folgende Jahr auf seinen Terminplan setzte. Nachdem Mr. X ein Jahr lang auf diese Weise gearbeitet hatte, sagte er mir, dass er nun seine Identität als Künstler gefunden hätte und sich nicht länger nur als einen Menschen mit Problemen sähe. Das entspricht zwar nicht der üblichen Zielsetzung eines Kunsttherapeuten, aber für die Identität und das Selbstwertgefühl von Mr. X war es wichtig. Franklins Arbeit über das Selbstwertgefühl[45] beschreibt Kunst als einen sicheren Hafen, in dem man sich mit dem alten Selbst auseinander setzen und das neue Selbst erproben kann. Bouye-Allen[46] berichtete, dass ein Zweck ihrer „Kunstvorlesungsgruppe" darin bestand, eine Beziehung zwischen der Kunst von Klienten und dem Bereich der bildenden Kunst zu schaffen. Laut Franklin[47] bietet die künstlerische Betätigung Klienten die Möglichkeit zu erkennen, wie sie sich selbst einschätzen, und zu beobachten, was sie von sich selbst in die Kunst eingebracht haben und wie sie darauf reagieren. Der ständige Wechsel von Akzeptanz und Ablehnung wird zu einem charakteristischen Merkmal jedes Kunstwerks und wirkt sich infolgedessen auf das Selbstwertgefühl aus. Obwohl die Kunsttherapie die Depressionsschübe und die Psychose von Mr. X nicht heilen konnte, ist sie ein Mittel, auf das er zurückgreift und das ihm helfen kann, sein seelisches Gleichgewicht zu erlangen.

Zweites Fallbeispiel

Mr. H. war ein Mann, der an Entwicklungsverzögerungen, einer leichten Form von Gehirnlähmung sowie Verhaltensproblemen litt und emotional gestört war. Mr. H. war Mitte zwanzig und wohnte in einer halboffenen Institution, nachdem er als kleines Kind in einem großen Krankenhaus für geistig Behinderte untergebracht worden war. Ich arbeitete mit diesem Patienten fünf Jahre lang einmal wöchentlich. Während dieser Zeit kam er in acht verschiedene Wohnheime. Ein ständig wiederkehrendes Symbol in Mr. H's Kunst war das Bild des Hauses. Er zeichnete verschiedene Bilder von Häusern, von denen einige leer waren. Es gab Häuser, die ihn und mich im Inneren des Hauses zeigten. Manchmal befanden er und

[45] Franklin, M. (1992), a.a.O.

[46] Buoye-Allen, P. (1985) *Integrating art therapy into an alcoholism treatment program*

[47] Franklin, M. (1992), a.a.O.

ich uns außerhalb des Hauses. Seine stereotypen Bilder waren eine unbewusste Metapher für seine bewusst erlebte Realität, die ihn zwang, gegen seinen Willen von einem Wohnort zum nächsten zu übersiedeln. Laut Henley[48] nimmt die schematische Darstellung in der normalen künstlerischen Entwicklung von Kindern einen festen Platz ein. Wilson[49] beschreibt, dass Menschen mit Entwicklungsverzögerungen sich künstlerisch nicht weiterentwickeln können, wenn keine Intervention erfolgt. Für diesen Klienten war das Betrachten von Dias, die Kunstwerke zeigten, und der Besuch von Galerien und Museen ein Katalysator, mit dessen Hilfe er seine stereotypen Bilder verändern konnte. Henley[50] sagte, dass von dem Augenblick an, in dem es dem Kunsttherapeuten gelungen ist, einen Klienten dazu anzuregen, einen ersten Schritt zu unternehmen, um seine Bilder zu verändern, nach und nach mit etwas Unterstützung weitere Schritte eingeleitet werden können. Manchmal steigerte die Kunsttherapie Mr. H's Frustration und Unzufriedenheit über seinen künstlerischen Entwicklungsstand, der für ihn offensichtlich wurde, als er bemerkte, dass seine Landschaftszeichnungen nicht realistisch waren. Um Mr. H. aufzumuntern und zu motivieren, weiter an Landschaftsbildern zu arbeiten, brachte ich Bücher und Dias über verschiedene Künstler mit, die ihre Landschaften in einem eher malerischen und abstrakten Stil darstellten (wie z.B. Wolf Kahn, Joan Mitchell). Die Kunstbetrachtung regte Mr. H. dazu an, Landschaften aus dem Gedächtnis zu zeichnen.

Nachdem ich zwei Jahre mit Mr. H. gearbeitet hatte und zwischen uns ein Vertrauensverhältnis entstanden war, begann ich, Mr. H. in Museen und zu Galerieausstellungen zu begleiten. Das wirkte auf Mr. H. inspirierend, und er entwickelte Interesse daran, Zeichnungen im Stil der Künstler, die ihm gefielen, zu gestalten. Nachdem er im Museum eine Retrospektive über Monet gesehen hatte, zeichnete Mr. H. das auf der folgenden Seite abgedruckte Bild. (Abb. 6)

Obwohl die Angestellten des Museums zuerst an Mr. H's ungepflegtem Äußeren Anstoß nahmen, begann seine Liebe zur Kunst sie zu interessieren. Sie luden ihn ein, sich einen Stuhl zu nehmen und die Kunstwerke, die ihm gefielen, abzuzeichnen. Dennoch gab es mit seinem Verhalten Schwierigkeiten, und ich konnte seine Stimmungen nicht immer voraussagen. Das Museumspersonal war jedoch hilfsbereit und aufmunternd und half mir sogar liebenswürdig, Mr. H. hinauszubegleiten, wenn sein Verhalten unangemessen war.

---

48 Henley, D. (1993) *Stereotypes in children's art: Art therapeutic interventions using Lowenfeld's motivational techniques*

49 Wilson, L. (1977) *Theory and practice of Art Therapy with the mentally retarded*

50 Henley, D. (1993), a.a.O.

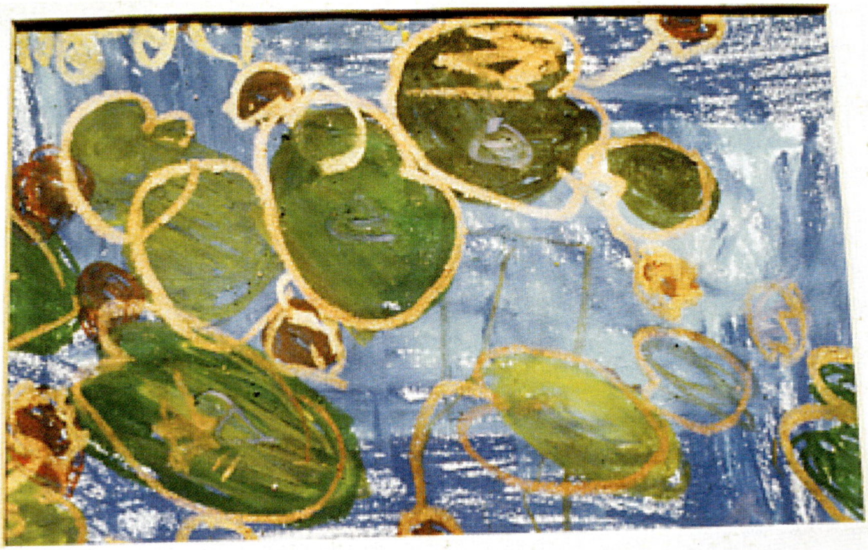

Abb. 6

Exkursionen in Museen und Galerien schienen Mr. H's Selbstwertgefühl zu steigern, vor allem wenn die Museumswächter, die er früher als Autoritätspersonen gefürchtet hatte, ihm gestatteten und ihn ermunterten, im Museum zu zeichnen. Fertigkeiten des täglichen Lebens zu erlernen, wie zum Beispiel sich angemessen anzuziehen und zu pflegen, öffentliche Verkehrsmittel zu benutzen, mit Geld umzugehen, sich zu unterhalten und sich sozial anzupassen, wurden durch die Museums- und Galeriebesuche ebenfalls verbessert. Sein Behandlungsplan in seinem Wohnheim und in der geschützten Werkstätte, in der er arbeitete, basierte auf einem Verhaltensmodell. Das Personal erlaubte Mr. H. nicht, in ein Museum oder eine Galerie zu gehen, wenn sein Verhalten im Verlauf einer Woche eine bestimmte Punktezahl, die auf einer Liste eingetragen wurde, nicht erreichte. Der Wunsch, in ein Museum oder eine Galerie zu gehen, wurde für Mr. H. zu einer starken Motivation, sich ein angemessenes Sozialverhalten anzugewöhnen.

Dadurch, dass ich als Beraterin von Mr. H's gesetzlichem Vormund dafür bezahlt wurde, mit Mr. H. langfristig in der Kunsttherapie zu arbeiten, hatten wir einen einzigartigen therapeutischen Kontext. Da ich Mr. H. zu allen Institutionen, mit denen er zu tun hatte, begleitete, wurde ich zu einem der wenigen beständigen Betreuer in seinem Leben. Meine Sitzungen mit Mr. H. richteten sich hauptsächlich auf Aufgaben, die die Reduktion seines Zorns und eine wachsende Fähigkeit, sich über Zwischenfälle in seinen Wohnheimen verbal zu äußern, zum Ziel hatten. Wenn Mr. H. einmal nicht künstlerisch arbeiten wollte, diskutierten wir über Kunst und Künstler mit Hilfe von Büchern, die ich mitbrachte, oder die er in der Bibliothek ausgeliehen hatte. Manchmal besprach ich Kunst an Hand einer „Methode der Kunsterziehung", deren Betonung auf dem Betrachten der verschiedenen Elemente der Kunst lag (Komposition, Farbe, Linienführung, Textur, Stimmung usw.) und die es Mr. H. möglich machte, sich als Künstler wahrzunehmen.

Drittes Fallbeispiel

Das Betrachten der Kunst von Mark Rothko, Helen Frankenthaler, Franz Kline, Morris Louis und Jackson Pollock ermutigte eine Gruppe geistig aktiver älterer Menschen, die in einem Seniorenheim wohnten, Risiken einzugehen, sich an größere Werke heranzuwagen und in ihren künstlerischen Produktionen großzügig mit Farben zu experimentieren. Als sie die in Schütt- und Spritztechnik entstandenen Werke der Color Field Maler sahen, wurden diese Klienten dazu angeregt, neue Wege des Malens zu beschreiten. Die Geschichte von Grandma Moses, die von einer Hausfrau zur Künstlerin wurde, inspirierte Mrs. G., eine andere ältere Dame. Als Mrs. G. begann, lokale Szenen zu malen, wuchs ihr Selbstwertgefühl, und ihr Leben erhielt einen Sinn. Ihre neue Identität als Malerin half ihr, mit den physischen Problemen, die das Alter mit sich bringt, fertig zu werden. Schließlich erhielt sie für ihre historischen Bilder sogar eine Anerkennung vom Gouverneur des Bundesstaates.

Bei meiner Arbeit mit Frauen über fünfzig entdeckte ich, dass das Einbeziehen von Diavorführungen mit Werken, in denen sich Künstlerinnen mit Veränderungen in ihrem Leben befassten, die Selbstbejahung dieser Frauen zu vertiefen schienen. Klientin Y, eine Frau über fünfzig, war ständig mit der Untreue ihres Mannes beschäftigt. Diese Vorfälle gingen ihr nicht aus dem Kopf. Ich erinnerte mich an ein Bild von Frida Kalo mit dem Titel „Diego on my Mind". Es zeigte, dass Kahlo unfähig war, nicht an Diego zu denken, auch als er eine Affäre mit ihrer Schwester hatte.[51] Nachdem ich kurze Anekdoten aus Kahlos Leben erzählte, auch dass Diego Rivera, Kahlos Ehemann, für seine Untreue bekannt war, konnte die Klientin ihre Gedanken zu Papier bringen, und zwar in einem künstlerischen Stil, der bedeutungsvoller und überzeugender war als in ihren üblichen Bildern.

Ein weiteres Beispiel dafür, wie die Betrachtung und das Verstehen von Kunst die Selbstbeobachtung und das Geschick im Umgang mit Dingen des praktischen Lebens verbesserten, war der Fall von Mrs. Z, einer Frau Mitte zwanzig. Sie litt unter schweren Lernstörungen, Angstzuständen und Persönlichkeitsstörungen und hatte große Probleme mit sozialen Fertigkeiten, persönlicher Hygiene und mit Dingen des täglichen Lebens. Ich arbeitete mit ihr vier Jahre. Mrs. Z's Zeichnungen waren auf einem Entwicklungsstand, den Lowenfeld[52] als die schematischen Stufen künstlerischer Entwicklung bezeichnete. Sie liebte es, Figuren und Farbkom-

---

[51] Lowe, S. (1991) *Frida Kahlo*

[52] Lowenfeld, V. & Brittain, W.L. (1987) *Creative and mental growth*

positionen zu malen. Die Entdeckung der Kunstwerke von Jenny Snider und Helen Frankenthaler ermutigten Mrs. Z zu kreativen Experimenten. Mrs. Z besuchte auch Museen und Galerien, was sie motivierte, ihrer persönlichen Hygiene mehr Aufmerksamkeit zu schenken.

Im Fall von Mr. Q[53] veränderte dieser schizophrene Patient seinen künstlerischen Stil oder seine Bilder nicht, als er im Museum Kunstwerke betrachtete oder die Dias von Künstlern und ihrer Kunst sah. Es half ihm jedoch zu erkennen, dass er Talent hatte. Dadurch stieg sein Selbstvertrauen, was ihn in seiner Wahl religiöser Bilder bestätigte und ihm schließlich ermöglichte, sein wahnhaftes Denken aufzugeben. Bevor sich Michelangelo als Künstler zu sehen begann, litt er unter religiösem Größenwahn und bildete sich ein, er sei Moses, der Heilige Judas Thaddäus, Jesus, die Jungfrau Maria und der Papst.

Kunstwerke, die von Klienten in einer Sitzung geschaffen werden, in der sie sich auch mit Kunstgeschichte befassen, sind oft reichhaltiger als Arbeiten, die im Rahmen einer diagnostischen oder direktiven künstlerischen Aufgabe hergestellt werden. Ein solches Kunstwerk ist zumeist geschlossener und ästhetischer. Laut Kramer[54] kann das ein Zeichen dafür sein, dass ein Sublimierungsprozess stattfindet. Eine in ihrem Studium fortgeschrittene Kunsttherapiepraktikantin leitete eine Ateliergruppe in einer großen psychiatrischen Anstalt. Diese Gruppe arbeitete mit verschiedenen Materialien und sah sich einmal im Monat Videos mit Beispielen von Künstlern an, die in ihren Werken ähnliches Arbeits- oder Bildmaterial verwendeten. Sie fand heraus, dass diese Videos den Klienten halfen, in ihren Arbeiten Risiken einzugehen und sich bei ihrer schöpferischen Tätigkeit wohl zu fühlen, statt ständig auf ein Meisterwerk zu hoffen.

Schlussbemerkungen

Kunsttherapeuten müssen sich über die Bedeutung der Kunstgeschichte als einem zusätzlichen Behandlungsinstrument in der Kunsttherapie bewusst werden. In Verbindung mit einer überlegten und genauen Beurteilung der aktuellen Probleme, Bedürfnisse und Ziele der Klienten kann der Kunsttherapeut bestimmen, welche Stilrichtung und Kunstgattung für seine Klienten am besten geeignet ist. Eine postmoderne Kunsttherapie kann ein Umfeld schaffen, in dem die Therapie und die Gemeinschaft den Klienten eine Stimme geben können, ein Raum, in dem die künstlerische Erfahrung des Klienten mit einer Kultivierung von Beziehungen verbunden sein kann. Selbstporträts können als Mittel der Selbstreflexion, Selbstbejahung und Heilung ebenso dienen wie als weiteres diagnostisches Instrument. Die Verbindung von Kunstgeschichte und Kunsttherapie kann Klienten motivie-

---

53 Alter-Muri, S. (1994) *Psychopathology of Expression and the Therapeutic Value of Exhibiting Chronic Client's Art: A Case Study*

54 Kramer, E. (1986) *The art therapist's third hand: Reflections on art, art therapy, and society at large*

ren, größere Risikobereitschaft zu entwickeln, wodurch Kunst entstehen kann, die oft geschlossener und reichhaltiger ist als eine Kunst, die in Sitzungen geschaffen wird, die keine kunsthistorische Komponente besitzen. Die angeführten Fallstudien untermauern die Beobachtungen, dass die Integration von Kunstgeschichte in die Kunsttherapie zur Steigerung der Selbstachtung, der sozialen Fähigkeiten, des Selbstbewusstseins und des Ausdrucks von verdrängten Problemen und der Kreativität führen kann.

Literatur

ALTER-MURI, S. (1994) *Psychopathology of Expression and the Therapeutic Value of Exhibiting Chronic Client's Art: A Case Study,* Journal of the American Art Therapy Association, 11, S. 219-224

ALTER-MURI, S. (1996) *Dali to Beuys: Incorporating art history into art therapy treatment plans,* Art Therapy: Journal of the American Art Therapy Association, 12-13, S. 102-107

ALTER-MURI, S. (1998) *Texture in the melting pot: Postmodernist art and art therapy,* in: Journal of the American Art Therapy Association, 15 4, S. 245-241

BARNETT, J. (1995) *Forty self portraits in 40 days,* Journal of the California Alliance for the Mentally ill, 6, 2, S. 31-38

BETENSKY, M. (1995) *What do you see? Phenomenology of therapeutic art expression,* Bristol, PA, Jessica Kingsley

BOHM, D. (1995) *Unfolding meaning,* New York, Routledge

BONAFOUX, P. (1989) *Van Gogh self-portraits,* Secaucus, N.J., Welfleet Press

BYRNE, P. (1995) *From the depths to the surface: Art therapy as a discursive practice in the post-modern era,* The Arts in Psychotherapy, 22, S. 235-239

BUOYE-ALLEN, P. (1985) *Integrating art therapy into an alcoholism treatment program,* American Journal of Art Therapy, 24, S. 10-12

CATTANEO, M. (1994) *Addressing culture, values, and values in the training of art therapists,* Art Therapy: Journal of the American Art Therapy Association, 3, 11, 184-186

CLARK, R. (1996) *Art education; Issues in postmodernist pedagogy,* Reston, Va, The Canadian Society for Education Through Art. & the National Art Education Association

FRANKLIN, M. (1992) *Art therapy and self-esteem,* Art Therapy: Journal of the American Art Therapy Association, 9, 2, S. 78-84

GARAI, J. (1977) *The use of painting to resolve an artist's identity conflicts,* in: Ulman, E & Dachinger, P. (Eds), Art Therapy (S. 311-324), New York, Schocken Books

HAESELER, M. (1987) *Censorship or Intervention: "But you said we could draw whatever we wanted",* The American Journal of Art Therapy, 26, S. 11-20

HENLEY, D. (1993) *Stereotypes in children's art: Art therapeutic interventions using Lowenfeld's motivational techniques.* The American Journal of Art_Therapy, 27, S. 116-124

HOLLANDER, K. (1993) *Report from Queens*: Art Asylum. Art News, 92, 6, S. 51-54

KAPITAN, L & NEWHOUSE, M. (2000) *Playing chaos into coherence: Educating the postmodern art therapist,* Art Therapy: The Journal of the American Art Therapy Association. 17, 2, S. 111-117

KELLMAN, J. (1995) *Harvey shows the way: Narrative in children's art,* Art_Education, S. 18-22

KVALE, S. (1992) *Psychology and postmodernism,* London, U.K., Sage Publications

KRAMER, E. (1986) *The art therapist's third hand: Reflections on art, art therapy, and society at large,* The American Journal of Art Therapy. 24 (3), S. 71-86

LAMBERT, D. (1995) *The life and art of Elizabeth "Grandma" Layton,* Texas, WRS Publishing

LANDGARTEN, H. (1981) *Family art psychotherapy.* International Journal of Family Therapy, 3-4, S. 379-395

LONDON, P. (1994) *Step outside: Community-based art education,* London, UK, Heinmann

LOWE, S. (1991) *Frida Kahlo,* New York, Universe

LOWENFELD, V. & BRITTAIN, W.L. (1987) *Creative and mental growth.* 8th edition, New York, Macmillan

LYOTARD, J. (1984) *The postmodern condition: A report on knowledge,* Manchester, U.K.: Manchester University Press

MACGREGOR, R. (1992) *Post-modernism, art educators, and art education,* Eric_Clearinghouse for Art Education, Bloomington, IN, S. 2-9

MACSHANE, (1978) *Self-portraits: Gregory Gillespie,* The Massachusetts Review, S. 128-140

MALCHIODI, C. & RILEY, S. (1994) *Integrative approaches to family art therapy,* Chicago, Magnolia Street Publishers

MCNIFF, S. (1991) *Art as medicine,* Boston, Shambhala

MILLER, C. (1993) *The effects of art history enriched art therapy anxiety time on task and art product quality,* Art Therapy: Journal of the American Art Therapy Association, 10, S. 194-200

MOON, B. (1990) *Existential art therapy: The canvas mirror,* Springfield, IL, Charles C. Thomas

PRINZHORN, H. (1922/1995) *Bildnerei der Geisteskranken: Artistry of the mentally ill. A contribution to the psychology and psychopathology of configuration.* (E. von Brockdorff, Trns.) New York, Springer

RILEY, S. (1997) *Conflicts in the treatment issues of liberation, connection, and culture: art therapy for women and their families,* Art Therapy: Journal of the American Art therapy Association, 14, 2, S. 102-108

ROBERTS, J. (1994) *Tales and transformation: Stories in families and family therapy,* New York, Norton

RUBIN, J. (1984) *The art of art therapy,* New York, Brunner Mazel

SARUP, M. (1989) *An introductory guide to post-structuralism and post-modernism,* Athens, GA, University of Georgia Press

SILVERMAN, L. (1981) *Johnny showed us the butterflies. The museum as a family therapy tool, Marriage and Family Review,* 13, (3-4), S. 131-149

WILSON, L. (1977) *Theory and practice of Art Therapy with the mentally retarded,* American Journal of Art Therapy, 16, (3), S. 87-97

YALOM, I. (1975) *The theory and practice of group psychotherapy,* New York, Basic Books

Vera Müller

Körper, Bild und Körperbild

Der Körper - unser „Mittel, eine Welt zu haben"[1]
M. Merleau-Ponty

Es erscheint uns nur allzu selbstverständlich, dass wir in uns ein inneres Bild unseres Körpers tragen, in dem der Körper nicht nur in seiner physikalischen Wirklichkeit, sondern auch in seiner biographischen Gewordenheit und seinen subjektiven Bedeutungen abgebildet ist. Nähere Untersuchung, wie sich dieses Bild in uns bildet und wie es zu erfassen sei, stößt allerdings schnell auf große Schwierigkeiten, - Schwierigkeiten, die eng verknüpft sind mit unserer abendländischen Gewohnheit, in Kategorien von Leib-Seele-Dichotomien zu denken, aber auch mit der noch fundamentaleren Schwierigkeit, etwas wahrzunehmen, das zugleich das Subjekt dieser Wahrnehmung ist.

Greift man den Faden des Gedankens „Körperbild" auf, so merkt man schnell, dass an diesem Faden nicht nur das Leib-Seele Problem, sondern auch eine Vielzahl von Fragen der menschlichen Entwicklung hängt, - spannende Fragen allemal, aber zu viele, um sie in einem Artikel wie diesem eingehend behandeln zu können. Mein Ziel ist es, in diesem Artikel eine Vielzahl von Perspektiven auf das Phänomen des Körpers in seiner innerseelischen Wirklichkeit aufzuzeigen, - und auf den Prozess seiner allmählichen Verinnerlichung, während derer sich ein innerseelisches Bild des Körpers formt, das zur Grundlage des Bildes von uns selbst und unseren Beziehungen zu Anderen wird.

Und schließlich wird es darum gehen, wie dieses innere Bild sich in der künstlerischen Gestaltung in ein äußeres umsetzt. Der Artikel wird allerdings diejenigen enttäuschen, die sich von ihm eine Anleitung erhoffen, wie von einzelnen Elementen eines Bildes unmittelbar auf das Körperbild seines Schöpfers zu schließen sei. Die hier dargestellten Zusammenhänge sind komplex. Ich hoffe, dass sie Anregungen geben, es bleibt jedoch dem Leser überlassen, sie in sein Verständnis von menschlicher Entwicklung und von Entwicklung des Ausdrucks zu integrieren.

Zunächst soll hier versucht werden, einige Theoriestränge zu verfolgen, die im Zusammenhang meines Themas von Bedeutung sind. Der Anfang wird dabei - es werden neurologische Grundlagen der inneren Repräsentation des Körpers dargestellt- etwas beschwerlicher werden, solange bis sich die Darstellung dann dem Gebiet der inneren Bilder im engeren Sinne nähert. Daran anschließend werde ich Überlegungen anstellen, wie diese Konzepte in die Theoriebildung der Kunsttherapie eingeordnet werden können, und schließlich darauf zu sprechen kommen, was dies für die Rolle des Kunsttherapeuten im therapeutischen Prozess bedeutet.

---

[1] Merleau-Ponty, M. : Phénoménologie de la perception, Paris 1945; Merleau-Ponty fügt dem "Mittel" noch ein - unübersetzbares - "général" hinzu: "Le corp est notre moyen général d'avoir un monde"

Phantomglieder oder die Weigerung, auf die Ganzheit des Körpers zu verzichten: Vom Körperschema zum Körperbild

Eine der Wurzeln des Konzepts Körperbild lässt sich zurückverfolgen auf neurologische Forschungen und Konzeptbildungen zu Beginn des 20. Jahrhunderts, die über die Begriffe *„Schema“* und *„Postoralschema“* zu dem des *„Körperschema“* führten.[2] Ein Ausgangspunkt war dabei, dass es ein integrierendes Schema geben müsse, das in der Lage wäre, die vielen einzelnen, den Körper betreffenden Sinnesdaten zu einer Gesamtstruktur koordinierend zusammenzufassen: zu einer - in der Regel nicht bewussten - Vorstellung vom Körper in seinen Proportionen und Bewegungen, sowie von der Lage des Körpers im Raum und seiner einzelnen Teile zueinander.

Ohne ein solches inneres Vorstellungsbild wären wir ständig einer zusammenhanglosen Flut von Körpersensationen ausgesetzt. Koordinierte Bewegungen wären nicht möglich, da ein dazu notwendiger Bezugsrahmen fehlte. Sprichwörtlich wüsste die eine Hand nicht, was die andere tut. Interessanterweise existiert im Unterschied zu den klassischen „fünf Sinnen“ (Sehen, Hören, Riechen, Schmekken, Fühlen) für diese, den eigenen Körper betreffenden Wahrnehmungsleistungen nicht einmal ein Name. Und im Gegensatz zu dem „Bild“, das uns die Augen liefern, bleibt das Resultat dessen, was unzählige Rezeptoren an Haut, Skelett, Gelenken, Muskeln und Sehnen, sowie der Vestibularapparat im Ohr ständig tun, relativ diffus. Deutlich hervor treten die Leistungen des Körperschemas eigentlich erst, wenn es zu Anomalien an ihm kommt, sei es durch Schädigungen des Gehirns - verursacht durch Verletzungen, Rauschgifte oder andere Noxen - oder im Verlauf schwerer psychischer Krankheiten. In solchen Fällen können die verschiedensten, teilweise recht bizarren Veränderungen des Körperempfindens auftreten: Die Proportionen des Körpers werden grob verändert erlebt, einzelne Glieder trennen sich in der Vorstellung vom Rumpf, der Gesamtkörper teilt sich längs der Medianen in zwei Hälften, einzelne Glieder werden als nicht zum Selbst gehörende Fremdkörper erfahren oder der Körper wird ohne seine Grenzen gefühlt. Noch schwerer vorstellbar sind Zustände, in denen das Subjekt sich als außerhalb seines Körpers stehend zu betrachten meint oder eine Verdoppelung des Körpers stattzufinden scheint[3]. In all diesen Fällen bleibt der Körper unverändert, obgleich er durch Prozesse in seinem Inneren verändert erlebt wird.

Von noch größerem Interesse sind hier allerdings Phänomene, bei denen der Körper tatsächlich verändert ist, das Körperempfinden aber davon zunächst relativ unbeeindruckt bleibt, wie dies am eindrucksvollsten bei den sogenannten Phantomgliedern der Fall ist. Nach einer Amputation eines Armes oder Beines bezie-

---

[2] In der Literatur wird die Urheberschaft für diese Begriffe zum Teil unterschiedlich angegeben. Vgl. Bischoff (1966) und Joraschky in: Brähler, E. (Hrsg.) (1995)

[3] eine Übersicht über diese Phänomene gibt Bischoff, N. (1966) *Das Erleben des eigenen Körpers*, in: Handbuch der Psychologie

hungsweise eines Teiles davon kommt es fast grundsätzlich bei den Betreffenden zu der Empfindung, dass der amputierte Körperteil noch da wäre, - und zwar nicht nur als Vorstellung, sondern als leibhaft gefühlte Wirklichkeit, so wirklich, dass sie teilweise stolpern beziehungsweise ins Leere greifen, d.h. so handeln, als wären die amputierten Gliedmaßen noch Teil ihres Körpers. Zu erklären sind solche Phänomene nur, indem man eine Struktur wie das Körperschema annimmt, die uns unseren Körper als Ganzes erleben und bewegen lässt. Dabei ist es jedoch, wie wir eben gesehen haben, von der aktuellen Körpererfahrung bis zu einem bestimmten Grade unabhängig, - z.B. wenn sich bei Amputierten die Vorstellung von den zu ihrem Körper gehörenden Organen erst allmählich der Wirklichkeit anpasst. Das Körperschema ist in gewissem Sinne für uns wirklicher als die - physikalische - Wirklichkeit.

Als ein neurologisches Substrat dieser Vorstellung vom Körper konnten die sogenannten sensorischen und motorischen Projektionsfelder im Cortex identifiziert werden. Eintreffende Sinneseindrücke - in erster Linie Berührungserlebnisse am Körper- werden auf ein Hirnareal projiziert und bilden dort wie auf einer Landkarte die Gestalt des menschlichen Körpers ab. Dieser „kleine Mensch im Gehirn" wird als sensorischer Homunculus bezeichnet. Wie bei einer sehr alten Landkarte, auf der die dargestellten Erdteile teilweise ganz andere Proportionen haben, ist der Körper bei dieser Repräsentation im Gehirn auf spezifische Weise verzerrt: Bestimmte, besonders berührungsempfindliche Körperteile beanspruchen dabei einen Großteil der Fläche. Die so hervorgehobenen Körperteile - der Mund, die Hand und die Genitalien spielen in verschiedenen psychoanalytischen oder kognitiven Entwicklungstheorien eine zentrale Rolle[4]. Analoges gilt für die Areale des Gehirns, die ausgehende motorische Impulse steuern, unsere Bewegungen koordinieren helfen.[5] Hier ist die Rede von einem motorischen Homunculus (siehe die folgenden Abbildungen 1 und 2 nach Montague).

Bislang haben wir uns mit dem Körperschema nur als einer ausschließlich neurologischen Struktur beschäftigt, mit der der Körper als ein physikalisches Objekt unter anderen Objekten wahrgenommen und bewegt werden kann. Die ganz besondere Qualität der Körperlichkeit - der Körper in seiner Doppelstellung als Subjekt und Objekt von Wahrnehmung, gleichzeitig Materie und „Ich", ein Körper, den man nicht hat, sondern der man, mit allen seinen Leidenschaften, ist - ist hier noch nicht mit gedacht.

---

4 vgl. z.B. die psychosexuelle Entwicklung entlang erogener Zonen nach Freud, die weiter hinten im Text dargestellt wird; Hoffers "Mund-Ich" , Hoffer (1950), oder die Funktion der Saug- und Greifschemata als Basis für die Entwicklung des Denkens, Piaget (1969)

5 wobei hier die Proportionen gegenüber dem realen Körper etwas anders verzerrt sind als im sogenannten sensorischen Homunculus, z.B. die Hände einen noch größeren Raum einnehmen.

Im Jahre 1923 veröffentlichte Paul Schilder, der später den Begriff Körperbild prägte, seine Monographie *Das Körperschema. Ein Beitrag zur Lehre vom Bewusstsein des eigenen Körpers*, in der er erstmals den Versuch unternimmt, psychoanalytische Ansätze mit dem Konzept Körperschema zu verknüpfen. Schilder, damals Assistenzarzt an der Psychiatrischen Universitätsklinik Wien, war dort mit der Psychoanalyse in Berührung gekommen. Gleichzeitig war er als klinisch arbeitender Arzt beeindruckt von der Art, in der die damals zahlreichen Amputationsopfer an der Wirklichkeit ihrer verlorenen Glieder festhielten, z.B. indem sie sie in der Stellung fühlten, in der sie ihnen damals von einer Granate zerschmettert wurden. Er sieht das Phantombild als „Ausdruck der Liebe zum eigenen Körper, des Unvermögens, auf die Integrität des eigenen Körpers zu verzichten."[6] Dabei greift er den psychoanalytischen Gedanken der Besetzung des Körpers mit „Eigenliebe", mit narzisstischer Libido, auf und meint, dass gefragt werden müsse, „ob nicht das Bild, das man vom eigenen Körper mit sich herumträgt, bei Störungen narzisstischer Art von Bedeutung sei".[7]

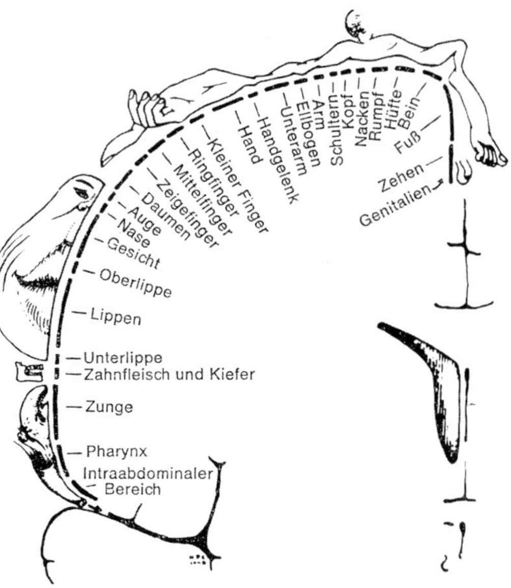

Abb. 1: Der sensible Homunkulus, wie er sich auf einer Hemisphäre der Großrinde darstellt. Die dunklen Linien hinter den einzelnen Körperteilen weisen darauf hin, in welchem Maß sie sich in der Großrinde abzeichnen.[8]

---

[6] Schilder, P. (1923), *Das Körperschema. Ein Beitrag zur Lehre vom Bewusstsein des eigenen Körpers*, S. 28

[7] ebd. Der Zusammenhang von narzisstischen Störungen und Fragmentierungsgefühlen ist inzwischen allgemein anerkannt.

[8] aus: Ashley Monatgue, (1982), Körperkontakt, S. 12-13

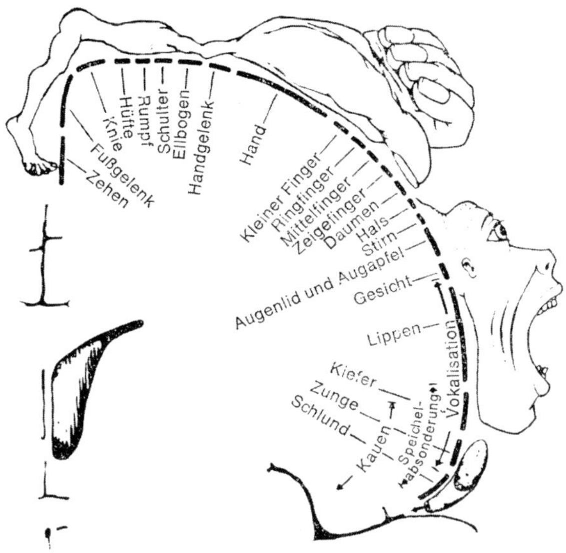

Abb. 2: Der motorische Homunkulus. Zwar besteht ein enges Verhältnis zwischen sensiblem und motorischem Bereich, soweit er sich auf der Großhirnrinde abzeichnet, aber keine vollkommene Übereinstimmung. Kortikale Emfindungsrepräsentationen beziehen sich auf spezifische Gebiete und Körperteile, während die kortikale Bewegungsrepräsentation sich auf die motorischen Aktivitäten bezieht.[9]

„Das Ich ist vor allem ein körperliches"

Freud - der Schilder in dessen Konzeption nachhaltig beeinflusst hat - hat selbst den Begriff Körperbild nie gebraucht. Er setzt allerdings in seiner 1923 erschienen Schrift *„Das Ich und das Es"*, aus der die Überschrift dieses Kapitels zitiert ist, die Anfänge des Ichs mit einer *„seelischen Projektion der Oberfläche des Körpers"* gleich – also mit einer projektiven „Abbildung" des Körpers in der Seele. Freud beschäftigt sich in dieser Schrift mit der Bildung des Ichs aus einem ursprünglicheren Es, und vergleicht das Ich mit einer „Oberfläche des Es" die der Körperoberfläche entspräche:

„Das Ich ist vor allem ein körperliches, es ist nicht nur ein Oberflächenwesen, sondern selbst die Projektion einer Oberfläche"[10] und – in einer zuerst in der englischen Ausgabe erschienen Fußnote – *„Das Ich ist letztlich von den körperlichen Empfindungen ab-*

[9] aus: Ashley Monatgue, (1982), Körperkontakt, S. 12-13. Vgl. auch: W. Penfield and T. Rasmussen (1950) The Cerebral Cortex of Man, New York

[10] Freud, GW, Bd. XIII, S. 253

geleitet, hauptsächlich von denjenigen, die von der Oberfläche des Körpers herrühren. Es kann von daher als eine seelische Projektion der Oberfläche des Körpers betrachtet werden, davon abgesehen, dass es, wie wir oben gesehen haben, die Oberfläche des seelischen Apparates ist."[11]

Freud, der das Es mit einem „*Chaos, einem Kessel voll brodelnder Energie*"[12] verglichen hat, setzt hier eine projektive Abbildung des Körpers als erste (Ich-) Strukturbildung an - dies in einer fast biblisch anmutenden Bewegung: Ähnlich der ersten, das ursprüngliche Tohuwabohu ordnenden Trennung in Tag und Nacht beginnt sich aus dem brodelnden Chaos des Es über das projektive Bild der Körperoberfläche die Struktur bildende Instanz des Ichs zu bilden.[13]

Freud denkt sich die Bildung dieser Projektion der Körperoberfläche als hauptsächlich von Berührungserlebnissen ausgehend. Dabei sind vor allem diejenigen von Bedeutung, die der Säugling hat, wenn er sich selbst berührt, und dabei aus der Gleichzeitigkeit von Berühren und Berührtwerden allmählich seine Grenzen konstruieren kann. Das Selbstgefühl ist also zunächst ein „Gefühl", ein im ursprünglichen Wortsinne Erfühltes.

Ein weiteres, in unserem Zusammenhang wichtiges Konzept wurde von Freud schon früher entwickelt, nämlich das der Abfolge jeweils dominanter erogener Zonen.[14] Freud nahm an, dass sich im Verlauf einer von ihm als „*psychosexuelle Entwicklung*" bezeichneten Sequenz Besetzungsenergie, die Libido, nacheinander an verschiedene - im jeweiligen Entwicklungsabschnitt besonders wichtige - Körperzonen heftet. In den frühen Phasen, also in der Regel gleichzeitig mit der Erfahrung des Stillens, geschieht das am Mund (orale Phase). Später, zu Zeiten, in denen mit der Sauberkeitserziehung die Kontrolle der Ausscheidungen wichtig wird, wird die Analzone besonders besetzt (anale Phase) und schließlich mit der Wahrnehmung des Geschlechtsunterschiedes und dem verstärkten Einsetzen erotischer Wünsche des Kindes die Genitalien (phallische Phase).[15]

Die Bezeichnung „p s y c h o sexuell" verweist auch darauf, dass die Aktivitäten der jeweils dominanten erogenen Zone das psychische Geschehen strukturieren, indem sie nacheinander verschiedene Modi des Umgangs mit der Welt über psychisches Funktionieren symbolisieren. In der oralen Phase dominiert das Aufnehmen mit dem Mund. Reale Nahrung wird aufgenommen, gleichzeitig wird

---

11 vgl. Freud, Standard Edition, Bd. XIX, S. 255

12 vgl. Freud, GW XV, S. 80

13 Will man die Analogie noch weiter führen, so könnte der Gegensatz Tag und Nacht dem Gegensatz von Körper und Außenwelt, Ich und Nicht-Ich entsprechen, was für die aktuelle Entwicklung psychoanalytischer Theorie von größerer Bedeutung ist. Hier wird eher die Differenzierung Ich Nicht-Ich betont, außerdem geht man davon aus, dass sich Es und Ich gleichzeitig aus einem gemeinsamen Vorläufer entwickeln.

14 vgl. Freud (1905), Drei Abhandlungen zur Sexualtheorie, GW Bd. V

15 Freuds Bezeichnung dieser Phase als "phallisch" zeigt, wie sehr er seine Vorstellungen von der psychosexuellen Entwicklung auf das männliche Geschlecht zugeschnitten hat.

dieser Modus des oralen Einverleibens aber auch zur ersten Beziehungsaufnahme mit der Welt und insbesondere den menschlichen Objekten, mit denen der Säugling über das Stillen und Gefüttertwerden in Kontakt tritt. In der analen Phase werden die Exkremente aus dem Körper zunehmend absichtsvoll ausgestoßen beziehungsweise auch - mit wachsender Fähigkeit zur Körperkontrolle - zurückgehalten. Es handelt sich dabei um „erste Schöpfungen" des Selbst. Das in sich Behalten bzw. das Ausscheiden der Exkremente wird dabei symbolisch zu einem Akt des Behaltens oder Zurückhaltens bzw. einem des Hergebens oder Schenkens von etwas Eigenem, ursprünglich mit dem Körper Verbundenem. In der phallischen Phase geht es zunächst um die Entdeckung der Körpersensationen an den Genitalien, eventuell auch darum, sie zu zeigen und zu vergleichen, symbolisch aber auch um Fantasien vom Mann- oder Frau-Sein und um Vorläufer von Gefühlen sexueller Potenz.

Andere Autoren weisen aber auch weiteren Organen eine wichtige Rolle im Entwicklungsverlauf zu. In den frühen Phasen spielt der Körperkontakt über die Haut sicher eine fast ebenso große Rolle wie die des Mundes.[16] Aber auch die besonders von Mahler[17] in ihrer Bedeutung für die Herausbildung und Stabilisierung des Körperbildes hervorgehobene Funktion der Lokomotion, der Fortbewegung im Raum, scheint eine lustvolle Komponente zu haben, wie jeder, der ein Kind bei der Entdeckung des Laufens beobachtet hat, nachvollziehen kann. Allerdings würde man sich hier von Freuds Libidobegriff, bei dem sich die Libido an eine bestimmte Körperzone heftet, entfernen. Ähnliches gilt für das Greifen, das besonders von Piaget[18] in seiner Funktion für die Entwicklung des Denkens über das „Begreifen" beschrieben worden ist.

Aber selbst wenn die Auswahl der von Freud als erogene Zonen hervorgehobenen Körperzonen zu eng gefasst erscheint, ist die von ihm vorgenommene Verknüpfung von körperlichen Funktionen mit psychischer Strukturbildung von überragender Bedeutung. Freud hat damit das statische neurologische Denken von einem Körperschema in ein dynamisches psychologisches Konzept vom Körper umgewandelt.

Er hat dabei basalen Körpervorgängen eine entscheidende Rolle für die beginnende Symbolisierungsfähigkeit gegeben: Indem zum Beispiel Nahrung metonymisch[19] zum Symbol für Mutter wird, und diese so psychisch „einverleibt" und in all ihren Eigenschaften „behalten" wird, wird die Grundlage für die Symbolisierung einer Beziehung gelegt. Körperfunktionen werden so zum Symbol für eine Beziehung. Die Vorstellung von dieser Beziehung wird sich im Verlauf der Entwicklung verändern und ausdifferenzieren - Ausgangspunkt war jedoch die Sym-

---

16 Zur Bedeutung der Haut siehe Montagu, Körperkontakt (1982) und Anzieu (1985) Das Haut-Ich; siehe auch hinten in diesem Text.

17 Mahler (1975) *Die psychische Geburt des Menschen*

18 Piaget (1969) *Die Entwicklung der Intelligenz beim Kinde*

19 etwa: durch räumliche Nähe oder Teilbeziehung verwandt.

bolisierung des Einverleibens, die dem Säugling half, die Mutter psychisch„zu behalten". Auch die anderen Modi, das Anale und das Phallische, werden zu symbolischen Grundlagen für eine Beziehungsgestaltung (kontrollieren, hergeben vs. zurückhalten bzw. erobern und sich bemächtigen). Auch hier steht am Anfang eine Symbolisierung eines Körperteils oder einer Körperfunktion, die im weiteren Verlauf der Entwicklung zum Bestandteil psychischen Lebens wird.

Schilders Körperbild: der Körper als „Infrarotbild" narzisstischer Libido

Im Jahre1935 - Schilder ist inzwischen in die Vereinigten Staaten emigriert - erscheint sein Buch *„The Image and Appearance of the Human Body"*[20], in dem er Gedanken aus seiner ersten Schrift zum Körperschema aufgreift und sie zu einer Theorie des Körperbildes weiterentwickelt. Für ihn ist das Körperbild das „Objekt der narzißtischen Libido"[21], deren Verteilung auf die einzelnen Körperteile sich entwicklungsbedingt, aber auch der individuellen Lebensgeschichte und den spezifischen Konflikten entsprechend, im Lauf der Zeit verändert. In verstärktem Maße „besetzt" sind dabei für Schilder die Körperöffnungen, da wir an ihnen in besonders engem Kontakt mit der Welt sind. Mit ihnen nehmen wir Nahrung in uns auf, aber auch - wie beim Stillen und bei sexuellen Kontakten - Teile anderer Körper. Deshalb sind sie von besonderem erotischen Interesse.

Schilder stellt sich hier ein Körperbild in etwa so wie eines dieser merkwürdig bunten Infrarotbilder vor, bei denen die Umrisse der dargestellten Objekte in den Hintergrund treten, und statt dessen die in ihnen gespeicherte Energie in leuchtenden Farben sichtbar wird.[22]

Die Entwicklung und individuelle Strukturierung des Körperbildes und seiner Besetzungen folgt für Schilder in erster Linie der von Freud angenommenen psychosexuellen Entwicklung. Den Mund sieht er dabei als Kern des archaischen Körperbildes. Darüber hinaus spielen aber auch Faktoren wie Berührungsempfindungen, die Aktivitäten der Muskeln, Schmerzen und andere Missempfindungen an der Haut und im Körperinneren eine Rolle, und nicht zuletzt emotionale Zustände wie z.B. Angst oder das Interesse anderer am eigenen Körper, die allesamt die energetische Gesamtstruktur des Körperbildes verändern können.

Dinge, die in Kontakt mit der Körperoberfläche stehen, werden Schilder zufolge in das Körperbild „einverleibt": Kleidung, Schmuck, aber auch Werkzeuge oder Fahrzeuge werden vom „Träger" bestimmten Bedürfnissen folgend ausgesucht, um sein Körperbild in den entsprechenden Funktionen zu verstärken oder zu erweitern. Schilder sieht auch ein Bedürfnis, über die Rigidität eines gegebenen Körperbildes zu triumphieren, indem dem Körper Masken und Kostüme (die ja auf

20 Schilder (1935) *The Image and Appearance of the Human Body*, New York

21 a.a.O., S. 122

22 Schilder selbst sprach von einer "Landkarte" der Libidoentwicklung.

das Körperbild eines anderen verweisen) angelegt werden. Aber auch durch direkte - mehr oder weniger gewaltsame - Veränderungen des Körpers, indem Narben oder Tätowierungen an ihn angebracht oder Teile von ihm entfernt oder vergrößert werden, wird das Körperbild dadurch verändert, dass die betreffenden Stellen hervorgehoben, geschmückt, teilweise aber auch quasi gepanzert werden. Schilder bezog sich hierbei eher auf Riten in archaischen Gesellschaften, die Entwicklungen moderner ästhetischer Chirurgie konnte er noch nicht in seine Überlegungen mit einbeziehen.[23] In den Zusammenhang einer Überwindung der Starre des Körperbildes stellt er auch Gymnastik, Sport und Tanz: In einer aktuellen Bewegung tritt das Körperbild als überdauernde Struktur sozusagen hinter der augenblicklich stattfindenden Bewegung zurück. Diese Bewegungen des Körpers ihrerseits aktivieren bestimmte Fantasien - wie z.B. die der eleganten Tänzerin, des schnellen und geschmeidigen Läufers oder des hart kämpfenden Fußballspielers -, die wiederum in das Körperbild integriert werden. Diese Formung des Körperbildes durch immer wiederkehrende Bewegungen mit den sie begleitenden Fantasien ist insbesondere auch im kindlichen Rollenspiel von Bedeutung.

Neurotische Entwicklungen verändern das libidinöse Gleichgewicht und damit das Körperbild. Dabei verändert sich die Besetzung mit narzisstischer Libido. Wie Freud nimmt Schilder eine „Konversion" an, einen Ausdruck psychischer Konflikte im Bereich des Körperlichen, einen „Sprung vom Seelischen ins Körperliche", wobei er allerdings diesen Sprung nicht auf hysterische Symptome eingrenzt, sondern den generellen organischen Charakter psychischer Funktionen betont. Der Konversion beziehungsweise ihrer Umkehrung entsprechende Vorgänge finden für ihn in jedem psychischen Prozess und in jeder motorischen Handlung statt.[24] Dementsprechend wäre es auch weniger ein Sprung als eine ständige dynamische Umwandlung psychischen, d.h. symbolisierten Materials in körperliches, d.h. nicht symbolisiertes Material. Pathologisch wären hier weniger die Umwandlungen selbst als Störungen im psychischen Prozess, die inadäquate Umwandlungen zur Folge haben.

Als letztes möchte ich noch auf Schilders Vorstellungen von der Beziehung des Körperbildes zu den Körpern anderer zu sprechen kommen. Er sieht hier ständige dynamische Wechselbeziehungen, die es uns ermöglichen, aus dem Sichtbarwerden des Körperbildes der anderen in Mimik, Haltung und Bewegung dieses Körperbild unmittelbar in uns zu fühlen. Das heißt eine körperliche Empfindung ist hier primär, eine gedankliche Vorstellung erst sekundär. Wir fühlen unmittelbar und müssen nicht erst sehen, dann das Gesehene gedanklich entschlüsseln, um es schließlich spüren zu können. Diese Vorstellung vom Funktionieren von Empathie findet sich im deutschen Begriff Einfühlung: Man fühlt sich in den anderen

---

23 Mit ihnen versuchen die Betreffenden heute oftmals, ein narzisstisches Problem durch eine Korrektur ihres Körpers zu lösen - was in der Regel fehlschlägt und dann zum Teil verzweifelt wiederholt wird.

24 Schilder (1935), S. 180

hinein, indem man den eigenen Körper sozusagen als dynamisches Gedächtnis verwendet, das zum Fühlen des Zustandes des anderen beiträgt. Auf diese Vorstellung von Einfühlung auf der Grundlage des eigenen Körperbildes werde ich im letzten Teil zurückkommen.

Das Körperbild als Spiegelung

Die nun folgenden Gedanken gruppieren sich um eine Konstruktion Jaques Lacans, die er in seinem 1949 erschienen Aufsatz *„Das Spiegelbild als Bildner der Ichfunktion"*[25] entwickelt hat. Lacan geht hier vom 6-18 Monate alten Kind aus, das sein Spiegelbild mit *„jubilatorischer Geschäftigkeit"* begrüßt, und führt diesen Jubel darauf zurück, dass das Kleinkind in diesem Bild die Einheit seines Körpers und - von da ausgehend - seines Selbst zu begreifen beginnt.

Zuvor hatte das Kind sein Spiegelbild untersucht, hatte aufgehört, hinter dem Spiegel nach einer anderen Person zu suchen und verfolgt, wie sich seine Bewegungen im Spiegelbild verdoppelt zeigen. Indem es nun sein Spiegelbild jubelnd begrüßt, bekommt es eine Ahnung von seiner eigenen Ganzheit, einer Ganzheit, von der Lacan annimmt, dass das Kind sie sich aufgrund der Unausgebildetheit seines Nervensystems noch nicht selbsttätig vorstellen, sie nur über ein Bild erfassen kann. Er spricht von einer *„totalen Form des Körpers, kraft der das Subjekt in einer Fata Morgana die Reifung seiner Macht vorwegnimmt"*[26] Das Kind nimmt im Spiegelbild die Einheit einer sichtbaren Gestalt wahr, mit der es sich in der Folge identifiziert, und so einen Ich-Anfang, ein *„je-spéculaire"*[27] (Spiegel-Ich), bildet.

Lacan postuliert hier eine entscheidende Veränderung im Subjekt, die dadurch ausgelöst wird, dass das Kind sich mit seinem Spiegelbild identifiziert, - mit einem Bild, von dem es vorher erkannt hat, dass es ein Bild von ihm selbst ist, ein Bild, das es im Spiegel „gemacht hat" und in dem es selbst „drin ist". Ich werde auf diesen Gedanken später zurückkommen.

Das „je-spéculaire" bildet sich auf der Grundlage des Bildes des eigenen Körpers im Spiegel und dessen Analogie zu den Körpern der anderen. Lacan betont hier sehr stark die Bedeutung visueller Eindrücke zur Grundlegung eines Ichs, wo Freud, und in der Nachfolge auch andere wie z.B. Anzieu, die taktilen Eindrücke der Hautoberfläche an den Anfang des Ichs gesetzt hatten. Nimmt man nun an, was meiner Ansicht nach nicht von der Hand zu weisen ist, dass beide Konstituierungsprozesse stattfinden, zeichnet sich hier ein Integrationsproblem ab. Auch wenn man davon ausgehen kann, dass in der normalen Entwicklung die Integration des „taktilen Körperbildes" in die visuell vermittelte Gesamtgestalt, wie sie durch das Spiegelbild vorgegeben ist, mehr oder weniger gut gelingt, sind doch Situationen

---

[25] in: Lacan, J., Schriften 1, Walter Verlag, Freiburg, 1973

[26] a.a.O., S. 64

[27] a.a.O., S. 68

vorstellbar, in denen diese Repräsentanzen sich wieder voneinander lösen und Fragmentierungsgefühle auftreten. Der Zusammenhalt des Selbstgefühls geht verloren, die Betreffenden klagen zum Beispiel über Ängste zu fallen, sich aufzulösen oder zu zerbrechen. Häufiger als diese relativ spezifischen Ängste sind jedoch diffuse Missempfindungen, die in verschiedener Form das Fehlen des seelischen oder auch körperlichen Zusammenhaltes zum Thema haben. Um einer Fragmentierung des Selbst in unterschiedlich vermittelte Repräsentanzen entgegenzuwirken, müssen diese lebenslang immer wieder aufs Neue miteinander verknüpft werden. Dies geschieht in der Regel auf selbstverständliche Weise durch Tätigkeiten, die leibliches und seelisches Erleben miteinander verbinden. Eine solche ist zum Beispiel, wie ich später ausführen werde, die künstlerische Gestaltung.

In Lacans *„Spiegelstadium"* stand die Vorwegnahme der integralen Gestalt des eigenen Körpers im Vordergrund, die das Kind beim Anblick seines Bildes im Spiegel erahnt. D.W. Winnicott hat in seinem Aufsatz *„Die Spiegelfunktion von Mutter und Familie in der kindlichen Entwicklung"*[28] Aspekte der Spiegelung aufgeführt, die über die Spiegelung in einem Spiegel aus Glas hinausgehen. Für ihn ist das Gesicht der Mutter der „Vorläufer des Spiegels" in der kindlichen Entwicklung:

„Was erblickt das Kind, das der Mutter ins Gesicht schaut? Ich vermute, im allgemeinen das, was es in sich selbst erblickt. Die Mutter schaut das Kind an, und wie sie schaut, hängt davon ab, was sie selbst erblickt."[29]

Das was das Kind in sich erblickt, kann es erst sehen, wenn es den Ausdruck im Gesicht der Mutter sieht. Das gegenseitige Anschauen ist für Winnicott der Beginn für einen „bedeutsamen Austausch mit der Welt", für den *„zweigleisigen Prozess, in dem innere Bereicherung und die Entdeckung des Ausdrucksgehaltes des Sichtbaren sich ergänzen"*.[30] Mit dieser Formel vom *„Ausdrucksgehalt des Sichtbaren"*, abgelesen im Gesicht der Mutter, lässt sich der Unterschied fassen, der zwischen einem Spiegel und einem menschlichen Gesicht, das als Spiegel fungiert, besteht. *„Bleibt das Antlitz der Mutter ohne Antwort, so wird das Kind zwar lernen, dass man Spiegel anschauen kann, es wird aber nicht begreifen, dass man in Spiegel hineinschauen kann."*[31]

Der Körper als Matrix: Projektionen des Körpers in der Außenwelt

Zehn Jahre bevor Freud in *„Das Ich und das Es"* das Ich als aus einer Projektion der Körperoberfläche entwickelt beschrieb, beschäftigte sich Ferenczi mit den symbolischen Beziehungen, die das Kind zwischen seinem Körper und der Welt her-

---

[28] Winnicott, D.W. (1971) *Vom Spiel zur Kreativität*

[29] a.a.O.

[30] ebd.

[31] Winnicott, D.W. (1971) *Vom Spiel zur Kreativität*, S. 130. In diesem Zusammenhang ist auch das Thema des Selbstbildnisses interessant, mit dem sich Marion Wendlandt-Baumeister in diesem Band beschäftigt.

stellt. Er beschreibt, wie das Kind in jedem Gegenstand seine Organe und deren Aktivitäten sucht und findet, in der Welt lauter Abbildungen seiner eigenen Körperlichkeit sieht und mittels seines Körpers die ganze Vielfältigkeit der äußeren Welt zu repräsentieren lernt.[32] Mehr als ein Vierteljahrhundert später zeigt Piaget[33] äußerst detailliert, wie im Verlauf der kognitiven Entwicklung das Kind vom Verständnis seiner Körperfunktionen ausgeht, um langsam ein Verständnis der Welt zu entwickeln. So beschreibt er zum Beispiel, wie seine noch nicht des Sprechens mächtige Tochter durch Öffnen und Schließen ihres Mundes das Öffnen und Schließen einer Streichholzschachtel herbeiführen möchte, oder später - mit viereinhalb Jahren - sich Gedanken über das langsame Ziehen der Wolken macht: *„Die Wolken gehen sehr langsam, weil sie keine Füße und Beine haben. Sie machen sich lang, wie Würmer und die Raupen, daher gehen sie so langsam"*.[34]

Wir beginnen also mit dem Körper zu denken, und dementsprechend konstruieren wir die Welt in Analogien zu einem Körper. Überall in der Welt finden sich Funktionsprinzipien unseres Körpers - Schlucken, Verdauen, Ausscheiden, Greifen, Umfassen, Gehen, Stehen, Sitzen, Liegen, Laufen, Winken, Festhalten, Fallenlassen, um nur eine kleine Auswahl zu nennen -, die zu metaphorischen Ausdrükken geworden sind. Neben Funktionen werden aber auch einzelne Körperteile in ihrer Beziehung zum Körperganzen zu Metaphern. Wir sprechen vom Kopf einer Organisation oder von ihrem langen Arm, vom Rumpf eines Schiffes oder vom Fuß einer Vase, schließlich von einer Körperschaft mit ihrem Kopf und ihren ausführenden Organen.

Zivilisatorische Errungenschaften beginnen oft mit einem noch klar erkennbaren „Körperschema", einer Anlehnung an Körperformen und Funktionen, die sie überhaupt erst hat „denkbar" werden lassen, die dann mit der Zeit mehr und mehr verschwindet Ein Beispiel dafür wäre die Amphore mit ihrem Fuß, ihrem runden Bauch und ihren links und rechtsausgreifenden Henkeln, in die Hüfte gestemmten Armen ähnelnd. Über die Jahrtausende auf dem Weg zum Beispiel zum Krug im postmodernen geometrischen Design sind hier so ziemlich alle an einen Körper erinnernden Formen abhanden gekommen. Ein anderes Beispiel sind Rechenmaschinen, die sich vom Abakus, der noch klar das Abzählen an den Fingern in sich trägt, zum in binärer Logik arbeitenden Computer entwickelt haben. Und auch die modernen Industrieroboter haben sich von den putzigen Robotern der Science Fiction Literatur sehr weit weg bewegt, sozusagen zum Unmenschlichen hin verändert.

---

32 Ferenczi, S. (1913) *Entwicklungsstufen des Wirklichkeitssinnes*, in: Bausteine zur Psychoanalyse, Bd. 1, Leipzig

33 Piaget, J. (1945) *Nachahmung, Spiel und Traum. Die Entwicklung der Symbolfunktion beim Kinde*

34 Piaget, J. (1945) *Nachahmung, Spiel und Traum. Die Entwicklung der Symbolfunktion beim Kinde*, S. 317

Genauso wie wir über die Matrix unseres Körpers in seinen Funktionen und die Struktur seiner Glieder unser Verständnis der Welt konstruieren, „sehen" wir unser Körperschema und unser spezifisches Körperbild „in die Welt hinein". Diese Projektion unseres Körpers in die uns umgebende Welt kann in Wahrnehmung, aber auch in Gestaltung stattfinden. Projiziert wird natürlich noch sehr viel mehr als die Repräsentanzen unseres Körpers, - sie sind allerdings mit Sicherheit die grundlegendsten Selbstrepräsentanzen und in gewissem Ausmaß in jeder Projektion enthalten. Man kann davon ausgehen, dass jede künstlerische Gestaltung, jedes Bild, jede Skulptur und sogar jeder gestaltete Text mehr oder weniger ausgeprägte Spuren des Körpers in sich trägt. Anzieu zeigt, wie sich im Erzählstil die in der gesprochenen Sprache noch enthaltenen körperlichen Ausdrucksmittel wie Mimik, Gestik, Körperhaltung und schließlich die Stimme auf einer höheren Symbolisierungsebene wiederfinden.[35]

Am deutlichsten sind die Spuren der Repräsentanzen des Körpers natürlich an Körperdarstellungen der bildenden Kunst. Fast noch interessanter ist es jedoch, die Spuren des Körpers in anderen Formen aufzuspüren, seien sie gegenständlich oder abstrakt. Sie finden sich in Umrissen und Konfigurationen, in denen jeweils die Matrix des Körpers enthalten ist. Sie können flexibel oder starr, geschlossen und integriert oder fragmentiert sein. Ihre Proportionen können ebenso viel über ein Körperbild aussagen wie ihre Textur und ihre Farben, und letztlich vermittelt ihre Lage im Raum etwas über das Raumgefühl eines Körpers. Eng mit der Frage des Raums verbunden ist die Frage der Perspektive. Ich meine hier nicht eine absichtsvoll konstruierte Zentralperspektive, sondern eine Perspektive, wie sie sich natürlicherweise ergibt durch die Art und Weise, wie der Raum strukturiert ist, was entweder Räumlichkeit und Körperlichkeit im zweidimensionalen Raum schafft, oder eben nicht.

Diese Projektionen des Körperbildes des Künstlers, sein Niederschlag im Bild, spüren wir - wie es Schilder annimmt - unmittelbar. Wir müssen sie nicht erst mühsam dechiffrieren, indem sie den Weg über unser Bewusstsein gehen. Im therapeutischen Kontext kann es allerdings sinnvoll sein, dies zu tun - nämlich Reflexionen über das in Erscheinung getretene Körperbild anzustellen.

Der Körper als Leinwand: Spuren der Welt in der Haut

Anzieu hat das, was Freud in *„Das Ich und das Es"* begonnen hatte, als er vom Ich als einem Oberflächenwesen sprach, weitergeführt zu seiner Figur des *„Haut-Ichs"*. Er versteht darunter „ein Bild, mit dessen Hilfe das Ich des Kindes während früher Entwicklungsphasen - ausgehend von seiner Erfahrung der Körperoberflä-

---

[35] vgl. Anzieu, D. (1982), Die Spuren des Körpers im Geschriebenen. Eine psychoanalytische Untersuchung des Erzählstils, S.227, in Anzieu, D. (Hrsg.)

che - eine Vorstellung von sich entwickelt als Ich, das die psychischen Inhalte enthält."[36]

Als wichtigste Funktionen, die die Haut als materielle wie als symbolische Instanz erfüllen kann, nennt Anzieu die eines Behälters, der hält und enthält, die einer schützenden Barriere sowie die eines den Austausch mit der Umwelt regulierenden Filters. Er verwendet dabei die Bilder *„die Hülle", „die Leinwand", „das Sieb"*.[37] Später hat er diese Funktionen erweitert - zum Beispiel um die eines „Spiegels der Realität" - und sie zudem neu gruppiert. Ich möchte hier nur einige der komplexen und äußerst anregenden Gedanken Anzieus zum Haut-Ich herausgreifen, die in erster Linie die Rolle der Haut als Grenzfläche und Behälter des Selbst thematisieren.[38] Aus einer ursprünglichen *„Welt aus Berührung und Haut"* heraus bildet sich ihm zufolge eine *„gemeinsame Haut"* mit der Mutter - die Vorstellung einer symbiotischen Verbindung mit der Mutter, die durch ihre Pflege gleichsam eine Hülle um das Kind legt. Anzieu entwickelt hier den Gedanken des Haut-Ichs als Vorstellung von einer Fläche, aus der sich - ausgehend von Berührungserlebnissen, aber auch des mütterlichen „Haltens" - das Grundgefühl einer Integrität des Selbst über die der eigenen Körperhülle bildet. Die Haut als schützende Hülle des Selbst steht damit in großer Nähe zu narzisstischen Phänomenen der Stabilität des Selbst und des Selbstwertes. Brüchigkeit, aber auch Panzerung zeigen sich an der realen Haut, jedoch auch an phantasmatischen Vorstellungen von ihr, an Vorstellungen vom Verwundetsein, davon, keine oder nur eine dünne Haut zu haben, oder - umgekehrt - von Panzerung, „dicker Haut" oder davon, „abgebrüht" zu sein. Kleider, Rüstungen, Häuser, Festungen führen dieses Thema weiter, aber auch Kosmetik und exzessive Sonnenbäder. In all diesen Fällen wird die narzisstische Funktion der Haut durch reale Umgestaltung gleichzeitig phantasmatisch unterstützt und gestärkt. Die Haut wird zum Symbol der Grenze des Selbst, eines Behälters, aber auch eines Ortes der Beziehung zur Umwelt.

An diesem Ort, am realen wie am symbolischen, schreiben sich die Spuren dieser Beziehungen ein. Die Haut kann als Leinwand betrachtet werden, auf der sich der Kontakt mit der Umwelt einträgt. Nicht nur symbolisch, sondern auch auf der Ebene realer Manipulationen beim Malen, bestehen Parallelen zwischen Haut und der Leinwand als Träger eines Bildes. Die Hand berührt im Prozess des Gestaltens die Leinwand oder eine andere Maloberfläche, trägt Materialien auf, streichelt, kratzt, greift an, so wie sie auf der Haut für Stimulation der erogenen Zonen, aber auch des restlichen Körpers sorgte, und damit Ich-Grenzen aufbauen und stabili-

---

36 vgl. Anzieu, D. (1985/1991) *Das Haut-Ich*

37 a.a.O., S. 130

38 Anzieu geht zunächst auf die Tatsache ein, dass die Haut und der Cortex zu Beginn der embryonalen Entwicklung aus dem selben Keimblatt, dem Ektoderm, gebildet werden. Er verweist hier auf die Eigenschaft des Cortex, eine Oberfläche zu sein - und auf die der Haut, denkendes Material zu sein.

sieren half.[39] Von da aus könnte man der Bearbeitung einer Leinwand als einer symbolischen Körpergrenze eine stabilisierende Funktion für die Körperrepräsentanzen zuschreiben.

Die Bedeutung von Repräsentanzen des Körpers für die Kunsttherapie

In den vorangegangenen Abschnitten habe ich dargestellt, wie die über Projektionen des Körpers gebildeten Repräsentanzen die Anfänge – sozusagen einen Kern – des Selbst in seiner Identität und seines Selbstgefühles bilden. Der Körper wird dabei zu einer symbolischen Matrix für das sich entwickelnde Selbst. Im Prozess der Ausformung des Körperbildes können wir verschiedenartige, untereinander vernetzte Repräsentationssysteme annehmen, die sich aus jeweils verschiedenen Arten von Begegnungen mit der Welt bilden: Zum einen entstehen Repräsentanzen durch körperliche Erfahrungen verschiedener Sinnesmodalitäten – in erster Linie durch taktile und visuelle Eindrücke. Zum anderen werden Repräsentanzen aber auch durch die verschiedenen Formen von Spiegelung, die das Kind durch seine Umgebung erfährt, gebildet. Bei letzteren wird in stärkerem Maß die ganzheitliche Gestalt des Körpers angesprochen.

Stabilität und Integration des Körperbildes tragen zu Stabilität und Integration des Selbst bei, und umgekehrt hat eine instabile, schlecht integrierte Repräsentanz des Körpers entsprechende Auswirkungen auf das Selbst. Dabei kommen den Repräsentanzen des Körpers insbesondere bei den genetisch frühen Störungen eine tragende Rolle zu. Je früher und tiefgreifender die Störung ist, desto stärker sind durch sie Körperempfindungen betroffen, das Erleben der eigenen körperlichen Identität und Integrität beeinträchtigt, die körperlichen Grundlagen einer Symbolisierung im Psychischen gestört. Es ist also nicht erstaunlich, dass Kunsttherapie, die mit einem Medium arbeitet, das zugleich „Körper" und „Sprache" ist, traditionell vor allem bei diesen Störungen zur Anwendung kam.

Wenden wir uns nun der Bedeutung zu, die das Körperbild als erste Repräsentanz des Selbst in der Kunsttherapie hat. Das Körperbild ist eine vermittelnde Instanz zwischen dem Körper als Substanz in seiner sinnlichen Dimension und der Sprache, die sich als symbolische Struktur aus dem Körper entwickelt. Diese vermittelnde Funktion korrespondiert mit derjenigen einer gestalteten Form. Ebenso wie das Körperbild hat die gestaltete Form eine Doppelnatur als Substanz und Sprache. Sie vermittelt Bedeutungen, dies jedoch auf der Grundlage ihrer materiellen Wirklichkeit in der jeweiligen Gestaltung. Und genau wie beim Körperbild müssen bei ihrer Ausgestaltung mehrere Sinnesmodalitäten integriert werden. Ein

---

[39] Die Anregung zu diesem Gedanken verdanke ich G. Rose, einem in Yale lehrenden Psychoanalytiker, dem sich in Behandlungen bildender Künstler dieser Zusammenhang dargestellt hat. Vgl. *Rose, G.S., The Power of Form. Psychoanalytic Approaches to Aesthetic Form*, S. 101 f.

Bild entsteht durch Bewegungen eines Körpers - taktile Empfindungen beim Zeichnen oder Malen, die sichtbar werden.

Geht man nun davon aus, dass in jeder Gestaltung das Körperbild seines Schöpfers als eine projektive Matrix enthalten ist, so hat dies weitreichende therapeutische Implikationen. Die Art und Weise, in der ein Körperbild sich ausdrückt, ist dabei natürlich unterschiedlich. Jedoch ist es sinnvoll, das Dargestellte zunächst einmal als ein Körperbild, das sich zeigt, zu betrachten. Dabei gilt dies keinesfalls nur für Körperdarstellungen. Auch für ungegenständliche Darstellungen ist der Körper eine projektive Matrix, die die Gestaltung des Künstlers prägt.

Bei der Übersetzung eines Körperbildes in ein Bild kommen verschiedene Aspekte zum Tragen – so wie sie auch bei der Bildung der Repräsentanz des Körpers eine Rolle gespielt haben.

Zum einen können als symbolische Äquivalente Teile oder Funktionen des Körpers dargestellt sein. Ein Kopf oder ein Mund, ein Arm oder ein Bein, ein Genitale oder eine Brust können sich über Form oder Farbe, oder aber über ihre Lage im Raum oder ihre Relation zu anderen Teilen zeigen. Es können aber auch – für sich allein oder in Zusammenhang mit einer Form – Bewegungen und Funktionen wie Berührung, Durchdringung, Einverleibung, Ausstoßung oder Distanz zum Ausdruck kommen. Daneben – oder vielleicht eher „darunter" – existiert eine unmittelbare Anmutung durch das Bild, in der sich der Körper in seinen „Zuständen" in einem Bild vermittelt. Diese Anmutung rührt von der jeweiligen besonderen ästhetischen Konfiguration des Bildes her, die sich in ihren amodalen Entsprechungen dem Betrachter mitteilt.[40] Das Körperbild des Gestaltenden wird so auf vielfältige Weise im Bild kommuniziert und dabei ebenso sichtbar wie spürbar.

Die therapeutischen Möglichkeiten, die sich aus dem Prozess der Gestaltung ableiten, zentrieren sich um eine Stabilisierung und Integration, welche sich aus einer sinnlich vermittelten Auseinandersetzung mit dem eigenen Körperbild ergibt, wie es sich in der Gestaltung zeigt.[41] Man kann sich den Prozess des Gestaltens als einen Dialog mit den inneren Repräsentanzen des eigenen Selbst vorstellen, die im Außen sichtbar werden. Wenn ich hier von Dialog spreche, so ist damit gemeint, dass es sich beim Gestalten nicht um einen Prozess handelt, der sozusagen nur in eine Richtung - von innen nach außen, von der Vorstellung, Fantasie zum fertigen Bild - verläuft. Vielmehr reflektiert das Bild dem Malenden ständig wie ein Spiegel Projektionen seines Körperbildes zurück, worauf jener „antwortet", indem er aus den vielfältigen Möglichkeiten, die sich ihm zum Weiterarbeiten anbieten, eine Wahl trifft. Diese Wahl kann als eine Antwort des Gestaltenden

---

[40] Die Säuglingsforschung hat gezeigt, dass Säuglinge schon in den ersten Lebenswochen in der Lage sind, Verbindungen zwischen verschiedenen Sinnesmodalitäten, z.B. Sehen-Fühlen, herzustellen, der sogenannte amodale oder crossmodale Transfer. Wir können also, ohne es erst lernen zu müssen, ein Objekt, das wir fühlen, mit einem Objekt, das wir sehen, verbinden (siehe Stern, 1985, Die Lebenserfahrung des Säuglings).

[41] Im Wort Gestalten ist der Begriff der Gestalt enthalten.

auf das schon Entstandene gesehen und der Malprozess so als ein Dialog verstanden werden, als eine Auseinandersetzung mit den eigenen Selbstrepräsentanzen. Natürlich ist ein Malprozess noch sehr viel mehr, aber er ist eben auch eine Auseinandersetzung mit den projektiv ins Bild verlagerten Selbstrepräsentanzen.

Wir haben oben gesehen, wie die Reflexionen des Selbst, sei es im Spiegel oder in den Augen der anderen, in frühen Phasen des Lebens das Selbst konstituieren half. In späteren Phasen kann ein Dialog mit den Projektionen des eigenen Körperbildes, wie sie sich im Bild zeigen, helfen, das Selbst über diese Auseinandersetzung mit einer Form zu integrieren und zu stabilisieren: Weniger offensichtlich als bei einem Spiegelbild, dafür jedoch um so profunder ist die Spiegelung durch die eigene Gestaltung, durch ein Bild, das man wie das Spiegelbild selbst „gemacht" hat und in dem man „drin" ist.

Der Prozess des Gestaltens wird also als ein Dialog mit dem eigenen Selbst, wie es sich durch ein Körperbild vermittelt, verstanden. In diesem Dialog wird das Körperbild in vielfältiger Weise sichtbar und spürbar, und kommt so einer Selbstvergewisserung des Subjektes gleich. Es wird jedoch auch in seiner besonderen Struktur, in seinen libidinösen Besetzungen, seinen Konflikten, seinen Fragmentierungen, in Brüchigkeit oder Starre sichtbar. Wie oft festgestellt, kann künstlerisches Gestalten eine Form von Selbsttherapie sein, auch ohne dass dabei ein Therapeut anwesend ist. Hierbei spielt eine entscheidende Rolle, dass das Individuum sich dabei seines Selbst vergewissern kann, und es darüber hinaus im Akt des Gestaltens dieses Selbst möglich ist, über seine Körperrepräsentanzen in seiner libidinösen Struktur, seine Brüchigkeiten und seine Konflikte zu bearbeiten. In der Erfahrung mit den sinnlich erfahrbaren Materialien können sie in ihren symbolischen Äquivalenten sichtbar und fühlbar werden. Ähnlich wie der Säugling im Spiegelbild kann das Individuum dabei in der Gestaltung eine Form vorwegnehmen, über die es so noch nicht verfügt.

Zur Rolle des Kunsttherapeuten

Wir haben im Vorangegangenen gesehen, wie sich das Körperbild aus sensorischen Erlebnissen wie Sehen, Berührtwerden oder Bewegungen im Raum, aber auch aus einem Gespiegeltwerden entwickelt, und inwiefern Gestaltung Integration und Restitution des Körperbildes bedeuten kann. Von hier aus möchte ich nun einige Bemerkungen zur Rolle des Kunsttherapeuten machen.

Im Prozess des Gestaltens stellt ein Therapeut möglicherweise eine weitere spiegelnde Instanz dar. Schon das Bild selbst kann, wie oben ausgeführt, als Spiegel verstanden werden. Es zeigt sich nicht nur, sondern es „schaut" auch zurück. Die Rolle des Therapeuten besteht dabei zunächst einmal darin, diesen Prozess überhaupt zu ermöglichen. Dieser ist oft von Ängsten vor einer Konfrontation mit dem eigenen Selbst begleitet, die sich dem Patienten als technische Unzulänglichkeiten oder aber auch als mangelnde Inspiration darstellen. Ist ein Anfang gemacht, geht es in der Folge darum, den Dialog des Patienten mit seinem Bild zu fördern. Im

Allgemeinen reicht es für eine Spiegelung aus, eine Atmosphäre zu schaffen, in der etwas entstehen und das Entstandene wohlwollend betrachtet werden kann. Nur manchmal ist es angebracht, mit dem Patienten eine Kommunikation über das Bild aufzunehmen und dabei eigene Eindrücke mitzuteilen. Wie sich im Wort „Eindruck" schon andeutet, bestehen die Reaktionen des Therapeuten nicht nur in visuellen Beobachtungen von Bedeutungen, sondern auch in einer Form von Gegenübertragung auf das Bild des Patienten, die sich als eine Antwort der Körperbildstrukturen des Therapeuten auf die im Bild zum Ausdruck kommenden Projektionen des Körperbildes des Patienten verstehen lässt. Eine Antwort, von der schon Schilder annimmt, dass sie unmittelbar und nicht notwendigerweise über das Bewusstsein vermittelt ist. Über diese Art der Selbstwahrnehmung des Therapeuten ist eine Form von Einfühlung in den Patienten möglich, wie sie sich sprachlich nicht oder nur sehr mühsam erreichen lässt. Es ist also für den Therapeuten wichtig, auch seine körperlichen Reaktionen auf das Bild zu reflektieren und sie mit seinem Wissen über den Patienten in Verbindung zu bringen.

Selbstverständlich ist es nicht ratsam, dort wo sich Brüche oder Lücken, Unausgebildetes oder Unproportioniertes zeigen, forciert auf eine Intaktheit und Geschlossenheit hinzuarbeiten. Schließlich kann diese im Individuum nicht entstehen, wenn Veränderungen lediglich auf dem Papier stattfinden. Ziel ist also weniger eine falsch verstandene Vollständigkeit und Geschlossenheit einer einzelnen Arbeit, sondern der Prozess des Durcharbeitens, in dem versucht wird, über wiederholte Auseinandersetzung größere Integration und Stabilität der Selbstrepräsentanzen zu erreichen.

Eine so verstandene Kunsttherapie legt ihren Schwerpunkt also nicht alleine darauf, Ausdruck zu ermöglichen, um darin bestimmte Inhalte zu erkennen. Es geht vielmehr auch darum, sich der Form dieses Ausdrucks zuzuwenden, einer Form, die als eng verbunden mit der Matrix des Körperbildes – der ersten Selbstrepräsentanz – verstanden wird.

Literatur

ANZIEU, D. (1982) *Die Spuren des Körpers im Geschriebenen. Eine psychoanalytische Untersuchung des Erzählstiles.* In: Anzieu, D., Gibello, B., Gori, R., Bion, W.R. (Hrsg.) *Psychoanalyse und Sprache. Vom Körper zum Sprechen.* Innovative Psychotherapie und Humanwissenschaften, Bd. 19, Paderborn, Junferman

ANZIEU, D. (1985/1991), *Das Haut-Ich,* Frankfurt/.M., Suhrkamp

BISCHOFF, N. (1966), Das Erleben des eigenen Körpers, in: *Handbuch der Psychologie,* Allgemeine Psychologie, Göttingen, Hogrefe

BRÄHLER, E. (Hrsg) (1995), *Körpererleben. Ein subjektiver Ausdruck von Körper und Seele.* Beiträge zur psychosomatischen Medizin, Gießen, Psychosozial

FERENCZI, S., Entwicklungsstufen des Wirklichkeitssinnes, in: *Bausteine zur Psychoanalyse,* Bd. 1, Leipzig 1913

FREUD, S. (1905) *Drei Abhandlungen zur Sexualtheorie,* GW Bd. V

FREUD, S. (1917) *Neue Folge der Vorlesungen zur Psychoanalyse,* GW Bd. XV

FREUD, S. (1923) *Das Ich und das Es,* GW XIII, S. 235-289, vgl. auch die Anmerkung in der Standard Edition

HOFFER, W. (1950) Development of the body ego, in: *The Psychoanalytic Study of the Child,* 5, S. 18-23

LACAN, J. (1949) *Das Spiegelstadium als Bildner der Ichfunktion.* in: ders., Schriften I (1973) Freiburg, Walter Verlag

MAHLER, M. (1975/1980), *Die psychische Geburt des Menschen,* Frankfurt a. M., Fischer

MERLEAU-PONTY, M. (1945) *Phénoménologie de la perception,* Paris, Gallimard

MONTAGU, A. (1982) Körperkontakt, Stuttgart, Klett-Cotta

PIAGET, J. (1945/1975) *Nachahmung, Spiel und Traum. Die Entwicklung der Symbolfunktion beim Kinde,* Stuttgart, Klett

PIAGET, J. (1969) *Das Erwachen der Intelligenz beim Kinde,* Stuttgart, Klett

ROSE, J.G. (1992) *The Power of Form. A Psychoanalytic Approach to Aesthetic Form, International University Press,* Madison, Connecticut

SCHILDER, P. (1923), *Das Körperschema. Ein Beitrag zur Lehre vom Bewusstsein des eigenen Körpers,* Berlin, Springer

SCHILDER, P. (1935) *The Image and Appearance of the Human Body,* New York, International Press

STERN, D. (1985/1992) *Die Lebenserfahrung des Säuglings,* Stuttgart, Klett- Cotta

WINNICOTT, D.W. (1971/1974), *Vom Spiel zur Kreativität,* Stuttgart, Klett-Cotta

Marion Wendlandt-Baumeister

Selbstbildnisse

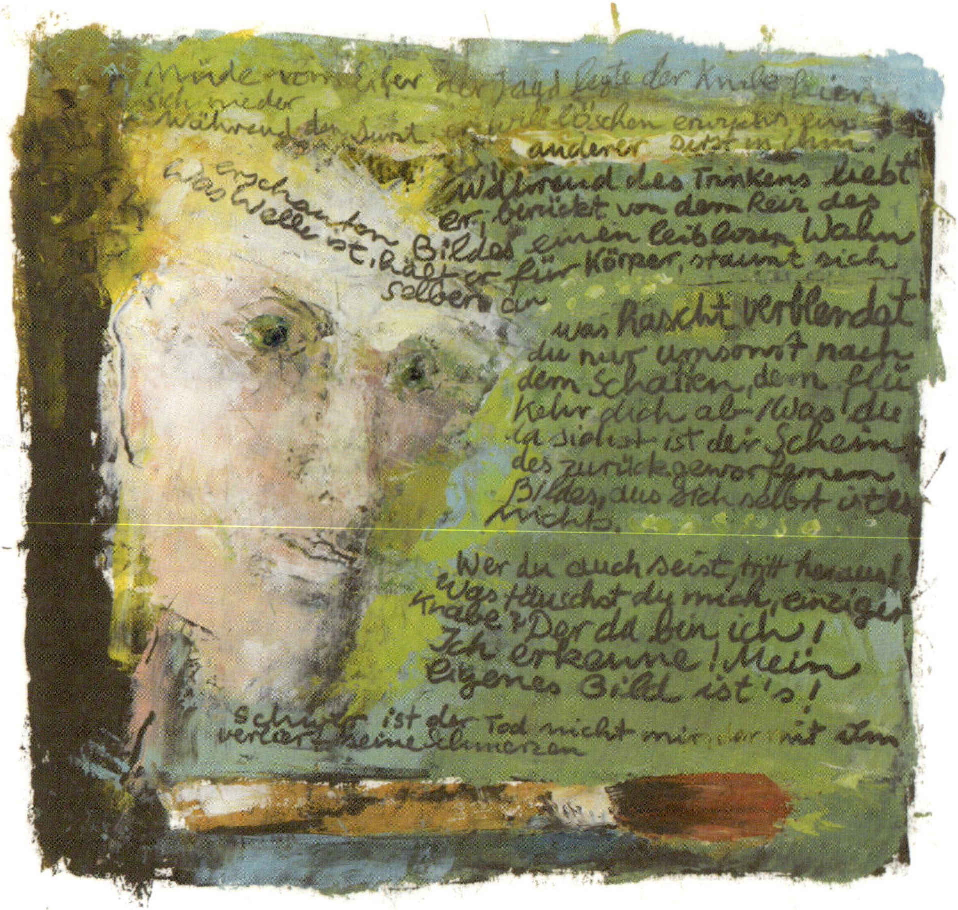
Während des Trinkens liebt
er, berückt von dem Reiz des
einen leiblosen Wahn
für Körper, staunt sich
Wer du auch seist, tritt heraus!
Der da bin ich!
Ich erkenne! Mein
eigenes Bild ist's!

Abb. 1: Ein Pinsel für Narziss M.W.B. 2001

Die Geburt des Selbstbildnisses

Narziss, wie uns in seiner Geschichte überliefert ist, beugt sich über eine Quelle im Wald, um seinen Durst zu löschen. Dort erblickt er sein Spiegelbild und denkt zunächst, dass es ein Anderer ist, den er dort sieht. Er begehrt diesen Anderen und versucht, nach ihm zu greifen, dessen Körper zu fassen. Vergeblich bleibt all sein Bemühen, und schließlich erkennt Narziss, dass es sein eigenes Bild ist, das ihm aus der Quelle entgegenblickt. „Der da bin ich! Ich erkenne! Mein eigenes Bild ist's!", ruft er und sucht verzweifelt nach einem Weg, um eins zu werden mit seinem Bild, mit sich selbst.[1] Narziss unterliegt dem Irrtum, das Bild für wirklich zu halten, und es gelingt ihm nicht, sich aus dem Bann des Bildes zu befreien. Auch die Stimme des Erzählers, die ihm zu Hilfe kommen will, mahnt vergeblich, dass das Bild nur ein Schatten sei, der aus sich selbst nichts als nur der Schein des zurückgeworfenen Bildes ist. Als seine Tränen die Quelle trüben, wählt Narziss im Schmerz – sich selbst mit dem schwindenden Bildnis verlierend – den Tod durch eigene Hand.

Die Bedeutung, die das Bild für Narziss besaß, hat es für uns heute eingebüßt. Wir erliegen kaum noch wie Narziss dem Irrtum, „dass der Abgebildete in seinem Abbild gegenwärtig ist, an ihm teilhat, in ihm wohnt".[2] Aus dieser Verführungskraft und Macht des Bildes, deren Ursprung im Jahrtausende zurückliegenden Totenkult zu suchen ist, vermochte sich Narziss nicht zu befreien (s.u.: „Die scheinbare Aufhebung der Abwesenheit"). Weil er dem gespiegelten Selbst, seinem Bildnis, eine eigene reale Existenz zusprach, blieb er sich selbst der uneinholbar Andere. Sein Unglück erscheint hier weniger eine ihn fesselnde Selbstliebe, mit der sein Name zumeist verbunden wird. Vielmehr ist es sein Scheitern an der Macht des Bildnisses, die sein Unglück bedeutet und ihn daran hindert, sich sein Bildnis anzueignen. Mit dem Spiegelverhältnis eröffnet sich erstmals der Raum für Imagination und schöpferisches Handeln, aus denen das sich reflektierende Selbst und seine Bilder erschaffen werden können – doch Narziss verfehlt den Moment, in dem die Konstituierung des Subjekts vollzogen werden will. Der Narzissmythos, obgleich es sich hier nur um ein gespiegeltes und nicht um ein gemaltes Bildnis handelt, gilt als Ursprungsmythos des Selbstbildnisses. Gerne hätten wir Narziss einen Pinsel gegeben oder ihn wenigstens mit dem Finger in den Sand hineinzeichnen lassen, damit er die Bildlichkeit des Gesehenen hätte erspüren können.

Ob es Narziss mit einem Pinsel in der Hand wohl gelungen wäre, sich in ein imaginäres Verhältnis zu sich selbst zu begeben? Ob er im schöpferischen Akt zu einem neuen Verhältnis von Individuum und Bild gelangt wäre? Diese Fragen führen uns mitten in das Thema, mit dem wir uns hier befassen werden: Das Selbstbildnis und das sich selbst reflektierende Individuum. Das Selbstbildnis ist untrennbar mit der konkreten Person, die es darstellt und meint, verknüpft. Es zeigt auf, wie sich der einzelne in Bezug auf sich selbst und im Verhältnis zur Umwelt erlebt und interpretiert. Der Maler eines Selbstbildnisses begegnet den Fragen nach der eigenen Identität, nach seinem Verhältnis zur eigenen Körperlichkeit sowie nach der Bedeutung, die das Bild für ihn einnimmt. Unabhängig davon, ob ihm diese Fragen gegenwärtig sind oder nicht, bezieht er malend Stellung dazu. Wenn

---

1 Publius Ovidius Naso: *Metamorphosen*, Buch 3, in: N. Suthor (1999): *Der Irrtum des Narziss*, in: R. Preimesberger, H. Baader, N. Suthor (Hrsg.): *Porträt*

2 R. Preimesberger (1999) Einleitung, in: R. Preimesberger, H. Baader, N. Suthor (Hrsg.) (1999) *Porträt*, Berlin, Reimer Verlag, S. 22

im Folgenden das Selbstbildnis gleichsam umkreist werden soll, um es aus unterschiedlichen Blickwinkeln jeweils neu beleuchten zu können, werden wir dabei den Fragen nach der Identität, dem Körper und dem Bild wieder begegnen. Da sich das Selbstbildnis in besonderer Weise dazu anbietet, Verbindungen zwischen Kunst und Therapie aufzuspüren, sollen künstlerische, kunstwissenschaftliche und kunsttherapeutische Sichtweisen aufgegriffen und miteinander in Beziehung gesetzt werden. Ziel der Ausführungen ist es, einen informativen Hintergrund zu gestalten, auf dem sich die Selbstbildnisse von Patienten in der Kunsttherapie mit erweitertem Blick wahrnehmen und befragen lassen.[3]

Was ist ein Selbstbildnis?

Mit der Frage „Was ist ein Selbstbildnis?", sollen zunächst die Begriffe *Selbstbildnis, Selbstbild* und *Selbstdarstellung* unterschieden und charakterisiert werden. Anschließend wird aufgezeigt, wie schwierig es im Einzelfall sein kann, ein Bild als Selbstbildnis zu klassifizieren.

In der Kunsttherapie, in der der einzelne Mensch mit seinem individuellen Leid und seinen Konflikten im Mittelpunkt steht, werden seine Gestaltungen oft als Selbstbilder bezeichnet. *Selbstbild* wird hier als Oberbegriff für alle kunsttherapeutischen Gestaltungen in dem Sinne verwendet, dass es sich bei ihnen um den Ausdruck und die Bearbeitung des individuellen psychischen Erlebens des Patienten handelt. Das *Selbstbildnis* - oder synonym: das *Selbstporträt* - ist eine Spezialform innerhalb der Bildgattung Porträt und nimmt sowohl in der Kunst als auch in der Kunsttherapie eine Sonderstellung ein. Es hebt sich als Bildthema hervor und stellt den Maler, sei er Künstler oder Patient, vor die besondere Aufgabe, die eigene Person zur *Darstellung* zu bringen. Im „Lexikon der Kunst"[4] heißt es zum Selbstbildnis, dass es die Selbstdarstellung eines Künstlers mit den Mitteln der Malerei, Zeichnung, Fotografie, Plastik und anderen Mitteln sei und meist mit Hilfe eines Spiegels angefertigt werde. Nach dieser Definition wäre jede Selbstdarstellung auch als Selbstbildnis einzuordnen. Der Begriff Selbstdarstellung meint aber zunächst nur, dass die eigene Person dargestellt wird, ohne zu differenzieren, ob die eigene Person zum Thema erhoben wird oder ob sie als Medium für andere, nicht auf die eigene Person bezogene Themen dient. Wir werden weiter unten sehen, dass nicht jede Selbstdarstellung im Sinne eines Selbstbildnisses verstanden werden will. Zur näheren Bestimmung des Selbstbildnisses bedarf es daher der Ergänzung, dass es sich um eine Selbstdarstellung handelt, in der sich der Maler selbst, seine Individualität thematisiert. Beziehen wir uns noch auf die Bedeutung des Wortes „Por-

---

[3] Wenn im Folgenden der Vereinfachung halber von „Maler" oder „Künstler" sowie von „Patient" und „Therapeut" gesprochen wird, so sollen diese Bezeichnungen stellvertretend für beide Geschlechter stehen. Wird im Folgenden von „Bild" gesprochen, sollen die unterschiedlichsten Gestaltungsmedien mit gemeint sein.

[4] W. Stadler (1994) *Lexikon der Kunst* in zwölf Bänden, Bd. 10, S. 373

trät", das aus dem lateinischen „protrahere" stammt und „hervorziehen, ans Licht bringen" bedeutet, dann lässt sich hier das Selbstbildnis charakterisieren als eine Selbstdarstellung, in der der Maler seine Individualität gestaltend ans Licht bringt und sie Bild werden lässt.

Im Selbstbildnis kann die eigene Person in ganz unterschiedlichen Bildzusammenhängen dargestellt werden, sei es im Kopfbildnis oder als Darstellung des ganzen Körpers, als isoliertes oder als Doppelbildnis, als Selbstdarstellung in einer bestimmten Rolle oder in einem bestimmten situativen Kontext. Meist treffen wir auf das von der Ganzheitlichkeit abgelöste Kopfbild. Es verweist auf die Bedeutung des Gesichts als Schlüssel der Identifikation. Der Kopf, für das Ganze stehend und bevorzugtes Feld des menschlichen Ausdrucks, ist das wichtigste Mittel in der nonverbalen Kommunikation. Der Betrachter eines Selbstporträts wird seine besondere Aufmerksamkeit auf das Gesicht richten, und er wird zum Beispiel aus der Blickrichtung der Augen, der Linie des Mundes oder der Haltung des Kopfes einen großen Teil an Informationen über die dargestellte Person zu gewinnen versuchen. Unabhängig davon, in welchen Bildzusammenhang die eigene Person gestellt wird, immer ist es das Individuum, das in seiner Einzigartigkeit und innerhalb eines konkreten, biografischen Moments zur Darstellung kommt. Der Begriff des Selbstporträts ist nicht zu trennen vom Begriff des Individuums. Nach Hans-Georg Gadamer ist das Porträt - und das gilt ebenso für das Selbstporträt - grundlegend geprägt durch seinen Charakter der Okkasionalität (Gelegenheitlichkeit): Nicht das Allgemeine, sondern das Einzigartige kommt zur Darstellung. Nicht das Überdauernde, immer Gültige, sondern der zeitliche Kontext, der biografische Moment wird bedeutsam. Nicht etwas anderes, sondern der Dargestellte selbst ist gemeint. Nach Gadamer ist es der Künstler selbst, der die Kategorie „Porträt" vorgibt, egal ob der Betrachter die Darstellung als eine solche erkennt oder nicht.[5]

Als Betrachter mögen wir manchmal vor einem Bild stehen und uns fragen, ob es nun ein Selbstbildnis ist oder nicht. Bei einem Selbstbildnis von Max Beckmann fällt es uns wahrscheinlich leicht, es als solches zu klassifizieren, weil der Künstler Ähnlichkeit angestrebt hat und wir ihn wieder erkennen können. Zusätzlich finden wir in seinen Tagebüchern und Briefen bestätigt, dass er sich in seinen Bildnissen mit der eigenen Person befasst hat.[6] Da jedoch, wie wir schon unterschieden haben, nicht jede Selbstdarstellung ein Selbstbildnis sein muss, bleibt dem Betrachter die Aufgabe, jede Selbstdarstellung zu befragen, wie sie verstanden werden soll. Als Beispiel sei hier auf die Fotografien von Cindy Sherman verwiesen, in denen die Künstlerin, trotz teilweise erheblicher Verfremdungen und Verwandlungen, fast immer wieder zu erkennen ist. Spontan könnte man ihre Arbeiten für Selbst-

---

[5] H.-G. Gadamer (1960) *Die Okkasionalität des Porträts,* in: R. Preimesberger, H. Baader, N. Suthor (Hrsg.) (1999) Porträt

[6] B. Copeland-Buenger (Hrsg.) (1997) *Max Beckmann. Self-Portrait in Words,* Collected Writings and Statements 1903 - 1950

bildnisse halten. Doch Cindy Sherman geht es nicht um ihre eigene Person, wohl aber nutzt sie sich selbst als Medium für ihre Themen. Nach Mandana Mesgarzadeh ist das Spiel mit Identitäten, das Cindy Sherman betreibt, nicht auf der individuellen Ebene von Selbst und Identität zu verstehen, sondern als kritische Bezugnahme der Künstlerin zur gängigen Kultur, deren Mythen sie aufgreift und deren Mechanismen sie behandelt.[7] „Ich mache keine Selbstporträts. Ich versuche immer, in den Bildern soweit wie möglich von mir wegzugehen", äußerte sich Cindy Sherman in einem Interview und bestätigte damit die Sichtweise, dass es sich in ihren Bildern nicht um die Thematisierung der eigenen Person handelt.[8]

Für den Betrachter bleibt es schwierig, diese Differenzierung vorzunehmen, vor allem, wenn er ohne zusätzliche Kenntnisse vor einem einzeln exponierten Bild der Künstlerin steht. Hier stoßen wir auf die Bedeutung des Werkzusammenhanges, der für das Verständnis eines einzelnen Bildes einen wichtigen Beitrag zu leisten vermag. Für die Bilder von Cindy Sherman, hebt Arthur Danto hervor, erschließe sich der Zugang zu ihren Bildthemen erst dann, wenn man mehr von ihrem Werk gesehen habe und das einzelne Bild in den Rahmen des Gesamtprojektes der Künstlerin stelle.[9]

Vor einem anderen Problem stehen wir als Betrachter, wenn die dargestellte Person gar nicht zu erkennen ist. Sei es, weil keine Ähnlichkeit zum Dargestellten besteht, oder dass die Person von hinten dargestellt ist oder auch weil das Bildnis gar kein individuelles Gesicht zeigt. Ein Selbstbildnis ohne individuelle Züge hat zum Beispiel Meret Oppenheim als junge Künstlerin gemalt. Es ist ihre 1933 entstandene „Sitzende Figur mit verschränkten Fingern". Zu sehen ist eine Halbfigur in frontaler Ansicht. Eine Linie umreißt die Kontur des Kopfes und hebt ihn vom Hintergrund ab. Die Fläche des Kopfes bleibt leer, wir sehen keine Augen, keine Ohren. Dennoch entsteht der Eindruck, dass der leicht zur Seite gewandte Kopf aufmerksam lauscht. Wie ein empfangendes, aufnehmendes Organ wirkend, ruft er die Assoziation an einen Spiegel hervor. Es handelt sich um ein Selbstbildnis, das sich dem Betrachter erst dann als solches zu erkennen gibt, wenn er weiß, wer sich hier dargestellt hat. Ein tieferes Verständnis für die ungewöhnliche Darstellungsform kann sich dann eröffnen, wenn dem Betrachter zusätzlich bildexterne Daten zur Verfügung stehen, zum Beispiel die künstlerische Biografie Meret Oppenheims, das Entstehungsjahr des Bildes oder Themen, mit denen sich die Künstlerin befasste und zu denen sie sich geäußert hat. Meret Oppenheims künstlerische Identität, die sich in der Auseinandersetzung mit der Psychoanalyse, besonders mit den Schriften von C.G. Jung ausformte und prägte, gewann in ihrem Selbst-

---

[7] M. Mesgarzadeh (1995) *Wer ist Cindy Sherman?* Rollenspiel kontra Selbstdarstellung, in: P. Rech, S. Schütz (Hrsg.) Kunst & Therapie

[8] A. Kallfelz (1984) *Interview mit Cindy Sherman*, in: Wolkenkratzer Art Journal 4, S. 49, zit. nach A. Strobl (2000) *Cindy Sherman"*, ... in: A. Zweite (2000): Ich ist etwas Anderes: Kunst am Ende des 20. Jahrhunderts, S. 216

[9] A. Danto (1994) *Reiz und Reflexion*

bildnis „Sitzende Figur mit verschränkten Fingern" eine erste Gestalt. Es ist eine kraftvolle Vision des Zukünftigen, die sich in diesem Selbstbildnis der damals Zwanzigjährigen auf der Suche nach der eigenen künstlerischen Identität offenbart. Die folgenden Jahre mit den beachtlichen Erfolgen ihrer Werke, bestätigen diese Vision. In der von Meret Oppenheim gewählten, nicht individualisierten Darstellung der eigenen Person sieht Isabel Schulz einen ganz eigenen Bildtypus des Selbstbildnisses geschaffen und nennt es „geistiges" oder „thematisches Selbstporträt".[10] Spätestens hier, vor einem Selbstbildnis ohne individuelle Züge, werden wir an Gadamers Satz erinnert, dass die Kategorie „Porträt" - hier ist es das Selbstporträt - vom Künstler selbst gesetzt wird, und dass es seinen Charakter aus der subjektiven Bezugnahme, aus dem bildnerisch gestaltenden Dialog des Künstlers mit sich selbst gewinnt.

Wenn wir einerseits mit einem Selbstbildnis ohne individuelle Züge konfrontiert werden können und wenn andererseits sogar die wieder erkennbare Darstellung der eigenen Person nicht unbedingt auf ein Selbstbildnis schließen lässt, dann zeichnen sich damit nicht nur die vielfältigen Darstellungsmöglichkeiten ab, sondern auch die Schwierigkeiten, Selbstbildnisse überhaupt als solche erkennen zu können. Als Beispiel für die nicht immer klar zu bestimmenden Grenzen des Selbstbildnisses soll hier das Bild einer jungen erwachsenen Patientin stehen, die in der Therapie ihre Traumatisierung eines über Jahre hinweg bestehenden sexuellen Missbrauchs bearbeitete. In der Absicht, ein Selbstbildnis von sich zu gestalten, malte sie einen „Dreckhaufen mit Besen". Das Bild kann als authentischer Selbstausdruck der Patientin verstanden werden, nahm sie sich doch genau als diesen Haufen Dreck wahr. In ihrem Bild zeigt sich, dass der Patientin der Zugang zur eigenen Körperlichkeit versperrt war. Durch die Erfahrung des sexuellen Missbrauchs hatte sich in ihr ein Selbstbild entwickelt, das beschmutzt und wertlos war, und in dem sie nicht einmal einer körperlichen Gestalt würdig war. Bernd Busch verweist auf den Aspekt der Bildwürdigkeit und betont, dass nicht die konkrete Person dargestellt werde, sondern „vielmehr das, was an dieser Person für bildwürdig und bedeutsam gefunden wurde und daher im Bildnis Dauer und Gegenwärtigkeit beanspruchen konnte."[11] Wenn sich, wie im Bild der Patientin, nichts von der eigenen Person des Bildes für würdig erweist und das Individuum nicht mehr gegenwärtig erscheint, dann kann es auch kein Selbstbildnis geben, sondern nur den Verweis auf die Abwesenheit des Individuums. Zu einem späteren Zeitpunkt des kunsttherapeutischen Prozesses eröffnete sich der Patientin ein Zugang zu den erlittenen Verletzungen ihrer körperlichen Integrität. Im Medium des Bildes konnte sie ihre Gefühle der Scham und Wertlosigkeit thematisieren und um die Bildwürdigkeit ihrer eigenen Person kämpfen: Es entstand eine kleine Reihe von Selbst-

---

[10] I. Schulz (1993) *„Edelfuchs im Morgenrot": Studien zum Werk von Meret Oppenheim*

[11] B. Busch (1991) *Innenansichten des Porträts. Gedanken zur Herstellung des Bildnisthemas,* in: G. Jüttemann, M. Sonntag, Ch. Wulf (Hg.) *Die Seele: ihre Geschichte im Abendland,* S. 451

bildnissen, in denen sich die Patientin als junge Frau darstellte und in unterschiedlichen Rollen erprobte, zum Beispiel als romantische Braut, als freche Schülerin oder als feine Dame im Abendkleid.

Sie erschuf sich malend neu, indem sie verwarf oder aufnahm, was in ihren Bildnissen Gestalt fand. Sie vergewisserte sich ihrer Körperlichkeit und entwarf sich eine Identität, die es ihr erlaubte, ihren Körper wieder bewohnen zu dürfen. Der „Dreckhaufen mit Besen" bildet den Ausgangspunkt ihrer Reihe von Selbstbildnissen. Mit ihm hat sich die Patientin ihr zentrales Problem, nämlich ihr fehlendes Selbstverständnis von sich als einem liebenswerten Menschen, bildhaft vor Augen führen können und daraus Impulse gewonnen, sich malend auf die Suche nach sich selbst zu begeben.

Zwar konnte das breite Spektrum an abzuwägenden Aspekten für eine nähere Bestimmung des Selbstbildnisses hier nur angedeutet werden, doch es dürfte anhand der Beispiele deutlich geworden sein, dass jedes einzelne Selbstbildnis untrennbar mit der konkreten Person, die es darstellt und meint, verknüpft ist. Das Selbstbildnis muss als eine Einheit, die das Bild und seinen Maler umfasst, gesehen werden. Die individuellen Verknüpfungen nachzuvollziehen, bleibt die spannende Aufgabe des Betrachters: Er wird Daten sammeln und ordnen, sie gewichten und miteinander in Beziehung bringen, um schließlich ein differenziertes Netz sinnvoller Verknüpfungen flechten zu können.

Das Selbstbildnis als identitätsstiftendes Medium

Wenn wir in einem Fotoalbum blättern und auf Kinderfotos von uns treffen, dann erkennen wir uns wieder. Wir sind mit den Bildern von uns vertraut. Mögen wir uns im Verlauf der Jahre auch noch so sehr äußerlich und innerlich gewandelt haben, wir fühlen uns dennoch als dieselben. Dieses Gefühl des Selbstseins und das Vermögen, sich über den Wandel der Zeit hinweg als dieselbe Person zu erleben, nennen wir Identität. Mit dem *Selbst* und mit der eigenen *Identität* wollen wir uns nun befassen. Dabei werden wir prüfen, welchen Beitrag das Selbstbildnis zur *Identitätsbildung* zu leisten vermag.

Das Selbstbildnis, von Michel Tournier als die „Philosophie des Malers" bezeichnet, wurde von Künstlern über die Jahrhunderte hinweg als Medium der Selbstreflexion und Identitätssuche genutzt.[12] Die Fülle der überlieferten und uns bewegenden Selbstbildnisse zeugt davon. Seine Bedeutung in der Gegenwartskunst wird ganz unterschiedlich eingeschätzt. Einige zeitgenössische Stimmen, wie die von Bernd Busch, beschwören den Untergang des Individuums und behaupten, dass es in unserem Zeitalter des vergesellschafteten Selbst kein Selbstbildnis mehr geben könne.[13] Dieser Auffassung steht allerdings sowohl die Praxis einzel-

---

[12] M. Tournier (1989) *Vom Selbstbildnis zur Selbstzerstörung*, in: E. Billeter (Hrsg.) Das Selbstportrait im Zeitalter der Photographie

[13] B. Busch (1991), a.a.O., S. 474

ner Künstler entgegen als auch der Stellenwert, der dem Selbstbildnis und Fragen der Identität in der Gegenwartskunst von einer Reihe an Autoren eingeräumt wird. So verweist zum Beispiel Armin Zweite auf die vielfältigen Äußerungsformen, in denen sich im Bereich der bildenden Künste das Thema der Identität manifestiert. Für ihn reicht der Bogen von der Selbststilisierung und der potenziellen Selbstzerstörung über das Rollenspiel, die Maskerade, die Transformation des individuellen Erscheinungsbildes bis hin zur Erfindung fiktiver Identitäten.[14] Untergegangen ist das Selbstbildnis nicht, doch es zeigt sich in ungewohnten, neuen Gewändern, im breiter gewordenen Spektrum künstlerischer Medien. Auch die Frage nach der eigenen Identität hat ihre Bedeutung nicht verloren, wohl aber muss sie neu formuliert werden und sich an den gesellschaftlichen Wandlungen messen, mit denen das Individuum konfrontiert wird.

Mit Fragen der Identität und Identitätsbildung des heutigen Individuums befassten sich zum Beispiel H. Keupp u.a. in einer umfangreichen sozialpsychologischen Studie.[15] Sie kamen zu dem Ergebnis, dass Identität nicht einen einheitlichen, stabilen Zustand meint, sondern aus mehreren Teil-Identitäten gebildet wird, und prägten dafür den Begriff der „Patchwork-Identität". Nicht als ein einmal gegebenes starres Gehäuse verstehen sie Identität, sondern als ein offenes System, das sich an den Nahtstellen von Subjekt und Gesellschaft formt. Der Einzelne sei aufgefordert, Verknüpfungen zwischen innerer und äußerer Welt herzustellen und in kreativer Eigenleistung seine Identität herauszubilden. Ganz neu ist die hier vertretene Auffassung von Identität als kreativer Eigenleistung des Individuums nicht. Bereits 1486 hielt Pico della Mirandola eine viel beachtete Rede über „Die Würde des Menschen", in der er vom Menschen als dem „schöpferischen Bildhauer seiner selbst" sprach.[16]

Allerdings betonen Keupp u.a., dass die Realisierung von Identitätsentwürfen nicht ausschließlich in der Macht der Subjekte steht. Gesellschaftliche Bedingungen mit ihren offen liegenden und verdeckten Normen und Werten können sich als Schranke für das Gelingen von Identität erweisen. Der Freiheit der Selbstgestaltung und der Verantwortung des Einzelnen für das, was er ist, stehen die Risiken des Scheiterns gegenüber. Mit dem Bild des Patchwork wird uns Identität als ein aus vielfältigen Teilen zusammengesetztes Ganzes vor Augen geführt, das sich in einem ständigen Wandel befindet: Einzelne Teil-Identitäten leuchten auf, andere verschwinden und neue kommen hinzu. Eine so verstandene Identität verweist auf ein wesentliches und zeitnahes Problem: Gelingt es nicht, diese Teile zu ver-

---

14 A. Zweite (2000) *Ich ist etwas Anderes*, in: A. Zweite (Hrsg.) Ich ist etwas Anderes, Kunst am Ende des 20. Jahrhunderts, S. 44

15 H. Keupp u.a. (1999) *Identitätskonstruktionen. Das Patchwork der Identitäten in der Spätmoderne*

16 Pico della Mirandola: *Über die Würde des Menschen*, in: Ch. Wagner (2001) *Porträt und Selbstporträt*, in: R. van Dülmen: *Entdeckung des Ich: die Geschichte der Individualisierung vom Mittelalter bis zur Gegenwart*, S. 98

binden und eine kohäsive Struktur aufrechtzuerhalten, dann ist das Selbst der Bedrohung durch Fragmentierung ausgesetzt.

Angesichts des sich häufenden klinischen Bildes der Selbst-Störungen scheint die Aufgabe der Identitätsbildung ungleich schwieriger geworden zu sein als in der Vergangenheit. Der Psychoanalytiker Heinz Kohut spricht sogar vom „Zeitalter der Gefährdung des Selbst". Für ihn steht das Selbst des heutigen Menschen vor der dringenden Aufgabe, neue Anpassungsstrukturen zu schaffen und die Stärke bereits vorhandener zu vergrößern. Mit dem Gelingen oder Scheitern an dieser Aufgabe entscheidet sich für Kohut das psychologische Überleben des Menschen. In seinem 1977 erschienenen Buch „The Restoration of the Self", seinem wohl wichtigsten Werk, fasste Kohut seine zeitkritischen Gedanken und klinischen Beobachtungen zusammen und legte den Umriss einer Psychologie des Selbst vor.[17] Damit verlässt er das Gebäude der klassischen Triebtheorie und der ihr zugehörigen Psychologie struktureller Konflikte und entwirft einen ganz neuen theoretischen und behandlungstechnischen Rahmen für das Verständnis der klinischen Phänomene, die als Störungen des Selbst bezeichnet werden. Die Notwendigkeit einer neuen Theorie begründet er damit, dass sich seit dem entscheidenden Jahrzehnt von 1890-1900, in dem sich die Grundformulierungen der Psychoanalyse entwickelten, die Lebensbedingungen des Menschen erheblich gewandelt und - wie es die klinischen Daten belegen - zu einer Veränderung der Persönlichkeitsmuster geführt haben. Darauf habe sich die Psychoanalyse zu beziehen, sie müsse ihre eigene wissenschaftliche Basis weiterentwickeln und wandeln. Kohut belegt seine Behauptung von der Veränderung der Persönlichkeitsmuster des heutigen Menschen nicht nur durch klinische Daten aus seiner beruflichen Praxis, sondern auch durch Werke der zeitgenössischen Kunst. Mit seiner Hypothese von der „künstlerischen Vorwegnahme der Psychologie des Selbst" spricht er den Künstlern die besondere Sensibilität zu, das vorherrschende psychologische Problem ihrer jeweiligen Zeit vorwegnehmen zu können. Im Zentrum der Werke von zum Beispiel Kafka, O`Neill, Picasso, Moore oder Strawinski steht für Kohut das verwundbare, fragmentierte oder leere Selbst, das die „großen Künstler der Zeit beschreiben - in Ton und Wort, auf Leinwand und in Stein - und zu heilen versuchen. Der Musiker des atonalen Klanges, der Dichter der aufgelösten Sprache, der Maler und Bildhauer der zerfallenen visuellen und taktilen Welt: Sie alle bilden das Auseinanderbrechen des Selbst ab und versuchen, durch Wiederzusammensetzen und Neuordnen der Fragmente neue Strukturen zu schaffen, die Ganzheit, Vollkommenheit, neuen Sinn besitzen."[18]

Interessant erscheint mir hier, dass Kohut ganz offensichtlich nicht nur dem Künstler besondere Fähigkeiten zuspricht, sondern der Kunst auch das Potenzial des Heilens einräumt. Das Gedankengebäude von Kohut wurde in seiner Nachfolge von Ernest Wolf [19] sowie von Paul und Anna Ornstein, Peter Kutter, Wolfgang

---

[17] H. Kohut (1996) *Die Heilung des Selbst*

[18] H.Kohut (1996), a.a.O., S. 280

[19] E. Wolf (1996) *Theorie und Praxis der psychoanalytischen Selbstpsychologie*

Milch und anderen weiter ausgearbeitet.[20] Heute liegt mit der Psychologie des Selbst ein Konzept vor, das der psychoanalytisch orientierten Kunsttherapie ein viel versprechendes Feld von Verknüpfungen eröffnet und sich als Ziel künftiger Ausarbeitungen anbietet. Es besitzt eine Nähe zu Winnicotts Konzept des Selbst und befindet sich in Übereinstimmung mit den neueren Ergebnissen der Säuglingsforschung, wie sie Daniel Stern[21] oder Joseph Lichtenberg[22] veröffentlicht haben. Einen Bezug ihrer kunsttherapeutischen Praxis zur Selbstpsychologie hat Mildred Lachman-Chapin hergestellt und in ihrem Artikel „Kunsttherapie unter dem Aspekt der Selbstpsychologie" anschaulich dargelegt.[23]

Aus der Sicht der Selbstpsychologie besteht die Hauptaufgabe der Therapie darin, das geschwächte Selbst zu restaurieren und seine Entwicklung zu fördern. Konflikte zu bearbeiten oder das Unbewusste bewusst zu machen, werden als sekundäre Aufgaben angesehen. Nach Wolf sollte das eigentliche Ziel des therapeutischen Prozesses „die Stärkung des Selbst sein, damit der Wille und die Fähigkeit wachsen, sich aktiv dem täglichen Lebenskampf zu stellen, nicht ohne Angst, aber auch nicht entmutigt."[24] Mit dem Selbst als dem zentralen Bezugspunkt der therapeutischen Arbeit, wird die Frage bedeutsam, welche Erfahrungen der Patient in der Therapie machen kann. Psychotherapie lässt sich vom Standort der Selbstpsychologie umschreiben als eine korrigierende emotionale Erfahrung, die das geschwächte Selbst stärkt. Im kunsttherapeutischen Kontext bieten sich zahlreiche Möglichkeiten, das Selbst und seine Ausdrucksweisen anzuerkennen und zu stärken. Das Atelier mit der einladenden Fülle künstlerischer Materialien, die Verfügbarkeit des Therapeuten, um Selbstobjektfunktionen übernehmen zu können sowie der kreative Gestaltungsprozess und das Bild selbst, laden den Patienten zu neuen Erfahrungen ein. Für unser Thema ist nun die Frage interessant, welche selbststärkenden und identitätsstützenden Erfahrungen sich für den Maler eines Selbstbildnisses ergeben können. Es liegt nahe, sich für den Versuch einer Antwort auf die Selbstobjektbedürfnisse zu beziehen. Von den sechs Arten von Selbstobjektbedürfnissen des Menschen, wie sie in der Selbstpsychologie unterschieden werden, soll hier exemplarisch das Bedürfnis nach Effektanz erläutert werden. Bei diesem Bedürfnis geht es um das Erleben des eigenen Einflusses, der eigenen Wirksamkeit. Es richtet sich auf die Erfahrung, dass man in der Lage ist, durch die eigene Aktivität zum Beispiel Zustände von Nähe und Bindung - die ja notwendige Selbstobjekterfahrungen sind - hervorzurufen. Da im Gestaltungsprozess eines Bildes die Wirksamkeit der eigenen Handlungen immer unmittelbar und als sichtbare Spur erfahren wird, ist dieses Potenzial allen Kunsttherapeuten zutiefst ver-

---

20 E. Wolf u.a. (1989) *Selbstpsychologie: Weiterentwicklungen nach Heinz Kohut*

21 D. Stern (1993) *Die Lebenserfahrung des Säuglings*

22 J. Lichtenberg (1991) *Psychoanalyse und Säuglingsforschung*

23 M. Lachman-Chapin (1991) *Kunsttherapie unter dem Aspekt der Selbstpsychologie,* in: J. Rubin (Hg.): *Richtungen und Ansätze der Kunsttherapie*

24 E. Wolf (1996), a.a.O., S. 136

traut. Das Erleben der eigenen Wirksamkeit besitzt allerdings erst dann eine heilsame therapeutische Funktion, wenn es zu einer neuen selbststärkenden Erfahrung führt. Eine Vignette aus der Therapie mit einer Patientin, die Verfolgung und Folter erlebt hatte, soll nun veranschaulichen, inwieweit das Selbstbildnis auf das Bedürfnis nach Effektanz respondieren und Selbstobjektfunktionen einnehmen kann: Als die Patientin in der Therapie ein Selbstbildnis malte, kämpfte sie darum, ihre Gefühle der Ohnmacht und Schutzlosigkeit zu besiegen. Sie kämpfte wirklich, denn sie trat gegen das Introjekt des Folterers an, mit dessen erbarmungslos kalten Blicken sie auch sich selber immer wieder sah. Schonungslos nackt stellte sie sich in ihrem ersten Selbstbildnis als große sitzende Figur mit einem Baby in den Armen dar. Die Intimität und Verletzlichkeit der Szene standen im Kontrast zur Kargheit und Schutzlosigkeit, mit der sie sich und das Kind in ihren Armen den Blicken des Betrachters preisgab. Die Patientin fühlte sich nicht nur den eigenen, sondern auch den imaginierten Blicken feindlicher Fremder ausgeliefert. Sie ertrug ihr eigenes Bildnis nicht und wollte es, ihrem spontan Impuls nach Selbstschutz folgend, von der Malwand reißen und in Stücke fetzen. Durch die intervenierende Frage, ob es denn eine Möglichkeit gäbe, ihr Bildnis so zu verändern, dass sie es ertragen könne, gelangte die Patientin in Abstand zu ihrem Handlungsimpuls. Sie hatte die Idee, sich durch Kleidung schützen zu können. Die Arbeit an ihrem Bildnis fortsetzend, kam sie sich wieder nahe, diesmal mit anderen Augen, mit fürsorglichem Blick. Malend wickelte sie das Kind in ein Tuch und gab sich selbst ein Kleid, unter dem ihr Körper geborgen war. So konnte die Patientin mit dem Bild und mit sich selbst verbunden bleiben. Wäre sie ihrem Impuls zur Zerstörung des Bildes nachgegangen, hätte die Patientin zwar auch ihre Wirksamkeit erfahren können, doch mit der Zerstörung hätte sie die im Bildnis aufscheinende Nähe zwischen Mutter und Kind preisgeben müssen. Indem sie ihr Selbstbildnis, das sie anfänglich nicht ertragen konnte, so verwandelte, dass es ihr vertraut werden konnte, gelangte sie zu einer neuen und selbststärkenden Erfahrung der eigenen Effektanz. Die Patientin konnte sich daran freuen, dass es ihr durch die Weiterarbeit am Selbstbildnis gelungen war, ihr Selbsterleben positiv zu beeinflussen. Und es bereitete ihr Genugtuung, den in ihr wohnenden kalten Blick des Folterers dieses Mal besiegt zu haben.

Ein Selbstbildnis malen

Nun wollen wir uns die Situation genauer anschauen, in der ein Selbstbildnis entsteht. Aus welchem aktuellen *Anlass* kommt es zu einem Selbstbildnis und in welchem *biografischen Moment* taucht es als Bildthema auf? In welcher *Absicht* wird es geschaffen und welche *Funktionen* kann es einnehmen?

Stellen Sie sich vor, sie sollten jetzt ein Selbstbildnis malen. Wahrscheinlich würde bei Ihnen eine Fülle an Fragen auftauchen: Welches Material soll ich nehmen? Welches Format soll ich wählen? Soll es ein Kopfbildnis werden oder will ich den ganzen Körper darstellen? Welche Körperhaltung nehme ich ein und wohin richtet sich der Blick? Was habe ich an und wie soll der Hintergrund aussehen? Strebe ich Ähnlichkeit an, und soll ich einen Spiegel zu Hilfe nehmen? Vielleicht befürchten Sie, dass die Aufgabe zu schwer ist, spüren aber gleichzeitig eine erwartungsvolle Neugier auf Ihr eigenes Bildnis. Julia Kristeva wies darauf hin, dass im Selbstporträt sowohl der magische Wunsch als auch die Angst, sich zu erkennen, enthalten sind.[25] Als ich einen Patienten, der zwischen Angst und Faszination ein Selbstbildnis von sich gemalt hatte, fragte, wie es ihm ergangen sei, sagte er: „Auch wenn du nicht malen kannst, ist es möglich, etwas zu entdecken. Man kennt es, und doch ist es überraschend. Da tritt etwas hervor und wird konkret. Man muss nur Lust darauf haben - das Bild kommt von selbst."

Versuchen Sie es einmal und machen Sie jetzt ein einfaches, kleines Experiment: Nehmen Sie sich ein Blatt Papier und einen Ölkreidestift oder einen Bleistift. Schließen Sie die Augen und versuchen Sie, ein Selbstbildnis zu zeichnen. Lassen Sie die Augen dabei geschlossen und erspüren Sie so gut Sie können die Bewegungen Ihrer Hand, den Druck, das Zögern oder den Schwung. Beobachten Sie die Gefühle, die in Ihnen auftauchen. Und versuchen Sie, Ihre Körperempfindungen wahrzunehmen. Wenn Sie fertig sind, öffnen Sie die Augen und schauen Sie sich Ihre Zeichnung in Ruhe an. Es ist nicht wichtig, dass alles am „richtigen Ort" sitzt. In der Zeichnung darf ein Ohr ruhig vom Kopf entfernt irgendwo im Bildraum hängen oder die Brille am Hals klemmen. Lassen Sie sich, vielleicht mit ein wenig Humor, von Ihrer kleinen Zeichnung anmuten. Befragen Sie Ihre Zeichnung danach, ob Sie darin etwas von sich entdecken und als stimmig erleben. Und wenn Sie mögen, nehmen Sie Ihr kleines Selbstbildnis als Begleitung durch den weiteren Text mit und lassen sich zu neuen Fragen anregen.

Natürlich ist es eine Ausnahme, ein Selbstbildnis mit geschlossenen Augen zu malen. Die Kontrolle der Linienführung durch die Augen ist ausgeschaltet, statt dessen werden die innere Wahrnehmung und die Konzentration auf das Erspüren des Körpers, die Verbindung von Hand, Stift und Zeichenpapier betont. Sie mussten weder große Vorbereitungen treffen noch viel Zeit aufwenden, und das Material war einfach zu handhaben. Sie haben Ihr Selbstbildnis gezeichnet, weil ich Sie zu diesem kleinen Experiment ermuntert habe. Der *Anlass*, ein Selbstbildnis zu malen kann ganz unterschiedlich sein. Häufig taucht das Selbstbildnis als Bildthema dann auf, wenn sich an der Schwelle eines neuen Lebensabschnittes die Frage nach der eigenen Identität stellt, oder wenn sich, angesichts einer persönlichen Krise, das Selbst mit seinen Verletzungen und seinen Entwicklungsmöglichkeiten zur Befragung anbietet. Der Anlass kann sich zu einem künstlerischen Projekt ausweiten, wie bei Lovis Corinth[26], der jeweils an seinen Geburtstagen ein Selbstbildnis gemalt hat; oder wie bei Dorothee Wallner[27], die in einem tagebuchartigen Dia-

---

25 J. Kristeva (1989) *Geschichten von der Liebe*

26 Schuster, P., Vitali, C., Butts, B.(Hrsg.)(1996) *Lovis Corinth: Ausstellung Retrospektive*

27 I.Schulz (1993) *Dorothee Wallner,...'still alive'...*, in: S. Baumgart (Hg.): *Denkräume zwischen Kunst und Wissenschaft / 5. Kunsthistorikerinnentagung in Hamburg 1991*

log mit sich selbst über Monate hinweg täglich ein kleines Selbstbildnis anfertigte. Aber auch eine äußere Anregung, ein Ausstellungsbesuch oder Ähnliches kann zum Ausgangspunkt für ein Selbstbildnis werden. Im kunsttherapeutischen Kontext besteht der Anlass nicht selten darin, dass der Therapeut als „Auftraggeber" eines Selbstbildnisses fungiert. Ein diagnostisches Interesse sowie der Wunsch des Therapeuten, den Patienten besser zu verstehen, mögen sich hier verbinden. Arthur Robbins führt zum Beispiel eine Situation aus einem therapeutischen Erstkontakt mit einer Patientin an. Weil er keinen Zugang zu ihr finden konnte und sie ihm „wie Sand" erschien, der ihm durch die Finger rieselt, bat er sie, ein Bild von sich selbst zu zeichnen. Die Patientin zeichnete daraufhin vier Selbstbildnisse, und Robbins beschreibt, dass sich ihm erst damit ein Zugang zu seiner Patientin eröffnet habe.[28]

Einer meiner Patienten malte in der geplanten Abschlussphase der Therapie ein Selbstbildnis, in dem er sich halb als Frau und halb als Mann darstellte. Mit der Botschaft, dass das Thema seiner sexuellen Identität für ihn ungelöst sei, „bewarb" er sich mit diesem Bildnis für eine Verlängerung der Therapie. In den angeführten Beispielen sind die Selbstbildnisse der Patienten an einen Adressaten, nämlich an den Therapeuten gerichtet, und sie besitzen die Funktion der Verständigung zwischen beiden. Die Frage nach dem Adressaten des Selbstbildnisses muss im kunsttherapeutischen Kontext immer gestellt werden, entsteht es doch innerhalb der therapeutischen Beziehung, mit Hilfe der Spiegelung und Begleitung durch den Therapeuten. Das gilt auch dann, wenn das Selbstbildnis aus einem spontanen Impuls des Patienten heraus erschaffen wird oder sich das Bildthema im Dialog zwischen Patient und Therapeut entwickelt. Das Selbstbildnis gewinnt seine Bedeutung erst aus dem Kontext, dem gegenwärtigen Moment, in dem es entsteht. So, wie mein Patient seinen Wunsch nach einer Fortsetzung der Therapie über sein Selbstbildnis vermittelte, oder wie Arthur Robbins über die vier Selbstbildnisse seiner Patientin einen Zugang zu ihr gewinnen konnte, gilt es stets, die mehr oder weniger im Fokus stehenden, sich an den Therapeuten richtenden Botschaften mit zu sehen und zu verstehen.

Über den aktuellen Entstehungsanlass hinaus ist der *biografische Moment* zu berücksichtigen, in den das Selbstbildnis eingebettet ist. Tilmann Osterwold nennt das Selbstbildnis „eine erschütternde und auch erschütterbare, verletzbare Gegenwart, eine Herausforderung, eine Reibungsfläche, um sich - auch als betrachtendes Gegenüber - unerforschten, unausgeschöpften und unausgelebten Regungen des Menschen zu nähern."[29] Mit dem Blick auf das lebensgeschichtliche Panorama eröffnet sich das Selbstbildnis in seiner biografischen Dimension und wirft Fragen nach dem Geworden-Sein und nach den zukünftigen Perspektiven auf. Der Maler

---

28 A. Robbins (1991) *Kunsttherapie vor dem Hintergrund der Theorie der Objektbeziehungen*, in: J. Rubin (Hg.): *Richtungen und Ansätze der Kunsttherapie*

29 T. Osterwold (1985): *Selbstbildnisse - das Egozentrische an der Kunst*, in: E. Billeter (Hrsg.): *Das Selbstportrait im Zeitalter der Photographie*, S. 30

eines Selbstbildnisses ist konfrontiert mit seinen erlebten Verlusten, Träumen, Sehnsüchten, mit Erfülltem und Unerfülltem. In einem Spannungsbogen zwischen Herkunft und Ziel, zwischen vergangenen Lebensspuren und zukünftigen Möglichkeiten erschafft der Maler sein Selbstbildnis. Je nach Standort im eigenen Lebenszyklus kann das Interesse des Malers eher in die Zukunft gerichtet sein oder sich auf seine Vergangenheit beziehen. Mag zum Beispiel für Meret Oppenheim die Zukunft von besonderem Interesse gewesen sein, als sie als Zwanzigjährige ihr Selbstbildnis der „Figur mit verschränkten Fingern" malte, so ist für Norberto Bobbio die Vergangenheit die Zeit, die für den alten Menschen Bedeutung besitzt. In seiner kleinen Schrift „Vom Alter - De senectute" hebt er die Bedeutung der Erinnerung für den Erhalt des eigenen Selbst hervor. Er schreibt: „Die Welt der Zukunft ist offen für die Einbildungskraft, und sie gehört dir nicht mehr. Die Welt der Vergangenheit dagegen ist die Welt, wo du dich mit Hilfe der Erinnerung in dich selbst zurückziehen kannst, rekonstruieren kannst, wie deine Persönlichkeit sich in der ununterbrochenen Reihe aller miteinander verbundenen Taten in deinem Leben gebildet und offenbart hat." Und weiter schreibt er: „Jedes Gesicht, jede Geste, jedes Wort, jeder noch so weit entfernte Gesang, die du wiederfindest, obwohl sie für immer verloren schienen, helfen dir zu überleben."[30] Im Rückbezug auf vergangene Ereignisse und in den Spuren des erfahrenen Lebens entfaltet sich für Bobbio ein innerer Lebensraum, aus dem er die Kraft bezieht, in der Gegenwart bestehen und ein kohäsives Selbst bewahren zu können. Das biografische Gedächtnis - Bobbio nennt es die wunderbare Welt der Erinnerungen und unerschöpfliche Quelle an Gedanken über uns selbst - besitzt eine wichtige Funktion für das Erleben der Kontinuität des Seins. In der therapeutischen Arbeit mit Extremtraumatisierten begegnet uns eindringlich, zu welchem gravierenden Identitätsverlust Störungen des biografischen Gedächtnisses führen können. Mit großer Angst versuchen die Patienten, Erinnerungen an die traumatischen Ereignisse zu vermeiden. Einigen von ihnen ist sogar der Zugang zu den praetraumatischen Lebenserfahrungen und den darin enthaltenen Ressourcen versperrt. Der Blick zurück trifft auf das Trauma, das wie ein Spiegel das Grauen vorhält und alles andere in sich verschlingt. Im Hinblick auf die Wiedererlangung der eigenen Lebensgeschichte kann das Selbstbildnis in der Trauma-Therapie eine besondere Bedeutung gewinnen. „Ich bin's!", sagen meine Patienten, wenn ihnen ein erstes Selbstbildnis im therapeutischen Prozess gelingt und verkünden damit gleichsam ihr Zurückgekehrtsein in den eigenen Lebensfluss.

Darüber hinaus kann das Selbstbildnis in der Kunsttherapie mit Extremtraumatisierten die besondere Bedeutung eines „Dokumentes" gewinnen. Einer meiner Patienten konnte sich an die erlittenen Schmerzen und Demütigungen, die er in der Haft erlebt hatte, gut erinnern. Doch er hatte den Eindruck gewonnen, dass niemand seiner Geschichte Glauben schenken und ihm bestätigen wollte, dass ihm Unrecht geschehen war. Er litt an der fehlenden gesellschaftlichen Anerkennung

---

[30] N. Bobbio (1997): *Vom Alter - De senectute*, Berlin, Verlag Klaus Wagenbach, S. 77

seiner Geschichte, die er nicht beweisen konnte. In der Absicht, seine Erfahrungen in Bildern zu dokumentieren, schuf er eine Linolschnitt-Serie von Selbstbildnissen, in denen er sich in unterschiedlichen Szenen während seiner Haftzeit darstellte. Aus den Drucken seiner Selbstbildnisse fertigte er einige Hefte an und verteilte sie an ihm bedeutsame Personen. Mit diesen „Beweisstücken" in den Händen, die seinem Erleben eine eigene, sichtbare Wirklichkeit verliehen, fühlte er sich gestärkt. Nicht mit der Absicht der Selbstreflexion hat er seine Bildnisse geschaffen, sondern um seinen Erinnerungen eine konkrete, bildhafte Existenz zu verleihen und ihren Wahrheitsgehalt zu sichern. Seine Selbstbildnis-Serie gewann den Charakter eines Dokumentes und wurde zum Träger der Botschaft: „Dies hier habe ich erlebt, dies hier ist wahr!" *Die Absicht*, in der der Patient seine Selbstbildnisse geschaffen hat und die *Funktionen*, die sie eingenommen haben, treten in diesem Beispiel besonders deutlich hervor. Hier übernehmen sie die Funktionen der Selbstvergewisserung und der Selbstbezeugung sowie die der Vermittlung seiner Botschaft an seine Adressaten. Weitere Funktionen, die das Selbstbildnis einnehmen kann, sind in den vorausgegangenen Beispielen schon sichtbar geworden. An dieser Stelle sollen sie nun versammelt werden: Das Selbstbildnis kann die Funktion einer Vision des Zukünftigen erhalten und der eigenen Entwicklung eine Richtung weisen. Es kann die Funktion besitzen, die Kontinuität des Seins zu stützen; es kann als Container genutzt werden, in dem beängstigende Aspekte des Selbsterlebens abgelegt und aufgehoben werden können; es kann Botschaften an einen Adressaten vermitteln und die Funktion der Verständigung einnehmen. Es kann der Bestätigung der körperlichen Ganzheit oder der Verarbeitung der eigenen Versehrtheit dienen; es kann die Funktion einnehmen, sich neue Rollen zu entwerfen oder der Selbstrepräsentation dienen und die eigene Person ins beste Licht rücken. Als Resümee kann es das Erreichte auf einen Blick vergegenwärtigen, und schließlich kann es im therapeutischen Kontext auch diagnostische Funktionen einnehmen. Nicht immer übernimmt es die intendierte Funktion, sondern wird bisweilen zum Träger neuer, überraschender Bedeutungen. Grundsätzlich werden die Funktionen durch die Bedeutungen bestimmt, die der Maler seinem Selbstbildnis zuschreibt, und ebenso durch die Bedeutungen, die es in der Interaktion mit anderen Personen gewinnen kann.

Dem künstlerischen *Material* gebührte eigentlich ein ganz eigenes Kapitel. Hier soll es zumindest erwähnt sein, damit ein Hauch von der Duftmischung eines Ateliers mit seinen Ölfarben, Kreiden, Stiften, Töpfen und Pulvern zwischen diese Zeilen weht. Mimmo Palladino gestaltet mit Teer seine Engel; Vincent van Gogh erbat sich von seinem Bruder Theo Zeichenkohle aus einem ganz bestimmten Bergwerk, weil sie eine Seele habe, während gewöhnliche Kohle dagegen tot sei; Meret Oppenheim hat ihrem Selbstbildnis „Sitzende Figur mit verschränkten Fingern" eine besondere Bedeutung verliehen, indem sie Ölfarben anstelle des sonst von ihr bevorzugten Bleistiftes verwendete. Und der Patient mit seiner Linolschnitt-Serie von Selbstbildnissen hatte lange gesucht, gezeichnet, gemalt und verschiedene Formate ausprobiert, bis er mit den Linolschnitten ein stimmiges Material gefunden hatte. Es war stimmig, weil er mit den Schnittmessern und Schabern in die Linolplatte ritzen und sticheln konnte. Im Gestaltungsvorgang, im Umgang mit dem Material, konnte er seine Wut wieder finden, die manchmal in ihm aufkochte - und die er dann doch wieder zügeln musste, um seinen Linolschnitt nicht durch unbedachte Schwünge zu verderben. Auch die Möglichkeit, mehrere Druckserien anfertigen zu können, entsprach seinem Anliegen, obgleich er dies im Voraus gar nicht bedacht hatte. Jedes künstlerische Material besitzt einen ganz eigenen Charakter, von dem wir uns anmuten lassen und seine Geheimnisse im Dialog mit ihm entdecken können. Prinzipiell kann in der Kunsttherapie auf das gleiche umfangreiche Spektrum an Materialien zurückgegriffen werden, das auch der Künstler für das Selbstbildnis einsetzt. Obwohl in der Kunsttherapie eine Vielzahl von Bedingungen zu berücksichtigen ist, wie der zeitliche Rahmen, der finanzielle Spielraum, die räumlichen Gegebenheiten oder ein bestimmtes therapeutisches Anliegen, bedeutet dies jedoch nicht, dass sich die kunsttherapeutische Praxis vorschnell auf leicht handhabbare Materialien einschränken muss.

Spiegelverhältnisse

Wer Medusa anblickte, der erstarrte zu Stein - so wird es in der Mythe überliefert. Perseus, der Medusa enthauptete, tat dies auf Anraten Athenes mit Hilfe eines Spiegels, zu dem ihm sein glänzend polierter Schild diente. Er vollbrachte seine schreckliche Aufgabe, weil die tödliche Wirkung, die ein direkter Blick in Medusas Gesicht zur Folge gehabt hätte, im imaginären Raum des Spiegels offenbar außer Kraft gesetzt war. Im Folgenden geht es um den Spiegel als *Vermittler der körperlichen Identität* und um seine Bedeutung im Sinne einer *imaginativen Prothese,* die den Handlungsspielraum erweitert. Wir werden der Frage nachgehen, in welches Verhältnis sich der Maler zu seinem Körper begibt und wie sich dieses Verhältnis als *Konzept des Körpers* im Selbstbildnis vermittelt.

Auch wenn wir nicht so schreckliche Taten vollbringen müssen wie Perseus, wissen wir doch um die Faszination des Spiegelbildes. Den Blick in den Spiegel sind wir gewohnt; es ist ein eher flüchtiger „Alltagsblick", mit dem wir prüfen, ob der Mantel oder die Frisur richtig sitzen, oder wir gebrauchen ihn beim Schminken oder Rasieren. Wer aber hat nicht schon einmal vor dem Spiegel gestanden und sich erstaunt als Fremden wahrgenommen? Nun nicht mehr vor dem Spiegel stehend, um den Sitz der Frisur zu prüfen, sondern konfrontiert mit sich selbst. Überraschend hat sich der Spiegel als Medium der Selbstbefragung angeboten und ist zum Gegenüber geworden, in dem der Bezug auf die eigene Person möglich wird. Im Spiegel sehen wir uns als den Anderen, der „Ich" und „Nicht-Ich" zugleich ist. Ist der Alltagsblick einer wachen, bewussten Wahrnehmung gewichen, dann treten wir vor dem Spiegel in ein imaginäres Verhältnis zu uns selbst und werden uns selbst zum Objekt unserer subjektiven Wahrnehmung. Roland Barthes beschreibt diesen Aspekt aus der Sicht desjenigen, der fotografiert wird, als einen äußerst subtilen Moment, „in dem ich eigentlich weder Subjekt noch Objekt, sondern vielmehr das Subjekt bin, das sich Objekt werden fühlt."[31] Wenn wir uns auf uns selbst beziehen und reflektieren wollen, dann müssen wir heraustreten aus dem Fluss des Erlebens und uns in Distanz zu uns selbst begeben, um uns betrachten zu können. Der Spiegel erlaubt diese Distanz und steht als Zeichen der Reflexion und der Selbsterkenntnis.

Um ein Selbstbildnis zu gestalten, kann der Maler auch ohne die Hilfe eines Spiegels vorgehen. Für die Selbstwahrnehmung kann stattdessen die Spiegelung in den Augen der anderen - in der Kunsttherapie können es die Augen des Therapeuten sein - genutzt werden. Auch das Zeichenblatt oder die eigenen körperlichen Empfindungen können zur Reflexionsfläche werden. Ebenso können die Gedächtnisbilder, die imaginären Bilder von sich selbst, die Bedeutung eines spiegelnden Gegenübers einnehmen. Wenn vom Maler ein Spiegel verwendet wurde, wird der Betrachter ihn nicht unbedingt im Bildnis dargestellt finden, sondern er muss auf die Szene zurück schließen. In meinem kunsttherapeutischen Atelier entstehen die meisten Selbstbildnisse ohne Hilfe des Spiegels, obwohl er immer zur Wahl steht. Finn Skarderud weist auf den Zusammenhang zwischen dem Gefühl der Scham und dem Spiegel hin.[32] Für ihn ist die Scham eine Krankheit des Gesichts und des Auges, und er berichtet von einer Patientin, die den Spiegel als Fluch empfand und unter großer Anstrengung vermied, sich selbst im Spiegel oder in Schaufensterscheiben zu begegnen. Mit dem Blick in den Spiegel können wir der eigenen Scham begegnen. Wir können uns schämen, dass die Nase zu dick oder zu lang ist, dass wir nicht schön genug sind oder abstehende Ohren haben. Die Scham macht sich aber nur fest an diesen Äußerlichkeiten, denn sie richtet sich auf die Entlarvung der gesamten Person; wer sich schämt, fühlt sich ganz und gar entblößt. Entsteht ein Selbstbildnis ohne die Hilfe eines Spiegels, ist dies jedoch nicht zugleich der Hinweis auf ein Schamgefühl. Die Entscheidung, ob ein Selbstbildnis mit Hilfe des Spiegels oder ohne ihn entstehen soll, hängt davon ab, welche Vorstellung der Maler über das Verhältnis von Körper und Seele besitzt. Je nach dieser - meist impliziten - Vorstellung wird sich der Maler eines Selbstbildnisses ins Verhältnis zur eigenen Körperlichkeit setzen und damit in seinem Selbstbildnis auch eine Auskunft über sein *Konzept des Körpers* geben. In einer kunsttherapeutischen Gruppe befassten sich die Teilnehmer mit dem Selbstbildnis und gingen dabei ganz unterschiedlich vor: Eine Teilnehmerin ließ sich, ohne den Spiegel zu Hilfe zu nehmen, von den einzelnen Entstehungsstadien ihres Bildnisses anregen. Immer wieder versuchte sie, sich in der entstehenden Gestalt wieder zu finden, um sie dann weiter ausarbeiten zu können. Sie malte ihr Porträt mit der Absicht, in Kontakt mit ihrem grundlegenden aktuellen Lebensgefühl zu gelangen, das es zu entdecken galt. Ihr Bestreben richtete sich darauf, in der Gestaltung ihrer körperlichen Erscheinung zu einem stimmigen Ausdruck ihrer inneren Befindlichkeit zu gelangen. Das Konzept des Körpers dieser Teilnehmerin kann mit den

---

31 R. Barthes (1989) *Die helle Kammer. Bemerkungen zur Photographie*, S. 22

32 F. Skarderud (2000) *Unruhe. Eine Reise in das Selbst*

Worten umschrieben werden: „Mein Körper ist wie eine Hülle, die sich um die Seele schmiegt und mein Wesen sichtbar macht." Diese Auffassung über das Verhältnis von Körper und Seele steht der des Pantomimen Samy Molcho nahe, der den Körper als Handschuh der Seele bezeichnet, dessen Sprache das Wort des Herzens sei.[33] Hier wird ein Körperkonzept sichtbar, das sich auf Aristoteles zurückführen lässt und das Körper und Seele aneinander bindet. Ein anderer Teilnehmer platzierte sich einen Spiegel neben sein Blatt und begann mit Hilfe eines Bleistiftes, den er wie einen Zollstock verwendete, die Proportionen seines Gesichtes abzumessen. So konstruierte er sein Bildnis aus dem wiederholten Vergleich mit seinem Spiegelbild. Er hatte sich die Aufgabe gestellt, dass sein Porträt ihm ähnlich sehen solle. Im Gestaltungsprozess konzentrierte er sich auf die möglichst genaue Abbildung seiner äußeren Erscheinung. Eine Selbstinterpretation im Sinne einer Konstruktion des Körpers als Bild der Seele oder eine Reflexion der eigenen Gefühle lag nicht in seiner Absicht. Der Spiegel, der ja nicht deutet, findet hier seine Entsprechung in einer Selbstdarstellung, die nicht mit der Absicht einer psychologischen Durchdringung der eigenen Person einhergeht. „Mein Körper sagt nichts über mein inneres Erleben; er ist nichts weiter als eine fleischliche Hülle, in der ich wohne ", kann als Umschreibung für das Körperkonzept dieses Teilnehmers stehen, für den Körper und Seele unverbunden nebeneinander bestehen. Mit dieser Auffassung befindet er sich in der Tradition der Sichtweise Platons, für den ein Bildnis nur die Außenseite des Menschen zeigen könne, nicht aber die Seele, die im Gefängnis des Körpers wohne und nicht abbildbar sei.

Eine dritte Teilnehmerin begann mit geschlossenen Augen zu malen. Sie hatte ihr Blatt mit Kleister grundiert und übertrug ihr Bildnis, beidhändig malend, aus ihrem Körperempfinden heraus auf das Blatt. Um ihre Gesichtszüge genauer herauszuarbeiten, öffnete sie dann die Augen. Sie nutzte den Bildraum als einen Aktionsraum, in dem sie ihren Körperempfindungen malend nachspüren konnte und in dem sie sich ihrer körperlichen Präsenz und Ganzheit vergewissern wollte. Für diese Teilnehmerin durchdringen sich Körper und Seele und bilden eine Einheit. Ihr Konzept des Körpers lässt sich mit den Worten umschreiben: „So weit ich meinen Körper spüren kann, existiere ich auch". Diesem Versuch, den Dualismus von Körper und Seele zu überwinden, kommt der Ansatz der 1919 geborenen Künstlerin Maria Lassnig nahe, in deren Werk die Selbstbildnisse dominieren. Christa Murken nennt sie sogar „eine Extremistin, wenn es heißt, Körpergefühle und psychische Befindlichkeiten darzustellen."[34] Maria Lassnig nimmt den eigenen Körper als Spiegel und Ausgangspunkt für die Selbstdarstellung und bezieht sich konsequent auf ihre Körperempfindungen. Dabei schreibt sie dem Körper erkennende Fähigkeiten zu und bezeichnet ihre so entstandenen Selbstbildnisse als „Body-Awarenesses", als Körperbewusstseinsbilder. Der Künstlerin geht es darum, Körpergefühle in ihrer relativen Beständigkeit zu erfassen und zu malen. Körperzo-

[33] S. Molcho (1984) *Körpersprache*, S. 21

[34] Ch. Murken (1990) *Maria Lassnig. Ihr Leben und ihr malerisches Werk*, S. 30

nen, die nicht gespürt werden, stellt die Künstlerin auch nicht dar. „Ein Umzäunen von Wolken", nannte sie dieses schwierige Unterfangen und entwickelte dafür ein eigenes Konzept: Mit dem Blick nach innen - Maria Lassnig nennt es die Technik des „senkrechten Schauens" - lotet die Künstlerin die Gefühlswelten ihres Körpers aus, um sie auf die Leinwand projizieren und in Malerei umsetzen zu können. Maria Lassnigs Selbstbildnisse wie „Die Rückenmarksleiter", „Die Aufhockung" oder „Leberselbstporträt" verweisen eindringlich auf ein fragmentiertes Körperempfinden, das zudem einem ständigen Wandel unterliegt. Die Künstlerin verzichtet auf den Blick in den Spiegel und die Illusion der Ganzheit. Sie erforscht die Botschaften des Körpers und führt dem Betrachter ihre Erfahrung der Unbeständigkeit und Fragmentiertheit des Selbst vor Augen.

Nach Jacques Lacan ist es der Spiegel, der uns ein erstes Bild der körperlichen Einheit, der Identität von uns selbst verschafft.[35] Lacan bezieht sich auf die Beobachtung, dass das kleine Kind im Alter zwischen sechs und achtzehn Monaten sein Spiegelbild entdeckt und es mit jubelnder Freude begrüßt. Ein ursprüngliches Erleben der körperlichen Fragmentiertheit voraussetzend, deutet Lacan die jubilatorische Aufnahme des Spiegelbildes als erste Erfahrung der Ganzheit, als erste Selbstwahrnehmung, die im erkennenden „Das bin ich" auch ihren sprachlichen Ausdruck findet. Hier im „Spiegelstadium", wie Lacan diesen Entwicklungszeitraum im menschlichen Lebenszyklus bezeichnet, wird in einem primären Akt der Identifikation des kleinen Kindes mit seinem Bild im Spiegel die Erfahrung der Ganzheit vermittelt und das „Ich" erschaffen. Lacan spielt mit dem Begriff „Stadium" und verwandelt ihn in „Stadion". Damit bezieht er die räumliche Dimension der Selbstwahrnehmung im Spiegel, die virtuelle Verdoppelung der Realität in seine Betrachtungen mit ein: Das Stadion, die Arena, das Theater der Konstituierung des Subjekts ist eröffnet. Für Lacan ist das Begehren des Individuums darauf ausgerichtet, Bewohner eines sicheren körperlichen „Ich" zu sein, das jedoch ständig in Gefahr ist, fragmentiert zu werden. Er spricht dem Bild die herausragende Bedeutung einer Instanz der Ganzheit zu, denn es sei das Bild, das die Angst vor der Fragmentierung zu bannen vermöge und die begehrte Ganzheit versprechen und vermitteln könne.

Stefanie Werner hinterfragt das von Lacan angenommene ursprüngliche Erleben der Fragmentiertheit und weist darauf hin, dass die Erfahrung eines körperlichen Fragmentes schon eine Vorstellung vom Ganzen voraussetzt. Sie ist der Auffassung, dass die körperliche Selbsterfahrung nicht notwendigerweise von einer ursprünglichen Fragmentiertheit ausgehen müsse, sondern dass „diese Sicht bereits das Produkt einer bestimmten Diskursivierung des Körpers ist."[36] Nach Werner schließen sich das Körperbild des zerstückelten und des ganzen Körpers nicht

---

[35] J. Lacan (1996) *Das Spiegelstadium als Bildner der Ichfunktion*, in: J.-A. Miller (Hrsg.): *Das Werk von Jaques Lacan*, Schriften I

[36] S. Werner (2001) *Ganzer oder zerstückelter Körper. Über die Reversibilität von Körperbildern*, in: C. Benthien, Ch. Wulf (Hrsg.) *Körperteile. Eine kulturelle Anatomie*, S. 368

aus, sondern sie korrespondieren miteinander, sind reversibel. Sie ist der Auffassung, dass von Vertretern wie Lacan die Vorstellung der körperlichen Ganzheit geopfert wird, um damit dem bevorzugten Körperbild einer ursprünglichen Zerstückelung zu seiner Bedeutung zu verhelfen, nämlich Ausgangspunkt zu sein für das Streben nach einer perfektionierten Körperlichkeit, nach Überwindung der körperlichen Begrenzungen und Verletzbarkeit. Für Werner stellt „die Fragmentierung des Körpers, seine Unterteilung in unvollkommene Bruchstücke, die es anschließend zu ergänzen gilt, die historische Basis für seine Prothetisierung dar."[37] Schauen wir an dieser Stelle noch einmal zurück auf Perseus, der als Sinnbild des prothetisch vernetzten Menschen das Phantasma der Autonomie bestätigt: Das Spiegelbild als imaginäre Prothese perfektionierte seine Möglichkeiten, und er konnte eine Aufgabe bewältigen, die ihn ohne Zuhilfenahme dieser Prothese das Leben gekostet hätte. Lacan selbst - seinem Körperbild der ursprünglichen Fragmentierung konsequent folgend - setzt die Geburt des „Ich" im Spiegel sogar mit der Geburt eines Monsters gleich und verweist auf den illusionären Charakter der Menschwerdung des Individuums und die Konstruiertheit des Subjekts. Nach ihm muss das „Ich" als ein Trugbild aufgefasst werden, das von der unüberwindbaren Entfremdung des Menschen zu sich selbst zeugt.[38] Der portugiesische Schriftsteller Fernando Pessoa (1888-1935) vermochte es, den Gefühlen der Entfremdung, der eigenen Monstrosität und der Suche nach dem Sinn des Lebens eindrückliche Worte zu verleihen. In „Das Buch der Unruhe" lässt er seinen Protagonisten, den Hilfsbuchhalter Bernardo Soares sprechen: „Alles verflüchtigt sich mir. Mein ganzes Leben, meine Erinnerungen, meine Fantasie und was sie enthält, meine Persönlichkeit, alles verflüchtigt sich mir. Ständig fühle ich, dass ich ein anderer war, dass ich als anderer fühlte, dass ich als anderer dachte. Ich wohne einem Schauspiel mit einem anderen Bühnenbild bei. Und wem ich da beiwohne, das bin ich."[39]

Die scheinbare Aufhebung der Abwesenheit

Narziss konnte sich aus dem Bann seines gespiegelten Bildnisses nicht befreien, weil er glaubte, in seinem Abbild anwesend zu sein. Uns geht es anders, wir unterliegen dem Irrtum nicht, dass der Abgebildete in seinem Bildnis wohnt. Auch wenn uns ein Bildnis mit verführerischer Kraft fesselt, sind wir uns der Bildlichkeit des Gesehenen bewusst. Doch der Gedanke der scheinhaften Präsenz des Abwesenden in seinem Abbild und die damit verbundene Frage nach dem Verhältnis des Malers zu seinem Bildnis sind mit dem Selbstbildnis ebenso verknüpft wie die Fragen nach dem Körper und der Identität. Mit der *Bedeutung des Bildes* und mit dem therapeutischen Potenzial, das sich im *Spannungsfeld zwischen den Polen „an-*

37 S. Werner (2001), a.a.O., S. 371

38 J. Lacan (1996), a.a.O., S. 64

39 F. Pessoa (1991), *Das Buch der Unruhe des Hilfsbuchhalters Bernardo Soares*, S. 65

wesend - abwesend" eröffnet, wollen wir uns im Folgenden befassen und damit den Bogen der Betrachtungen zum Selbstbildnis abrunden.

Warum wirkt ein Porträt oder Selbstporträt auf den Betrachter so faszinierend? Die Lebendigkeit, die von einem Bildnis ausgeht, uns als Betrachter einnimmt und zu einer ungewöhnlichen, intimen Bezugnahme auffordert, scheint tiefere Quellen als nur ein Interesse an dem dargestellten Menschen zu haben. Nach Preimesberger lässt sich die Geschichte des Bildnisses bis in die Frühgeschichte des Kopfbildes zurückführen, die dem Bild und der Bildlichkeit des Porträts vorausgegangen ist. Er spannt einen über Jahrtausende reichenden zeitlichen Bogen in die Vergangenheit der Menschheit und bezieht sich auf den Gebrauch der Masken im Totenkult. Seiner Auffassung nach spricht vieles dafür, dass die aus gemalten Schichten bestehende, dem Kopf des Toten aufgetragene Maske ihre ursprüngliche Funktion als ein „Riegel vor der Auflösung der Identität" besaß und die „Identität des Verstorbenen im Anschein des Lebens bewahren" sollte.[40] Der Tod und der Wunsch, den Verlust zu verleugnen, scheinen dem Bildnis eingeschrieben. Für den heutigen Betrachter, trotz der kulturell lange eingeübten Trennung von Urbild und Abbild, mag diese Einschreibung des Verlustes wie ein ferner Schatten in jedem Bildnis mitschwingen. Indem das Bildnis den Abwesenden gegenwärtig hält und ihm Dauer verleiht, vermag es seine ursprüngliche tröstliche Wirkung zu entfalten. Es besitzt eine ganz eigene Produktivität, der wir erliegen können und durch die unser Vermögen, zwischen Individuum und Bild zu unterscheiden, ins Wanken geraten kann. Auch wenn wir nicht wie Narziss dem Irrtum unterliegen, dass der Dargestellte in seinem Bildnis anwesend ist, so erleben wir die scheinhafte Präsenz des Abwesenden, zu dem wir uns in Bezug setzen, als ob er da wäre. Dass ein Bildnis sogar die Liebe des Betrachters für den dargestellten Menschen zu wecken vermag, kennen wir aus Mozarts *Zauberflöte*, in der Tamino in seiner berühmten Arie „Dies Bildnis ist bezaubernd schön" seine gerade erwachte Liebe zu Pamina besingt. Ein Bildnis der Begehrten mit sich zu tragen ist allerdings nicht nur dem Prinzen in der Zauberflöte vorbehalten. In wie vielen Brieftaschen mögen sich, zwischen Scheckkarten steckend, die Fotos der Liebsten befinden? Als kleine Übergangsobjekte bilden sie eine Brücke über den Zeitraum der Abwesenheit und vermitteln das Gefühl der Verbundenheit.

„Das nur Bild ist!", antwortete mir ein Fünfjähriger, der einen furchterregenden Teufel gemalt hatte und von mir gefragt wurde, ob er sich vor diesem Teufel fürchte. Offenbar fühlte sich dieser kleine Junge in sicherer Distanz zu seinem Bild und zu dem, was es für ihn darstellte. Er hatte das Bild als einen Proberaum genutzt, in dem er mit seinen Gefühlen und Ängsten experimentieren konnte, ohne davon vereinnahmt zu werden.

---

[40] R. Preimesberger (1999), a.a.O., S. 22

Die Gewinnung von Distanz zu psychischen Inhalten, die das Bild hervorbringt und dem Maler Entlastung und Reflexion erlaubt, ist für Benedetti einer der Wirkfaktoren der Kunsttherapie.[41] Allerdings gewinnt das Bild seine subjektive Bedeutung nicht allein aus dem Vermögen, Distanz herzustellen: Erst aus dem wiederholten Wechsel zwischen Identifikation und bezugnehmender Distanz wird es dem Maler möglich, einen psychischen Inhalt zum Ausdruck zu bringen und zu formen. In der Kunsttherapie versuchen wir, den Gestaltungsprozess eines Bildes im Sinne eines Dialogs zwischen der Innenwelt des Malers und der entstehenden Gestaltung zu fördern. In diesem Dialog, der die Innenwelt des Malers und die äußere Welt des Bildraumes umfasst, wird das Bild - wie es Winnicott beschrieben hat - zum intermediären Raum, in dem durch die Überschneidung von Innenwelt und Außenwelt etwas Neues entsteht.[42] Das Neue, das mit dem Bild entsteht, vermittelt das innere Erleben und ist zugleich etwas anderes. Im Falle des Selbstbildnisses wird das Bild zu einem Gegenüber: Hier trifft der Maler auf den bedeutungsvollen Anderen, der er selber ist und in dem er sich selbst begegnet.

Im Wechselspiel zwischen Distanz und Identifikation und in der mitschwingenden Spannung zwischen anwesend und abwesend entfaltet sich ein spezifisches therapeutisches Potenzial: Im Selbstbildnis können „abwesende" beziehungsweise abgespaltene innere Bilder des Selbst ans Licht geholt und vergegenwärtigt werden. Der Rückbezug auf das eigene, abwesende, verlorene Selbst oder Aspekte des Selbst, das Hereinholen in den Bildraum von etwas, das nicht anwesend ist, das in der Verbannung haust, wird möglich. Diese meist angst- und schambesetzten Bilder des Selbst können Gestalt finden, verwandelt und wieder integriert werden. Dass auch ein falsches Selbstbild abgelegt werden kann und sich dadurch ein Zugang zum eigenen Selbst wieder öffnen kann, soll ein Beispiel veranschaulichen. Die Patientin, eine junge Frau, schien ein Geheimnis mit sich zu tragen, das ihr Leben zunehmend einengte und sie in der Isolation festhielt. In einem Selbstbildnis offenbarte sie sich der Therapeutin: Es zeigt sie, wie sie an der Seite ihres Folterers unter den Blicken der versammelten Landsleute ihre Dorfstraße entlang geht. Lieber sei sie tot gewesen, als so durch ihr Dorf gehen zu müssen, erzählte die Patientin, denn alle ihre Leute hätten ja glauben müssen, dass sie mit dem Feind gemeinsame Sache mache und sich auf dessen Seite geschlagen habe.

Aus Angst, dass jemand dieses Bild sehen könne, wollte die Patientin die gemalte Szene mit Farbe zudecken. Doch anstelle einer deckenden Farbe wählte sie ein lasierendes Gelb, mit dem sie als erstes die eigene Person in der Bildszene übermalte. Wie von einem Scheinwerfer beleuchtet, hob sie sich nun aus dem ganzen Geschehen hervor. Die Patientin verzichtete auf eine weitere Übermalung und berichtete, wie sie als Vierzehnjährige in ihrer Heimat ins Gefängnis gesteckt wurde, weil sie Flugblätter verteilt hatte. Ihre Eltern waren bereits verhaftet worden,

---

[41] G. Benedetti (1984) *Die Symbolik des schizophrenen Patienten und das Verstehen des Therapeuten,* in: H. Hartwig, K.-H. Menzen: *Kunst-Therapie,* S. 54

[42] D.W. Winnicott (1971/ 1987) *Vom Spiel zur Kreativität*

und die Patientin hatte Angst um ihren Vater, um sein Leben. Einer der Gefängnisaufseher bot ihr an, dass sie ihm in seinem Haus zu Diensten stehen könne. Er versprach ihr, dass sie damit ihren Vater retten könne. Aus Liebe zu ihrem Vater ließ sich die Patienten darauf ein. Nicht viel später zwang der Gefängnisaufseher die damals Vierzehnjährige zu einem „Spaziergang" durch ihr Heimatdorf. Ihr Selbstbildnis umfasste die gesamte damalige traumatische Situation. Hier wurde ihr das beschämende Selbstbild einer Verräterin aufgezwungen, das sie brandmarken und isolieren sollte.

Das Selbstbildnis wirft ein Licht auf die äußerlich unsichtbar gebliebene psychische Folter, der sie ausgesetzt war. Auf dem Bild erkennen wir im Folterer, der die Patientin vor sich hertreibt, den Regisseur dieser Inszenierung. In seiner Funktion erinnert dieses Selbstbildnis an die „Pittura infamante", an die Praxis der Schandbilder, wie sie seit dem späten 13. Jahrhundert in den norditalienischen Kommunen, besonders in Florenz gehandhabt wurde und bis ins 16. Jahrhundert als juristisches Instrument Einsatz fand.[43] Kopfunter, mit einem Fuß am Galgen hängend und mit einer Beschriftung ergänzt, die den Namen des Betreffenden und seine Verfehlungen auflisteten, wurden die Porträts der Geächteten an die Amtsgebäude oder an die Mauer der Stadt gemalt. Diese Umkehrung des traditionellen Porträts diente nun nicht mehr der Anerkennung und dem Ruhm des Dargestellten, sondern wurde zur sozialen Ächtung genutzt, insbesondere, um das Delikt des Verrats zu sanktionieren. Im Selbstbildnis der oben genannten Patientin ist zwar nicht die Person kopfunterhängend dargestellt, wohl aber scheint die Wahrnehmung, wer Verräter und wer Opfer ist, auf den Kopf gestellt. Verraten worden war die Patientin, denn ihr Opfer hatte dem Vater nicht genutzt. Zu fragen ist, warum das Bild der Verräterin solche Macht über die Patientin entfalten und ihr Selbsterleben beherrschen konnte. Warum unterwarf sie sich so vollständig unter dieses fremdbestimmte Bild ihrer selbst? Eine bedeutende Rolle muss hier der Allmacht der Scham zugeschrieben werden, die von ihr Besitz ergriffen hatte und die das Bild der liebevollen Tochter überblendete. Wie die frühe pathologische Scham, die nicht aus Worten, sondern aus Scham-Szenarien besteht, erweist sich die traumatische Situation der Patientin als die Inszenierung einer archaischen Selbst-Objekt-Beziehung. Nach Skarderud ist ein Scham-Szenario ein stummes Verhalten, bei dem Fähigkeit zur Selbstreflexion untergraben und das Unterscheidungsvermögen zwischen sich selbst und dem Anderen beeinträchtigt wird. Dies führt zu einer Zerrüttung des Selbstwertgefühls und kann sich in einer starken Ambivalenz des eigenen Empfindens und Verhaltens äußern. Im Übertragungsgeschehen bekommt der Therapeut diese Ambivalenz zu spüren, die sich zu erkennen gibt als ein Wechsel zwischen Gefühlen der Wertlosigkeit und der Bereitschaft zur erniedrigenden Unterwerfung einerseits und den Gefühlen von Omnipotenz, Wut

---

[43] H. Baader (1999) *Franco Sacchetti: Das Porträt auf dem Kopf. Schandmalerei, Ironie und forensische Praxis*, in: R. Preimesberger, H. Baader, N. Suthor (Hrsg.) *Porträt*

oder Verachtung andererseits.[44] Mit der Wahl des lasierenden Gelbs führte sich die Patientin ihre Ambivalenz selbst vor Augen: In der Konfrontation sowohl mit ihrem Wunsch des Zudeckens, der einer erneuten Unterwerfung unter ihr traumatisches Selbstbild gleichgekommen wäre als auch ihrem Wunsch nach Aufdeckung, der ihr Befreiung und Verwandlung versprach, entschied sich die Patientin dafür, ihrer Scham entgegenzutreten. So gelang es ihr im kunsttherapeutischen Prozess zum ersten Mal, sich in die Distanz zu ihrem beschämenden falschen Selbstbild zu begeben. Das lasierende Gelb, mit dem sich die Patientin ins Licht gestellt hatte, vermochte den Blick auf einen verborgenen Bildraum zu eröffnen. Im Malprozess fand sie nun einen Zugang zu den eigenen inneren Räumen, die ihr bis dahin verschlossen waren. Das Selbstbildnis forderte die Patientin nun dazu auf, sich auf die Suche nach ihrem verlorenen Selbst zu begeben, um es aus der Abwesenheit in die Anwesenheit zu holen, und es verwandeln zu können.

Gedanken zum Schluss

In einer Zeit der Verschärfung der Identitätsproblematik und des sich häufenden klinischen Bildes der Selbst-Störung vermag das Selbstbildnis - sei es vom Künstler oder vom Patienten geschaffen - die Fragen nach dem eigenen Selbst aufzufangen. Wie eine altertümliche Ressource besitzt es auch heute als Suchbild nach der eigenen Identität Bedeutung. Das Selbstbildnis richtet sich weder auf „große Wahrheiten" noch auf überindividuelle Themen. Es ist dem Einzelnen zugeeignet, als ganz persönliche Aussage über die Einmaligkeit der Person. Wie es Bernd Busch über die Selbstbildnisse Rembrandts formuliert hat, erlaubt das Selbstbildnis, dass „der Mensch in jedem neuen Bildnis auch seine Identität erneuert und in einem jeweils neuen Licht findet und wiederfindet."[45]

Mit dem Selbstbildnis sind die Fragen nach der Identität, nach dem Verhältnis zum Körper sowie nach der Bedeutung des Bildes verknüpft. Manche der hier ausgeführten Gedanken und Sichtweisen treffen dabei nicht nur auf das Thema des Selbstbildnisses zu, sondern berühren grundlegende Fragen des Bildes. Sie lassen sich - besonders im Kontext der Kunsttherapie, in dem es explizit um das subjektive Erleben des Patienten geht - als grundlegende Aspekte des therapeutischen Potenzials der Kunst betrachten. Das Thema des Selbstbildnisses eröffnet ein weites Feld an Zugängen zur Kunst. Und da es den Maler und sein Bildnis als eine Einheit begreift, erlaubt es in besonderem Maße eine Annäherung an den Maler und den Schaffensprozess. Auf die Frage, was eigentlich ein Porträt ist, gab Hans-Georg Gadamer die offene Antwort: „Es hat mich seit über fünfzig Jahren in meinen kunstgeschichtlichen Studien beschäftigt."[46]

---

[44] F. Skarderud (2000), a.a.O., S. 138

[45] B. Busch (1991), a.a.O., S. 461

[46] H.-G. Gadamer (1988) *Plato als Porträtist*, in: H.-G. Gadamer (2001), *Wege zu Plato*, S. 142

Im Sinne dieses Zitates soll hier die eingangs gestellte Frage, was ein Selbstbildnis ist, als Anregung verstanden werden, sich dem Individuum und seinem Bildnis mit weiterführenden eigenen Fragen anzunähern.

Literatur

Baader, H. (1999) *Franco Sacchetti: Das Porträt auf dem Kopf. Schandmalerei, Ironie und forensische Praxis,* in: Preimesberger, R., Baade, H., Suthor, N. (Hrsg.) *Porträt,* Berlin, Dietrich Reimer Verlag

Barthes, R. (1989) *Die helle Kammer. Bemerkungen zur Photographie,* Frankfurt a.M., Edition Suhrkamp

Benedetti, G. (1984) *Die Symbolik des schizophrenen Patienten und das Verstehen des Therapeuten,* in: Hartwig, H., Menzen, K.-H.: *Kunst-Therapie,* Berlin, Verlag Ästhetik und Kommunikation

Bobbio, N. (1997) *Vom Alter - De senectute,* Berlin, Verlag Klaus Wagenbach

Busch, B. (1991) *Innenansichten des Porträts. Gedanken zur Herstellung des Bildnisthemas,* in: Jüttemann, G., Sonntag, M., Wulf, Ch. (Hrsg.) *Die Seele: ihre Geschichte im Abendland,* Weinheim, Psychologie-Verlags-Union

Copeland-Buenger, B. (Hrsg.) (1997) *Max Beckmann. Self-Portrait in Words,* Collected Writings and Statements 1903 - 1950, Chicago, The Universitiy of Chicago Press

Danto, A. (1994) *Reiz und Reflexion,* München, Fink

Gadamer, H.-G. (1960) *Die Okkasionalität des Porträts,* in: Preimesberger, R., Baader, H., Gadamer, H.-G. (1988) *Plato als Porträtist,* in: Gadamer, H.-G. (2001), *Wege zu Plato,* Stuttgart, Reclam

Gadamer, H.-G. (2001) *Wege zu Plato,* Stuttgart, Reclam

Kallfelz, A. (1984) *Interview mit Cindy Sherman,* in: Wolkenkratzer Art Journal 4, S. 49, zit. nach Strobl, A. (2000) *Cindy Sherman: „Das andere Selbst der Einbildungskraft",* in: Keupp, H. u.a. (1999) *Identitätskonstruktionen. Das Patchwork der Identitäten in der Spätmoderne,* Reinbek bei Hamburg, Rowohlt Taschenbuch Verlag

Keupp, H. u.a. (1999) *Identitätskonstruktionen. Das Patchwork der Identitäten in der Spätmoderne,* Reinbek bei Hamburg, Rowohlt Taschenbuch Verlag

Kohut, H. (1996) *Die Heilung des Selbst,* Frankfurt a.M., Suhrkamp Taschenbuch Verlag, 6. Aufl.

Kristeva, J. (1989) *Geschichten von der Liebe,* Frankfurt a.M., Suhrkamp

Lacan, J. (1996) *Das Spiegelstadium als Bildner der Ichfunktion,* in: Miller, J.-A. (Hrsg.) *Das Werk von Jaques Lacan,* Schriften I, Weinheim/Berlin, Quadriga Verlag, 4. Aufl.

LACHMANN-CHAPIN, M. (1991) *Kunsttherapie unter dem Aspekt der Selbstpsychologie*, in: RUBIN, J. (Hrsg.) *Richtungen und Ansätze der Kunsttherapie*, Karlsruhe, Gerardi, Verlag für Kunsttherapie

LICHTENBERG, J. (1991) *Psychoanalyse und Säuglingsforschung*, Berlin/ New York, Springer Verlag

MESGARZADEH, M. (1995) *Wer ist Cindy Sherman? Rollenspiel kontra Selbstdarstellung*, in: RECH, P., SCHÜTZ, S. (Hg), *Kunst & Therapie, Zeitschrift zu Fragen der Ästhetischen Erziehung*, Heft 24, Claus Richter Verlag, Köln

MIRANDOLA, PICO DELLA: *Über die Würde des Menschen*, in: CH. WAGNER (2001) *Porträt und Selbstporträt*, in: R. VAN DÜLMEN: *Entdeckung des Ich: die Geschichte der Individualisierung vom Mittelalter bis zur Gegenwart*, Köln, Böhlau Verlag

MOLCHO, S. (1984) *Körpersprache*, München, Mosaik Verlag, 9. Aufl.

MURKEN, CH. (1990) *Maria Lassnig. Ihr Leben und ihr malerisches Werk*, Herzogenrath, Verlag Murken-Altrogge

OSTERWOLD, T. (1985) *Selbstbildnisse - das Egozentrische an der Kunst*, in: E. BILLETER (Hrsg.) *Das Selbstportrait im Zeitalter der Photographie*, Stuttgart/Lausanne, Benteli Verlag

OVID (PUBLIUS OVIDIUS NASO), *Metamorphosen*, Buch 3, in: N. SUTHOR (1999) *Der Irrtum des Narziss*, in: R. PREIMESBERGER, H. BAADER, N. SUTHOR (Hrsg.) *Porträt*, Berlin, Reimer Verlag

PESSOA, F. (1991) *Das Buch der Unruhe des Hilfsbuchhalters Bernardo Soares*, Frankfurt a.M., Fischer Taschenbuch Verlag

PREIMESBERGER, R. (1999) *Einleitung*, in: R. PREIMESBERGER, H. BAADER, N. SUTHOR (Hrsg.) (1999) *Porträt*, Berlin, Reimer Verlag

ROBBINS, A. (1991) *Kunsttherapie vor dem Hintergrund der Theorie der Objektbeziehungen*, in: RUBIN, J. (Hrsg.) *Richtungen und Ansätze der Kunsttherapie*, Karlsruhe, Gerardi, Verlag für Kunsttherapie

SCHULZ, I. (1993) *„Edelfuchs im Morgenrot": Studien zum Werk von Meret Oppenheim*, München, Schreiber

SCHULZ, I. (1993) *Dorothee Wallner,...'still alive'...*, in: BAUMGART, S. (Hrsg.) *Denkräume zwischen Kunst und Wissenschaft. 5. Kunsthistorikerinnentagung in Hamburg 1991*, Berlin, Dietrich Reimer Verlag

SKARDERUD, F. (2000) *Unruhe. Eine Reise in das Selbst*, Hamburg, Roger & Berhard bei Zweitausendeins

STADLER, W. (1994) *Lexikon der Kunst* in zwölf Bänden, Bd. 10, S. 373, Erlangen, Karl Müller Verlag

STERN, D. (1993) *Die Lebenserfahrung des Säuglings*, Stuttgart, Klett-Cotta, 3. Aufl.

SUTHOR, N. (Hrsg.) (1999), *Porträt*, Berlin, Reimer Verlag

TOURNIER, M. (1989) *Vom Selbstbildnis zur Selbstzerstörung*, in: E. BILLETER (Hrsg.) *Das Selbstportrait im Zeitalter der Photographie*, Benteli Verlag

WERNER, S. (2001) *Ganzer oder zerstückelter Körper. Über die Reversibilität von Körperbildern*, in: C. BENTHIEN, CH. WULF (Hrsg.) *Körperteile. Eine kulturelle Anatomie*, Reinbek bei Hamburg, Rowohlt Taschenbuch Verlag

WINNICOTT, D.W. (1971/ 1987) *Vom Spiel zur Kreativität*, Stuttgart, Klett-Cotta, 4. Aufl.

WOLF, E. u.a. (1989) *Selbstpsychologie: Weiterentwicklungen nach Heinz Kohut*, München/Wien, Verlag Internat. Psychoanalyse

WOLF, E. (1996) *Theorie und Praxis der psychoanalytischen Selbstpsychologie*, Frankfurt a.M., Suhrkamp

ZWEITE, A. (2000) *Ich ist etwas Anderes: Kunst am Ende des 20. Jahrhunderts*, Köln, DuMont

Esther Dreifuss-Kattan

Paul Klee: Psychische Improvisationen im Angesicht des Todes: einige Gedanken zur Kreativität und zur ozeanischen Erfahrung

Diesseitig bin ich gar nicht faßbar.
Denn ich wohne grad so gut bei den Toten
wie bei den Ungeborenen.
Etwas näher dem Herzen der Schöpfung als üblich.
Und lange noch nicht nahe genug.
(Paul Klee zitiert von F. Klee 1962)

Anhand einiger Beispiele des Spätwerks von Paul Klee möchte ich illustrieren, welche Macht das künstlerische Schaffen im Kampf mit einer chronischen lebensbedrohenden Krankheit besitzt. Durch sein ununterbrochenes Schaffen konnte Klee das Gefühl von Allmacht zurückgewinnen und die Wunden heilen, die seinem Narzissmus durch die zerstörerische Krankheit zugefügt wurden. Seine Arbeit schenkte ihm wieder Freude, durch sie konnte er seine Ängste kontrollieren und mit seiner sozialen Isolation leben. Sein konstantes Schaffen gestattete es ihm, Zeit zu gewinnen und so die drohende Realität seines nahen Todes von sich zu schieben.

Klee zeigte, dass Kunst als eine unantastbare Alternative zur Realität begriffen werden kann. Durch seine Kunst schloss er die Realität zeitweilig aus und blieb in einem aktiven Dialog mit seiner Vergangenheit, Gegenwart und Zukunft, wodurch er trotz der Bedrohung seines Lebens ein Gefühl von Zeit und Sicherheit behielt. Durch sein konstantes rhythmisches Schaffen bekam er das Gefühl, mit dem Universum eins zu werden, und konnte dadurch seinen unbegrenzten Narzissmus zurückgewinnen und dem Schrecken und der Verlassenheit des Todes entgegenwirken.

Biographische Skizze:

Paul Klee wurde am 18. Dezember 1879 in Bern in der Schweiz, drei Jahre nach seiner Schwester Mathilde geboren. Hans Klee, Pauls Vater, war Musiklehrer, sein Großvater war ein Organist, der aus Thüringen stammte, und seine schweizerische Mutter war von Beruf Sängerin. Nach dem humanistischen Gymnasium wusste er, dass er Maler werden wollte. Klees Vater hingegen hatte den Wunsch, dass Paul wie er selbst und dessen Großvater Berufsmusiker werden sollte. Seine Mutter unterstützte seinen Wunsch, nach München zu gehen, um dort Kunst zu studieren. Der Vater hatte weder damals noch später Verständnis für die künstlerischen Ambitionen seines Sohnes und wollte nicht, dass „etwas so Bizarres zu einem Beruf wird“[1].

Bevor ich mich Klees letzter Schaffensperiode zuwende, möchte ich über drei Bilder schreiben, in denen es Klee als jungem Künstler gelang, sich in seiner Kunst mit depressiven Gefühlen auseinander zu setzen und mit ihnen umzugehen.

Komiker, 1904

Der „Komiker“ von 1904 ist ein Selbstporträt, das Klee mit 25 Jahren in München schuf, wo er mit dem Kunststudium begann. Das Bild zeigt im Profil den Kopf eines Mannes mit einer Maske. Maske und Mann tragen gemeinsam dieselbe Kappe. In dieser Version ist der Mund der Maske zu einem breiten grimmigen Lächeln verzogen und zeigt große zusammengebissene Zähne, was einen drohenden Ausdruck vermittelt. Der Mann hinter der Maske bleibt passiv. Die Maske zeigt Energie und Aggression und stellt eine gesunde Reaktion auf Frustrationen dar. In einem Brief an seine Verlobte schreibt Klee, „Der Kontrast kommt jetzt besser heraus...der Kopf ernst, die Maske grotesk–komisch. Ihr Ausdruck entsprang aus meinem Innersten, so daß ich glaube, für einige Zeit geheilt zu sein. Dieser Komiker ist meine bisher persönlichste Arbeit“[2]

Drohendes Haupt, 1905

Über das Bild „Drohendes Haupt“ (1905), das Klee mit 26 Jahren vollendete, schrieb er in sein Tagebuch: „Eine bedrückende Schlussfolgerung... Ein Gedanke ist destruktiver als aktives Handeln. Pure Verneinung als Dämon“[3].

Vishny[4] betrachtet diese Radierung als ein weiteres Selbstporträt Klees und weist auf die starke Ähnlichkeit mit Klee hin. Sie glaubt, dass Klee in diesem Fall in der Lage war, „seine Dämonen auszutreiben“ und zu einer neuen künstlerischen Ausdrucksform zu gelangen. In einem Brief an seine Frau Lily schreibt er: „Ich schaffe pour ne pas pleurer[5], das ist der letzte und erste Grund“. Er schreibt in Deutsch und Französisch, den beiden offiziellen Sprachen seiner Geburtsstadt Bern.

Somit setzte Klee seine Kunst bewusst ein, um gegen depressive Gefühle anzukämpfen und zu versuchen, sie zu besiegen. Diese Fähigkeit gewann für ihn im letzten Abschnitt seines Lebens immense Bedeutung.

---

1 Klee (1988) *Tagebücher 1898-1918*, S. 23

2 F. Klee (1979) *Paul Klee: Briefe an die Familie 1893-1940*, S. 370

3 Tagebuch No. 510

4 Michele Vishny (1985) *Paul Klee's Self-Images*, in: Psychoanalytic Perspectives in Art

5 deutsch: „um nicht zu weinen“; vgl. F. Klee (1979) S. 492

Im August 1914 erfuhr Klee, dass sein Freund, der Künstler August Macke (1887-1914) mit 27 Jahren in Frankreich im Kampf gefallen war. Nur wenige Monate davor hatte Klee mit Macke und Moillet Tunesien bereist, ein Land, das sie mit seiner farbenfrohen Kultur inspirierte. Klees Trauer war tief. In seinem Tagebuch schreibt er: „Um von meinen Träumen loszukommen, mußte ich lernen, vor ihnen zu fliehen. Und das habe ich getan. Nun weile ich in dieser zerstörten Welt nur noch in gelegentlichen Erinnerungen – so, wie man hin und wieder an bestimmte Dinge zurückdenkt. Auf diese Weise beschäftige ich mich abstrakt mit meinen Erinnerungen“[6].

Seiner Beschreibung nach ermöglichte ihm die Kunst, der Realität von Krieg und Tod zu entfliehen. Durch diesen Weg der Abstraktion war die Trauer um seinen verlorenen Freund für ihn nicht so beängstigend[7]. Sein enger Freund Franz Marc (1880-1916), auch er Maler und Mitglied der Künstlergruppe „der Blaue Reiter“, fiel 1916 ebenfalls im Kampf, nur einen Tag bevor Klee selbst zum deutschen Heer eingezogen wurde.

Die Gefahr, im Krieg zu sterben, weckt in Klee frühe symbiotische Bedürfnisse und den Wunsch, sich mit dem Universum zu vereinigen, den er in seinem Tagebuch folgendermaßen beschreibt: „Ich suche mir bei Gott einen Platz für mich, und wenn ich zu Gott verwandt bin, will ich mir nicht einbilden, daß meine Brüder nicht auch zu mir verwandt sind... Ich will lieber mit der gesamten Schöpfung eins werden... Meine Liebe ist fern und religiös. In meiner Arbeit bin ich nicht Spezies, sondern kosmischer Anhaltspunkt....“[8]. Der Verlust seiner beiden engen Künstlerfreunde förderte seine Flucht aus der Welt der temporalen Realität in das Erleben einer erdachten Ewigkeit, wodurch er seine Angst bekämpfte[9].

Nach einer Grundausbildung im Rekrutenlager in Landshut wurde Klee zu einem Luftwaffenstützpunkt versetzt, wo er mit dem Anstreichen von Flugzeugen beauftragt wurde.

Zwei Jahre nach dem Krieg, also 1920, erhielt Klee eine Berufung als Lehrer und Künstler an das Staatliche Bauhaus in Weimar. Später folgten Berufungen nach Dessau und an die Kunstakademie in Düsseldorf. Sein Erfolg in Deutschland war groß, er wurde in ganz Europa gefeiert und begann, seine Werke in den Vereinigten Staaten auszustellen.

Von der Liste gestrichen, 1933

Doch 1933 wurde Klee von den Nazis, die ihn als Juden und Ausländer bezeichneten, heftig attackiert, obwohl er keines von beiden war. Zu dieser Zeit mal-

---

6 Grohmann (1954) *Paul Klee*, S. 57

7 ebd.

8 Tagebuch 1008, S. 343

9 Loewald (1972) *The Experience of Time*

te Klee ein weiteres Selbstporträt. Das Bild mit dem Titel „Von der Liste gestrichen“ (1933) vermittelt den Eindruck von Unsicherheit und zeigt seine Mutlosigkeit. In diesem kleinen Ölgemälde in Brauntönen und Schwarz finden sich nicht nur die gedämpften dunklen Farben, die eine depressive Stimmung ausdrücken, sondern auch die Farben der SA. Auf dem kleinen Porträt sind die Augen geschlossen, der Mund ist fest zusammengepresst und abwärts gebogen. Ein großes „X“ (ein Hakenkreuz?) auf der linken Seite des Kopfes, das sich auf Stirn und Wange erstreckt, gibt dem Bild seinen Titel. Klee hatte seine Professur an der Kunstakademie in Düsseldorf und seine Stellung als einer der bedeutendsten Künstler Deutschlands verloren. Die dunklen Farben und der Gesichtsausdruck mit seinem abwärts gebogenen Mund und Kinn zeigen Trauer, Verzweiflung und Zorn, Gefühle, die er nie in Worten ausgedrückt hat.

Seine Reaktion auf seine Entlassung und die persönlichen Angriffe durch die Nazis zeigten sich nicht in einer direkt ausgesprochenen Empörung, sondern darin, dass er sich gesellschaftlich und psychisch zurückzog und sich mit großer Intensität durch seine Kunst mitteilte. Wie in der Vergangenheit und, wie wir sehen werden, auch in der Zukunft, speziell in der Schlussphase seines Lebens, waren es Verzweiflung, Depression und Zorn, die seine Kreativität stimulierten und ihn bis zu einem gewissen Grad vor diesem schwerwiegenden narzisstischen Trauma schützten. In dieser Zeit wurde seine Kunst von seinem Vaterland (den Nazis) ebenso abgelehnt wie 36 Jahre davor von seinem Vater. Zurückgewiesen und deprimiert kehrte er 1934 in die Schweiz zurück, wo er bis dahin jedes Jahr regelmäßig einige Male zu Besuch geweilt hatte.

Der Ausbruch seiner Krankheit kann auch im Zusammenhang mit seiner hoffnungslosen Situation betrachtet werden. 1935 erkrankte Klee an Masern, was schließlich zur Diagnose einer seltenen, chronisch verlaufenden und schließlich tödlichen Krankheit führte. Es handelte sich um Sklerodermie, heute besser bekannt unter dem Namen progressive systemische Sklerose (PSS). Diese generalisierte Erkrankung des Bindegewebes ist u.a. durch entzündliche degenerative Veränderungen der Haut gekennzeichnet. Die Haut an den Händen, den Unterarmen und des Gesichts wird wachsartig und verhärtet, die Finger werden unbeweglich und in Beugestellung fixiert. Die Krankheit kann auch innere Organe wie das Herz, die Lungen, den Darm und die Speiseröhre angreifen[10].

Klee verlor seine Freunde, Kollegen, seine Arbeit und sein Vaterland, und er musste das zu einem Ritual gewordene tägliche Musizieren mit seiner Frau aufgeben, das ihm Sicherheit und Ausgeglichenheit geschenkt hatte. Er konnte nicht mehr im Stehen an einer Staffelei arbeiten, sondern malte sitzend an einem großen Zeichenbrett. 1936 war er die meiste Zeit krank und konnte nur 25 Werke zeichnen oder malen.

---

10 Der Spiegel, 1983

Klees letzte Schaffensperiode

Unter dem Eindruck seiner unheilbaren Krankheit und im Bewusstsein seines nahen Todes gewinnt Klees autobiographisches künstlerisches Schaffen eine universale Dimension. Meine Untersuchung beschränkt sich auf eine ausgewählte Zahl von Zeichnungen und ein Gemälde. Er malte während dieser letzten Periode auch viele andere Bilder, die hier nicht besprochen werden. Paul Klee zog sich immer mehr zurück und konzentrierte sich vollkommen auf seine Arbeit. Seine Werke wurden nicht nur immer zahlreicher, sie gewannen auch an Intensität; er war von seiner Arbeit wie besessen, da sie ihm die Angst vor seiner unheilbaren Krankheit nahm und ihn von der äußerst kritischen Situation, in der die Welt sich befand, ablenkte. Klees „unbewusste Automatisierung" wie er es nannte, zu der er durch die Surrealisten inspiriert wurde, erlaubte ihm durch seine intuitive und assoziative spielerische Art, eine Integration von Form und Inhalt zu erzielen und sich trotz der Gefahr, in der sein Leben sich befand, erfolgreich selbst zu behandeln.

Klees künstlerisches Schaffen erlebte einen erstaunlichen Aufschwung, der 1938 begann, zu einer Zeit, als seine Krankheitssymptome sich verschlimmerten. Er muss erkannt haben, dass sich sein Gesundheitszustand unaufhörlich verschlechterte. In den Jahren von 1937-1940 schuf er ein Viertel seines Gesamtwerks.

Im Jahr 1939, seinem letzten vollständigen Lebensjahr, und gleichzeitig dem Jahr des Ausbruchs des Zweiten Weltkrieges, schuf er 1253 Werke. 1940, in den letzten fünf Lebensmonaten, waren es 366 Bilder.

Ein Schaltjahr hat 366 Tage, und 1940 war ein Schaltjahr. Das bedeutet, dass Klee in den letzten fünf Monaten seines Lebens eine Anzahl von Bildern schuf, die einem Bild pro Tag im Verlauf eines ganzes Jahres entsprach.[11] So erlebte er diese fünf Monate durch sein konstantes Schaffen als einen viel längeren Zeitraum und konnte auf diese Weise der Spaltung zwischen der drohenden Realität seines bevorstehenden Todes und seiner Vorstellung von Unsterblichkeit entgegenwirken.

Dadurch, dass Klee ständig neue Werke schuf, versicherte er sich der Unvergänglichkeit und schob die Wahrnehmung der begrenzten Realität von sich. 1938 begann der Künstler, einen ständigen Dialog mit sich selbst zu führen, ähnlich wie in seinem früheren Tagebuch. 1938 notierte er in seinem Werkverzeichnis nach der Nummer 365, „nulla dies sine linea", kein Tag ohne eine Zeile.[12]

Seine Ehefrau berichtete in einem Brief an Will Grohmann: „Klee zeichnete bis 11 Uhr Mittag und ließ ein fertiges Blatt nach dem anderen auf den Boden fallen".[13]

Einer der bekanntesten Bilderzyklen aus Klees letzter Schaffensperiode heißt „Eidola". Es handelt sich um 24 Zeichnungen aus dem Jahr 1940, Klees Todesjahr. „Eidola" ist ein griechisches Wort, das Klee in der Bedeutung von „Geist" verwen-

---

[11] Glaesemer (1979) *Paul Klee, Handzeichnungen III, 1937-1940*

[12] Das Zitat stammt aus der Historia Naturalis von Plinius; Glaesemer (1979), a.a.O.

[13] Grohmann (1954) *Paul Klee*

dete. Glaesmer[14] weist darauf hin, dass das griechische Wort „Eidola", manchmal auch „Idol" geschrieben, nicht nur einen Urtypus repräsentiert, sondern auch „Schattenwesen" bezeichnet, die sich im Grenzbereich zwischen Leben und Tod bewegen, die nicht mehr hier, aber auch nicht ganz dort sind. Das wiederholt verwendete Wort „weiland" (einstmals) weist ebenfalls in diese Richtung. Alle diese Wesen scheinen sich in einem Prozess physischer und psychischer Umwandlung zu befinden, wie Klee selbst während seiner chronischen Krankheit. Klee schrieb „Eidola" oft mit griechischen Buchstaben. In den folgenden Zeichnungen sind stark gezogene Linien und scharfe Kanten zu sehen, die nicht nur Aggression, Enttäuschung, Desillusionierung und viel Temperament zeigen, sondern auch das Fortschreiten von Klees Krankheit, die seine Feinmotorik beeinträchtigte. Wenn wir uns einige der Titel aus diesem Zyklus ansehen, können wir erkennen, dass sie alle biographische Bedeutung haben.

Diese automatischen Zeichnungen oder psychischen Improvisationen besitzen nicht nur große Aussagekraft, sie zeigen auch eine intensive Rhythmik, wie etwa das Bild „Weiland Pauker", (1940) Eidola. Grohmann schrieb darüber: „Ich erinnere mich, wie er (Klee) sagte, daß er eines Abends in der Begeisterung des Zeichnens das Gefühl hatte, eine Trommel zu schlagen." Die Assoziation der Trommel erinnert uns an sein bewundertes Idol Mozart und dessen letztes Requiem.

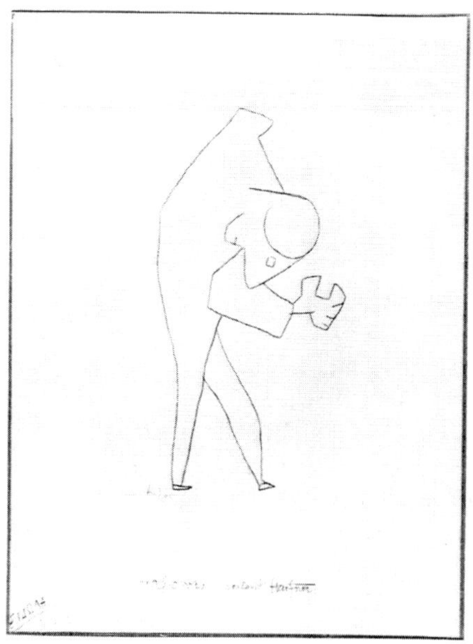

Abb. 1: Eidola, Weiland Harfner (1940)

In Abbildung 1 zupft der Harfenspieler die Saiten seines unsichtbaren Instruments, was uns daran erinnert, dass Klee sein Geigenspiel aufgeben musste, das ihm so viel bedeutet hatte.

[14] Glaesemer (1979) *Paul Klee, Handzeichnungen III, 1937-1940*

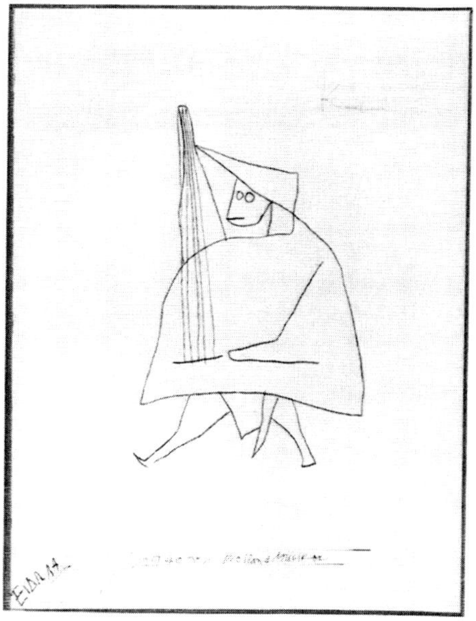

Abb. 2: „Weiland Musiker" (1940) Eidola

Der Musiker ist nach links, der Vergangenheit zugewandt. An Stelle sehender Augen zeichnete Klee Augenhöhlen die an einen Totenkopf gemahnen, wie auch schon in dem Bild des Harfenspielers und des Paukers, die alle wie Personifizierungen des Todes aussehen.

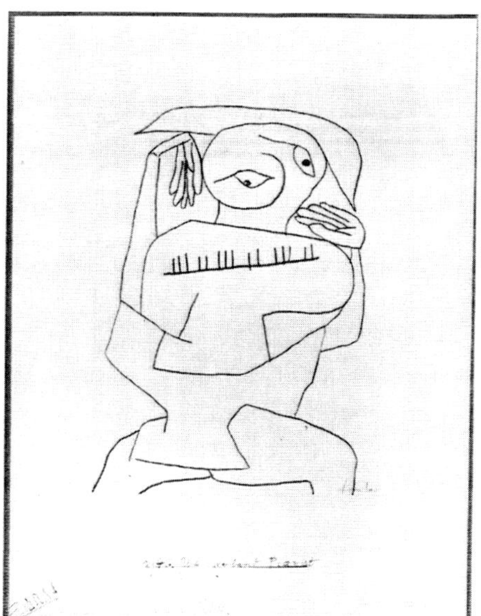

Abb. 3: trägt den Titel „Weiland Pianist" (1940) Eidola:

Der Pianist trägt die Tastatur als Teil seines Körpers mit sich. Er könnte ihn selbst oder seine Frau Lily darstellen, die Pianistin, mit der er gemeinsam in einer gleichsam spirituellen Handlung zu musizieren pflegte.

Klee betrachtete Mozart als einen perfekten Künstler und bezeichnete ihn in seinen Tagebüchern stets als sein Idol. Was die beiden miteinander verband, war ihr gemeinsames heiter verspieltes Verhalten und ihr kindlicher Charme.

Auch über den Tod dachte Klee ähnlich wie Mozart. Am 14. April 1787 schrieb Mozart an seinen kranken Vater: „Da der Tod genau zu nemmen der wahre Endzweck unseres Lebens ist, so habe ich mich seit ein Paar Jahren mit diesem wahren, besten Freunde des Menschen so bekannt gemacht, dass sein Bild nicht allein nichts schreckendes mehr für mich hat, sondern recht viel beruhigendes und tröstendes! und danke meinem Gott, dass er mir das glück gegönnt hat, mir die gelegenheit zu verschaffen, ihn als den schlüssel zu unserer wahren Glückseligkeit kennen zu lernen."[15].

Möglicherweise durch diese Gedanken inspiriert schreibt Klee in Dessau auf ähnliche Weise: „Der Tod ist nichts Schlimmes; ich habe mich schon vor langer Zeit mit ihm ausgesöhnt. Wie können wir wissen, was wichtiger ist, unser Leben hier oder das, was danach kommt? Es macht mir nichts aus, zu sterben, wenn ich noch ein paar gute Bilder machen kann."[16]

Wie Kagan feststellte, waren Klee und Mozart einander nie näher als zur Zeit ihres Todes[17]. Klee zeichnete auch sein eigenes Requiem in Gestalt dieser rhythmischen „psychischen Improvisationen", was in seinen „Trommelbildern" besonders gut zum Ausdruck kommt.

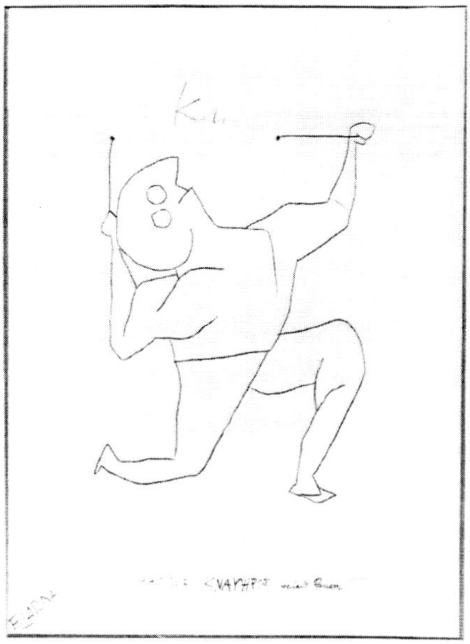

Abb. 4: Eidola: KNAYHROS Weiland Pauker (1940)

„Der Pauker" aus dem Jahr 1940, mit pastoser Kleisterfarbe auf handgeschöpftem Papier gearbeitet, ist eine innovative und kühne Ausdrucksform.
Die stark gezeichneten Linien sind kraftvoll und auf das Wesentliche reduziert, wie auch die drei Farben: Rot, Schwarz und Braun.
Glaesemer (1979) sah in ihm Kronos, der dem unheilbar kranken Klee anzeigt, dass seine Zeit abläuft, aber auch ein Symbol für die Kriegstrommeln der Nazis im Jahr 1940.

---

[15] Anderson (1985) *The letters of Mozart*, S. 907

[16] Klee, F. (1979) *Paul Klee: Briefe an die Familie 1893-1940*, S. 90

[17] Kagan (1983) *Paul Klee, Art and Music*

Ähnlich den Eidola Bildern illustriert auch Klees Serie von „Engeln“ eine Übergangsphase zwischen Leben und Tod, ein Zwischenreich. In diesem geschlossenen Werk von mindestens 35 Engeln scheint Klee die guten Seelen darzustellen, die nach ihrer Erlösung zu Engeln werden, wobei er sich die Umwandlung der menschlichen Gestalt in eine Engelsgestalt bis ins Detail ausdachte. In diesem letzten Abschnitt seines Lebens gelang es Klee, an Stelle körperlicher Gesundheit spirituelle Erfüllung zu finden. Klees Engel besitzen noch menschliche Attribute, die durch die Erfahrung des Künstlers mit seiner Krankheit beeinflusst und noch keine reinen Himmelswesen sind. Sie rühren an menschliche Gefühle, die durch die unheilbare Krankheit intensiviert wurden, wie „Freude“, „Hoffnung“, „Scham“ oder „Furcht“. Sie sind noch keine himmlischen Gestalten, wie die folgenden Titel beweisen. In den Zeichnungen „Unfertiger Engel“ (1939) oder „Im Vorzimmer der Engelschaft“ (1939) und „Engel, noch häßlich“ (1940) stellt Klee diese Umwandlung mit feinem Humor dar. Angesichts seiner eigenen erschreckenden körperlichen Veränderung befasst er sich mit der organischen Metamorphose und gewinnt so die nötige Distanz.

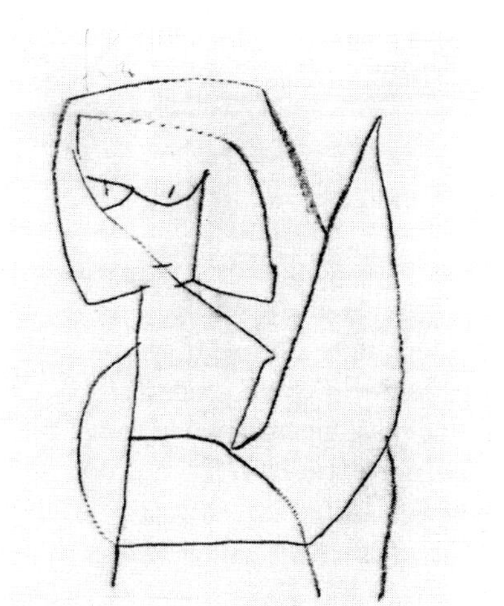

Abb. 5: „Zweifelnder Engel“ (1940)

entstand wenige Tage, bevor Klee in das Sanatorium kam, in dem er starb, und zeigt uns einen Zustand höchster Verzweiflung. Da zwischen dem Wort „Zweifeln“ und „Verzweifeln“ ein enger Zusammenhang besteht, können wir genau erkennen, wie verzweifelt Klee zu dieser Zeit gewesen sein muss.

Das Letzte Stilleben (1940), das Klee weder signierte noch dokumentierte, ist ein farbenfrohes Ölgemälde, an dem er bis zuletzt gewissenhaft gearbeitet hatte. Es kann sein, dass er es nicht als vollendet betrachtet hat. Im Vordergrund, auf einer orangefarbenen, mit Blumen bestreuten Tischdecke befinden sich eine grüne Kaffeekanne und eine veilchenblaue Statuette. Vier Vasen in Lila, Braun, Olivgrün und Ockergelb stehen eng nebeneinander auf einem hellroten Tisch in der oberen linken Ecke. Zwei rote Objekte, offenbar handelt es sich um Blumen, ragen aus der Vase. Alle Elemente sind vor einen dunkelbraunen Hintergrund platziert, der von einem gelben Vollmond erhellt wird. Eine rote Sonne wurde in die linke Ecke gemalt. Es scheint, als wären alle Elemente fähig, sich zu verwandeln. Die Oberflächen der Tische verlieren sich in dunkler Unendlichkeit. Die Blumen sind abgebrochen und liegen auf dem Tisch verstreut.

Eine Ansichtskarte mit einer Zeichnung in der unteren linken Ecke basiert auf einem Bild Klees mit dem Titel „Engel, noch häßlich", das er in seinem Werkverzeichnis im Januar 1940 dokumentierte. Aus dem Minuszeichen auf dem früheren Bild wurde in dieser Version ein Pluszeichen, ein Kreuz, das vielleicht nicht nur für Tod und Spiritualität steht, sondern auch auf seine noch immer aktiven schöpferischen Kräfte hinweisen soll. Das rosafarbene phallische Objekt, das sich parallel zum erhobenen Arm der Statuette und dem Schnabel der Kaffeekanne befindet, schwebt frei im Raum. Zwischen der Statuette und den Gefäßen scheint eine erotische Begegnung stattzufinden[18]. Diese erotische Begegnung wiederholt sich bei den beiden rot/schwarzen Blumengebilden in der oberen linken Ecke. Wenn man das Bild um 180° dreht, erkennt man die mit einfachen Strichen gezeichneten Figuren eines Mannes und einer Frau auf einem Einrad, die aufeinander zufahren. In einem früheren Bild beschrieb Klee chinesische Vasen und Gefäße, die er malte, als: „keramisch-erotisch-religiös".[19]

Der Engel, der gerade dabei ist, sich zu verwandeln, lächelt. Er scheint zu sagen: „Trotz meiner fortschreitenden Krankheit, die mich schwächt, trotz meiner tiefen seelischen Einsamkeit und meines nahen Todes bleibe ich geistig und körperlich der Vater meiner eigenen Werke, mit einer schöpferischen Kraft, die der Zeugung von Leben gleichkommt und einen Triumph des Schaffens und einen Sieg des Geistes über das Leiden darstellt."

Klees Zeichnungen und Malereien bewegen sich in einer imaginativen, fast schon halluzinatorischen Welt, die von der Realität streng getrennt ist. So konnte Klee ohne weiteres die schrecklichen Gefühle von Zorn, Furcht und Desillusionierung und auch Hoffnungen, die durch seine unheilbare Krankheit hervorgerufen wurden, zum Ausdruck bringen, was er mit Worten nie geschafft hätte.

Damit kommen wir zu D.W.Winnicotts Konzept des Übergangsobjektes, das uns allen wohlbekannt ist.[20] Da das Übergangsobjekt verloren gehen und daraufhin wieder entdeckt werden kann, bedeutet es die erste annehmbare und bedeutsame Erfahrung des Kindes mit dem „nicht Ich", einem „nicht Ich", das ein „Mein" werden kann. Da das Übergangsobjekt sowohl einen sicheren Halt in der Realität als auch eine Garantie für Kontinuität gibt, wird es zum idealen Talismann, um Furcht und Angst abzuwehren.[21]

Wir wissen, dass depressive Reaktionen bei Kindern nicht nur durch einen Verlust, sondern auch durch aggressive und destruktive Impulse hervorgerufen werden, wie Melanie Klein[22] so treffend beschrieben hat. Für Klein und ihre Schüler

---

[18] Werckmeister (1990) *Die Portraitphotographie der Züricher Agentur Photopress aus Anlass des Sechzigsten Geburtstages von Paul Klee am 18. Dezember 1939*

[19] ebd.

[20] Winnicott (1971) *Playing and Reality*

[21] Dreifuss-Kattan (1990/1994) *Cancer Stories: Creativity and Self-Repair*

[22] Klein, M. (1975) *Love, Hate and Reparation and Other Works, 1921-1945*

geht das Erreichen der depressiven Position Hand in Hand mit der Etablierung eines realitätsbezogenen Ichs.

Die schmerzlichen Gefühle des Verlustes, die ein Kind als Folge seiner eigenen Angriffe auf die Mutter erlebt, ganz gleich, ob sie fantasiert sind oder nicht, führen zu dem Wunsch, das verlorene, geliebte Objekt wieder herzustellen, es mit neuem Leben zu erfüllen und in seiner Ganzheit zurückzugewinnen.[23] Diese Bemühungen der Wiedergutmachung, die für die Verarbeitung der depressiven Position und somit für die Bildung des Ichs und den Bezug zur Realität von grundlegender Bedeutung sind, werden völlig von dem Wunsch bestimmt, das verlorene Glück der Symbiose zurückzubringen, zu bewahren und neu zu schaffen und so dem inneren Objekt äußeres Leben zu verleihen. Wenn wir uns Winnicotts[24] Schlussfolgerung anschließen, die besagt, dass Kreativität aus Übergangsphänomenen entsteht, dann betrifft es ganz besonders die Theorien über Verlust und Trauer.

Durch das Spiel, die ureigenste Form seiner Kreativität, lernt das Kind, allein zu sein. Durch kreatives, symbolisches Spielen lernt es, seine eigenen Zorngefühle zu überstehen und gleichzeitig das Gefühl zu bewahren, dass es selbst und seine inneren Objekte grundsätzlich gut sind. Kreativität, Verlust, Trauer und Wiedergutmachung sind daher eng miteinander verknüpft.[25]

Im Angesicht des Todes eine schöpferische Leistung zu vollbringen, stellt eine machtvolle Alternative zu primitiveren Reaktionen, wie Verleugnung oder projektive Identifizierung, dar. Die Furcht vor dem Tod ist oft eine Befürchtung, von schlechten inneren Objekten in Besitz genommen zu werden. Der Kampf gegen einen langsamen Prozess der Zerstörung kann nur erfolgreich verlaufen, wenn das Ich-Ideal, das durch das gute innere Objekt repräsentiert wird, neu besetzt werden und das Ich sich weiter mit ihm identifizieren kann.[26]

Wir erkennen in Paul Klees Spätwerk zwei Arten von Zeiterfahrungen, die mit Kronos und Kairos klar definiert werden. Kronos, der das Aufeinanderfolgen messbarer Zeiträume bestimmt, wird durch die Serie der vielen Zeichnungen, die Klee täglich schuf, gut dargestellt. Wir finden ihn inhaltlich auch in Klees Bildern des Paukers, der mit seiner Trommel das Vergehen der Zeit anzeigt, und in der Art und Weise, wie Klee sein tägliches Schaffen dokumentierte. Kronos steht für Zeit, die einem Plan entspricht, für ein bestimmtes Maß an Zeit, die einem Menschen in seinem Leben noch zur Verfügung steht und mit stabilen Ich-Funktionen richtig eingeschätzt werden kann. Noch nicht gelebte Zeit[27] In Kairos erkennen wir Zeit als Ewigkeit. In Kairos scheint Kronos ausgeschaltet, da der Lauf der Zeit aufhört. Die Philosophen der Scholastik nennen es „Nunc Stans", einen Zustand, in dem

---

23 Segal, H. (1973/1993) *Introduction to the Work of Melanie Klein*

24 Winnicott (1976) *Fear of breakdown*

25 Dreifuss-Kattan (1990) *Cancer Stories: Creativity and Self-Repair*

26 Meerwein, F. (1989) *Zeiterleben im psychoanalytischen Prozess*

27 Meerwein, F. (1989) *Zeiterleben im psychoanalytischen Prozess*

die Kategorien der Vergangenheit, Gegenwart und Zukunft ausgelöscht sind und der Mensch völlig im Sein aufgeht.[28] Klees Wunsch, dieses Zeitgefühl zu erleben, kommt in seinem frühen Tagebuch oft zum Ausdruck. „Heute ist der gestrige-heutige Übergang“[29], oder „das zeitliche Element ist zu eliminieren. Gestern und morgen als Gleichzeitiges“[30]. Kairos beschreibt ein verallgemeinertes, religiöses Empfinden, das sich aus einem Gefühl des Verschmelzens mit der jenseitigen Welt entwickelt. Eine wechselseitige Durchdringung, die Freud (1930) nach Rolland das „ozeanische Gefühl“ nannte. Ein Gefühl von etwas Grenzenlosem und Ungebundenen, das Klee in seinem „letzten Stilleben“ so gut zum Ausdruck brachte. Freud (1931) nannte es ein „Eins sein mit dem Universum“, „eine Wiederherstellung des unbegrenzten Narzissmus“. Marie Bonaparte (1940) beschreibt es als das „Paradies unserer Kindheit und Träume“ und Chasseguet-Smirgel schafft dafür den Ausdruck „Mutter – vor dem Verlust des Verschmelzungszustandes“[31]. Klee war durch sein konstantes Schaffen in der Lage, dem Grauen vor der Verlassenheit des Todes und seiner panischen Angst, allein gelassen zu werden, entgegenzuwirken.

Sein konstantes Schaffen gab ihm das Gefühl, in einem ozeanischen Mutterschoß zu leben, in den er unbewusst zurückkehren wollte, wie schon so viele Male in seinem Leben, wenn er in Lebensgefahr geriet. Sein Wunsch nach Verschmelzung half ihm, etwas zu integrieren und zu einem Ganzen zu verbinden, von dem er sich immer weiter entfernt fühlte, und von dem er fürchtete, es könnte unaufhaltsam in unzusammenhängende Teile zerbrechen, wie D.W. Winnicott (1976) es treffend in die „Furcht vor dem Zusammenbruch“ beschrieben hat.

Durch sein völliges Aufgehen in der Kunst konnte Klee etwas wiederherstellen, das Freud als „Gefühl eines unauflöslichen Bandes der Einheit mit der Außenwelt in ihrer Gesamtheit“ bezeichnete (Freud, 1930). Bereits in seinem ersten Tagebuch war Klee auf der Suche nach etwas, das er als „Göttliches Ich“ bezeichnete[32]. „Kunst imitiert die Schöpfung“, schrieb er.[33] Das Verschmelzen mit Gott und seinem Universum, tatsächlich eine himmlische Vereinigung, stellt nicht nur einen defensiven Versuch dar, die schmerzliche Einschränkung seiner Ganzheit im Angesicht des Todes zu überwinden, sondern es ist ein Akt der Wiederherstellung, durch den die schlechten inneren Objekte ihrer Macht, die durch seine fortschreitende Krankheit symbolisiert wird, beraubt werden. Chasseguet-Smirgel[34] vertritt

---

[28] Loewald (1972), *The Experience of Time*

[29] Tagebuch 951

[30] Tagebuch 1081

[31] Chasseguet-Smirgel, J. (1984) *Thoughts on the concept of reparation and the hierarchy of creative acts, S. 217*

[32] Tagebuch 961

[33] Tagebuch 1008

[34] Chasseguet-Smirgel, J. (1984) *Thoughts on the concept of reparation and the hierarchy of creative acts*

die Ansicht, dass der schöpferische Akt von einem starken (narzisstischen) Wunsch ausgelöst wird, ein verloren gegangenes Gefühl der Einheit wieder zu entdecken, das Ich und sein Ideal wieder zu vereinen. Durch sein fortwährendes Schaffen konnte Klee seine omnipotenten und narzisstischen Wünsche befriedigen, die durch seine Krankheit so sehr Schaden gelitten hatten. Es gelang ihm, durch das unaufhörliche Schaffen innere Befriedigung und Verringerung seiner Furcht zu erlangen und damit dem inneren krankhaften Prozess, der durch die progressive, systemische Krankheit und durch seine völlige gesellschaftliche Isolation symbolisiert wurde, entgegenzuwirken. Die so geschaffenen Bilder wurden zu Abschiedsgeschenken, die den Tod des Künstlers überdauerten und ihm dadurch Unsterblichkeit sicherten. Damit scheinen Ende und Unendlichkeit identisch zu werden, und die drohende Realität wird gewissermaßen außer Kraft gesetzt.

Literatur

ANDERSON, E. (1985) *The letters of Mozart*, New York, Macmillan

BONAPARTE, M. (1940) *Time and the Unconscious*, International Journal of Psycho-Analysis, Vol. XXI, Oct., S. 427-468

CHASSEGUET-SMIRGEL, J. (1984) *Thoughts on the concept of reparation and the hierarchy of creative acts*, International Review of Psychoanalysis II: S. 399-406

DREIFUSS, E., MEERWEIN, F. (1984) *Das Doppelgängermotiv*, Zeitschrift für Psychosom. Medizin und Psychoanalyse, 30, S. 282-291

DREIFUSS-KATTAN, E. (1990/1994) *Cancer Stories: Creativity and Self-Repair*. New Jersey, The Analytic Press
[deutsche Ausgabe:] (1993) *Krebs: Kreativität und Selbstheilung*, Frankfurt/Main, Fischer Taschenbuch Verlag

FRANCISCANO, M. (1990) *Klees Krankheit und seine Bilder des Todes*, in: *Paul Klee, Das Schaffen im Todesjahr*, Stuttgart, Hatje

FREUD, E. (1960) *Letters of Sigmund Freud*, New York, Dover

FREUD, S. (1919) *Das Unheimliche*, GW, Bd. XII

FREUD, S. (1908) Der Dichter und das Fantasieren, GW, Bd. VII

FREY ST., HELFENSTEIN, J. (1991) *Paul Klee, Verzeichnis der Werke des Jahres 1940*. Stuttgart, Hatje

GLAESEMER, J. (1979) *Paul Klee, Handzeichnungen III, 1937-1940*, Kunstmuseum Bern

GROHMANN, W. (1954) *Paul Klee*, New York, Harry N. Abrams

HARTOCOLLIS, P. (1976) *Time and Timelessness*, New York, New York University Press

HELFENSTEIN, J., FREY, S. (EDS) (1990) *Paul Klee, Das Schaffen im Todesjahr*, Stuttgart,Hatje

KAGAN, A. (1983) *Paul Klee, Art and Music*, Ithaca and London, Cornell University Publisher

KLEE, F. (ED). (1979) *Paul Klee: Briefe an die Familie 1893-1940,* Köln, DuMont

KLEE, P. (1879-1940) *Catalogue,* The Pitman Gallery Pitman Publishing Corporation

KLEE, P. (1964) *The Diaries of Paul Klee 1898-1918,* University of California Press [deutsche Ausgabe:] (1988) *Tagebücher 1898-1918.* Textkritische Neuedition. Hrsg. von der Paul-Klee-Stifung. Kunstmuseum Bern. Bearbeitet v. W. KERSTEN. Stuttgart/Teufen

KLEIN, M. (1975) *Love, Hate and Reparation and Other Works, 1921-1945,* New York, Delacorte Press
[deutsche Ausgabe:] (1974) *Liebe, Hass und Schuldgefühle,* München, Kindler

LOEWALD (1972) *The Experience of Time,* Psy. Study of Child, Vol. 27, S. 405-510

MEERWEIN, F. (1989) *Zeiterleben im psychoanalytischen Prozess,* Zeitschrift fuer Psychosomatische Medizin und Psychoanalyse 2, 35Jh-5

OSTERWOLD, T. (1990) *Paul Klee Spätwerk,* Stuttgart, Hatje

SCHIFF, G. (1987) *Klee's Array of Angels,* Artforum Vol. 25 Nr. 9, Mai

SEGAL, H. (1973) *Introduction to the Work of Melanie Klein,* New York, Basic

SEGAL, H. (1996) *Traum, Fantasie und Kunst,* Stuttgart, Klett-Cotta

SPIEGEL, T. (ED.) (1983) *Practical Rheumatology,* New York, John Wiley & Sons

VISHNY, M. (1985) *Paul Klee's Self-Images,* in: Psychoanalytic Perspectives in Art, Ed. Matthew Gedo M., New Jersey, The Analytic Press

WERCKMEISTER, O.K. (1990) *Die Portraitphotographie der Züricher Agentur Photopress aus Anlass des Sechzigsten Geburtstages von Paul Klee am 18. Dezember 1939,* in: Helfenstein, J. et al., *Paul Klee. Das Schaffen im Todesjahr,* Stuttgart, Hatje

WINNICOTT, D.W. (1971) *Playing and Reality,* New York, Basic Books [deutsche Ausgabe:] (1973) *Vom Spiel zur Kreativität,* Stuttgart, Klett-Cotta

WINNICOTT, D.W. (1976) *Fear of breakdown,* International Review of Psycho-Analysis, 1, S. 103-107

Gerd Biermann

Deutung und Bedeutung von Kindermalereien

Leben und Erleben junger Kinder ist im Gegensatz zu den Erwachsenen mit dem Spiel verbunden. In ihm und mit ihm werden im ständigen Wiederholen und Lernen auch schöpferische Kräfte geweckt, was es von Anfang an von Eltern und weiteren Erziehern zu beachten gilt. In Vorgängen von Sublimierungen können frühe Destruktionstriebe aufgelöst werden, wozu das Kind die Zuwendung seiner primären wie nachfolgenden Liebesbeziehungen benötigt. „Kinder ohne Liebe werden zu Erwachsenen voller Hass“, hatte René Spitz, der zuerst in Wien unter Charlotte Bühler Heimkinder untersucht hatte, später von seinen Erfahrungen gesprochen.

Im Erleben der Äußerungen eines spielenden Kindes versuchen wir, an seiner Inneren Welt teilzunehmen (Ornstein), die wie der Traum des Erwachsenen als via regia zu seinem Unbewussten führt. Dieses bleibt in der magisch-animistischen Erlebnisphase[1] des jungen Kindes jenseits der Realität des Bewusstseins voller Geheimnisse.

Wie wenig wir von diesem Inneren Erleben der Kinder erfahren, haben die von Ernest Borneman gesammelten Kinderverse österreichischer Kinder gezeigt, die uns mit anderen wichtigen Seiten des Kindseins bekannt gemacht haben.

Die Zeichnung eines Kindes überliefert dessen erste Vorstellungen von sich selbst, symbolisch verschlüsselt, von seinen Wünschen, Hoffnungen, aber auch Ängsten, denen Wahnhaftes und Größenphantasien nicht fremd sind.

Dass dies in unserer kinderfeindlichen Umwelt – mit Fernseher und Computer – kommerziell ausgebeutet wird, ist nur ein weiterer Schritt zum Verlust von Kindheit.[2]

Nur mit äußerster Rücksichtnahme nähern wir uns als Kindertherapeuten der Welt des Kindes im Aufbau der Übertragungen, soweit möglich und notwendig im Rückerinnern und Erkenntnissen, auch schmerzhafter Erfahrungen in eigener Kindheit.

Wenn man inzwischen Vergleiche von Kinderzeichnungen und -malbildern mit der Kunst der sog. Primitiven Völker in den entlegensten Teilen der Erde angestellt hat, haben sich auch Koryphäen der modernen Malerei wie Picasso und Klee dazu bekannt.

Wer Kleinkinder beobachtet, wird bald angeregter Zeuge eines frühen künstlerischen Gestaltens. Wir sehen und erkennen erste Darstellungen von Menschen in ihren Kopffüßlern, aber auch von anthropomorphen Bildern von Bäumen. Es sind

---

1 Zulliger, Hans (1952/1999) *Heilende Kräfte im kindlichen Spiel*

2 Weizenbaum, Joseph (1993) *Wer erfindet die Computermythen? Der Fortschritt in den großen Irrtum*

Baumwesen, die aus der Kulturgeschichte von griechischen Nymphen bekannt sind, was auf archaische Momente der Entstehung der Bilder hinweist.

Es konnte nicht ausbleiben, dass Zeichnungen der Kinder, im Lauf der Zeit, psychologisch als Zeichentests erfasst und ausgewertet wurden.

Mag man sich vor 90 Jahren, dem Zeitgeist entsprechend, zunächst mehr für die intellektuelle Begabung des zeichnenden Kindes interessiert haben - immerhin waren schon Arbeiten Sigmund Freuds über die seelische Entwicklung des Kindes erschienen,[3] so dauerte es noch zwei Jahrzehnte, bis man sich mit der „Psychoanalytischen Pädagogik" als Kinderpsychotherapeut unter Anna Freud und Melanie Klein mit Kinderzeichnungen und –malereien als Zugang zur Inneren Welt des Kindes beschäftigte.

Neben dem Puppenspiel (von Staabs, Rambert) und den Erzählungen des Kindes waren es die Zeichnungen und Malereien des Kindes als Zeugen der von uns noch in vielem verschlossen gebliebenen Erlebnis- und Erfahrungswelt des Kindes.

Indem wir ein Kind einen Baum zeichnen lassen, wissen wir heute viel über das Formale dieser Zeichnung als einem Versuch des Kindes, auf diese Weise einen Teil seiner Welt zu bewältigen. Die Zeichnung eines Baumes kann auch ein Abbild der menschlichen Entwicklung sein, von der Wurzel und dem Stamm bis zur Entfaltung zur Krone, mit dem Übergangsbereich zwischen beiden, den Avé-Lallemant als Seele des Baumes bezeichnet hat.

Wir sind immer wieder überrascht, welche Seiten eines Kindes uns offenbar werden, wenn es die primäre Urform eines Kugelbaumes überwindet und noch einen zweiten Baum zeichnet und damit ein anderes Abbild seiner selbst zeigt.

Wo Kinder aber noch symbiotisch an der Mutter hängen, teilen sie dies evtl. in zwei Bäumen mit. So der sechsjährige David, der nach dem plötzlichen Tod seines Vaters, zwei regressiv in die linke untere Ecke gedrückte dunkle Bäume nebeneinander zeichnete.

> Der asthmakranke 12-jährige Konrad, einziges Kind ältlicher Eltern, zeichnete in die rechte untere Ecke zwei in ihren Laubkronen miteinander verfilzte Bäume, womit er auf seine symbiotische Beziehung zur Mutter hinwies. Dass er sich gleichzeitig in der Pubertätskrise im Ambivalenzkonflikt zur Mutter befand, zeigte er, indem er spontan über beide Bäume einen doppelköpfigen Dinosaurier zeichnete, mit einem mild lächelnden und einem bös-aggressiven zähnefletschenden Kopf und ihm das Wort „Mutter" hinzufügte, - analog der Vorstellung Melanie Kleins von einer guten und gleichzeitig bösen Mutter zu ihrem Säugling.

Bei den Baumzeichnungen der Kinder von Tschernobyl fanden wir häufig Trauerweiden. In Trauer um die Opfer des letzten Krieges, bei dem Belarus, der Nach-

---

3 Freud, Sigmund (1905/1999) *Drei Abhandlungen zur Sexualtheorie*

folgestaat von Weißrussland, insgesamt zwei Millionen Menschen, ein Viertel seiner Bevölkerung verloren hatte, ist an allen Siegesalleen der wieder aufgebauten Städte jeder vierte Baum zur Erinnerung daran, eine Trauerweide.

In der Zeichentest-Batterie[4] von Baum, Mensch und Verzauberter Familie lassen wir die Kinder nach dem Baum im Menschtest zwei Menschen zeichnen.[5] Sie können damit zu den geschlechtlichen Rollen ihrer Reifung und Entwicklung Stellung nehmen. Jungen wie Mädchen identifizieren sich überwiegend bei einer ersten Selbstdarstellung mit dem eigenen Geschlecht, weswegen wir nicht mehr von einem Mann-Zeichentest sprechen.

Wenn heute jede dritte Ehe, in manchen Großstädten Europas und Nord-Amerikas schon jede zweite Ehe wieder geschieden wird, bekennen sich Kinder und Jugendliche in den ersten Zeichnungen zu der Tragödie ihres jungen Lebens, die nach den Untersuchungen von Judith Wallerstein ihr ganzes weiteres Leben in der nachfolgenden Generation mitbestimmt. Kinder zeichnen in Liebe und Leid oft nur den einen Ehepartner, ziehen zwischen beiden einen Trennungsstrich oder vernichten eine Hälfte des gezeichneten Blattes, um bald darauf schuldbewusst einen Klebstoff zu wünschen, um die Eltern wieder zusammenzufügen.[6]

Wenn die Kinder den Psychotherapeuten selber gezeichnet haben, weist dies auf eine besonders intensive Übertragungssituation vom Kind zum Therapeuten hin. Dies wurde uns von der Kinderanalytikerin Marta Kos mehrfach berichtet und sprach für deren intensive Beziehung zu ihren Therapiekindern.[7]

> In tragischer Weise erlebten wir es bei einem Asthmakind, das bei schweren Erkrankungen seiner Geschwister, einem älteren Bruder mit einer autistischen Psychopathie , sowie einem jüngeren Bruder mit einer schweren Neurodermitis, in die Rolle eines Schattenkindes[8] geraten war. Helga litt selber an einem leichten Asthma bronchiale, das keine klinische Behandlung erforderte. Die Mutter befand sich über Jahre in einer analytischen Mütterbehandlung.
> Mit einem Ortswechsel der Familie wie des Therapeuten konnte die Mutter auf eine Entfernung von 400 km nur noch ab und zu ambulant beraten werden. Als dies bei zunehmenden schulischen Schwierigkeiten des Ältesten erforderlich wurde, bat Helga die Mutter, sie beide begleiten zu dürfen. Um das Mädchen während des Beratungsgesprächs des Therapeuten mit Mutter und Bruder

4 Biermann, Gerd u. Kos-Robes, Marta (1986) *Die Zeichentestbatterie: Baum, Mensch, Verzauberte Familie*

5 Abraham, Ada (1978) *Der Menschtest auf der Grundlage der Mensch-Zeichentests von Karen Machover*

6 Biermann, Gerd u. Renate (1978) *Scheidungskinder*

7 Bürgin, Dieter (1978) *Das Kind, die lebensbedrohliche Krankheit und der Tod*

8 Biermann, Gerd u. Renate (1988) *Schattenkinder*

nicht zu vernachlässigen, wurde Helga zum Menschtest angeregt: "Zeichne einen Menschen." Sie überraschte den Therapeuten mit einem gelungenen Porträt desselben, welches nach unserer Meinung dem Wunsch des Mädchens entsprach, besser behandelt zu werden, auch wenn sie nicht ein behandlungsbedürftiges Asthma zeigte. Die seelische Not dieses Mädchens in der Adoleszentenkrise einer Sechzehnjährigen wurde vom Therapeuten nicht realisiert. - Monate später teilte die Mutter mit, dass Helga auf der sommerlichen Radfahrt mit einer Freundin im fernen Elsass auf einem Campingplatz an einem akuten Asthmaanfall verstorben war. Sie war wegen ihres Asthmas eigentlich nie wirklich krank gewesen, aber ein Schattenkind neben den kranken Geschwistern.

In einer Zeit, in der in den 50er Jahren in den Schweizer psychiatrischen Kliniken im Gefolge von Eugen Bleuler und Carl Gustav Jung eine psychoanalytisch geprägte klinische Psychiatrie wissenschaftlich gefördert wurde, war es möglich, in dieser Richtung auch klinisch zu arbeiten.

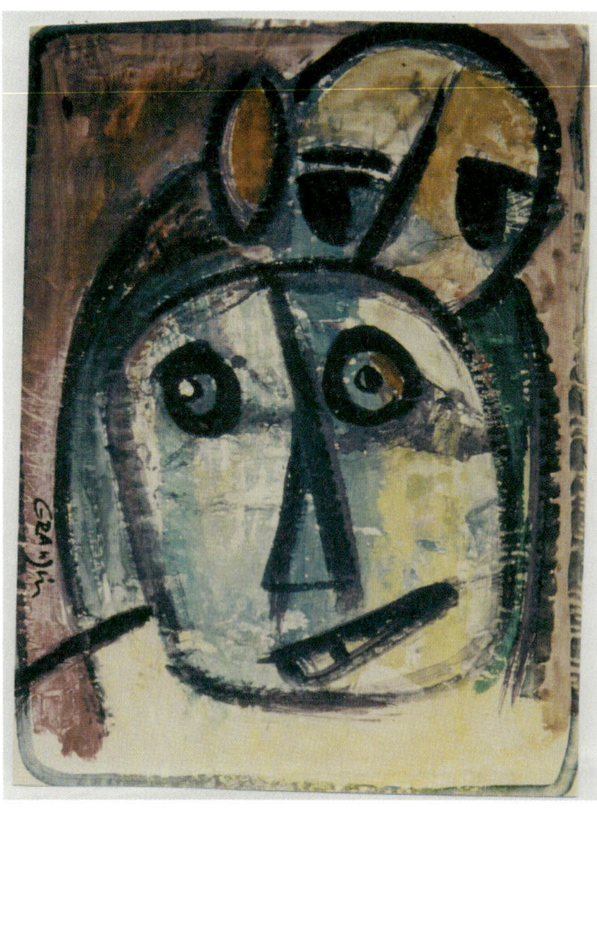

Abb. 1: Der Psychotherapeut und sein schizophrener Patient

Die erfolgreiche psychotherapeutisch–psychiatrische Behandlung eines schizophren erkrankten 19jährigen Patienten mit künstlerischen Neigungen wurde durch die Portraits beider in der therapeutischen Begegnung dargestellt.

In meiner Habilitationsarbeit über „Die seelische Entwicklung der Kinder aus (hundert) Familien Schizophrener" waren 1963 tiefe familiäre Störungen in den fünfzig deutschen Familien als Ausdruck einer mangelnden „Vergangenheitsbewältigung" sichtbar.

Die dritte Zeichnung der Testbatterie, die mit Marta Kos entwickelte „Verzauberte Familie",[9] ermöglicht tiefere Einblicke in die Struktur und das Seelenleben von Kindern und ihren Eltern.

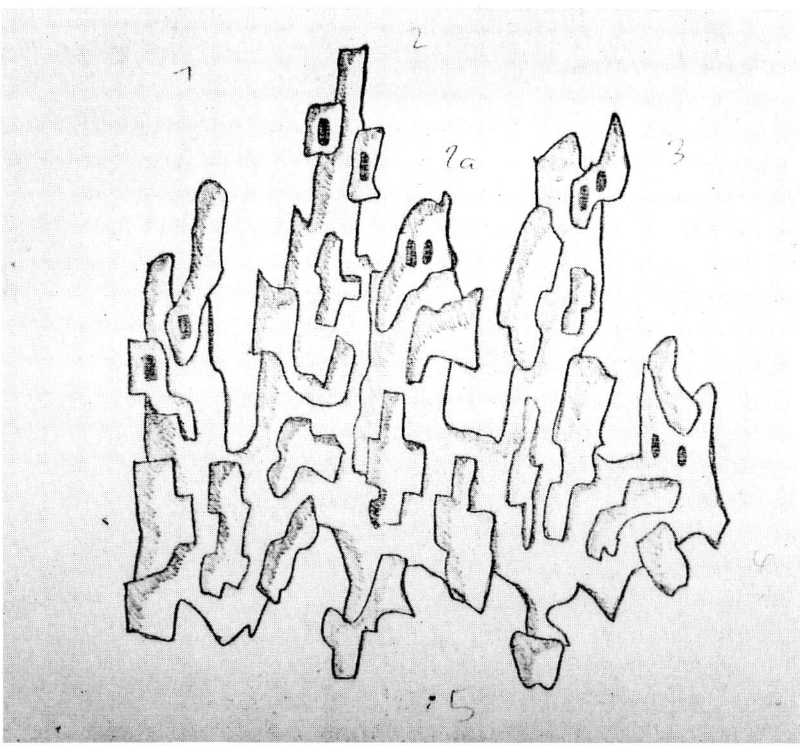

Abb. 2: Borderline Störung 15a Verzauberte Familie Behandlung abgelehnt. Ein Jahr später Suizid.

Ein 15-jähriger Jugendlicher mit einer Borderline-Störung zeichnete in der „Verzauberten Familie" lediglich einen Steinblock mit den angedeuteten Gesichtern der Familienmitglieder. Es war darin eine unmittelbare Bedrohung des Jugendli-

[9] Kos, Marta u. Biermann, Gerd (1973/1995) *Die Verzauberte Familie. Ein tiefenpsychologischer Zeichentest.*

chen zu spüren. Die Eltern waren aber nicht zur angeratenen psychiatrisch-psychotherapeutischen Behandlung ihres Jungen zu bewegen. Ein Jahr später erfuhren wir vom Suizid des Jugendlichen

Es hat sich bewährt, auch Mütter (Eltern) oder mitbetroffene Geschwister die „Verzauberte Familie" zeichnen zu lassen.

> Die Mutter der 6-jährigen Jelena aus Gomel bei Tschernobyl zeichnete sechs Jahre nach der Katastrophe eine abschüssige Straße, auf der links unten ihre Tochter stand. Menschen liefen die Straße hinunter, die sich von einem großen Felsblock mit einem Gesicht bedroht fühlten.
> Die Mutter sagte dazu: "Das ist unser Schicksal um Tschernobyl. Wir wissen nicht, was noch auf uns zukommt."

Eine freie Zeichnung kann wichtige Aufschlüsse über das Wesen eines Kindes vermitteln, wenn uns bewusst bleibt, wie frei eigentlich noch in unserer genormten Welt die Entscheidung eines Kindes ist. Wir fanden im Schulheft eines 8-jährigen Jungen mit Lernschwierigkeiten einen Grabstein mit seinen Initialen, auf dem geschrieben stand: „Hier ruht...". Er wollte so nicht weiterleben. Wir empfanden es als einen Hilferuf von Appellfunktion.

Am Wirkungsort eines Erwin Ringel in Wien soll an das „präsuizidale Syndrom" erinnert werden, was in so mancher Zeichnung und Malerei eines Kindes zu erkennen ist und auf seine Notlage hinweist.

Seit Sigmund Freuds frühen Arbeiten wissen wir, dass sich das Schamgefühl als eine kulturelle Leistung erst jenseits der ersten Lebensjahre unter dem erzieherischen Einfluss und Vorbild des elterlichen Über-Ichs entwickelt.

Der Schweizer Kinderarzt und –analytiker Hans Christoffel hat in seinem Buch „Trieb und Kultur" von der Urophilie und Uropolemie der Bettnässer und entsprechend von der Koprophilie und Kopropolemie der Einkoter gesprochen.

Die einkotenden Kinder waren in ihren sozialen Beziehungen stärker gestörte, zur Verwahrlosung neigende Patienten, bei denen es sich in der Nachkriegszeit fast ausschließlich um vaterlose Jungen handelte.

Indem in der Maltherapie (großflächig, auf Zeitungsmakulaturpapier) den Kindern Töpfe mit allen Farben zur Verfügung gestellt wurden, bevorzugten die einkotenden Kinder fast ausschließlich die braune Farbe, indem sie sich mit dem Symptom identifizierten.[10] Unter ihnen waren zwei vaterlose Flüchtlingskinder, die vom Lehrer im Kollektiv der Mitschüler „unsere Pestzwillinge" genannt wurden. Sie malten Serien aggressiver Bilder in brauner Farbe. Mit dem Sistieren der Symptomatik gingen sie allmählich zu einer normalen Farbwahl über. Dies begann bei einem der beiden mit dem Übermalen eines braunen Berges mit einer weißen

---

[10] Biermann, Gerd (1960) *Die Bedeutung des Malens für die Diagnose und Therapie der Enkopresis*

Schicht, überstrahlt von einer goldenen Sonne. Der Junge wurde später ein angesehener Goldschmied.

Im Verlauf dieser Behandlungen kam es wiederholt zu Orgien kopropolemischer Handlungen der Kinder, die von entsprechenden verbalen Äußerungen aus der Fäkalsprache nur zu bekannt sind. In Erinnerung an eine Kollage „Braune Horde" (1927) von Max Ernst[11] haben wir Braun als die Farbe infantiler Aggression bezeichnet.

Entsprechend geht es in der Fingermalerei, der sich an der Innsbrucker Kinderklinik die Psychologin Liselotte Pekny gewidmet hatte, um den Umgang mit Urelementen im Vorgang schöpferischen Gestaltens. Wenn hiermit vorwiegend Triebbedürfnisse bei jüngeren Kindern befriedigt werden, dient die Maltherapie bei den seelisch gestörten älteren Kindern und Jugendlichen mehr den schöpferischen Aktivitäten im Sinne Edith Kramers, mit der wir seit den sechziger Jahren Kontakt aufgenommen hatten.

Die Maltherapie spielt im Rahmen unserer analytischen Kindertherapie eine zentrale Rolle. Die wissenschaftlichen Arbeiten wurden durch einen Bericht über „Kind und Operationstrauma" eingeleitet.[12] Sie beruhte auf klinischen Erfahrungen, die 1948 in Hamburg mit der ambulanten Mandeloperation gesammelt worden waren.[13] Diese Tonsillektomien wurden in einer Hamburger Kinderklinik ambulant von einem Hals-Nasen-Ohrenarzt jeweils am Mittwochnachmittag an mehreren kleinen Patienten durchgeführt. „Heute ist wieder Mandeltag", hieß es auf der Station, was von manchen mit Angstlust erfahren wurde. Das zu operierende Kind befand sich im Klammergriff auf dem Schoß einer Schwester, während der HNO-Arzt mit seinen Instrumenten ihr und dem Patienten gegenüber saß. Der Eingriff erfolgte in lokaler Betäubung. Wenn das Kind sich wehrte, bekam es eine „Ohrfeigennarkose", an die sich auch manche Mütter im Anamnesengespräch aus eigener Kindheit erinnerten.

> Bei einem zehnjährigen Jungen mit rheumatischen Beschwerden, der mit fünf Jahren an den Mandeln operiert worden war, fanden wir im Nachttisch zwei Zeichnungen von Ärzten, die als Horrorgestalten an seine frühere Mandeloperation erinnerten (Abbildungen 3a und 3b).
>
> Ein neunjähriger Junge hatte nach einer Mandeloperation folgenden sich wiederholenden Traum: Er befand sich neben einer großen roten Kugel, und ein freundlicher Arzt im weißen Kittel half ihm hinauf. Als er oben war, begann sich die Kugel erst langsam und dann immer schneller zu drehen. Indem er sich nach dem Arzt

[11] Spieß, Werner (1979) *Max Ernst, Retrospektive 1979*

[12] Biermann, Gerd (1956) *Kind und Operationstrauma*

[13] Biermann, Gerd (1976) *Psychohygiene und Mandeloperation*

umdrehte, war dieser zum Teufel geworden, der mit einer großen Zange nach ihm griff.

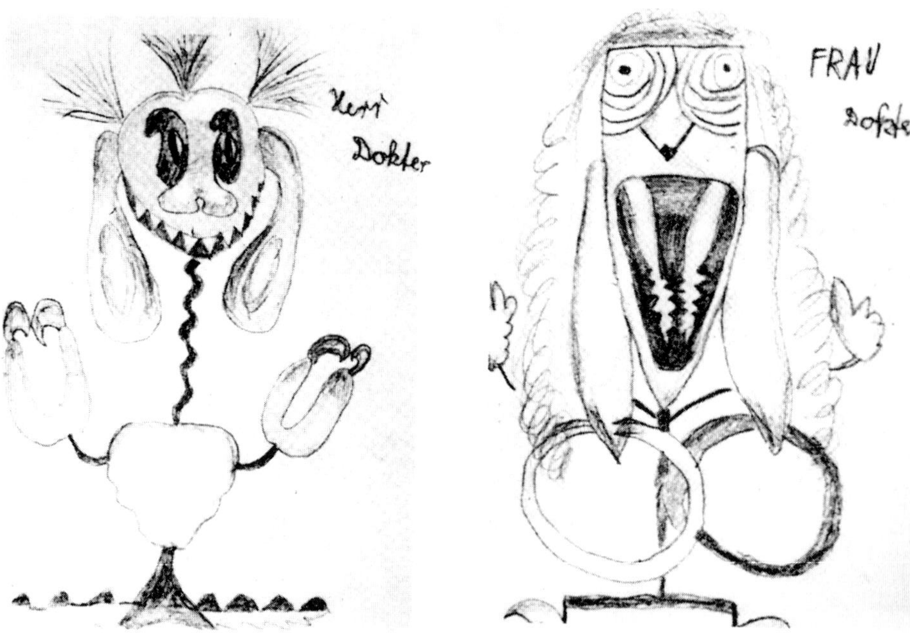

Abb. 3a u. b: Zustand nach Tonsillektomie (6 Jahre danach)

Arthur Koestler, der als Jude und Kommunist später zum Kontrarevolutionär wurde, und den man unter einer johlenden Volksmenge in Moskau in das Lubljankagefängnis geschleppt hat, dachte in dieser Situation an den Schrecken seiner Mandeloperation, die er als kleines Kind in Budapest erfahren hatte.

> Ein neunjähriges Mädchen wurde in einer Wiener Kinderklinik wegen einer schweren akuten Darmerkrankung aufgenommen. Es stammte aus ländlichen Verhältnissen und konnte deshalb nicht täglich von seiner Mutter besucht werden. Es bestand damals, zu Beginn der siebziger Jahre, in Wien noch keine Möglichkeit einer Mitaufnahme der Mutter. Als es dem Kinde besser ging, malte es mehrere Bilder von Horrorszenen in einer Kinderklinik, deren spezifische Inhalte an eine früher durchgemachte Mandeloperation erinnerten.

Es lohnt sich bei allen Fortschritten der Medizin, diese menschlichen Erfahrungen in einer Geschichte der Medizin zu vermerken, weil sie gerade in den Bereichen einer Apparatemedizin auf die notwendige humane Einstellung unseres ärztlichen Handelns hinweist, das unserer allgemeinen kulturellen Entwicklung entsprechen sollte.

Wir erinnern an die Aufgaben, die sich die Wiener Heilpädagogin Emma Plank, Schülerin von Maria Montessori und Anna Freud, nach ihrer Emigration in die USA mit der Gründung einer Organisation klinischer Heilpädagogen – child life worker – gestellt hatte. Geschult an Ausbildungsinstituten im Sinne Anna Freuds hat diese Organisation einen Stamm bewährter tiefenpsychologisch orientierter klinischer Heilpädagogen geschaffen, die an allen Kinderkliniken in den USA erfolgreich tätig sind.

Es sind ähnliche Aufgaben, wie sie in den Niederlanden der Kinderarzt Veeneklaas mit seinen Oberservatricen verwirklicht hat.

Gerade in den Bereichen einer operativen kinderärztlichen Tätigkeit haben sich die klinischen Heilpädagogen inzwischen als respektierte Mitarbeiter im Team und als unentbehrlich erwiesen, allein schon was den Indikationstermin einer Operation aus der Sicht der Familie betrifft. Hier können auch aktuelle Malbilder eines Kindes, zumal in seiner präverbalen Phase bzw. bei Kontaktstörungen und Hemmungen den Weg des Handelns weisen.

> Ein17-jähriger Junge, der wegen Hämaturie einer Operation entgegensah, malte in einer ganz in rot gehaltenen Landschaft einen Jungen, der auf einer leeren Straße in die Ferne eilte. Er gab zu seinem Bild folgendes Gedicht:
>
> Es ist halt im Ganzen wie das Ende der Welt,
> Verfallene Häuser, verwüstetes Land
> Und du bist als einziger übrig
> Du bist ganz allein
> Auf dem Wege ins Nichts.[14]

[14] nach Plank, Emma (1969) *Heilpädagogik im Kinderkrankenhaus*

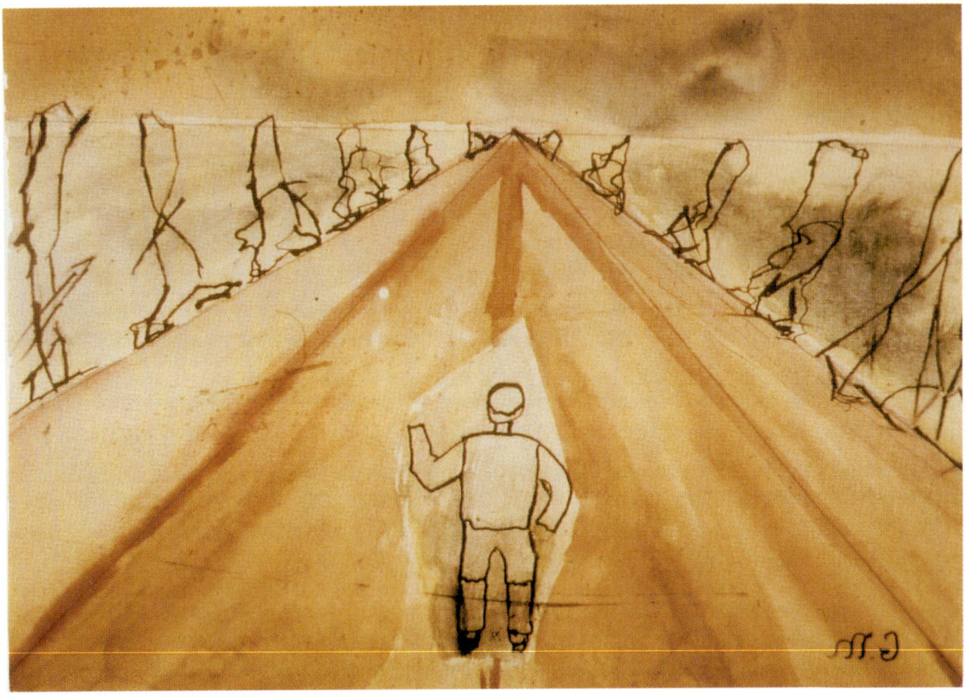

Abb. 4: Klinikeinweisung eines 17-Jährigen wegen Hämaturie

Noch in den siebziger Jahren berichtete ein Zehnjähriger von einem relativ kurzen stationären Aufenthalt in einer Universitäts-Kinderklinik wegen einer Meningitis, dass er nicht täglich von seiner Mutter besucht werden durfte. Er malte nach seiner Entlassung in einer bifokalen Mütter-Kinder-Gruppentherapie in einem großen Rollenbild ein brennendes Krankenhaus, das er als Chef einer KVP, d.i. „Krankenhausvernichtungspolizei" mit Panzern beschießen ließ.

Oben hatte er ein Plakat anbringen lassen: „Ich bin gesund!"

Für eine heilpädagogisch-psychotherapeutische Arbeit war ein längerfristiger Aufenthalt (6 Monate, 1964/65) bei Anna Freud, mit Kontakten zu Bowlby und Robertson, Winnicott und Balint von größtem Wert.

Kindermaltherapie lässt sich unter allen äußeren Bedingungen auch vom Krankenbett aus bei schwerstbehinderten Poliomyelitis-Kranken verwirklichen.

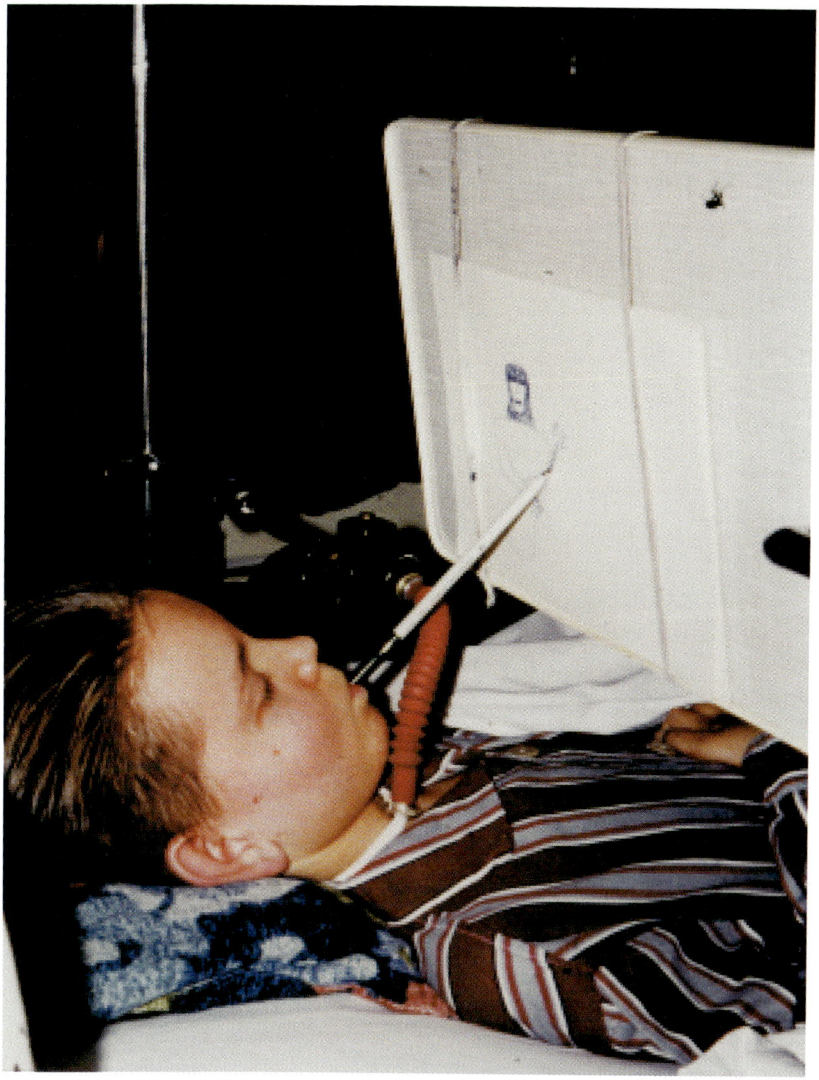

Abb. 5: Mundmalender Jugendlicher (Zustand nach Poliomyelitis)
Er malt einen Kopf, der in einen Helm gezwängt ist.

Die Bilder der Asthmakinder lassen bald ihre symbiotische Fixierung an die Mutter erkennen, während das zentrale Symptom, die Atemnot, d.h. Enge im Bereich des Halses, immer wieder in Menschzeichnungen mit einer Schwärzung dargestellt wird.

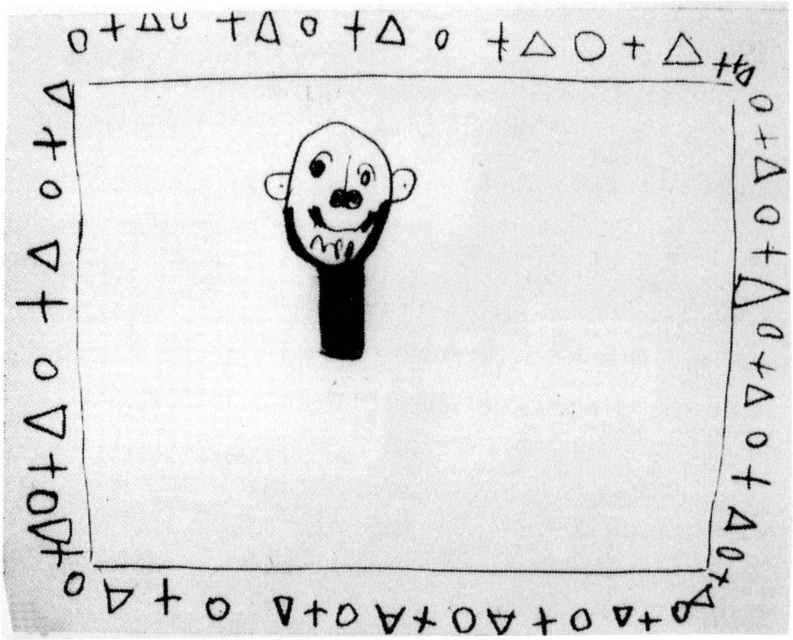

Abb. 6: "Verkopfung" eines Asthmajungen Schulreifetest

Die vorzeitige Aufklärung eines Kindes entfällt bei einer Notaufnahme, z.B. nach einem Verkehrsunfall.[15]

> Der Neunjährige war das unschuldige Opfer eines Verkehrsunfalls und kam zunächst ohne die Mutter mit dem Notarztwagen ins Unfallkrankenhaus. Er musste sogleich wegen innerer Verletzungen operiert werden und lag über Tage danach depressiv im Bett, in all seinen Bewegungen eingeschränkt. Der hinzugezogene Kindertherapeut ließ ihn den Unfall darstellen. Darauf malte er ganz in Schwarz eine Polizei, die am Straßenrand aufmarschiert war und den Unfalltäter mit einem Maschinengewehr „erledigte".

Im Vorfeld von Operationen kreisen die Fantasien der Kinder mit und ohne Krankenhauserfahrungen als gelehrige Fernsehschüler immer wieder um den geheimnisvollen Vorgang einer Operation, wo ihnen Männer mit Gesichtsmasken als bedrohliche Gestalten aus einer anderen Welt erschienen.

---

15 Biermann, Gerd u. Renate (1994) *Unfallkinder. Opfer unserer Gesellschaft*

Eines der häufigsten Kindheitstraumen war früher die Schieloperation.

> Die musisch begabte Tochter unseres Psychologen wurde in den 60er Jahren im Alter von fünf Jahren schieloperiert. Man hatte den Eltern an der Universitäts-Augenklinik die Mitaufnahme der Mutter zugesichert. Als die Klinikaufnahme erfolgte, war alles ganz anders. Mutter und Kind wurden von einander getrennt und keiner nahm sich bei der Operationsvorbereitung des Kindes mit seinem Trennungstrauma an. Voller Ängste erlebte es die Narkose, den operativen Eingriff und die anschließende Verlassenheit bei Schmerzen und verbundenen Augen, wo aus dem Dunkel die Stimme einer fremden Schwester auf sie zukam. Erst nach einigen Tagen durfte die Mutter zu ihrem Kind. Während dies vorher phantasievolle bunte Bilder weit über sein Alter hinaus gemalt hatte, reichte es jetzt nur noch zu einer winzigen Strichfigur im Gitterbett, daneben stand die Schwester als etwas großes schwarzes Fremdes. Das Kind brauchte zu Hause eine längere Zeit, um seine Ängste endgültig zu überwinden.

Jürgen von Troschke hatte bei uns eine psychologische Arbeit über schielope-rierte Kinder durchgeführt und bei Kindern, bei denen die Schieloperation mit und ohne begleitende Mutter vorgenommen worden war, eindeutig die Vor- und Nachteile demonstrieren können.

Eine Leidensgruppe sind die nierenkranken Kinder, die auf eine Dialysetherapie angewiesen sind. Bei einer über Jahre ununterbrochenen ambulanten Behandlung erleben sie heranwachsend die ständige Bedrohung seitens des Dialyseapparates, falls er einmal versagen sollte. Er wird als Übergangsobjekt für sie im Sinne Melanie Kleins zur guten wie bösen Mutter. Diese Kinder müssen oft eine beständige emotionale Zuwendung seitens einer Schwester oder Heilpädagogin entbehren, die hier wie auf den Intensivstationen einer Apparatemedizin selten als psychologische Hilfe eingesetzt werden.

Ein achtjähriges nierenkrankes Mädchen verhielt sich bei der ambulanten Dialysebehandlung depressiv. Es zeichnete sich selber am Dialyseapparat, bei dem aber die zuführenden Schläuche herabhingen. Das Kind hatte sich aufgegeben.

Ein berühmter Herzchirurg wollte nicht glauben, dass seine kleinen Patienten mit Ängsten ihrer Operation entgegensähen. Gerade hätte ihm noch ein kleiner Junge bei der Nachuntersuchung dankbar die Hände geküsst. Der Chirurg wusste wohl nicht, dass misshandelte Kinder die Hände ihres Peinigers küssen, um sich damit vor neuen Misshandlungen zu bewahren.

Der Siegeszug der Transplantationschirurgie und einer Apparatemedizin hat zeitweilig die psychologischen Bedürfnisse der durch Krankheiten und andere Schäden traumatisierten Kinder vernachlässigen lassen, ohne die aber eine seelische Gesundung chronisch kranker und behinderter Kinder unmöglich ist. Unter den psychotherapeutischen Hilfen steht die Kunsttherapie mit den einfachen schöpferischen Mitteln des Zeichnens und Malens an erster Stelle, weil sie sich an die Stärkung des geschädigten Ichs des Kindes wendet. Schon die Psychodiagnostik als eine erste psychotherapeutische Maßnahme lässt die Ursachen der Schäden erkennen und Wege zu deren Beseitigung aufzeigen, wie es die Arbeit des Kinderpsychiaters Dieter Bürgin bei schwerkranken Kindern und Jugendlichen bestätigt hat.

Unter den verhaltensgestörten Kindern haben viele auch Schulprobleme.[16]

Kurt Singer hat als Pädagoge und analytischer Kindertherapeut über die Notwendigkeit einer Fortbildung der Lehrer in Psychologie berichtet, um mit den Problemen der Schulkinder im Unterricht und darüber hinaus fertig zu werden. Wenn Kinder in unserer Zeit mit Schulängsten den Schulbesuch verweigern, was bis zum Schülerselbstmord führen kann, ist dies ein multidimensionaler Prozess, der entsprechend vielseitige therapeutische Maßnahmen erfordert. Singer fordert eine musische Erziehung der Kinder, die bei unserem steigenden Leistungsverhalten im Bereich von Computerwesen und Informatik vernachlässigt wird.

Im Zeichenunterricht können bei einer psychologischen Einstellung des Lehrers die Grundlagen einer Kunsttherapie gelegt werden.

Wir haben in der von uns 1977 gegründeten Ärztlichen Akademie für Psychotherapie von Kindern und Jugendlichen auch die Schulprobleme der Kinder behandelt und Lehrern/Innen die Möglichkeit einer psychotherapeutischen Weiterbildung vermittelt.

Zu speziellen Methoden schulschwieriger Kinder gehört die Schreibbewegungstherapie von Magdalene Heermann.

In Träumen und Fantasien von Kindern und Jugendlichen spielen Erlebnisse eine große Rolle, die sich mit archaischen Inhalten aus dem kollektiven Unbewussten (C.G. Jung) und aus der kulturellen Kindheit des Menschseins herleiten lassen.

Die Analytische Psychologie C.G. Jungs hat sich besonders dieses Aufgabenbereiches angenommen, auf deren Grundlagen sich später die Kunsttherapie entwickelt hat. Beispielhaft hierfür ist „der philosophische Baum" von C.G. Jung mit einer Fülle von kunsttherapeutischen Bildern.

Jolande Jacobi hat in ihrem Werk vom „Bilderreich der Seele" eine umfassende Darstellung von Bereichen der Kunsttherapie gegeben, während C.G. Jung und der Kreis seiner Mitarbeiter in einem abschließenden Werk „Der Mensch und seine Symbole" auf die tiefenpsychologischen Grundlagen des kunsttherapeutischen Schaffens hingewiesen hat.[17]

Der Analytische Psychologe Hans Dieckmann hat sein Buch über „Archetypische Symbolik" den Werken von Paul Gauguin und Marc Chagall gewidmet, während wir der Analytischen Psychologin Ursula Eschenbach einen Sammelband über

---

16 Biermann, Gerd (1977) (Hrsg.) *Kinder im Schulstress*

17 Jung, Carl Gustav u.a. (1964) *Der Mensch und seine Symbole*

„Das Symbol im therapeutischen Prozess bei Kindern und Jugendlichen" verdanken.

Die Psychosomatische Medizin ist ein neues Wissenschaftsgebiet und hatte die Einrichtung von psychosomatischen Kliniken und Abteilungen zur Folge, in deren Mitarbeiterkreis ein großes Interesse für die Kunsttherapie besteht. Der Psychosomatiker Hubert Feiereis hat in seinem Buch über die „Magersucht und Bulimie" einen Überblick über die multidimensionale klinische Arbeit mit den Kranken gegeben, in der kunsttherapeutische Werke ganz im Mittelpunkt stehen.

Das Leben in unserer Welt wird immer drohender und gewalttätiger.

Als wir, noch vor dem Zusammenbruch des sowjetrussischen Regimes, in 15 europäischen Ländern in Ost und West 4000 Jugendliche befragten, ob sie in einem Krieg den atomaren Erstschlag überleben würden, waren nur 5 % und zwar in 17 Ländern im Osten wie im Westen davon überzeugt.[18]

Inzwischen haben offene Kriegshandlungen in aller Welt zugenommen, bei einer anhaltenden Aufrüstung in allen Teilen der Erde, wovon der Golfkrieg und der jugoslawische Bürgerkrieg Höhepunkte waren. Immer waren Kinder die ersten und ärmsten Opfer derselben. Kinder von Sarajevo, von denen schon über 1500 im Krieg gestorben sind, hatten den Untergang ihrer Stadt in Schreckensszenen gemalt. Mit diesen Bildern konnten sie sich von einem angstbesetzten seelischen Druck[19] befreien und lösten eine Teilnahme an ihren Nöten in aller Welt aus.

Die klinischen Heilpädagogen, in deren Bereich auch die Kunsttherapie im Sinne Edith Kramers und Emma Planks einzuordnen ist, gehören zu dem großen Kreis der Laienanalytiker, mit denen Sigmund Freud, außer den Ärzten und Psychologen, sein Werk der Psychoanalyse zu Beginn des vergangenen Jahrhunderts entwickelte. Ihnen hatte er auch eine Arbeit über die Laienanalyse gewidmet.[20] Dieser verdanken wir mit Anna Freud, Hans Zulliger, und Erik H. Erikson die Grundlagen der „Psychoanalytischen Pädagogik". Es sind in unserer Zeit zahlreiche Sozialarbeiter und –pädagogen, die über ein großes Wissen und Erfahrung in ihrer Tätigkeit in psychotherapeutischen Heimen und verwandten Einrichtungen verfügen, indem sie sich spezielle psychotherapeutische Methoden wie auch die Kunsttherapie erarbeitet haben. Mit Beginn der Ärztlichen Akademie für Psychotherapie von Kindern und Jugendlichen gehört Edith Kramer mit ihrer Kunsttherapie zum Kreis unserer Dozenten, bei dem festen Vorsatz, auch den nicht-ärztlichen und nicht-psychologischen Mitarbeitern zu einer offiziellen staatlichen Anerkennung ihrer Tätigkeit zu verhelfen, die mit dem Psychotherapiegesetz bislang nicht gegeben ist.

---

18 Eschenbach, Ursula (Hrsg.) (1978) *Das Symbol im therapeutischen Prozess bei Kindern und Jugendlichen*

19 Landzettel, Hans-Joachim (1994) *Der Krieg im ehemaligen Jugoslawien aus der Sicht von Kindern*

20 Singer, Kurt (1988) *Kränkung und Kranksein. Psychosomatik als Weg zur Selbstwahrnehmung*

Wir haben ein reichhaltiges diagnostisches Testmaterial vermittelt, wozu auch die kunsttherapeutischen Handlungen rechnen, deren jede für das Kind von Bedeutung sein kann. Wie weit sie auch dem Prozess einer Deutung dienen können, hängt von der reichen beruflichen Erfahrung eines Therapeuten ab, um mit Vorsicht und Überlegung angewandt zu werden. Wir wissen, dass man in der Frühzeit der Kinderanalyse unbekümmert mit den analytischen Deutungen des Spieles eines Kindes umgegangen ist. Deutungen sollten nur aus einer reichen beruflichen Erfahrung erfolgen, weswegen wir uns der „deutungsfreien psychoanalytischen Kinderpsychotherapie" eines Hans Zulliger angeschlossen haben. Eventuell verlangt ein späteres Spielverhalten des Kindes die Korrektur einer zu früh vorgenommenen Deutung. Es gilt dies für alle psychodiagnostisch oder spieltherapeutisch gewonnenen Befunde, so auch bei der Kunsttherapie. Eine Supervision der kunsttherapeutischen Arbeit durch einen tiefenpsychologisch orientierten erfahrenen Psychotherapeuten ist ein unentbehrliches Hilfsmittel in dieser verantwortlichen Tätigkeit.

Literatur

ABRAHAM, ADA (1978) *Der Menschtest auf der Grundlage der Mensch-Zeichentests von Karen Machover*. München · Basel, Reinhardt

AVÉ-LALLEMANT, URSULA (1976) *Baumtests*. Mit einer Einführung in die symbolische und graphologische Interpretation. München · Basel, Reinhardt

BALINT, MICHAEL (1957/1973) *Der Arzt, sein Patient und die Krankheit*. Stuttgart, Klett

BIERMANN, GERD (1956) *Kind und Operationstrauma*, Anaesthesist 5, 184-189

BIERMANN, GERD (1960) *Die Bedeutung des Malens für die Diagnose und Therapie der Enkopresis*. Praxis Kinderpsychol,. 9, 33-47

BIERMANN, GERD (1966) *Die seelische Entwicklung des Kindes im Familienmilieu Schizophrener*. Schweizer Archiv für Neurologie und Psychiatrie 97, 86-132 u. 329-360

BIERMANN, GERD (1969) *Psychosomatik des Asthma bronchiale im Kindes- und Jugendalter*. Praxis Kinderpsychol. 18, 33-49

BIERMANN, GERD (1976) *Psychohygiene und Mandeloperation*. In: BIERMANN, G. (Hrsg.): Handbuch der Kinderpsychotherapie, Bd. I, 418-422, München · Basel, Reinhardt

BIERMANN, GERD (1977) (Hrsg.) *Kinder im Schulstress*. München · Basel, Reinhardt

BIERMANN, GERD (1980) *Kindesmisshandlung*. In: Psychologie des 20. Jahrhunderts Bd. XII Konsequenzen für die Pädagogik (2) 721-728, Zürich, Kindler

BIERMANN, GERD (1993) Hans Zulliger zum Gedächtnis. Unsere Jugend 45, 519-524

BIERMANN, GERD (2000) *Marta Kos-Robes – Ein Leben für die Kinder Verfolgter. 1919-1989* Z. f. Individualpsychologie 25, 71-75

Biermann, Gerd u. Renate (1971) *Gabi geht ins Krankenhaus. Ein Kindermalbuch.* München · Basel, Reinhardt

Biermann, Gerd u. Renate (1978) *Scheidungskinder.* Praxis Kinderpsychol. 27, 221-234

Biermann, Gerd u. Renate (1982) Das kranke Kind und seine Umwelt. München · Basel, Reinhardt

Biermann, Gerd u. Renate (1988) *Die Angst unserer Kinder im Atomzeitalter.* Frankfurt/M., S. Fischer

Biermann, Gerd u. Renate (1988) *Schattenkinder.* Kinderarzt 19, 1305-1308

Biermann, Gerd u. Renate (1994) *Unfallkinder. Opfer unserer Gesellschaft.* Viersen, Dignitas (Verkehrsunfallopfer)

Biermann, Gerd u. Renate (1996) *Die Kinder von Tschernobyl und Semipalatinsk. Opfer atomarer Katastrophen.* Brandenburgisches Ärzteblatt 6, 139-146

Biermann, Gerd u. Kos-Robes, Marta (1986) *Die Zeichentestbatterie: Baum, Mensch, Verzauberte Familie.* Praxis Kinderpsychol. 35, 214-222.

Borneman, Ernest (1974) *Studien zur Befreiung des Kindes* 3 Bde. Unsere Kinder im Spiegel ihrer Lieder, Reime, Verse und Rätsel. Olten · Freiburg/Br., Walter

Bowlby, John (1969) *Bindung. Eine Analyse der Mutter-Kind-Beziehung.* München, Kindler

Bürgin, Dieter (1978) *Das Kind, die lebensbedrohliche Krankheit und der Tod.* Bern · Stuttgart, Huber

Christoffel, Hans (1944) *Trieb und Kultur. Vom Wesen der Harntriebhaftigkeit.* Basel, Schwabe

Dieckmann, Hans (1981) *Archetypische Symbolik in der modernen Kunst, Paul Gauguin und Marc Chagall.* Hildesheim, Gerstenberg

Erikson, Erik, H. (1950/1990) *Kindheit und Gesellschaft.* Stuttgart, Klett

Eschenbach, Ursula (Hrsg.) (1978) *Das Symbol im therapeutischen Prozess bei Kindern und Jugendlichen.* Stuttgart, Bonz

Feiereis, Hubert (1989) *Diagnostik und Therapie der Magersucht und Bulimie.* München, Marseille

Freud, Anna (1927/1995) *Einführung in die Technik der Kinderanalyse.* München · Basel, Reinhardt

Freud, Anna (1981) *Die Bedeutung der Kinderanalyse für die Beurteilung der normalen und gestörten psychischen Entwicklung des Kindes.* In: Biermann, G. (Hrsg.): Handbuch der Kinderpsychotherapie, Bd. IV, 2-12, München · Basel, Reinhardt

Freud, Sigmund (1905/1999) *Drei Abhandlungen zur Sexualtheorie.* Bd.V der Gesammelten Werke, 27-145, Frankfurt/M., S. Fischer

FREUD, SIGMUND (1926/1999) *Die Frage der Laienanalyse. Unterredung mit einem Unparteiischen*. Bd. XIV der Gesammelten Werke, 207-296, Frankfurt/M., S. Fischer

HEERMANN, MAGDALENE (1976) *Schreibbewegungstherapie mit neurotischen Kindern*. In: BIERMANN. G. (Hrsg.): Handbuch der Kinderpsychotherapie, Bd.III (Ergänzungsband) 285-295, München · Basel, Reinhardt

JACOBI, JOLANDE (1969) *Vom Bilderreich der Seele. Wege und Umwege zu sich selbst*. Olten · Freiburg/Br., Walter

JUNG, CARL GUSTAV (1934/1980) *Die Archetypen und das kollektive Unbewusste*. Bd. 9,1 der Gesammelten Werke, 11-66, Olten · Freiburg/Br., Walter

JUNG, CARL GUSTAV (1945/1982) *Der philosophische Baum*. Bd. XIII der Gesammelten Werke. 71-376

JUNG, CARL GUSTAV u.a. (1964) *Der Mensch und seine Symbole*. Olten · Freiburg/Br., Walter

KLEIN, MELANIE (1932/1971) *Die Psychoanalyse des Kindes*. München · Basel, Reinhardt

KOESTLER, ARTHUR (1982) *Als Zeuge der Zeit*. München · Wien, Europa Verlag

KOS, MARTA u. BIERMANN, GERD (1973/1995) *Die Verzauberte Familie. Ein tiefenpsychologischer Zeichentest*. München · Basel, Reinhardt

KRAMER, EDITH (1969) *Kunsttherapie mit Kindern*. In: BIERMANN, G. (Hrsg.): Handbuch der Kinderpsychotherapie, Bd.I, 477-487, München · Basel, Reinhardt

LANDZETTEL, HANS-JOACHIM (1994) *Der Krieg im ehemaligen Jugoslawien aus der Sicht von Kindern*. Darmstädter Wanderausstellung, Kinderarzt 25, 867-869

MITSCHERLICH, ALEXANDER (1966) *Krankheit als Konflikt, Studien zur psychosomatischen Medizin*, 3 Bde., Frankfurt/M., Suhrkamp

ORNSTEIN, ANNA (1981) *Die Herstellung des Kontaktes mit der Inneren Welt des Kindes*. In: BIERMANN, G. (Hrsg.): Handbuch der Kinderpsychotherapie, Bd.IV, 13-41, München · Basel, Reinhardt

PEKNY, LISELOTTE (1969) *Die Bedeutung des Fingermalens in der Kinderpsychotherapie*. In: BIERMANN, G. (Hrsg.): Handbuch der Kinderpsychotherapie, Bd. I, 487-492 München · Basel, Reinhardt

PLANK, EMMA (1969) *Heilpädagogik im Kinderkrankenhaus*. In: BIERMANN, G. (Hrsg.): Handbuch der Kinderpsychotherapie, Bd.II, 989-998, München · Basel, Reinhardt

RAMBERT, MADELEINE (1969) *Das Puppenspiel in der Kinderpsychotherapie*. München · Basel, Reinhardt

RINGEL, ERWIN (1955) *Selbstschädigung durch Neurose*. Psychotherapeutische Wege zur Selbstverwirklichung. Frankfurt/M, S. Fischer

ROBERTSON, JAMES (1958) *Kinder im Krankenhaus, mit 50 Elternbriefen*. München · Basel, Reinhardt

SINGER, KURT (1988) *Kränkung und Kranksein. Psychosomatik als Weg zur Selbstwahrnehmung.* München · Zürich, Piper

SPIEß, WERNER (1979) *Max Ernst, Retrospektive 1979.* Katalog der Ausstellungen in München und Berlin · München, Prestel

SPITZ, RENÉ (1967) *Vom Säugling zum Kleinkind.* Stuttgart, Klett-Cotta

STAABS, GERDHILD VON (1943) *Der Scenotest 1997.* Bern · Stuttgart · Wien, Huber

STANIC, DOROTHEA (1979) *Kinder im KZ. Mit Zeichnungen der Kinder und Maler von Theresienstadt.* Berlin, Elefanten Press

TROSCHKE, JÜRGEN VON (1974) *Das Kind als Patient im Krankenhaus.* München · Basel, Reinhardt

VEENECLASS, G.M.H. U.A. (1975) *Kind im Krankenhaus. Psychosoziale Betreuung am Krankenbett.* Stuttgart, Thieme

WALLERSTEIN, JUDITH U. BLAKESLEE, SANDRA (1989) *Gewinner und Verlierer. Frauen, Männer , Kinder nach der Scheidung. Eine Langzeitstudie.* München, Droemer-Knaur

WEIZENBAUM, JOSEPH (1993) *Wer erfindet die Computermythen? Der Fortschritt in den großen Irrtum.* Freiburg/Br., Herder

WINNICOTT, DONALD (1958/1999) Von der Kinderheilkunde zur Psychoanalyse. Frankfurt/ Main, S. Fischer

ZULLIGER, HANS (1952/1999) *Heilende Kräfte im kindlichen Spiel.* Frankfurt/M., S. Fischer

ZULLIGER, Hans (1969) *Die deutungsfreie, psychoanalytische Kinderpsychotherapie.* In: BIERMANN, G. (Hrsg.) Handbuch der Kinderpsychotherapie. Bd. I, 192-198, München · Basel, Reinhardt

Leo Navratil

Die Entdeckung der künstlerischen Fähigkeiten der Gugginger Patienten

Während eines Studienaufenthaltes in London Anfang der fünfziger Jahre habe ich ein Buch gekauft, das mich angeregt hat, mich während der folgenden fünfzig Jahre mit dem Zeichnen meiner Patienten zu beschäftigen. Das Buch stammte von der amerikanischen Psychologin Karen Machover und hatte den Titel „Personality Projection in the Drawing of the Human Figure."[1] Machover vertrat die Ansicht, dass in der Zeichnung einer menschlichen Figur, die auf Aufforderung hergestellt wird, Persönlichkeitseigenschaften des Zeichners zum Ausdruck kämen. Ich habe diesen Test bei allen meinen Patienten in Gugging (auch bei allen meinen Freunden und Bekannten) angewendet. Ich schätze das Buch von Machover sehr, obwohl meine Arbeit in Gugging nicht als eine Fortsetzung der ihren zu betrachten ist. Meine weitere Arbeit ist eher als eine Fortsetzung der Arbeiten von Prinzhorn und Morgenthaler zu verstehen. Morgenthaler schrieb das Buch über den berühmten Schweizer Patienten Adolf Wölfli: „Ein Geisteskranker als Künstler"[2]. Obwohl dieses Buch schon 1921, im Jahr meiner Geburt, erschienen ist, konnte ich in den sechziger Jahren noch mit Walter Morgenthaler korrespondieren. Er hatte die Freundlichkeit, das Kapitel über Adolf Wölfli in meinem Buch „Schizophrenie und Sprache"[3] zu korrigieren. Das Buch von Hans Prinzhorn „Bildnerei der Geisteskranken" ist 1922 erschienen[4]. Prinzhorn, aus dem Ersten Weltkrieg zurückgekehrt, hatte nicht länger als zwei bis drei Jahre an diesem epochalen Werk gearbeitet. Er ist 1933 gestorben.

Meine ärztliche Laufbahn vollzog sich zum weitaus größten Teil in Gugging[5], wo ich seit 1959 eine der zwei großen psychiatrischen Männerabteilungen mit etwa 200 akuten und chronischen Patienten leitete. Die Selbständigkeit des Abteilungsvorstandes hatte den Vorteil, dass ich über meine diagnostischen Zeichenversuche und meine spätere kunsttherapeutische Tätigkeit niemandem Rechenschaft zu geben brauchte, die beträchtliche Alltagsarbeit ließ mir jedoch wenig Zeit für dieses besondere Interesse. Ich hatte postkartengroße weiße Zeichenkartons immer bei mir; auch ein Bleistift war stets zur Hand; und einige Jahre hindurch verfertigten meine Patienten ausschließlich Zeichnungen auf solchen Karten - ohne Radiergummi, ohne Farbstifte oder andere Farben. Mein Buch „Schizophrenie und

---

[1] Machover (1949) *Personality Projection in the Drawing of the Human Figure*

[2] Morgenthaler (1921) *Ein Geisteskranker als Künstler*

[3] Navratil, L. (1966) *Schizophrenie und Sprache*

[4] Prinzhorn (1922) *Bildnerei der Geisteskranken*

[5] heute Niederösterreich, Landesnervenklinik Maria Gugging

Kunst“[6], das 1965 erschienen ist, ist nahezu ausschließlich aus meinen Erfahrungen mit solchen Zeichnungen hervorgegangen. Man könnte meinen, dass dieses Format und diese Armut an Mitteln nur geringe künstlerische Ausdrucksmöglichkeiten bieten. Meine beiden jetzt erschienenen Bücher[7] zeigen jedoch, dass die Beschränkung auf eine allereinfachste Methode für meine Arbeit charakteristisch und vielleicht auch für deren Erfolg von Bedeutung war. Ich möchte dafür nur ein kurzes Beispiel bringen.

Im Jahre 1959 wurde der Landwirt Johann B. in meine Abteilung eingewiesen. Er war wegen manischer Psychosen schon vorher zweimal hospitalisiert gewesen, war in heiterer, ausgelassener Stimmung, seine Ideenflucht konnte sich bis zur Verwirrtheit und seine motorische Unruhe bis zur Tobsucht steigern. Ich entschloss mich, diesen Patienten während des ganzen Verlaufs der Psychose täglich zwei Zeichnungen herstellen zu lassen. Johann B. wurde jeden Tag in das Untersuchungszimmer geführt und zu mir an den Schreibtisch gesetzt. Nachdem ich ein paar Worte mit ihm gesprochen hatte, bat ich ihn, auf zwei Zeichenkartons, die ich nacheinander vor ihn hinlegte, einen Mann und eine Frau zu zeichnen. Die Zeichnungen, die dabei entstanden, zeigten alle Merkmale der Manie und waren sehr eindrucksvoll.

Ich möchte betonen, dass alle Patienten in der Regel vor mir zeichneten und dass schwer erregte Patienten am Beginn akuter Psychosen nur vom behandelnden Arzt zum Zeichnen veranlasst werden können. Solche Patienten bedürfen ständiger Beaufsichtigung und eignen sich für die übliche Kunsttherapie nicht.

Johann B. wurde mit Neuroleptika behandelt, und als die Manie nach einigen Wochen abklang, schwanden auch die Merkmale der Manie in den Zeichnungen.

Im Jahre 1965 habe ich in dem wissenschaftliche Kurzfilm „Zeichentests im Behandlungsverlauf von Psychosen“[8] die ganze Serie der Zeichnungen von Johann B. vorgeführt. Auch in mehreren Ausstellungen der Gugginger Künstler haben diese Zeichnungen einen Platz gefunden. Heute befinden sich einige Zeichnungen aus dieser Serie im Wiener Museum moderner Kunst, einige andere in der Neuen Galerie der Stadt Linz, wieder einige in der Collection de 1'Art brut in Lausanne und im Niederösterreichischen Landesmuseum.[9] Die Zeichnungen, die die entsprechenden Ausstellungen in diesen Museen begleitet haben, sind in sämtlichen

---

6 Navratil, L. (1965), *Schizophrenie und Kunst*, München, Deutscher Taschenbuch Verlag. Unveränderte Neuauflage mit einem aktuellen Kommentar. Frankfurt/M, Fischer Taschenbuch Verlag 1996

7 Navratil, L. (1997) *Gugging 1946-1986. Band I: Art brut und Psychiatrie, Band II: Die Künstler und ihre Werke*

8 Navratil (1965b) *Zeichentests im Behandlungsverlauf von Psychosen*, CT 1174, 10 Minuten, deutsch und englisch

9 Navratil (1983) Johann B., S. 36 ff. Publications de la Collection de 1'Art brut, 1983, S. 136-141, 1999a, S. 94 f.

Katalogen enthalten. In der 4. Collection de l'Art brut haben sie einen Ehrenplatz gefunden: Da die Geschlechtsorgane von Mann und Frau in diesen Zeichnungen so deutlich dargestellt sind, dienen die beiden Zeichnungen, auf Metallplatten übertragen, zur Kennzeichnung der Herren- und Damentoiletten im Vorraum des Museums. Dazu mag nicht zuletzt die Ähnlichkeit dieser Zeichnungen mit bestimmten Arbeiten Jean Dubuffets beigetragen haben.

In „Schizophrenie und Kunst",[10] schilderte ich den Fall des taubstummen Analphabeten Franz Kauer, der ein besonderes Zeichentalent hatte. Dieser Patient zeichnete nach der Natur und nach Vorlagen in einem naturalistischen Stil. Als er an einer halluzinatorischen Psychose erkrankte änderte sich sein Stil grundlegend. Franz Kauer zeichnete nun ausschließlich aus der Fantasie: durcheinander stürzende Häuser, groteske Figuren, schwebend oder wie im Flug, Masken, die alte Hexe, den Totenschädel, das Auge Gottes, einen Sarg, alles in Auflösung begriffen, dazwischen Schreibkritzelzüge. Als die Psychose abklang, wendete sich Franz Kauer der Außenwelt wieder voll zu; seine Zeichnungen wurden wieder naturalistisch und geordnet. Die Psychose hatte sein Zeichentalent nicht vermehrt; in seinen Zeichnungen ist während der psychotischen Veränderung seines Geisteszustandes jedoch eine Fülle neuer Formen und neuer Motive aufgetreten, die alle seiner Fantasie entsprungen waren; sie waren ausdrucksvoll und erfinderisch. Damals schrieb ich: „Der Künstler in ihm war die Psychose". Später nannte ich die Kunst, die in der Psychose entsteht, „zustandsgebundene" Kunst.[11] Ich fand diesen Ausdruck passender als die Bezeichnungen „Bildnerei der Geisteskranken" und „psychopathologische Kunst". Ich stellte diese „zustandsgebundene Kunst" künstlerisch ungebildeter Patienten auch der mehr „traditionsgebundenen" Kunst professioneller Maler gegenüber. Dabei war mir klar, dass auch der Berufskünstler von seinen psychischen Zuständen abhängig ist; sie können hypomanisch-produktiv oder unproduktiv-depressiv sein. Es handelt sich dabei allerdings nicht um so schwere Veränderungen wie eine Psychose.[12]

Der Krankheitsverlauf von Franz Kauer ist im Fischer Taschenbuch sehr gut illustriert. In dem Band „Gugging 1946-1986"[13] werden einzelne Zeichnungen, die Kauer in der Psychose geschaffen hat, solchen, die in einem psychisch normalen Zustand entstanden sind, gegenübergestellt.

---

[10] siehe Fußnote 6

[11] Navratil (1975) *Psychopathologie, Kunst und Sprache*, in: *Der Himmel Elleno, Zustandsgebundene Kunst*
Navratil (1983) *Die Künstler aus Gugging*

[12] Navratil, L. (1999b) *manisch-depressiv. Zur Psychodynamik des Künstlers*

[13] Navratil, L. (1997) *Gugging 1946-1986. Band I: Art brut und Psychiatrie, Band II: Die Künstler und ihre Werke* sowie Navratil, L. (1999a) *Art brut und Psychiatrie. Gugging 1946-1986.* Kompendium

Auf postkartengroßen Kartons wurden aber nicht nur Zeichnungen hergestellt. Ernst Herbecks vermutlich erstes Gedicht, das er in seinem Leben überhaupt geschrieben hat, entstand an einem Vormittag im Spätsommer 1960 auf dem Naschhof, einer Dependance der Anstalt, wo Herbeck mit anderen Patienten in der Landwirtschaft arbeitete; er war damals schon zwanzig Jahre krank. Ich legte einen meiner Zeichenkartons vor ihn hin, reichte ihm meinen Kugelschreiber und sagte: „Bitte, Herr Herbeck, schreiben Sie ein kurzes Gedicht mit dem Titel 'Der Morgen'". Noch nie vorher hatte ich einem Patienten den Auftrag gegeben, ein Gedicht zu schreiben. Herbeck besann sich kurz und schrieb:

„Der Morgen
Im Herbst da reiht
der Feenwind
da sich im Schnee
die Mähnen treffen,
Amseln pfeifen heer
im Wind und fressen."

Als ich die in gestochener Schreibschrift geschriebenen Zeilen las, war mir auf einmal klar, dass ich hier ein Stück schizophrener Sprache und gleichzeitig ein Stück moderner Lyrik vor mir hatte. Nun bat ich Herbeck bei jedem meiner Besuche auf dem Naschhof in gleicher Weise, ein kurzes Gedicht zu schreiben. Herbeck muss gespürt haben, wie sehr mich seine Worte beeindruckten, denn er weigerte sich niemals, meinem Wunsch nachzukommen, obwohl er manchmal lange saß und zögerte, bevor er schrieb. Und es entstanden Verse wie diese:

Frühling
Der Herr Fäller war im Wahld
und sie der Bauer war im Wald
da sah er wie im Wagen rollte
wo das Herz im Herzen Holz schlug,
tik targ wo auch ein Knorr zu
hören war
und hielt sie ganz wunderbar
ihm Frühling.
über's ganze Jahr.

Auf meine Bitte las mir Herbeck dann das Gedicht vor, Es wurde nicht weiter darüber gesprochen. Ich bedankte mich, Herbeck überließ mir das Blatt und ging.

Zu dem Thema „Der Traum" schrieb Herbeck:

Der Traum
Der Traum ist ein Papier
der Traum ist zur Nacht
da kam der Pförtner

der die Tore aufmacht.
Der Traum ist klares Licht
der Tod ist die Frau
der Tag ist der Traum
und der Baum ist der Traum.

In „Schizophrenie und Sprache“[14] konnte ich bereits 83 kurze Gedichte von Ernst Herbeck veröffentlichen. Ich musste die Gedichte unter einem Pseudonym publizieren und nannte den Patienten, der sie geschrieben hatte, „Alexander“. In einem Anhang versuchte ich darzulegen, dass schizophrene und poetische Sprachphänomene oft identisch sind.[15]

Ernst Herbeck ist 1991 im 71. Lebensjahr gestorben. Die letzten zehn Jahre seines Lebens verbrachte er in unserem Haus der Künstler.

Herbeck hat innerhalb von 30 Jahren etwa 1200 Gedichte und kurze Prosatexte geschrieben. Unter Hinweis auf seine literarische Tätigkeit wurde 1981 seine Entmündigung aufgehoben. Dadurch konnte er ein Jahr später ein Buch mit ausgewählten Texten selbst herausgeben.[16] Ernst Herbeck wurde als immer noch hospitalisierter Patient in die Grazer Autorenversammlung aufgenommen. Seine Handschriften befinden sich jetzt in der österreichischen Nationalbibliothek. Ein Jahr nach seinem Tod konnte ich ein Buch mit einem umfassenden Überblick über sein dichterisches Werk 1960 bis 1991 herausgeben.[17] Die öffentliche Präsentation dieses Buches fand im Oratorium der österreichischen Nationalbibliothek statt. Dabei haben Autoren, die mit Ernst Herbeck bekannt waren und ihm nahe standen, Gedichte von ihm vorgelesen: Ernst Jandl, Gert Jonke, Friederike Mayröcker und Gerhard Roth. Ernst Jandl hat dabei gesagt, dass der Dichter Ernst Herbeck „Anspruch hat auf seinen eigenen, unbestrittenen Platz in der deutschsprachigen Poesie der zweiten Hälfte dieses Jahrhunderts.“[18]

---

[14] Navratil, L. (1966) *Schizophrenie und Sprache*

[15] In meinem Buch "Schizophrenie und Sprache" (1966) findet sich das Kapitel "Lyrische und schizophrene Sprachphänomene" (S. 124-157), worin ich zeigen wollte, dass die lyrischen und die schizophrenen Sprachphänomene (insbesondere bei Ernst Herbeck) zum Teil identisch sind. Dieses Kapitel ist in den späteren Publikationen von Herbeck-Gedichten nicht mehr enthalten.

[16] Herbeck, E. (1982) *Alexander. Ausgewählte Texte 1961-1981*

[17] Herbeck, E. (1992) *Im Herbst da reiht der Feenwind. Gesammelte Texte 1960-1991.*, hrsg. v. L. Navratil

[18] Haider, H. (1992) *Großes klein gemacht. Thomas Bernhard und die Folgen*, in: *Die Presse*, 24. September. Über Ernst Herbeck vgl. auch Navratil 1994, 5.326-347, Navratil 1998, S.127-132, Navratil 1999a

Meine Bücher „Schizophrenie und Kunst“ (1965) und „Schizophrenie und Sprache“ (1966) hatten mich bekannt gemacht. Ich hatte vorher keinen Kontakt mit professionellen Malern und Schriftstellern, nach dem Erscheinen der beiden Bücher stellte sich dieser aber rasch ein. Viele kamen nach Gugging hinaus und lernten die Arbeiten meiner Patienten kennen. Otto Breicha, der Herausgeber der PROTOKOLLE und spätere Museumsdirektor, machte mich mit den Mitgliedern jener Gruppe bekannt, deren Arbeiten er 1968 in der Wiener Sezession unter der Bezeichnung „Wirklichkeiten“ ausgestellt hatte: Peter Pongratz, Wolfgang Herzig, Franz Ringel, Kurt Kocherscheidt und Robert Zeppel-Sperl. Peter Pongratz war besonders begeistert, Bald aber kam der damals unter den Jungen schon sehr angesehene Arnulf Rainer zu Besuch. Unter den Schriftstellern, die ich kennen lernte, waren es vor allem; Ernst Jandl, Friederike Mayröcker, Reinhard Priessnitz und Gert Jonke, später auch André Heller und Gerhard Roth. Diese Kontakte waren für mich zweifellos von großer Bedeutung. Des Interesse der Künstler spornte mich an, ihre Urteile beeindruckten mich. Ich hatte sehr bald erkannt, was künstlerisch relevant und was irrelevant ist, und führe den Erfolg meiner Arbeit vor allem auf die eingehende Kenntnis meiner Patienten, den intensiven persönlichen Kontakt und die genaue Beobachtung der Entstehungsprozesse ihrer Werke zurück. Die Tatsache, dass ich selbst kein Künstler war, war sicherlich für meine Arbeit charakteristisch und, wie ich glaube, nicht ungünstig.

Mein Kunsturteil wurde in hohem Maße auch durch die Bekanntschaft mit dem französischen Maler Jean Dubuffet und seine Collection de l'Art brut gebildet.[19] Im Jahre 1967 hatte ich in dem Musée des Arts décoratifs in Paris die Ausstellung „L'Art brut“ gesehen und Dubuffets Publikationen kennen gelernt.[20]

Gegen Ende der sechziger Jahre und in den siebziger Jahren habe ich mich dann weniger mit akuten Psychosen und deren Verlauf und mehr mit einigen chronisch kranken Patienten beschäftigt, deren Zeichnungen künstlerisch interessant waren.

---

[19] Thevoz, M. (1997) *L'Art brut. Vom Untergrund zur öffentlichen Anerkennung*

[20] vgl. auch Bader (1976) sowie das Kapitel über Dubuffet in MacGregor, J. M. (1998) *The Discovery of the Art of the Insane*

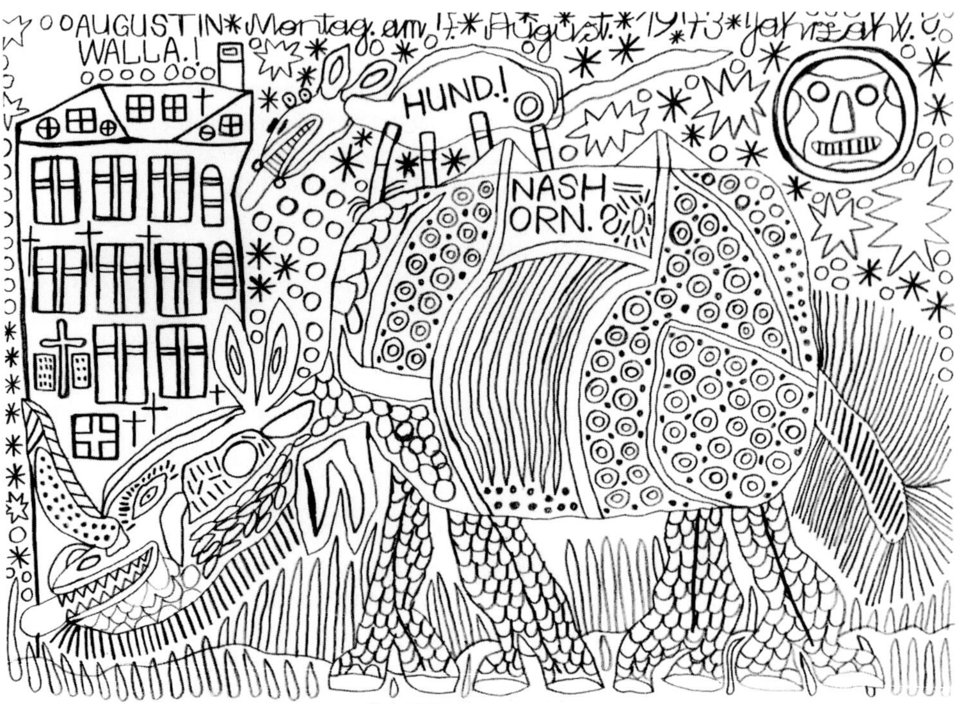

Abb. 1: August Walla, Nashorn (nach Dürer), 1973, 22x30 cm, Bleistift

Als wir die ersten Ausstellungen veranstalteten, ging ich allmählich zu größeren Formaten über, zu doppelter Postkarte, dann zum Format A4 und zu 30x40 cm großen Zeichenblättern, zu Farbstiften und Wachskreiden. Das Malen spielte bei mir eine sehr geringe Rolle. Meine chronisch kranken Patienten litten an schweren psychischen Störungen und hatten meist keine Geschicklichkeit im Umgang mit Pinsel und Farben. Zur Bevorzugung der reinen Bleistiftzeichnung möchte ich sagen, dass die Individualität der Patienten in der Zeichnung stärker zum Ausdruck kommt als in ihren Malereien.

Diese Bevorzugung der Zeichnung und des kleines Formates basiert vielleicht auch auf meiner frühen Vorliebe für die Radierung. Die Radierungen meiner Patienten sind ja ebenfalls klein, und ihr wesentliches Element ist die Zeichnung. Die Radierungen der Gugginger Künstler sind wie Zeichnungen entstanden und sind gleichermaßen authentisch wie Zeichnungen.[21]

Johann Hauser war schon in meinem Buch „Schizophrenie und Kunst" vertreten. Durch die Begeisterung der Maler für seine Arbeiten und vor allem durch das Eintreten Arnulf Rainers für ihn wurde er jedoch bald berühmt.[22]

---

[21] Navratil (1998a) *Zur Herstellung von Radierungen*, S. 45-51

[22] Navratil (1998a) *Johann Hauser*, S.119-126

Johann Hauser begann erst im Alter von etwa 30 Jahren zu zeichnen. Ohne seine manischen Zustände hätte er aber das Zeichnen nie gelernt. In der Manie hatte er den Mut, andere Zeichner unter seinen Mitpatienten nachzuahmen, ja zu plagiieren. Er nahm eine Zeichnung von Aurel oder von Franz zu sich, zog mit kräftigeren Strichen die Konturen nach und setzte seine Unterschrift dazu; es war das Einzige, was er schreiben konnte. Damals ahnte noch niemand, dass Johann Hauser unter allen Gugginger Zeichnern der berühmteste werden sollte.

Der starke Druck beim Zeichnen und die Kraft, die er beim Radieren anwendete, entsprachen seiner manischen Verfassung, wenn auch diese Eigenschaft bei ihm habituell wurde und relativ unabhängig von seinen wechselnden psychischen Zuständen war. Hauser hatte eine besondere Beziehung zur Farbe, er liebte das Bunte und trug die Farbstifte oder Wachskreiden so kräftig auf, dass seine Zeichnungen wie Gemälde wirken. Die Motive und der Reichtum seiner Zeichnungen waren in hohem Maße „zustandsgebunden". In manischer Verfassung traute sich Hauser zu, die Königin Elisabeth von England und andere majestätische und attraktive Frauen aus illustrierten Zeitungen abzuzeichnen oder einen Eisbären, den er am Vortag in Schönbrunn gesehen hatte, aus dem Gedächtnis zu zeichnen; dann fiel ihm immer etwas ein, und er hatte Lust und Antrieb zum Zeichnen. Seine Lieblingsmotive waren typisch für die Manie: einerseits Frauen mit ausgeprägten primären und sekundären Geschlechtsmerkmalen, andererseits Militärisches: Panzer, Kanonen, Flugzeuge, Kriegsschiffe, Fahnen, Raketen. Wenn Hauser depressiv war, hatte er keine Einfälle und war deutlich gehemmt. Es fehlten ihm dann jede Spontaneität und jede Lust am Zeichnen. Holte ich ihn aus dem Garten, damit er etwas zeichne, dann fragte er, „Was soll ich zeichnen?" Er sagte auch: „Ich kann es nicht." Ich nannte ihm dann ein Motiv, von dem ich wusste, dass es ihm leicht fiel, weil er es schon oft gezeichnet hatte: ein Herz, eine Schlange, ein Viereck, eine Rakete. Hauser zeichnete den gewünschten Gegenstand, signierte das Blatt mit einer kleinen Schrift auf der Rückseite, war froh, dass er die Aufgabe geschafft hatte und verschwand wieder.

Johann Hauser war von 1945 bis zu seinem Tod im Jahre 1996 hospitalisiert. Er befand sich in einem Zustand nach frühkindlicher Hirnschädigung; er war Analphabet und konnte Rechnungen innerhalb der ersten Dekade nicht durchführen. Im Laufe seines Lebens haben sich diese „Werkzeugstörungen" der Intelligenz nicht verringert. Zusätzlich zu dieser Behinderung lag eine manisch-depressive Erkrankung vor. Seine künstlerische Laufbahn hatte etwas Unwahrscheinliches an sich. In den Jahren 1979/80 hatte er einen ersten großen Erfolg mit einer Einzelausstellung, die in der Städtischen Galerie im Lenbachhaus in München, in der Kunsthalle Köln, in der Collection de l'Art brut in Lausanne und im Museum des 20. Jahrhunderts in Wien gezeigt wurde.[23] Ich möchte auf seine weiteren Ausstellungen an dieser Stelle nicht näher eingehen, da ich ja über die Entdeckung der Gugginger Künstler, nicht über die Geschichte ihrer Rezeption schreiben will.

---

23 Navratil, L. (1978) *Johann Hauser. Kunst aus Manie und Depression*

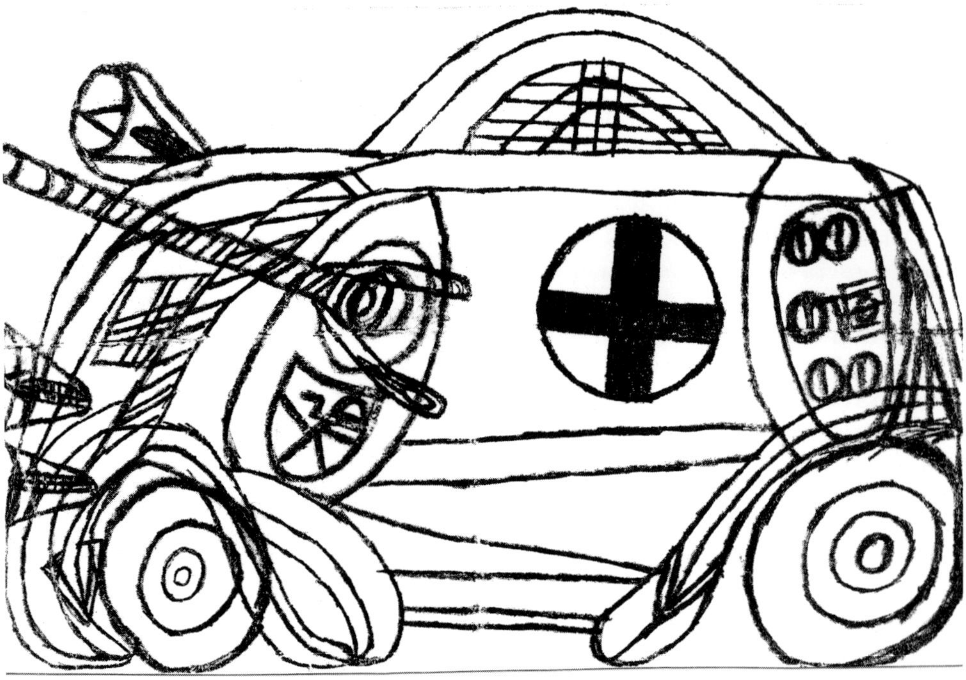

Abb. 2: Johann Hauser, Sanitätsfahrzeug, 1966, 12x18 cm, Bleistift

Ich glaube, dass Johann Hauser in den manischen Phasen 1966 und 1969 seine besten Zeichnungen geschaffen hat und in diesen Jahren seinen künstlerischen Höhepunkt hatte.

Oswald Tschirtner[24] kam nie auf den Gedanken, spontan zu zeichnen, und muss heute noch jedes Mal darum gebeten werden. Ich bereitete das Zeichenmaterial vor, meist dünnen weißen Karton in der Größe einer Postkarte oder einer doppelten Postkarte, Feder und Tusche. Dann holte ich Tschirtner. Wir saßen einander gegenüber, und ich sagte zum Beispiel: „Bitte, Herr Tschirtner, zeichnen Sie eine brennende Kerze!" Tschirtner schrieb zunächst auf den Karton: „Eine brennende Kerze", dann zeichnete er. Zum Schluss signierte und datierte er das Blatt. Oswald Tschirtner verwendete nur selten und nur auf Wunsch Aquarellfarben zum Anfärben seiner Federzeichnungen. Ich glaube, er hatte Angst vor der Farbe.

Tschirtner suchte jede Aufgabe, die ich ihm stellte, mit einfachsten Mitteln zu lösen. Der Grad seiner Abstraktion war oft außerordentlich. Tschirtner hatte ein sehr vereinfachtes Menschenschema und zeigte dabei eine hochgradige Stereotypie. Er bemühte sich jedoch, jede Aufgabe zu erfüllen. Ich versuchte durch ver-

[24] Navratil, L. (1994) Oswald Tschirtner, S. 251-260, (1998a) S.150-158, (1992) Oswald Tschirtner und Alberto Giacometti, S.24-37, (1999a) S.330-339

schiedene Aufgaben seine Resultate zu variieren: „Menschen“, „Ich sitze auf einem Sessel und lese in einem Buch“, „Zwei Menschen, die einander umarmen“. Wenn ich sagte: „Sie umarmen einander ja nicht“, antwortete er: „Sie können einander nicht umarmen“. Tschirtner fand aber auch für schwierige Aufgaben oft originelle Lösungen (z.B. „Der heilige Nepomuk wird von der Brücke gestürzt“ oder „Saturn frisst seine Kinder“).

Im Jahre 1970 fand unsere erste Ausstellung in der Galerie nächst St. Stephan statt. Hauser, Tschirtner und Walla waren neben anderen Künstlern daran beteiligt; sie waren auch ständige Teilnehmer unserer weiteren Ausstellungen. Im Jahre 1980 stellten Johann Hauser und Oswald Tschirtner im Museum des 20. Jahrhunderts in Wien gemeinsam aus.

Ernst Herbeck und Oswald Tschirtner habe ich als zwei hervorragende Beispiele für schizophrene Künstler gewählt, die nicht spontan, sondern nur auf Aufforderung arbeiten, und die ich viele Jahre hindurch immer wieder gebeten habe, etwas zu schreiben oder zu zeichnen; ich musste dazu das Material vorbereiten und auch ein Thema angeben. Ich glaube, es ist damit der Beweis erbracht, dass chronisch schizophrene Patienten bei entsprechender Anregung und dauernder Stützung ihrer Ichkräfte höchst originelle Werke schaffen können. Jean Dubuffet schätzte die Werke dieser Künstler. Im Jahre 1983 erschien in seiner Publikationsreihe der Faszikel 12 mit dem Titel „Gugging“.[25] Darin werden 15 Gugginger Zeichner mit ihren Werken vorgestellt. Zehn dieser Künstler wären niemals künstlerisch tätig gewesen, wären sie dazu nicht immer wieder aufgefordert und angeregt worden. Ich glaube, dass diese Feststellung für die Psychiatrie, aber auch für den Art brut-Begriff und für die weitere Entdeckung von Art brut-Künstlern von Bedeutung ist.

Es gibt freilich auch Patienten, die ohne ärztliche Anregung künstlerisch tätig sind. August Walla[26] war einer unter den Gugginger Patienten. Auch auf seine künstlerische Fähigkeit bin ich durch eine Zeichnung aufmerksam geworden, die er auf meine Bitte hin auf einem kleinen Zeichenkarton hergestellt hat. August Walla war im Jahre 1955 voll entmündigt und seine Mutter als sein Kurator eingesetzt worden. Die Diagnose lautete: „Angeborener Schwachsinn mittleren Grades“. Im Jahre 1970 musste sich seine Mutter zur Behandlung einer Herzschwäche in die interne Abteilung des Krankenhauses Klosterneuburg begeben. Sie wagte es nicht, August allein zu Hause zu lassen. Während der Zeit ihrer stationären Behandlung wurde August Walla deshalb im psychiatrischen Krankenhaus, und zwar in der von mir geleiteten Abteilung untergebracht. Sein Aufenthalt dauerte nur neun Tage. Dabei fiel mir auf, dass August Walla besonders schön schreiben konnte. Er hatte eine Ansichtskarte an seine Mutter geschrieben, in einer großen, stilisierten Schrift. Das schien mir zur Diagnose „angeborener Schwachsinn mittleren

---

[25] Publications de la Collection de 1'Art brut, Fascicule 12: Gugging, Lausanne 1983

[26] Navratil (1998a) *August Walla,* S.159-175, (1999a) S.45ff., S.140-144

Grades“ nicht zu passen. Ich bat August, auf einem kleinen Zeichenkarton einen Menschen zu zeichnen. Seine Zeichnung überraschte mich: ihr seltsamer, phantastischer Inhalt, die Wortbildungen „Weltallende“ und „Ewigkeitskugel“ legten den Verdacht auf eine schizophrene Psychose nahe.

Einen richtigen Einblick in August Wallas Geisteswelt erhielt ich jedoch erst, als ich ihn zu Hause besuchte und seine Wohnung und seinen Garten kennen lernte. August Walla lebte mit seiner Mutter vom Frühsommer bis in den Spätherbst hinein in einem Schrebergarten in Klosterneuburg, wo er schon seine Kindheit unter der Aufsicht der Großmutter verbracht hatte. Er war ein Sammler und Bastler, streifte den ganzen Tag in der Gegend umher und trug Gegenstände, die er auf Müllabladeplätzen gefunden hatte, nach Hause. Er fand immer etwas Brauchbares und häufte alles in seinem Garten auf. Dieser Garten bot durch das große Sammelsurium zwischen wild wucherndem Grün einen ungewöhnlichen Anblick. Das besondere Gepräge aber hatte Wallas Garten durch die vielen Inschriften und Embleme an Türen, Wänden, auf umher liegenden Brettern, Blechen und sogar an den Bäumen. Die Inschriften bestanden zum Teil aus deutschen Wörtern, zum Großteil aber waren sie fremden Sprachen entlehnt. Ich erfuhr, dass August Walla mehrere Wörterbücher hatte, neben einem lateinischen ein russisches und ein serbokroatisches. August führte mich in die Au und zeigte mir das „Zeichen Hölle“, das er mit Steinen in den Sand gelegt hatte. Auf der Asphaltstraße, die zum Garten der Wallas führte, hatte er mit dickem Pinsel und weißer Farbe quer über die Straße geschrieben: „Pfleger sind keine Mutter“.

August Walla ist möglicherweise schon mit sechs Jahren, unmittelbar vor seinem Schuleintritt und nach dem Tod der Großmutter, an Schizophrenie erkrankt. Mit sieben Jahren kam er in eine Nervenklinik für Kinder, die damals von einem Arzt geleitet wurde, der nach dem Kriege wegen der Euthanasierung hirngeschädigter Kinder zum Tode verurteilt und gehenkt worden ist. An Walla, der ja nicht so schwer gestört war, ist das Schicksal dieser Kinder vorübergegangen, Er wurde in ein Heim verlegt und lebte nach dem Kriege bei seiner Mutter zu Hause. Er absolvierte die Hilfsschule mit Wiederholung einer Klasse und kam dann wegen Suizidgefahr und aufgrund der Drohung, das Haus anzuzünden, mehrmals in unser Krankenhaus. August Walla lebte im Haus der Künstler und war seit dem Tode Johann Hausers der bedeutendste Art brut-Künstler in Gugging. Er war ein Kalligraph und ein Multimedia-Künstler, im Gegensatz zu Johann Hauser arbeitete er nicht nur bildnerisch, sondern auch mit Schrift und Sprache. Er hatte große Einzelausstellungen in bedeutenden Museen, und seine Arbeiten werden teuer verkauft.

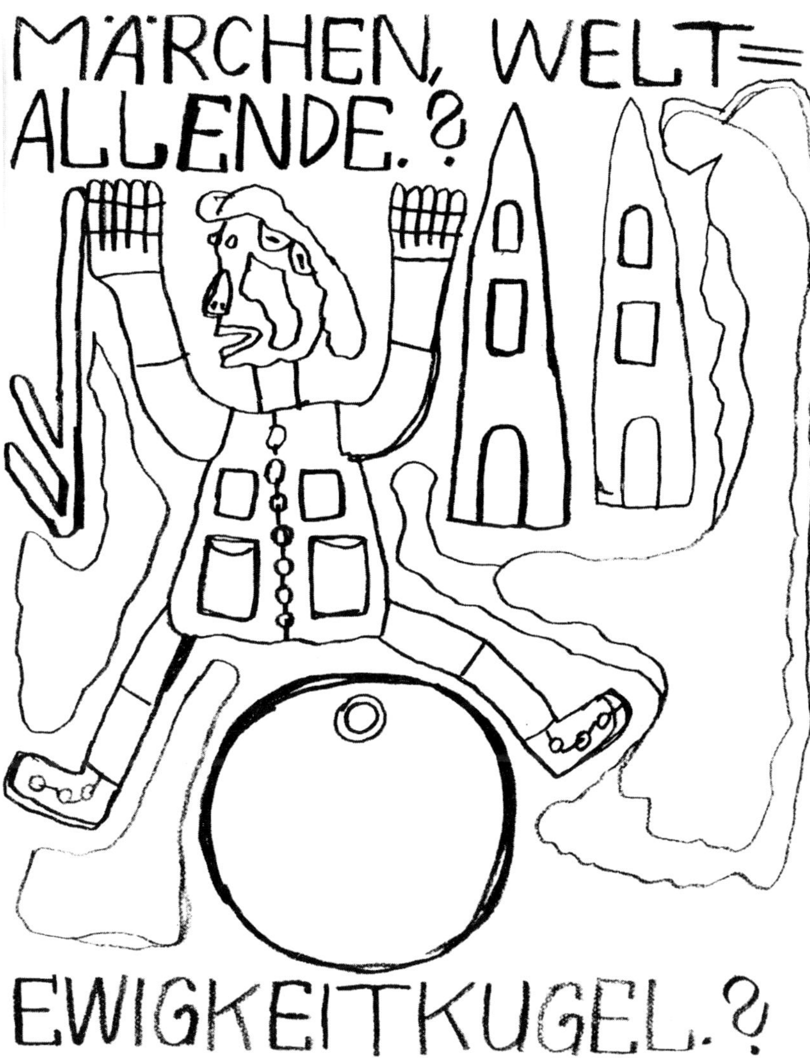

Abb. 3: August Walla, auf Aufforderung, einen Menschen zu zeichnen, 1970, 15x10,5 cm, Bleistift

Der französische Maler Jean Dubuffet war schon als junger Mensch von den Abbildungen in Hans Prinzhorns „Bildnerei der Geisteskranken" fasziniert. Im Jahre 1945 unternahm er eine Reise in die Schweiz, wobei er in der Anstalt Waldau bei Bern die Werke der schizophrenen Patienten Adolf Wölfli und Heinrich Anton Müller besichtigte und in Lausanne die schizophrene Patientin Aloyse Corbaz und ihre außergewöhnlichen Zeichnungen kennen lernte. Dubuffet war überwältigt von der Eigenständigkeit dieser Kunst, die ohne Beziehung zu künstlerischen Vorbildern und fern vom Kunstbetrieb in der Abgeschlossenheit des Anstaltslebens entstanden war. Die Kunst dieser Menschen repräsentierte für ihn einen extremen Individualismus, frei von sozialen und kulturellen Zwängen.[27]

Dubuffet war Weinhändler, bevor er ein berühmter Künstler wurde. Auf französischen Wein- und Sektflaschen findet man nicht selten das Wort „brut", das soviel wie „ungeschönt", „ungesüßt", „roh" bedeutet. Dubuffet nannte diese von ihm entdeckte Kunst, die in gewisser Hinsicht das Gegenteil der kulturellen Kunst war, „Art brut". Er betonte, dass es sich dabei oft um sehr schlichte, einfache Werke handelt, die sogar armselig wirken können im Vergleich zu dem, was man üblicherweise unter Kunst versteht. Später sprach man auch von einer Kunst der Kunstlosigkeit oder einer Kunst jenseits der Kunst.

Ich fühle mich mit Jean Dubuffet nicht nur deshalb sehr verbunden, weil er ein Freund der Gugginger Künstler war und viele unserer Künstler in seine Collection de l'Art brut aufgenommen hat, sondern ich bin ihm auch sehr dankbar dafür, dass es den Art brut-Begriff gibt; denn eine Kunst psychotischer Patienten kann in der Regel nur dann entstehen, wenn der Patient von der kulturellen Kunst unbeeinflusst ist, eben ein Art brut-Künstler ist.

Der Art brut-Begriff Dubuffets ist jedoch keineswegs unumstritten. Da es heute viele Berufskünstler gibt, die das Formenvokabular der Kunst psychiatrischer Patienten anwenden oder überhaupt wie Patienten malen, gibt es eine starke Tendenz, den Unterschied zwischen kultureller Kunst und Art brut zu relativieren oder ganz zu verleugnen. Die Psychose wird nicht mehr als eine Vermittlerin von Kreativität erachtet und als eine wesentliche Bedingung der Kunst psychiatrischer Patienten. Ihre künstlerische Begabung wird auf ein Talent zurückgeführt, das von der psychischen Erkrankung unabhängig ist.

Unter Talent versteht man jedoch auf dem Gebiet des Zeichnens in der Regel die Fähigkeit zur originalgetreuen Wiedergabe gesehener Formen, etwa die Fähigkeit zu naturalistischem Zeichnen, die bei manchen Menschen schon in der Kindheit deutlich hervortreten kann. Das Talent ist imitativ, nicht schöpferisch; auch Fälscher und Kopisten haben oft großes Talent. Bei Johann Hauser fehlt zum Beispiel dieses Talent. Sein sogenanntes Talent beruht zum Teil auf seinem fehlenden Zeichentalent, auf seiner Unfähigkeit zu naturalistischem Zeichnen und Kopieren. Es ist sehr fraglich, ob Johann Hauser mit einem intakten Gehirn ein origineller Zeichner hätte werden können. Seine linkshemisphärischen Defekte (die Unfähigkeit, Lesen, Schreiben und Rechnen zu erlernen) haben es seiner rechten Gehirnhälfte ermöglicht, in seinen Zeichnungen wirksam zu werden: in der erhöhten Anmutungsbereitschaft, seinen konstruktiven Tendenzen und seinem Gefühl für das Ganze.

---

[27] MacGregor, J.M. (1989) *The Discovery of the Art of the Insane*, vgl. das Kapitel über Dubuffet.

Zweifellos sind diese Fähigkeiten durch die manische Erregung immer wieder angefeuert und gesteigert worden. Dieses „Talent" Johann Hausers wurde durch äußere Umstände geweckt, geformt und gefördert, schließlich von seiner Umwelt erkannt und nunmehr hochgeschätzt. Seine Individualität mit ihren einmaligen Lebensbedingungen äußerte sich in seiner Kunst. Zur Erfindung einer eigenen Formensprache bedarf es eben der Kreativität, einer geistigen Eigentätigkeit des Individuums, die zu dem vorhandenen oder nicht vorhandenen Talent hinzukommen muss.

Die Erfahrungen mit psychiatrischen Patienten haben gezeigt, dass auch bei geringer allgemeiner und spezieller Begabung auf dem Gebiet des Zeichnens schöpferische Leistungen möglich sind. Es gibt viele Beispiele dafür, dass durch eine manische oder halluzinatorische Psychose die zeichnerische Kreativität erhöht werden kann. Auf dem Gebiet des Zeichnens kann sich Kreativität ohne Talent leichter äußern als auf Gebieten, die eine größere Vertrautheit mit dem Kulturgut zur Voraussetzung haben, also etwa auf dem Gebiet der Sprache, der Musik oder der Wissenschaft.

Jean Dubuffet hat die Bedeutung der Psychose für die Entstehung der Schöpfungen seiner Art brut-Künstler nur auf den Wegfall der kulturellen Konditionierung zurückgeführt. Ich bin der Meinung, dass gewisse Formen psychotischer Erregung auch die Kreativität erhöhen, indem sie die sogenannten kreativen Grundfunktionen mobilisieren.[28] Es kommt in der Psychose zu einem gesteigerten Anmutungserleben mit entsprechend erhöhter Expressivität, zu einer erhöhten Ordnungstendenz mit betonter Formalisierung und einem intensiven Bedeutungserleben mit einer Neigung zur Symbolbildung. Kurz bezeichne ich die kreativen Grundfunktionen als: Physiognomisierung, Formalisierung und Symbolisierung. Es sind die gleichen Grundfunktionen, die man überall in der Kunst findet, die durch die Psychose aber in besonderer Weise aktiviert werden. Kreativität ist also bei Gesunden und Kranken im Prinzip gleich. Ohne Kreativität gibt es nach meiner Ansicht keine Originalität, keine Authentizität, keine Kunst. Die soziokulturelle (also auch künstlerische) Bedeutung kreativer Produkte ist davon abhängig, an welchem kulturellen Material die kreativen Grundfunktionen ansetzen, welches Material sie bearbeiten und verwandeln. Die Tatsache, dass es so wenige professionelle Künstler gibt, die durch die Psychose eine Qualitätssteigerung ihrer Kunst erfahren haben, und so viele Art brut-Künstler, hängt damit zusammen, dass in dem einen Fall ein beträchtliches, durch die kulturelle Tradition übernommenes Material, im anderen Fall nur ein geringes kreativ zu bearbeiten war. Mit anderen Worten: Es kann nur wenige psychotische Künstler wie Carl Fredrik Hill, Ernst Josephson oder Louis Soutter geben, hingegen jedoch viele psychotische Künstler wie Adolf Wölfli, Heinrich Anton Müller oder Johann Hauser.

---

[28] Navratil, L. (1995), *Die Überlegenheit des Bären. Theorie der Kreativität*

Ich möchte jetzt den Begriff der „zustandsgebundenen Kunst“ noch genauer definieren, das heißt, ihn noch weiter einschränken. Ich habe die Kunst der Gugginger Künstler im Allgemeinen als „zustandsgebundene Kunst“ bezeichnet. Genau genommen ist mit dieser Bezeichnung aber nur jene Art von Kunst gemeint, die in der Psychose entsteht, also zum Beispiel in den manischen Phasen Johann Hausers, die bis zum Jahre 1986 sehr ausgeprägt waren, nachher aber durch die Änderung der medikamentösen Therapie wesentlich schwächer waren, das Ausmaß einer Psychose vielleicht überhaupt nicht mehr erreichten. Die manisch-depressiven Phasen, deren Amplitude früher sehr hoch war, haben sich in den letzten zehn Jahren seines Lebens in eine „gedämpfte Schwingung“ verwandelt. Deutlich an den psychotischen Zustand gebunden war auch die Kunst von Tschirtner, Walla, Fischbach, Koller, Kernbeis, Fischer und vielen anderen. Bachler, Dobay, Glonz, Kamlander, Korec, die nicht eigentlich an Psychosen litten und dennoch zu den Gugginger Künstlern gehören, haben im strengeren Sinn keine „zustandsgebundene Kunst“ hervorgebracht, obwohl ihre Kunst teilweise zur Art brut gezählt wird. Sie gehören in die Gruppe der „innocents“[29], die infolge ihrer sozialen Isolierung oder mangelhaften Intelligenz der Beeinflussung durch die kulturelle Kunst entgangen sind. Zu dieser Gruppe gehören auch Hauser und Walla, die allerdings neben ihrer intellektuellen Behinderung auch noch psychotische Störungen aufwiesen.

Zum Begriff der „Zustandsgebundenheit“ und zur Frage, welche Bedeutung der Psychose in der Kunst unserer Patienten zukommt, möchte ich noch Folgendes sagen: Die Texte Ernst Herbecks schienen mir von Anfang an ebenso lyrisch wie schizophren zu sein. Die schizophrene Störung kam darin um so deutlicher zum Ausdruck, je höher der Grad seiner psychotischen Erregung war. Das Lyrische und das Schizophrene sind bei Herbeck aber oft nicht voneinander zu trennen.[30] Dies heißt natürlich nicht, dass die künstlerische Qualität seines Werkes allein auf seine Krankheit zurückzuführen ist. Ernst Herbeck hatte eine ganz besondere Beziehung zur Sprache. Ohne die Krankheit wäre Herbeck jedoch kein Dichter geworden, und ohne die äußere Veranlassung hätte er kein Wort geschrieben. Bei Oswald Tschirtner habe ich von einem „halluzinatorischen Stil“ gesprochen, der in zahlreichen Eigenarten seiner Zeichnungen, besonders in der Stereotypie seiner kopffüßlerartigen Figuren und deren manieristischer Elongation zum Ausdruck kommt. Die künstlerische Essenz seiner Federzeichnungen wollte ich jedoch damit nicht erklären: sie liegt in der Besonderheit, ja Einmaligkeit seiner Zeichnungen und lässt sich letztlich überhaupt nicht begrifflich, sondern nur in der Erscheinung und Betrachtung seiner Werkes fassen.

---

[29] Cardinal, R. (1972), *Outsider Art*

[30] vgl. hier Anmerkung 15

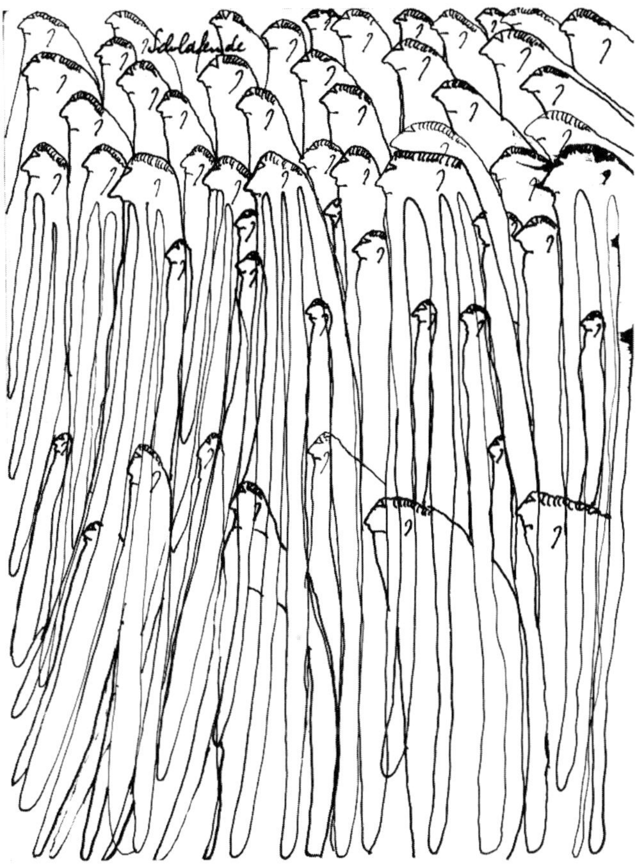

Abb. 4: Oswald Tschirtner, Schlafende, 1972, 21x15 cm, Feder und Tusche

Bei Johann Hauser habe ich von einer „Kunst aus Manie und Depression" gesprochen. Ich habe jedoch niemals behauptet, dass die Manie die Hauptquelle der Kunst Johann Hausers sei. Die Umstände, die einen Menschen zum Künstler machen, können nicht auf einen einzigen Faktor reduziert werden, weder auf Krankheit noch auf Kreativität oder auf Talent - sie sind vielfältig. Ich denke an den Komplex der schwer analysierbaren Begabungen und Begabungsmängel, an die technischen und bildungsmäßigen Voraussetzungen, die aus der Umwelt stammen, an die psychologischen Herausforderungen und die dem Künstler winkenden Belohnungen, nicht nur materieller, sondern auch ideeller Art und schließlich an die vielschichtigen sozialen Faktoren der Rezeption und Wertung; selbst Zufälle spielen dabei eine Rolle. Der kreative Zustand - die Psychose - kann nur ein Faktor im komplizierten Zusammenwirken vieler sein.

Ich habe bei der Schilderung der Entdeckung der künstlerischen Fähigkeiten der Gugginger Patienten das kleine Format besonders hervorgehoben, habe auf die „Postkarten" hingewiesen, die ich immer bei mir hatte, auf die Bevorzugung der reinen Bleistiftzeichnung und meine Vorliebe für die Radierung. Diese Techniken und die Einfachheit der Methode hingen damit zusammen, dass der graphische Ausdruck aller meiner Patienten für mich ebenso wichtig war wie das Gespräch, und dass ich mit meinen Patienten in ihren wechselnden psychischen Zuständen nicht nur redete, sondern mich auch ihre Zeichnungen interessierten. Es war erforderlich, dass es möglichst einfach sei, einen Patienten zu einer graphischen Äußerung einzuladen, ohne große Vorbereitungen und ohne die Erfordernis, den Raum zu wechseln. Hätte ich meine Patienten nur zum Malen auf großen Papieren veranlasst, etwa in einem eigenen Atelier, dann wären die künstlerischen Fähigkeiten der Gugginger Patienten nicht entdeckt worden. Wesentlich war auch, dass die Patienten von mir persönlich gebeten wurden, etwas zu zeichnen, und dass ich dabei war, während sie zeichneten. Schon wegen der Vergleichbarkeit der Ergebnisse sollten das Zeichenmaterial und die Aufgabenstellung möglichst gleich bleiben. Es durfte auch sonst keinerlei Beeinflussung des Patienten stattfinden. Ich habe erwähnt, dass die Gravüre einer beschichteten Kupferplatte für die Herstellung einer Radierung in gleicher Weise erfolgte wie das Zeichnen. Auch dazu brauchte man keine Farben, bedurfte es nur eines ruhigen Sitzplatzes (meist in meinem Arbeitszimmer, an meinem Schreibtisch), und keiner besonderen technischen Vorbereitungen. Die Radierung ist zwar eine Technik, die dem Art brut-Prinzip Jean Dubuffets nicht entspricht, weil die Platten ja in einer Werkstätte geätzt und gedruckt werden müssen, die Herstellung der Gravüre ist aber weitaus weniger „professionell" als das Malen auf großen Leinwänden auf Keilrahmen. Ähnelt doch das Gravieren sogar den frühesten graphischen Äußerungen prähistorischer Zeiten.

In meiner Einleitung zu Band 2, der gegen 800 Zeichnungen von nahezu 100 Patienten enthält, habe ich geschrieben, dass ich diese Zeichnungen insgesamt nicht als Kunstwerke definieren möchte.[31] Ich habe sie gesammelt, weil sie mir „künstlerisch interessant" schienen. Nun werden manche Leser und Betrachter des Buches die Frage stellen: „Wie interessant sind diese Arbeiten in künstlerischer Hinsicht?" Um diese Frage zu beantworten, muss man Vergleiche anstellen. Bei der Beurteilung der Kunst unserer Patienten sind aber noch besondere Kriterien zu berücksichtigen: Wenn bestimmte Merkmale des Werkes einer inneren Notwendigkeit entspringen, kommt ihnen größerer Wert zu, als wenn diese Merkmale den Arbeiten anderer Künstler entnommen sind. Es ist der Wert der Authentizität. An einer einzelnen Zeichnung ist oft schwer zu entscheiden, ob bestimmte Charakteristika des Werkes übernommen oder selbst erfunden sind. Diese Schwierigkeit kommt

---

31 Navratil, L. (1997) *Gugging 1946-1986* Bd.II: *Die Künstler und ihre Werke*, S. 13 f.

Nachahmern und Fälschern sehr zugute. Zeichnungen von Johann Hauser sind zum Beispiel sehr leicht nachzuahmen, sogar seine Unterschrift. Aus dem Gesamtwerk eines Künstlers kann man schon eher Schlüsse auf die Originalität und die Abhängigkeiten eines Werkes ziehen. Von unschätzbarem Wert ist aber die persönliche Bekanntschaft mit einem Künstler und seinem Werdegang. Wenn man die Gugginger Zeichner so genau kennt, wie ich sie gekannt habe, und bei der Entstehung vieler ihrer Werke dabei war, ist es relativ leicht festzustellen, was an einem Werk wirklich authentisch ist. Ich will damit nicht sagen, dass das Authentische nicht auch im Werk selbst zu erkennen sei. Es ist ja gerade das Wesentliche, was das Original von der Arbeit eines Fälschers oder Nachahmers unterscheidet. Oft bedarf es aber großer Kennerschaft, um diesen Unterschied an einem einzelnen Werk wahrzunehmen. Es hat sich gezeigt, dass die Bekanntschaft mit den Gugginger Künstlern die Beziehung zu ihrer Kunst sehr erleichtert. Nachdem man sich mit den Menschen angefreundet hat, befreundet man sich auch mit ihrer Kunst.

Es ist aber noch ein anderer Gesichtspunkt, der die persönliche Beziehung zu den Art brut-Künstlern so wesentlich macht: Das Werk jedes professionellen Künstlers steht in irgendeiner Tradition, entstand jedenfalls in der Auseinandersetzung mit der Kunst anderer. Alle Werke der kulturellen Kunst sind in irgendeiner Beziehung miteinander verwandt und können deshalb von ihren Schöpfern abgelöst betrachtet werden. Das Werk des Art brut-Schöpfers knüpft dagegen im Wesentlichen nicht an andere Kunstschöpfungen an, sondern ist seine persönliche Erfindung und eine eigene individuelle Welt. Dadurch sind die Arbeiten des Art brut-Künstlers eigentlich nur mit ihrem Schöpfer verwandt und haben keine Beziehung zu den Werken anderer Künstler. Art brut kann auch aus diesem Grund nicht so leicht unabhängig von den Menschen, die diese Kunst hervorbringen, gesehen werden. Ich glaube daher, dass erst auf Grund einer inneren Beziehung zur Authentizität dieser Kunst eine künstlerische Bewertung einzelner Werke möglich ist; im Grunde fehlen uns die Vergleichsmöglichkeiten. Die Frage nach dem künstlerischen Wert dieser Arbeiten kann sich daher auf keine Autoritäten stützen; nicht die Stellungnahmen dieser oder jener sind maßgebend; entscheidend ist, ob die Bekanntschaft mit diesen Künstlern und ihren Werken etwas in uns entzündet hat. In Abwandlung eines Wortes von Herrmann Hesse möchte ich sagen: Ihre Bilder sind wie Menschen, sie wollen verstanden, bewertet und vor allen Dingen geliebt werden. Jean Dubuffet sagte: „Ich bin überzeugt, dass jedes Objekt, jeder Platz ohne Unterschied zu einem Schlüssel der Verzauberung für den Geist werden kann, entsprechend der Art, in der man etwas anschaut, und den Ideenassoziationen, die es hervorruft."

Literatur

Cardinal, R. (1972) *Outsider Art*, London, Studio Vista

Haider, H. (1992) *Großes klein gemacht. Thomas Bernhard und die Folgen*, in: *Die Presse*, 24. September

BADER, A. (1976) *Neuere Gesichtspunkte: „Art brut“*, in: Bader, A. und Navratil, L.: *Zwischen Wahn und Wirklichkeit. Kunst-Psychose-Kreativität.* Luzern und Frankfurt/M, Bucher, S.25-27

HERBECK, E. (1982) *Alexander. Ausgewählte Texte 1961-1981.* Salzburg-Wien, Residenz Verlag

HERBECK, E. (1992) *Im Herbst da reiht der Feenwind. Gesammelte Texte 1960-1991.* Hrsg. L. Navratil, Salzburg-Wien, Residenz Verlag

MACGREGOR, J.M. (1989) *The Discovery of the Art of the Insane*, Princeton, Princeton University Press

MACHOVER K. (1949) *Personality Projection in the Drawing of the Human Figure*, Chicago, Illinois, Charles Thomas

MORGENTHALER, W. (1921) *Ein Geisteskranker als Künstler*, Bern-Leipzig, Bircher

NAVRATIL, L. (1965) *Schizophrenie und Kunst*, München: Deutscher Taschenbuch Verlag. Unveränderte Neuauflage mit einem aktuellen Kommentar. Frankfurt/M, Fischer Taschenbuch Verlag 1996

NAVRATIL, L. u.a. (1965) *Zeichentests im Behandlungsverlauf von Psychosen*, CT 1174, 10 Minuten, deutsch und englisch. Bundesstaatliche Hauptstelle für Lichtbild und Bildungsfilm, Wien. Verleih: FILMARCHIV AUSTRIA, Obere Augartenstraße 1, 1020 Wien. Telefon: 216 13 09/141. Fax: 216 13 09/149

NAVRATIL, L. (1966) *Schizophrenie und Sprache*, München, Deutscher Taschenbuch Verlag

NAVRATIL, L. (1975) Psychopathologie, Kunst und Sprache, in: Der Himmel Elleno, *Zustandsgebundene Kunst*, Katalog für die Ausstellungen im Kulturhaus der Stadt Graz, im Bregenzer Künstlerhaus und in der Neuen Galerie der Stadt Linz, Hrsg. O. Breiche, Graz

NAVRATIL, L. (1978) *Johann Hauser. Kunst aus Manie und Depression*, München, Rogner & Bernhard.

NAVRATIL, L. (1983) *Die Künstler aus Gugging*, Wien-Berlin, Medusa.

NAVRATIL, L. (1992) *Schizophrenie und Religion*, Berlin, Brinkmann & Bose

NAVRATIL, L. (1994) *Schizophrene Dichter*, Frankfurt/M, Fischer Taschenbuch Verlag

NAVRATIL, L. (1995) *Die Überlegenheit des Bären. Theorie der Kreativität*, München, Arcis Verlag.

NAVRATIL, L. (1997) *Gugging 1946-1986. Band I: Art brut und Psychiatrie, Band II: Die Künstler und ihre Werke*, Wien, Christian Brandstätter

NAVRATIL, L. (1998a) *Die Gugginger Methode. Kunst in der Psychiatrie*, Ulm, Stuttgart, Jena, Lübeck, Gustav Fischer

NAVRATIL, L. (1998b) *Die Künstler aus Gugging zwischen Psychiatrie und Kunst. PSYCHOPRAXIS* 3/98, S.6-16. Springer 1998

NAVRATIL, L. (1998c) *Psychiatrie und Kunst*, Schweizer Archiv für Neurologie und Psychiatrie, Bd.149, 8/98

NAVRATIL, L. (1999a) *Art brut und Psychiatrie. Gugging 1946-1986*. Kompendium. Wien, Christian Brandstätter.

NAVRATIL, L. (1999b) *manisch-depressiv. Zur Psychodynamik des Künstlers*, Wien, Christian Brandstätter

NAVRATIL, L. (1999c) *Schizophrene sind Künstler, BRÜCKENSCHLAG,* Zeitschrift für Sozialpsychiatrie. Literatur. Kunst, Band 15/1999, S. 98-108. Neumünster, Paranus Verlag

NAVRATIL, L. (2000a) *Gespräche mit Schizophrenen. Die Gugginger Künstler. Hagen Reck, Ernst Herbeck, Karl R, Aurel, Max, Edmund Mach, Johann G., August Walla, Josef B., Oswald Tschirtner, Hans Grausam;* mit einem Vorwort zur Neuausgabe und dem neuen Text „Verborgene Künstler, Neumünster, Paranus Verlag der Brücke. Die Erstausgabe erschien 1978 im Deutschen Taschenbuch Verlag, München

NAVRATIL, L. (2000b) *Von der Kunsttherapie zum Künstler,* Spektrum der Psychiatrie, Psychotherapie und Nervenheilkunde, 29. Jg., Nr. 2, April 2000, S. 30-37

PRINZHORN, H. (1922) *Bildnerei der Geisteskranken*, Berlin, Springer Publications de la Collection de l'Art brut, (1983) *Fascicule 12*, Gugging, Lausanne

THEVOZ, M. (1997) *L'Art brut. Vom Untergrund zur öffentlichen Anerkennung*, in: Brugger, I., Gorsen, P. und Schröder, K.A. (1997) (Hrsg.) *Kunst & Wahn*. Kunstforum Wien, DuMont, S. 383

Aktuelle Entwicklungen der klinischen Kunsttherapie

Uwe Herrmann

Kunsttherapie und geistige Behinderung: Positionen in Großbritannien und den USA

Kunsttherapeutische Praxis mit geistig behinderten Menschen ist in Deutschland häufig anzutreffen und vielfach beschrieben worden[1] Dabei ist hierzulande im pädagogisch und heilpädagogisch orientierten Feld der Kunsttherapie ein deutlicher Schwerpunkt auszumachen.

Parallel existieren seit Jahrzehnten klinische Praxis und Forschung in der Kunsttherapie mit geistig Behinderten in den USA und Großbritannien, die der deutschen Kunsttherapie mit dieser Klientengruppe anscheinend wenig bekannt ist. Dies deckt sich mit der Erkenntnis, dass sich bislang die deutsche und die englischsprachige Kunsttherapie (und die jeweilige Literatur) insgesamt gegenseitig nur wenig zur Kenntnis genommen haben.[2] Die Gründe dafür sind vielschichtig und wären eine eigene Studie wert.

Gleichzeitig ist es ebenso banal wie wahr, dass die Entwicklung keiner Disziplin wirklich voranschreitet, wenn sie sich in Zeiten, in denen der Diskurs über Theorie und Praxis zunehmend international geführt wird, national oder sprachlich-kulturell isoliert. Der Preis für eine solche mangelnde Kenntnisnahme der klinischen Praxis wie auch der Forschungsergebnisse der Nachbarn wäre in der Tat hoch. Dies scheint mir im besonderen Maße für die Kunsttherapie zu gelten, die als junge und wachsende Profession und als Forschungsfeld gerade im deutschen Sprachraum unter einem hohen Anforderungs- und Rechtfertigungsdruck steht, während sie in Großbritannien und den USA bereits seit Jahrzehnten fest im akademischen und klinischen Sattel sitzt.[3]

Eine weitere Entwicklung der Kunsttherapie ist ohne Forschung nicht denkbar; deshalb sind auch in Deutschland zu Recht Rufe nach kunsttherapeutischer Forschung zu hören.[4] In Großbritannien und den USA ist kunsttherapeutische Forschung schon seit Jahrzehnten eine Realität, die auf der Suche nach wissenschaftlich fundierter und der Disziplin angemessener Methodik zu beachtlichen Ergebnissen gekommen ist.[5]

Dieser Beitrag soll zu diesem Zweck dem im deutschen Sprachraum praktizierenden wie auch dem forschenden Kunsttherapeuten einen Einstieg in die briti-

---

1 Aissen-Crewett (1987); Bloch (1982); Herrmann (2000a), (2001); Menzen (1987), (1990), (1994); Theunissen (1989), (1997); Thies (1997)

2 Herrmann (2000b)

3 Dannecker (1996); Waller (1991), (1998)

4 Petersen et al. (1990); Petersen (1991); Mertens (1996)

5 Gilroy (1992); Gilroy & Lee (1995); Payne (1993)

sche und amerikanische Literatur über Kunsttherapie mit geistig behinderten Klienten ermöglichen.

Dabei scheint zunächst, dass die verschiedenen Autoren unterschiedliche Aspekte und Ansätze zumindest bis zur Mitte der Achtzigerjahre betonen.

Ich habe das Material deshalb im Folgenden in zwei große Gruppen unterteilt: zum einen Ansätze, die meines Erachtens eher pädagogisch orientiert sind und dabei kognitive, sensorische, ästhetische und sozial-rehabilitative Aspekte besonders hervorheben, zum anderen die Gruppe von Autoren, die psychodynamisches Denken in die Kunsttherapie einfließen lassen. Dabei ist es jedoch durchaus möglich, dass sich bei einzelnen Beiträgen diese Standpunkte mischen, und es geht deshalb im Folgenden weniger darum, einzelnen Autoren Etiketten anzuheften, als vielmehr darum, verschiedene Denkansätze transparent zu machen.

Pädagogische Ansätze der Kunsttherapie mit geistig Behinderten

Wilson[6] betrachtet „intellektuelle Schädigung, die die Fähigkeit zur Abstrahierung einschränkt und als Folge Sprachentwicklung, Symbolbildung, imaginäres Spiel und Problemlösung stört", sowie das langsame und ungleichmäßige Entwicklungstempo in den physischen und emotionalen als auch in den intellektuellen Bereichen als die hervorstechenden Merkmale geistiger Behinderung.

Es sind diese sehr prägnanten Merkmale in den Gebieten der frühen intellektuellen, emotionalen und sozialen Entwicklung, mit der gleichzeitigen Einschränkung der Sprache als hauptsächlichem Lerninstrument, die dafür gesorgt haben, dass die Vertreter pädagogischer Berufe sich für den Einsatz von Kunst mit Menschen mit geistiger Behinderung interessiert haben.[7] Dies geschah naturgemäß mit einer größeren Betonung der Arbeit mit Kindern als mit Erwachsenen. Lindsay zeigt auf, wie facettenreich das Selbstverständnis pädagogischer Ziele sein kann: Kreative Aktivität kann dazu dienen, handwerkliche Geschicklichkeit und Bewegungsmuster zu entwickeln; sie ermutigt soziale Kommunikationsfähigkeit; sie ist psychotherapeutisch, indem sie hilft, Selbstvertrauen wiederherzustellen; sie hilft dem Kind, durch die Kontrolle von Werkzeugen und Materialien seine Umgebung zu meistern; sie fordert auf zur Beobachtung, Unterscheidung von Farben, Formen und Oberflächen und stimuliert die Vorstellungskraft.[8]

---

6 Wilson, L.(1980) *Theory and Practice of Art Therapy with the Mentally Retarded*, S. 47

7 Lowenfeld (1957) *Creative and Mental Growth*; Lindsay (1972) *Art and the handicapped child*

8 Lindsay (1972) *Art and the handicapped child*, S. 9

Lindsay ist der Auffassung, dass kreative Therapie in der Sonderpädagogik einen Platz haben oder aber für die Sonderpädagogik umgeformt werden sollte, ein Punkt, der von Dalley, Henley und Woddis weiter aufgegriffen wird.[9]

Einige Autoren, wie z.B. Silver[10] gehen von der Annahme aus, dass die Rolle eines Kunstpädagogen leicht mit der eines Kunsttherapeuten vereinbar sei und vertreten die Auffassung, dass dieselbe Aktivität diagnostischen, therapeutischen, ästhetischen und kognitiven Zielen dienen kann. Woddis[11] vertritt den Standpunkt, dass es so etwas wie ein Lehrer-Therapeuten-Hybrid geben könne, mahnt aber, dies schließe aus, mit Themen der Übertragungsbeziehung zu arbeiten, auch wenn man sich ihrer bewusst sei. Eine deutlich entgegengesetzte Haltung vertritt Dalley[12]: sie insistiert, die Rolle eines Lehrers und eines Therapeuten sei unterschiedlich und hätte verschiedene Ziele und Aufgaben; Dalley beleuchtet diesen Unterschied durch die psychoanalytischen Überlegungen von Edgecumbe[13] und glaubt, Therapie laufe zu Zeiten sogar Pädagogik zuwider, bis sie genügend Ich-Stärke im Kind geschaffen habe, die ihm dann erlaube, von Pädagogik zu profitieren.

Ich habe die folgenden kunsttherapeutischen Konzepte und Ideen unter der Überschrift pädagogisch versammelt, weil ich ihre Gemeinsamkeiten darin sehe, dass sie alle dem Lernprozess große Bedeutung beimessen, der zwischen dem Patienten und dem Material, zuweilen auch der sozialen Umgebung, stattfindet. Die Dynamik der Beziehung zwischen Kunsttherapeut und Klient wie auch die psychodynamischen Ideen im Bezug auf die Rolle des Objektes in der Therapie spielen hier eine untergeordnete Rolle und bleiben weitgehend unberücksichtigt.

(a) Betonung des Kognitiven

Viele Kunsttherapeuten haben mehr vermutet als festgestellt, Kunsttherapie könne Verbesserungen der Konzentration, Geschicklichkeit, Gedächtnisleistung, des Körperbildes und der Konzeptbildung erreichen.[14]

In diesem Zusammenhang spielte das Konzept des Entwicklungsalters (mental age) eine Rolle, das auch in der Kunsttherapie vielfach Anwendung fand. Es gründete sich auf standardisierte Intelligenztests und korrelierte die Ergebnisse von gei-

---

9 Dalley, T. (1987) *Art as therapy: some new perspectives;* Henley, D. (1992) *Exceptional Children: Exceptional Art;* Woddis, J. (1992) *Art therapy: new problems, new solutions?*

10 Silver, R. (1973) *Cognitive Skills Development through Art Experience;* ders. (1978) *Developing Cognitive and Creative Skills Through Art.*

11 Woddis, J. (1992), a.a.O.

12 Dalley, T. (1987) *Art as therapy: some new perspectives*

13 Edgecumbe, R. (1975) *The border between education and therapy*

14 Gonick-Barris, S.E. (1976) *Art for Children with Minimal Brain Dysfunction;* Rubin, J. (1978) *Child Art Therapy;* Liebmann, M. (1987) *Art Therapy for Groups;* Rabiger, S. (1990) *Art Therapy as a Container;* Dalley, T. und Case, C. (1992) *The Handbook of Art Therapy;* Stamatelos, T. und Mott, D.W. (1993) *Learned helplessness in persons with mental retardation. Art as a client-centred treatment modality*

stig behinderten Erwachsenen mit denen von Kindern, denen der gleiche Test gegeben worden war. Dem geistig behinderten Erwachsenen wurde dann das Entwicklungsalter des Kindes zugeordnet, das zu seinen IQ-Ergebnissen passte. (Eine detailliertere Beschreibung findet man bei Race[15]). Dies beantwortet jedoch nicht die Frage, ob das Entwicklungsalter/ 'mental age' auch automatisch ein entsprechendes 'emotionales Alter' bedeutet.

In der Kunsttherapie beschreiben Wilson[16] sowie Stott und Males[17] beispielsweise einen direktiven Ansatz, der sich auf Entwicklungstheorie und die Einordnung von Zeichnungen hinsichtlich Entwicklungsstadien bezieht; ihre Interventionen basieren auf der Annahme, dass ein geistig behinderter Klient in seiner Entwicklung in einer bestimmten Phase arretiert ist.

Nach einer Bestimmung des Entwicklungsstandes seines Patienten arbeitet der Kunsttherapeut mit vorsichtigen Interventionen, um ihm zu helfen, eine weitere Stufe zu erreichen. Wilson[18] beschreibt, wie sie neue, variierte bildnerische Formen einführt, indem sie verbale Vorschläge macht, selbst zeichnet, oder die Hände der Patientin beim Zeichnen führt. Sie erkennt durch dieses Verfahren Verbesserungen sowohl in Zeichenfähigkeit und der Ich-Entwicklung. Stott und Males[19] zufolge muss der Therapeut beobachten, ob der Patient bereit für eine solche Übung und in der Lage ist, sie erfolgreich auszuführen; er müsse den Patienten davor bewahren, vom Arbeitsprozess überfordert zu werden. Tipple[20] steht dieser Haltung kritisch gegenüber und glaubt, dass diese intervenierende Arbeitsweise dazu führe, wichtige Informationen zu übersehen und damit das Potenzial von Kunsttherapie zu beschneiden, ein Punkt, auf den später noch eingegangen werden soll.

Silver[21] vertritt die kognitiv orientierte Position vielleicht am deutlichsten. In ihrer Arbeit mit Kindern, Jugendlichen und Erwachsenen mit leichter geistiger Behinderung ist sie der Auffassung, dass Kunst verbales Lernen dort ersetzen kann, wo verbale Kompetenz noch nicht völlig etabliert ist, indem das Lernen bestimmter Konzepte wie Auswählen, Kombinieren und Abbilden ermöglicht wird. Die Autorin testet diese Fähigkeiten durch gelenkte Zeichentests und stellt eine signifikante Verbesserung fest, nachdem nicht näher beschriebene Kunstprojekte zwischen den Zeichentests durchgeführt worden sind. Silver ist der Auffassung, dass mit Hilfe künstlerischer Methoden auch Fähigkeiten erkannt werden können, die von konventionellen Intelligenztests nicht bemerkt werden, ein Stand-

---

15 Race, D. (1995) *Classification of people with learning disabilities*

16 Wilson, L.(1980), a.a.O.

17 Stott, J. und Males, B. (1984) *Kunsttherapie für geistig behinderte Menschen*

18 Wilson, L.(1980), a.a.O.

19 Stott, J. und Males, B. (1984), a.a.O.

20 Tipple, R. (1992) *Art Therapy with people who have severe learning difficulties*

21 Silver, R. (1973) *Cognitive Skills Development through art Experience;* ders. (1978) *Developing Cognitive and Creative Skills Through Art*

punkt, der sich auch bei Robinson Russel[22] findet. Der Gedanke, dass Therapie ein zwischenmenschliches und interaktives Geschehen sei, findet sich in Silvers[23] Arbeit nicht wieder, eine Haltung, die sich auch in der Beurteilung der Bilder durch Juroren spiegelt, die den Entstehungsprozess der Bilder nicht beobachtet haben.

(b) Betonung des Sensorischen

Einige pädagogische Konzepte messen den sensorischen Reizen bei der Arbeit mit geistig behinderten Kindern eine hohe Bedeutung bei und glauben, der sensorische Stimulus sei der Schlüssel für einen Zugang zu dieser Gruppe, wie es z.B. Lindsay[24] beschreibt: „künstlerische Methoden mit geistig Behinderten sind generell am erfolgreichsten, wenn sie sich auf die eigenen persönlichen Erfahrungen der Schaler beziehen. Ein anfänglicher Ansatz gründet sich deswegen auf kreative Aktivitäten, die physisch stimulierend sind und eine breite Fülle von sensorischen Erfahrungen und wiederholenden Bewegungen einführen, durch die die Kinder ein größeres Bewusstsein ihrer selbst erlangen". Ein freier Zugang und eine freie Materialwahl stärkten das Ich und kompensierten Versagen in anderen Bereichen.[25] Die Überzeugung, dass die sensorischen Qualitäten der Kunstmaterialien die via regia für den Zugang zu Menschen mit geistiger Behinderung bedeuten, kann auch bei anderen Autoren gefunden werden, z.B. bei Stott und Males[26] sowie Dalley und Case[27]. In 'The Handbook of Art Therapy', legen sie nahe, dass geistig behinderte Kinder Kunsttherapie anders nutzen als nicht-behinderte Kinder und empfehlen für sehr stark behinderte Kinder einen Ansatz, der über die Materialien, wie Sand, Ton, Wasser etc. erreicht, dass sie experimentieren, stimuliert werden, spielen und ihre physische Koordination verbessern. Rabiger[28] berichtet, einige Kinder mit schweren geistigen Behinderungen und Mehrfachbehinderungen, mit denen sie gearbeitet hat, seien auf einem Entwicklungsstand gewesen, in dem Kunst noch keinerlei Bedeutung hatte. Sie schlägt vor, sie dazu anzuregen, sich mit den sensorischen Eigenschaften der Materialien zu beschäftigen, um eine konkrete Interaktion mit dem Material herbeizuführen und auch eine gewisse Wahrnehmung der Person des Therapeuten zu erreichen.

Rabiger beschreibt jedoch auch, wie die schwierige Realität der Arbeit mit schwerst mehrfach behinderten Kindern den Therapeuten auf die Probe stellen kann, besonders, wenn die sensorischen Qualitäten des Materials den Patienten nicht anregen, sich damit zu beschäftigen:„Der Gedanke, dass es einen Zugang

---

22 Robinson Russel, E. (1979) *Measurement of Intelligence by Means of Children's Drawings*

23 siehe Fußnote [21]

24 Lindsay, Z. (1972) *Art and the handicapped child,* S. 40

25 a.a.O., S. 41

26 Stott, J. und Males, B. (1984) a.a.O.

27 Dalley, T. und Case, C. (1992) *The Handbook of Art Therapy*

28 Rabiger, S. (1990) *Art Therapy as a Container*

gibt, der einem entgangen ist, bringt einen dazu, sich wie ein Versager zu fühlen - wie man sich durch diese Kinder wegen ihrer ablehnenden und apathischen Haltung zum Inhalt des Kunstraumes ohnehin fühlt."[29]

(c) Betonung der sozialen Rehabilitation

Wie aus einer Studie von Jones[30] hervorgeht, befinden sich in Großbritannien viele Menschen mit geistiger Behinderung in Langzeiteinrichtungen und haben große Teile ihres Lebens in solchen Institutionen verbracht. Oft herrsche ein großer Mangel an Beschäftigung, Sozial- und Freizeitaktivitäten.[31] Deshalb ist es nicht verwunderlich, dass es in der britischen Kunsttherapie vor allem in früheren Jahren Tendenzen gab, die Möglichkeiten sozialer Rehabilitation durch Kunsttherapie hervorzuheben.[32] Dalley und Case glauben, Kunsttherapie könne die Fähigkeiten geistig Behinderter verbessern, sich aufeinander zu beziehen und miteinander zu kommunizieren. Darüber hinaus weisen sie auch auf die Bedeutung hin, die Kunsttherapie für die Ablösungsprozesse von Langzeitpatienten habe, die ihre Institutionen nach Jahrzehnten verlassen, um gemeindenah zu leben.

Charlton bezeichnet in diesem Sinne Kunsttherapie für Langzeitpatienten als „eine neue Art von Umgebung,... die soziales und kulturelles Leben schafft, statt es zu zerstören".[33]

In den USA beschreiben zwei Artikel den Versuch, Kunsttherapie bei sozialer Deprivation geistig behinderter Erwachsener anzuwenden. Stamatelos und Mott[34] beziehen sich auf Beobachtungen von erlernter Hilflosigkeit (Learned Helplessness, LH) und damit verbundener Depression in der Zielgruppe. Sie schlagen HAT (Habilitative Kunsttherapie) als Behandlungsmodell vor und glauben, es weiche erheblich von künstlerischer/ freizeitorientierter oder psychodynamisch orientierter Kunsttherapie ab. Der Begriff „habilitativ" unterscheide sich, so Stamatelos und Mott, von „re-habilitativ", da es keinen Zustand von geistiger Gesundheit bei einem geistig behinderten Menschen gebe, zu dem er (anders als ein psychiatrischer Patient) zurückkehren könne. Die Ergebnisse der Untersuchung ergaben, dass durch persönlichen künstlerischen Ausdruck im Rahmen des HAT Modells LH-bezogene Depression verhindert werde. Im Licht von Forschung, die das signifikant erhöhte Vorkommen psychischer Störungen bei Menschen mit geistiger Be-

---

29 a.a.O., S. 27

30 Jones, G. (1995) *Education and Assessment Services*

31 Russel, J. (1995) *Leisure and recreation services*

32 Liebmann, M. (1986), *Art Therapy for Groups;* Dalley, T. und Case, C. (1992) *The Handbook of Art Therapy*

33 Charlton, S.(1984) *Kunsttherapie mit Langzeitinsassen von psychiatrischen Kliniken,* S. 188

34 Stamatelos, T. und Mott, D.W. (1993) *Learned helplessness in persons with mental retardation. Art as a client - centred treatment modality*

hinderung belegt,[35] scheint diese Unterscheidung von habilitativ und rehabilitativ eher künstlich. Zudem ist der Gebrauch des Begriffes 'Depression' der klinischen Psychiatrie entliehen und scheint das Konzept der Habilitilation durch HAT versus Rehabilitation durch Kunstpsychotherapie von selbst ad absurdum zu führen.

Bowen und Rosal[36] beziehen sich ebenfalls ausführlich auf Untersuchungen des LH Modells und betrachten Verhaltensauffälligkeiten bei geistig behinderten Klienten, die sie als ursächlich für deren Institutionalisierung ansehen. Bowen und Rosal schlagen vor, Kunsttherapie zu nutzen, um diese Verhaltensauffälligkeiten zu reduzieren und präsentieren eine Studie über Kunstproduktion und Entspannungsarbeit mit einer leicht geistig behinderten Erwachsenen. Zur Messung der Ergebnisse beobachteten und bewerteten sie das „gute" und „schlechte" Verhalten der Klientin im Werkstattbereich, (industrielle) Arbeitsproduktivität und die Fähigkeit der Patientin zu zeichnen. Sie berichten ein Ansteigen von „gutem" Verhalten, industrieller Arbeitsproduktivität und Zeichenfähigkeit während und nach der Behandlung. Leider ist nichts über das Langzeitverhalten der Klientin nach Ende der Intervention bekannt.

(d) Betonung des Ästhetischen

Am anderen Ende der Skala nimmt eine Reihe von Autoren gegenüber der Kunst eine weniger instrumentalisierende Haltung ein und betrachtet die ästhetischen Merkmale und die ästhetische Wirkung der Kunstproduktion von Menschen mit geistiger Behinderung. Ein Teil dieser Literatur befasst sich mit der Frage nach einem besonderen künstlerischen Talent dieser Gruppe. McGregor[37] diskutiert Hypothesen, die davon ausgehen, dass geistige Behinderung an sich, vor allem die Schwierigkeiten bei Abstrahierung und Symbolisierung, Kreativität bedinge oder fördere.

In den USA widmen sich zwei Autoren besonders dieser Frage. Kläger[38] bezieht sich auf Erkenntnisse der Hirnforschung und glaubt, es sei die verminderte Aktivität der linken Hirnhälfte bei Menschen mit einer Entwicklungsstörung, die zu ihrer ästhetischen Produktivität und ihrem besonderen ästhetischen Stil führe.

Henley[39] diskutiert „Künstlerische Begabung bei Mehrfachbehinderten" und spricht ausführlich über die ästhetischen Qualitäten der Arbeiten und von geistig behinderten Künstlern. Er bringt die besonderen ästhetischen Merkmale dieser

---

35 Dosen, A. (1995) *Psychische Gesundheit und Menschen mit geistiger Behinderung.*

36 Bowen, C.A. und Rosal, M.L. (1989) *The use of art therapy to reduce the maladaptive behaviours of a mentally retarded adult*

37 McGregor, I. (1990) *Unusual drawing development in children*

38 Kläger, M. (1977) *A retarded woman's graphic and verbal expression;* ders.. (1992) *Nonverbal thinking and problems of decoding exemplified by artwork of people with developmental disabilities*

39 Henley, D. (1989) *Artistic Giftedness in the Multiply Handicapped*

Arbeiten mit wahrnehmungsbezogener Hypersensibilität und anderen sensorischen Eigenarten der Patienten in Verbindung, die mit ihrer Retardierung verknüpft sind. Wie Kläger[40] stuft er die Arbeiten als 'Art Brut' im Sinne Jean Dubuffets oder als „Outsider Art" ein. Henley bezieht aber einen deutlichen eigenen Standpunkt, indem er dafür plädiert, die Person des Kunsttherapeuten aus der Vermarktung dieser künstlerischen Arbeiten in der Öffentlichkeit und in kommerzieller Hinsicht herauszuhalten und sich auf die Rolle eines Garanten für eine sichere und anregende Umgebung zu konzentrieren.

In Großbritannien befasst sich Tipple[41] besonders mit der Phänomenologie von Zeichenspuren („marks") bei geistig Behinderten und verweist auf den Reichtum und Vielfalt ihrer künstlerischen Produktion; er beschreibt den Gebrauch der „marks" durch den geistig behinderten Patienten als erfinderisch, kreativ und variantenreich und als Reflexion innerer und äußerer Prozesse. Vielleicht kann die Bedeutung seiner Arbeit eingehender geschätzt werden, wenn man sie mit einer anderen Position vergleicht, die Schwartz[42] in den USA vertritt. Auch wenn Schwartz hauptsächlich über die Kunstproduktion geistig behinderter Kinder schreibt (während sich Tipples Arbeit eher auf Erwachsene bezieht), liegt die Betonung doch auf der Qualität der Zeichenspuren an sich und scheint deshalb relevant: „Sogar bei den freieren Ausdruckserfahrungen, die angeboten werden... gibt es wenig Anzeichen für irgendeine Art von Entwicklung. Ein Charakteristikum dieser Arbeiten ... ist die unveränderliche Wiederholung der visuellen Formen, die Kinder hervorbringen können. Ihre Erzeugnisse vergleichen sich mit entwickeltem künstlerischem Ausdruck ungefähr so wie ihre sprachlichen Muster sich mit Poesie oder dramatischer Sprache vergleichen (....) Wenn wohlmeinende Lehrer glauben, dass das schwerbehinderte Kind „Kunst" erführe, sind sie nicht informiert oder täuschen sich selbst".[43]

Tipple[44] stellt auch die bereits erwähnte Sichtweise in Frage, dass ein leichter Zugang zu künstlerischen Herangehensweisen eine natürliche Gabe von Menschen mit geistiger Behinderung sei und berichtet, dass Klienten manchmal erhebliche Hemmungen zeigten, sich auf die Kunstmaterialien einzulassen.

Ein Bedarf an Psychotherapie? Psychische Probleme bei Menschen mit geistiger Behinderung

Die zweite große Gruppe der Beiträge vor allem der letzten Jahre ist der Kunsttherapie als Psychotherapie für Menschen mit einer geistigen Behinderung gewidmet. Vor dem Hintergrund einer sich zuspitzenden Krise der öffentlichen Gesund-

---

40 Kläger, M. (1992), vgl. Fußnote 38

41 Tipple, R. (1992) *Art Therapy with people who have severe learning difficulties*

42 Schwartz, F. (1970) *Structure and Potential in Art Education*

43 Schwartz, F. (1970) *Structure and Potential in Art Education*, S. 40

heitssysteme stellt sich die Frage, ob Psychotherapie für geistig Behinderte überhaupt indiziert werden kann. Deshalb werfe ich im Folgenden zunächst einen Blick auf den allgemeinen Diskurs zu dieser Frage und komme dann auf die Rolle der Kunsttherapie in diesem Kontext zu sprechen.

Ein Artikel in HELIOS, dem offiziellen Magazin der Europäischen Gemeinschaft über Programme für behinderte Menschen, weist darauf hin, dass erst vor wenigen Jahren die psychischen Bedürfnisse von Menschen mit geistiger Behinderung erkannt worden seien und dass Großbritannien das bisher einzige Land in der EU mit einem Netzwerk sei, das diesen Bedürfnissen Rechnung trage[45].

Ein Teil der Literatur betont jene psychischen Schwierigkeiten bei Menschen mit geistiger Behinderung, die durch die Unfähigkeit der Gesellschaft hervorgerufen werden, individuelle Andersartigkeit zu ertragen. Conboy-Hill vertritt die Auffassung: „Menschen mit intellektuellen Behinderungen erfahren mit der gleichen Wahrscheinlichkeit emotionale Probleme wie andere Menschen; sie haben sogar wahrscheinlich mehr emotionale Schwierigkeiten, zieht man die allgemeine entwertende Art und Weise in Betracht, mit der sie behandelt werden."[46]

Diesen Standpunkt teilt auch Montgomery[47] und bezieht sich auf die negativen Auswirkungen abwertender Etikettierungen und die Neigung, erwachsene geistig behinderte Menschen wie Kinder zu behandeln.

Eine Studie von Dudley[48] bestätigt diese Auffassung und erkennt eine Anzahl von Stigma-fördernden Situationen, wie zum Beispiel häufige unangemessene Bemerkungen und Beschimpfungen, lächerlich gemacht, ignoriert oder wie ein Kind behandelt zu werden. In den Reaktionen des Individuums erkannte er Identitätsstörungen und eine Reihe von Bewältigungsstrategien, die als sozial unerwünscht oder gestört betrachtet werden.

Die Belastungen für die Familien geistig behinderter Menschen sind erheblich und schädigen die Entwicklung behinderter Kinder: Bicknell[49] sowie Solnit und Stark[50] weisen darauf hin, Mütter von Babys mit einer geistigen Behinderung hätten in der Regel größere Schwierigkeiten, mit ihren Kindern zurechtzukommen.

---

44 Tipple, R. (1993) *Challenging assumptions: the importance of transference processes in work with people with learning difficulties*

45 Dosen, A. (1995) *Psychische Gesundheit und Menschen mit geistiger Behinderung.* in: *HELIOS*

46 Conboy-Hill, S. and Waitman, A.(1992), *Psychotherapy and Mental Handicap*, S. 1

47 Montgomery, D. (1990) *Children with Learning Difficulties*

48 Dudley, J.R. (1983) *Living with a stigma: the plight of the people who we label as mentally retarded*

49 Bicknell, J. (1983) *The psychopathology of handicap*

50 Solnit , A.J. und Stark, M.H. (1961) *Mourning and the birth of a defective child*

Andere Untersuchungen zeigen, dass ihr Stress-Niveau höher ist als das von Müttern mit chronisch kranken und neurotischen Kindern.[51]

Montgomery[52] beschreibt darüber hinaus Untersuchungen, die zeigen, dass Menschen mit geistiger Behinderung mit sehr viel größerer Wahrscheinlichkeit einen armen und sozio-ökonomisch deprivierten Hintergrund haben als andere Menschen, was der Entwicklung des Kindes weitere Belastungen und Einschränkungen auferlegt.

Auch wenn seit den frühesten Tagen offizieller Aufzeichnungen psychiatrische Patienten und Menschen mit geistiger Behinderung diagnostisch als voneinander getrennte Gruppen behandelt worden sind,[53] haben sich die Querverbindungen von psychischer Krankheit, emotionalen Problemen und geistiger Behinderung als deutlich erwiesen; oft zieht eine geistige Behinderung emotionale Probleme als Sekundärbehinderung („secondary handicap") nach sich.[54] Dosen[55] verweist auf internationale Forschungsergebnisse, die zeigen, dass geistig behinderte Menschen wesentlich häufiger (30% - 50%) mit psychischen Schwierigkeiten zu kämpfen haben als die übrige Bevölkerung.

In Großbritannien haben die psychotherapeutischen Berufe in den letzten Jahren auf diese Situation reagiert: Vor allem die Tavistock Klinik[56] und einige Veröffentlichungen[57] gewähren Einsicht in diese neuen Entwicklungen in Theorie und Praxis der verbalen Psychotherapie für Menschen mit geistiger Behinderung.

Kunsttherapie als Psychotherapie bei geistig Behinderten

Im Licht dieser Ergebnisse, die ein breites Spektrum psychischer Probleme von Trauma, Stigmatisierung und Deprivation bis zu manifesten psychiatrischen Störungen erläutern, scheint der Gedanke an Kunsttherapie als Psychotherapie mit dieser Klientengruppe nahe zu liegen.

Bei der Literaturrecherche wurde deutlich, dass in den USA psychodynamisches Denken in der Arbeit mit geistig behinderten Kindern vor allem bei Rubin[58] schon früh zu finden ist, in jüngeren Beiträgen jedoch in den Hintergrund zu treten scheint. In Großbritannien hingegen scheint die Entwicklung eher umgekehrt

---

51 Cummings, S.T., Bayley, H.C. and Rie, H.E. (1976) *Effects of the child's deficiency on the mother: A study of mothers of mentally retarded and chronically ill children*

52 Montgomery, D. (1990) *Children with Learning Difficulties*

53 Race, D. (1995) *Classification of people with learning disabilities*

54 Stokes, J. und Sinason, V. (1992) *Secondary Mental Handicap as a Defense*

55 Dosen, A. (1995), vgl. Fußnote 45

56 Stokes, J. und Sinason, V. (1992) *Secondary Mental Handicap as a Defense*

57 Conboy-Hill, S. and Waitman, A. (1992) *Psychotherapy and Mental Handicap;* Sinason, V. (1992) *Mental handicap and the human condition*

58 Rubin, J. (1978) *Child Art Therapy*

zu sein; der Ansatz, genau zu untersuchen, wie Kunsttherapie als Psychotherapie mit dieser Klientengruppe funktionieren kann, ist dort erst seit 1984 verstärkt zu beobachten. Diese Entwicklung nahm in England durch die 1984 am Hertfordshire College of Art & Design, St Albans (University of Hertfordshire) gehaltene Konferenz „Art Therapy as Psychotherapy in Relation to the Mentally Handicapped?" mit einem bezeichnenden Fragezeichen am Ende des Konferenztitels ihren Anfang. 21 Kunsttherapeuten referierten und untersuchten die Frage, wie psychodynamisches Denken in der Kunsttherapie - im psychiatrischen Bereich für die Kunsttherapie zum damaligen Zeitpunkt durchaus etabliert - auch im Feld der geistig Behinderten angewandt werden könnte.[59]

Beispielhaft für diese Gruppe von Artikeln beschreibt Hammans[60] die Kunsttherapie-Abteilung am Leytonstone House in London, einer großen Institution für Langzeitpatienten mit geistiger Behinderung. Anhand ihrer Arbeit wird deutlich, wie sehr unterschiedlichen Bedürfnissen geistig Behinderter Rechnung getragen werden kann: während sowohl künstlerischer Ausdruck, Kommunikation durch den künstlerischen Prozess, Gespräche und soziale Kontakte ermöglicht werden, beschreibt Hammans gleichzeitig in einer Einzelfallstudie die Arbeitsweise eines non-direktiven, psychotherapeutisch orientierten Ansatzes innerhalb desselben Settings.

Einige der Beiträge zu dieser und zu einer späteren Konferenz über Praxis und Theorie der Kunsttherapie am Goldsmiths College, London University, wurden in „Inscape. British Journal of Art Therapy" 1985/86 veröffentlicht.

Im Gegensatz zu den Ansätzen, die ich unter dem gemeinsamen Dach 'pädagogisch' zusammengefasst habe, wurde in diesen Beiträgen versucht, die Beziehungen zwischen geistig behindertem Klienten, Kunstmaterial bzw. -objekt und Therapeuten im Kontext von psychodynamischer Theorie aufzudecken: Hughes[61] erläutert, wie ihre Praxis durch die Ideen Winnicotts und Kleins beeinflusst wurde und betont die Bedeutung des Übergangsobjektes und symbolischer Objektnutzung in der Kunsttherapie; sie beschreibt weiter, wie Patienten, darunter besonders ein Patient ohne Sprachvermögen und ein weiterer mit sehr eingeschränkter Sprache, Kunsttherapie als 'potential space' (Winnicott) nutzen, um Beziehungen mit dem „Ich-nicht-Ich"- Objekt (der Skulptur) und zum anderen (der Therapeutin) herzustellen.[62]

Hughes' Arbeit bezieht sich wie die von Wilson[63] in den USA auf die Objektbeziehungstheorie. Während Wilson jedoch darstellt, wie sie in der Kunsttherapie

---

59 Conference Proceedings, 1984

60 Hammans, S. (1984) *I shout in a high temper,* dies. Hammans, S. (1992) *Letter to the editors*

61 Hughes, R. (1985/86) *Art Therapy as Psychotherapy with the Mentally Handicapped*

62 Hughes, R. (1988) *Transitional Phenomena and the Potential Space in Art Therapy as with the Mentally Handicapped,* S. 5

63 Wilson, L.(1980), a.a.O.

eine schwer geistig behinderte Erwachsene mit kaum verbalen Fähigkeiten zu zeichnerischem Fortschritt führen wollte, indem sie sie dazu anleitete, Formen zu zeichnen, die sich von ihren wiederholten Mustern unterschieden, betont Hughes sehr stark den non-direktiven Charakter ihrer Arbeit.

Gray[64] beschreibt Langzeit-Kunsttherapie mit einem geistig behinderten, schizophrenen Patienten über einen Zeitraum von fünf Jahren, mit dem sie fragmentierte und verdrängte Erinnerungen und Schuldgefühle bearbeitete, die in der Therapie wahrgenommen und stark reduziert wurden.

Cole[65] berichtet über Arbeit mit einem geistig behinderten, psychopathischen und sehr aggressiven Patienten und beschreibt, wie diese Gewalt sich in seinem Gebrauch der künstlerischen Techniken widerspiegelt; und Pearson[66] betont die Funktion des kunsttherapeutischen Settings, Regression und 'containment' zu ermöglichen.

Alle vier Autoren beschreiben, dass unbewusstes Material, das in den künstlerischen Arbeiten ihrer geistig behinderten Patienten enthalten sei, zwar nicht immer verbal völlig erschlossen und bewusst gemacht, aber trotzdem innerhalb des Objektes und der therapeutischen Umgebung gehalten werde.

Obwohl Pearson[67] bemerkt, dass zunächst nur geringe Resonanz auf diese Konferenzen in St. Albans und Goldsmiths erfolgte, wurde das Thema in den folgenden Jahren immer wieder aufgegriffen; Tipples[68] Rees'[69], Rees' et al.[70] und Evans/Dubowskis[71] Arbeit dokumentieren ein fortgesetztes Interesse an diesen Fragen. Rees untersuchte, wie Klienten den physischen Raum ihrer Stationen und des Kunsttherapieraumes nutzen, und wie dieser Umgang mit dem Raum sich im symbolischen Umgang mit dem Material widerspiegelt, z.B. wie raumbezogene Strategien im Gebrauch der Farbe oder von Zeichen im Bezug zum benutzten Papier wieder auftauchen. Rees glaubt, dass diese bildhaften Strategien vom Einzelnen

---

[64] Gray, J. (1985/86) *Art Therapy as Psychotherapy with the Mentally Handicapped*

[65] Cole, P. (1985/86) *Art Therapy as Psychotherapy with the Mentally Handicapped*

[66] Pearson, M. (1985/86) *Art Therapy as Psychotherapy with the Mentally Handicapped*

[67] Pearson, M. (1985/86), a.a.O.

[68] Tipple, R. (1992) *Art Therapy with people who have severe learning difficulties.* Tipple, R. (1993) *Challenging assumptions: the importance of transference processes in work with people with learning difficulties*
Tipple, R. (1994) *Communication and interpretation in art therapy with people who have a learning disability*

[69] Rees, M. (1984) *Ethological constructs of territoriality and dominance and their implications for the practice of art therapy with institutionalised mentally handicapped patients;* Rees, M. (1995) *Making sense of marking space.*

[70] Rees, M. (Hrsg.) (1998) *Drawing on Difference. Art therapy with people who have learning difficulties*

[71] Evans, K. und Dubowski, J. (2001) *Art Therapy with Children on the Autistic Spectrum*

als Mittel zur Definition des Selbst entwickelt und wiederholt werden. Tipple[72] betont die Bedeutung ihrer Arbeit, da sie nicht abbildende, abstrakte künstlerische Arbeit im Hinblick auf soziales und räumliches Verhalten betrachtet, vermisst aber Beschreibungen des künstlerischen Prozesses und der Art, wie Gefühle darin zum Ausdruck gebracht werden. Er folgert aus seinen eigenen Beobachtungen, dass besonders die Arbeitsweise des Klienten, die „gestische Anwendung der Farbe oder die Art der Handhabung des Materials" der Ort sei, an dem „andere Bereiche mentalen Lebens, abgesehen von räumlicher Intelligenz, kommuniziert werden".[73] Er beobachtet, dass im Malprozess Emotionen verarbeitet und mitgeteilt werden und zieht eine Analogie zur Kunstproduktion in der modernen gestischen Malerei. Tipple problematisiert die Annahme einiger Kunsttherapeuten,[74] geistig behinderte Menschen seien in einem bestimmten Entwicklungsstadium gefangen, besonders wenn die Zeichnung von geistig behinderten Erwachsenen mit der Zeichenentwicklung von Kindern verglichen wird. Tipple argumentiert, dies führe zu der verfrühten Schlussfolgerung, Klienten und ihre Kunst sollten deshalb am besten wie Kinder behandelt werden und warnt davor, dass auf diese Weise wichtige Informationen übersehen werden könnten.[75]

Für ihn ist das Beobachten des ästhetischen Prozesses durch den Therapeuten deshalb besonders wichtig, weil „im Endprodukt die Geste durch die Schichtung von Farbe verlorengehen kann, besonders wenn das Ziel ist, ein homogen ausgefülltes Blatt zu erlangen".[76] Tipple glaubt, dass abstrakte Zeichenspuren Hinweise über den emotionalen Zustand eines stark behinderten, nicht-sprechenden Klienten geben können und bezieht sich dabei auf Bowlby, Rycroft und Arnheim, um zu beleuchten, wie der expressive Inhalt von nicht-gegenständlicher Kunst vom Betrachter wahrgenommen werden kann.

Malerei bedeute deshalb für den Therapeuten die Chance, diese Gefühle zu bemerken und auch einen Weg, mit ihnen zu arbeiten und sie zu halten.

Dies beinhaltet Tipple zufolge jedoch keinen Verzicht auf den Versuch, verbalen Kontakt zum Patienten herzustellen und Interpretationen anzubieten: in zwei folgenden Publikationen nimmt er auf Übertragungs- und Gegenübertragungs-Prozesse[77] und Kommunikation und Interpretation[78] Bezug und befürwortet einen kommunikativen Ansatz der Kunstpsychotherapie bei geistig Behinderten, der mit

---

72 Tipple, R. (1992) *Art Therapy with people who have severe learning difficulties*

73 Tipple, R. (1992), a.a.O., S. 111

74 Stott, J. und Males, B. (1984) a.a.O.; Hughes, R. (1985/86) a.a.O.

75 Tipple, R. (1992), a.a.O., S. 108

76 ebd., S. 111 f.

77 Tipple, R. (1993) *Challenging assumptions: the importance of transference processes in work with people with learning difficulties*

78 Tipple, R. (1994) *Communication and interpretation in art therapy with people who have a learning disability*

Übertragung und Gegenübertragung auf verbale und bewusste Weise umgeht, wenn es möglich und angemessen erscheint.

Tipples Arbeit wirft auch Licht auf die Frage, ob verbale Sprache eine Grundvoraussetzung für Psychotherapie bei geistig Behinderten ist. Liebmann vermutete, das Gespräch sei „nicht sehr relevant ... für Gruppen, die verbale Kommunikation schwierig finden, z.B. Gruppen geistig Behinderter...“; für sie seien „Reflexionen über die Resultate naturgemäß weniger wichtig“ als für viele andere Klienten und bei ihnen solle das hauptsächliche Augenmerk auf dem Malprozess liegen.[79] Dies deckt sich mit Stotts und Males' Auffassung, verbale Auseinandersetzung mit dem Kunsttherapeuten sei bei dieser Klientengruppe nicht so wichtig wie bei psychiatrischen Patienten.

Diese Sichtweise wird allerdings nicht von allen Autoren geteilt. Vielmehr wird selbst bei Patienten mit geringen sprachlichen Fähigkeiten zur Klärung und Verifizierung von Gefühlen und Gedanken, verbale Aktivität in der Literatur erwähnt, so zum Beispiel bei Canner Hume und Hiti[80] sowie Strand[81] bei Kunsttherapiegruppen mit geistig Behinderten. Auch Goldsmith[82] richtet besonderes Augenmerk auf Menschen, die geringe sprachliche Fähigkeiten besitzen und als ungeeignet für verbale Psychotherapie eingeschätzt werden. Goldsmith betont die Bedeutung von Substanz und Struktur im künstlerischen Prozess für das Ordnen von Ideen und Wahrnehmungen und integriert gleichzeitig verbale Kommunikation, feedback und Interpretation in den therapeutischen Prozess.

Hughes[83] beschreibt ihre Arbeit mit einer Patientin, die nicht aktiv spricht, jedoch ein geringes Hörverständnis hat. Sie begründet ihre Interpretationen mit der Art und Weise, wie diese Patientin Übergangsobjekte und den intermediären Raum („potential space“) nutzt, beschreibt aber nicht, ob sie diese Interpretationen ihrer Patientin gegenüber ausspricht. Am genauesten werden die Möglichkeiten verbaler Interpretation bei nicht-sprechenden, geistig behinderten Patienten von Tipple geschildert;[84] er berichtet über die Arbeit mit einem Patienten, der ebenfalls nicht spricht, aber verbale Interpretationen versteht und dieses Verständnis dem Therapeuten durch das Antippen seines Handrückens gegen das Kinn rückbestätigt.

In diesem Fall beschreibt Tipple, wie verbale Interpretationen von emotionalen Zuständen auf der Grundlage von Zeichenspuren, Gesten und Bewegungen gemacht werden können und wie der Klient nonverbal auf diese Interpretationen

---

79 Liebmann, M. (1986), *Art Therapy for Groups*, S. 9 und S. 96

80 Canner Hume, S. und Hiti, J.A. (1988) *A Rationale and Model for Group Art Therapy With Mentally Retarded Adolescents*

81 Strand, S. (1990) *Counteracting Isolation: group art therapy for people with learning difficulties*

82 Goldsmith, A. (1986) *Substance and Structure in the Art Therapeutic Process - Working with Mental Handicap*

83 Hughes, R. (1988) *Transitional Phenomena and the Potential Space in Art Therapy as with the Mentally Handicapped*

84 Tipple, R. (1992) *Art Therapy with people who have severe learning difficulties*

antwortet. Tipples Überlegungen sind aus einer Reihe von Gründen bemerkenswert: Zunächst beantwortet er möglicherweise die Frage, ob die Fähigkeit zur Sprache in der Kunstpsychotherapie immer eine Vorbedingung für Kommunikation und Interpretation sei. Dabei gibt er beispielhaft Situationen wieder, in denen Kommunikation und Interpretation auch unter sehr eingeschränkten sprachlichen Bedingungen funktionieren können. Weiter zeigt Tipple auf, dass das Schaffen von ungegenständlichen Symbolen nicht notwendigerweise eine völlige Abwesenheit von Symbolisierung bedeutet, sondern dass auch abstrakte Zeichenspuren als emotionale oder räumliche[85] Symbolisierungsleistung gesehen werden können. Die ungegenständliche Malerei oder Plastik kann Tipple zufolge daher ebenso ein Indikator einer wirkungsvollen Kunsttherapie sein wie ihr abbildendes Gegenstück. Sie stelle allerdings höhere Anforderungen an die Beobachtungs- und Interpretationsfähigkeit des Therapeuten.

Schlussüberlegungen

Bei der Literaturrecherche über Kunsttherapie für Menschen mit geistiger Behinderung habe ich gezeigt, wie das kognitive, sensorische, sozial-rehabilitative und ästhetische Potenzial der Kunsttherapie mit unterschiedlicher Gewichtung von Autoren im englischsprachigen Raum betont wurde. Den Wertungen der Autoren zu den unterschiedlichen Aspekten habe ich kritische Standpunkte anderer Kunsttherapeuten gegenübergestellt, die die Grenzen dieser Sichtweisen aufzeigen. Es ist deutlich geworden, dass ein orthodoxes Beharren auf nur einem dieser Aspekte das Potenzial der Kunsttherapie einengen und damit besondere Bedürfnisse der Klientengruppe außer Acht lassen kann.

Kunsttherapeuten, die die kognitiven und entwicklungspsychologischen Ideen betonen, haben versucht, den Stellenwert der Kunsttherapie in der Pädagogik mit dieser Klientengruppe aufzuzeigen, manchmal mit direktiven und einschränkenden Methoden[86] - auf Kosten der wichtigen Informationen, die nicht-direktive Arbeit und der ästhetische Prozess dem Therapeuten vermitteln, wie andere Kunsttherapeuten nahelegen.[87]

Die häufige Gleichsetzung von Kindern und geistig Behinderten und das Konzept des Entwicklungsalters scheint kritikwürdig, denn es besteht die Gefahr, dass bereits vorhandene Stigmatisierungsprozesse wiederholt bzw. verschärft werden.

---

85 Rees, M. (1984) *Ethological constructs of territoriality and dominance and their implications for the practice of art therapy with institutionalised mentally handicapped patients;* Rees, M. (1995) *Making sense of marking space*

86 Silver, R. (1973) *Cognitive Skills Development through Art Experience;* Silver, R. (1978) *Developing Cognitive and Creative Skills Through Art. Programmes for Children with Communication Disorders or Learning Disabilities*
Stott, J. und Males, B. (1984) a.a.O.

87 Tipple, R. (1992), a.a.O.

Eine Reihe von Autoren hat beschrieben, wie erwachsene geistig behinderte Menschen unter dieser Behandlung leiden[88] und sie herablassendes Verhalten, Entwertung und einen niedrigen gesellschaftlichen Status ertragen müssen.[89] Stokes & Sinason[90] stellen die Verlässlichkeit des IQ- bzw. Entwicklungsalter-Konzeptes in Frage; sie beschreiben, wie persönliche Traumatisierung und Stigmatisierung bei Menschen mit einer geistigen Behinderung deren intellektuelle Funktionen in Test-Situationen unter Umständen stark einschränken und legen nahe, dass sie durchaus eine „emotionale Intelligenz" besitzen können,[91] die auf einem höheren Niveau funktioniert als bei ihren nicht-behinderten Probanden.

Ein Vertrauen in die therapeutische Wirkung der sensorischen Qualitäten von künstlerischen Materialien ist weit verbreitet. Dies scheint nicht verwunderlich, denn schließlich ist es die Kunst, die Kunsttherapie von verbalen Therapien unterscheidet. Allerdings haben Rabiger[92] und Tipple[93] gezeigt, dass die Materialien nicht immer spontan und mit Leichtigkeit von geistig behinderten Patienten genutzt werden. Ein Vertrauen in diese Qualitäten als alleiniges therapeutisches Agens behindert die verbale Exploration von Themen der Übertragung und Gegenübertragung, wenn dies untere Umständen möglich wäre.

Andere Autoren haben die Rolle der Kunsttherapie bei der Förderung von sozialen Kontakten und Fähigkeiten betont, was besonders für Menschen wichtig scheint, die eine lange Zeit in Institutionen verbringen.

In diesem Zusammenhang hat sich auch die Gefahr gezeigt, Kunsttherapie durch äußere Interessen zu instrumentalisieren, während sie scheinbar im Dienste sozialer Rehabilitation steht. Dies lässt sich an der erwähnten Studie von Bowen und Rosal[94] beobachten, die den „Gebrauch von Kunsttherapie zur Reduzierung von mangelhaft angepasstem Verhalten einer geistig behinderten Erwachsenen" beschreiben. Mit ihrem Sprachgebrauch suchen sie bereits eine Nähe zur Verhaltensmodifikation, die die Kunst zum bloßen Instrument degradiert; die Ziele einer Verbesserung der Arbeitsleistung und des Arbeitsverhaltens scheinen fast allein

---

[88] Strand, S. (1990) *Counteracting Isolation: group art therapy for people with learning difficulties;* Montgomery, D. (1990) *Children with Learning Difficulties*

[89] Strand, S. (1990), a.a.O.; Conboy-Hill, S. and Waitman, A. (1992) *Psychotherapy and Mental Handicap;* Sinason, V. (1992) *Mental handicap and the human condition*

[90] Stokes, J. und Sinason, V. (1992) *Secondary Mental Handicap as a Defense*

[91] Stokes, J. und Sinason, V. (1992) *Secondary Mental Handicap as a Defense,* S. 51

[92] Rabiger, S. (1990) *Art Therapy as a Container*

[93] Tipple, R. (1993) *Challenging assumptions: the importance of transference processes in work with people with learning difficulties*

[94] Bowen, C.A. und Rosal, M.L. (1989) *The use of art therapy to reduce the maladaptive behaviours of a mentally retarded adult*

durch die Institution bestimmt. Besonders seltsam wirkt die eindimensionale Interpretation des Verhaltens der geistig Behinderten. Interpersonelle Aspekte, Übertragungsphänomene und die vielleicht monotone Ausweglosigkeit der Tätigkeit der Klientin (Dinge, die in der Arbeitswelt der Nicht-Behinderten durchaus eine Rolle spielen sollen) werden nicht als mögliche Ursachen der Schwierigkeiten berücksichtigt. Man fragt sich, ob Kunsttherapie als Mittel genutzt wurde, die geistig behinderte Patientin gemäß den Bedürfnissen der Arbeitsumgebung umzuformen. Wenn soziale Rehabilitation ein Ziel ist, erfordert sie genaues Beobachten und ethische Verantwortung, um festzustellen, ob eine (kunst-) therapeutische Intervention sich an den Bedürfnissen der Patienten oder eher an den Bedürfnissen der Institution orientiert. An solchen Punkten verschärft sich die Frage nach der politischen Integrität der Kunsttherapie und des Kunsttherapeuten.

Untersuchungen zu einer „besonderen ästhetischen Begabung" geistig behinderter Menschen auf Grundlage neurologischer Konzepte legen nahe, dass die physiologischen Auswirkungen der geistigen Behinderung eine besondere Ansprechbarkeit durch Kunst und formale Eigenarten hervorrufen.[95] Allerdings sollte, wie andere Autoren gezeigt haben, die Gleichung: hirnorganisch begründete geistige Behinderung = erhöhte Kreativität mit Vorsicht behandelt werden, denn diese bezieht weitere Faktoren, wie etwa eine stimulierende und haltende Umgebung in der Kunsttherapie oder auch die Beziehung zum Kunsttherapeuten, nicht mit ein. Die Idee, geistige Behinderung und Kreativität seien naturgemäß zu einem Paket geschnürt, kommt einer Pathologisierung der Kreativität allzu nahe und ist von anderen Autoren wie Tipple[96] und Schwartz[97] aus extrem entgegengesetzten Standpunkten in Frage gestellt worden.

Die Frage, ob Kunsttherapie als Psychotherapie mit dieser Klientengruppe wirksam ist, wurde aufgeworfen und unterscheidet sich von den bereits beschriebenen Konzepten durch ihre interpersonale und psychodynamische Dimension. Sie zog

---

[95] Kläger, M. (1977) *A retarded woman's graphic and verbal expression;*
Kläger, M. (1992) *Nonverbal thinking and problems of decoding exemplified by artwork of people with developmental disabilities*
Henley, D. (1989) *Artistic Giftedness in the Multiply Handicapped*

[96] Tipple, R. (1993), a.a.O.

[97] Schwartz, F. (1970) *Structure and Potential in Art Education*

die weitere Frage nach sich, ob Menschen mit geistiger Behinderung einen Bedarf an Psychotherapie haben.

Eine Reihe von Beiträgen und Studien hat diese Frage bejaht, und Positionen nach den beiden britischen Konferenzen zum Thema von Rees[98] und Tipple[99] haben gezeigt, dass Kunsttherapeuten zahlreiche Aspekte untersucht haben: die Relevanz der Objektbeziehungstheorie, die Psychodynamik zwischen Klient und Therapeut, die Kommunikation von räumlichen und territorialen Konzepten und emotionalem Befinden durch abstrakte Zeichenspuren und Malerei und die Möglichkeiten von verbaler Kommunikation und Interpretation bei eingeschränkter sprachlicher Fähigkeit.

Es ist bezeichnend, dass die meisten Bestrebungen, das Profil von Kunsttherapie als Psychotherapie für Menschen mit einer geistigen Behinderung herauszuarbeiten, jüngeren Datums sind. Conboy-Hill bezeichnet Psychotherapie als „a broad church."[100]

Es scheint, dass die Kunsttherapie in Großbritannien und den USA dabei ist, ihren Platz in dieser Gemeinschaft zu finden und Psychotherapie auch für Menschen mit geistiger Behinderung zu erschließen, ähnlich wie es die britische Tavistock Klinik bereits für die Psychoanalyse mit geistig Behinderten geleistet hat. Der Index ihres Buches „Psychotherapy and Mental Handicap"[101] wirft eine Reihe von Themen eindringlich auf:

„Die Geburt eines Kindes mit geistiger Behinderung: Verluste bewältigen"; „Psychotherapie mit Geschwistern von geistig behinderten Kindern"; „Sekundäre geistige Behinderung als Abwehrleistung"; „Mit geistiger Behinderung fertig werden: Die Auswirkungen von Gruppenarbeit und Gruppenprozessen auf eine stigmatisierte Identität"; „Die kriminelle Karriere und Menschen mit einer geistigen Behinderung"; „Gegenübertragung mit geistig behinderten Klienten"; „Gruppenanalytische Therapie für Menschen mit einer geistigen Behinderung"; „Trauer, Verlust und Menschen mit einer geistigen Behinderung", ...".

---

[98] Rees, M. (1984) *Ethological constructs of territoriality and dominance and their implications for the practice of art therapy with institutionalised mentally handicapped patients;* Rees, M. (1995) *Making sense of marking space;* Rees, M. (Hrsg.) (1998) *Drawing on Difference. Art therapy with people who have learning difficulties*

[99] Tipple, R. (1992) *Art Therapy with people who have severe learning difficulties;*
Tipple, R. (1993) *Challenging assumptions: the importance of transference processes in work with people with learning difficulties*
Tipple, R. (1994) *Communication and interpretation in art therapy with people who have a learning disability*

[100] Conboy-Hill, S. and Waitman, A.(1992) *Psychotherapy and Mental Handicap*

[101] siehe vorherige Fußnote

Vielleicht sind diese Gedanken der Kollegen aus der verbalen Psychotherapie für einige Kunsttherapeuten auch in Deutschland Inspiration und Ermutigung, sich weiterhin geistig behinderten Menschen mit den besonderen Möglichkeiten unserer Profession zuzuwenden. Sie benötigen diese Aufmerksamkeit, denn ihre Stimme wird immer noch allzu selten gehört.

Literatur

AISSEN-CREWETT, M. (1987) *Ästhetische Erziehung für Behinderte.* Ein Arbeitsbuch für die Praxis, Dortmund, Modernes Lernen

BICKNELL, J. (1983) *The psychopathology of handicap.* British Journal of Medical Psychology, 56, S. 167-178

BLOCH, S. (1982) *Kunst-Therapie mit Kindern,* München, Ernst Reinhard

BOWEN, C.A. und ROSAL, M.L. (1989) *The use of art therapy to reduce the maladaptive behaviours of a mentally retarded adult.* The Arts in Psychotherapy, Vol. 16, Pergamon Press, S. 211-218

CANNER HUME, S. und HITI, J.A. (1988) *A Rationale and Model for Group Art Therapy With Mentally Retarded Adolescents.* The American Journal of Art Therapy, Vol. 27, S. 2-12

CASE, C. and DALLEY, T. (1992) *The Handbook of Art Therapy,* London, Routledge

CHARLTON, S. (1984) *Kunsttherapie mit Langzeitinsassen von psychiatrischen Kliniken;* in: DALLEY, T. (Hrsg.), *Kunst als Therapie,* Rheda-Wiedenbrück, Daedalus

COLE, P. (1985/86) *Art Therapy as Psychotherapy with the Mentally Handicapped.* Inscape, Late issue 1985/February 1986, S. 10-14, S.17-18

CONBOY-HILL, S. and WAITMAN, A. (1992) *Psychotherapy and Mental Handicap,* London, Sage Publications

CUMMINGS, S.T., BAYLEY, H.C. and RIE, H.E. (1976) *Effects of the child's deficiency on the mother: A study of mothers of mentally retarded and chronically ill children.* American Journal of Orthopsychiatry, 46, S. 246-255

DALLEY, T. (1987) *Art as therapy: some new perspectives;* in: DALLEY, T. (Hrsg.) *Images of Art Therapy,* London, Tavistock Publications

DALLEY, T. und CASE, C. (1992) *The Handbook of Art Therapy,* London/ New York, Routledge

DANNECKER, KARIN (1996) *Kunst, Symbol, Seele.* Peter Lang, Frankfurt/ Main, Europäischer Verlag der Wissenschaften

DOSEN, A. (1995) *Psychische Gesundheit und Menschen mit geistiger Behinderung.* in: HELIOS. Quarterly publication of the European Commission, Catalogue No CE.CU. 95. 005.DE.C, Division for the Integration of Disabled People, Brussels, S. 8-9

DUDLEY, J.R. (1983) *Living with a stigma: the plight of the people who we label as mentally retarded,* Springfield, Ill., Charles, Thomas

EDGECUMBE, R. (1975) *The border between education and therapy;* in: Studies in Child Analysis, Monogram Series

EVANS, K. und DUBOWSKI, J. (2001) *Art Therapy with Children on the Autistic Spectrum.* Beyond Words, London/Philadelphia, Jessica Kingsley

GILROY, A. (1992) *Research in Art Therapy.* In: WALLER, D. and GILROY, A. (Hrsg.) *Art Therapy. A Handbook,* Buckingham, Philadelphia, Open University Press

GILROY, A. and LEE, C. (1995) *Juxtapositions in art therapy and music therapy research,* in : GILROY, ANDREA AND LEE, COLIN (Hrsg.) *Art and Music, Therapy and Research,* London/New York, Routledge

GOLDSMITH, A. (1986) *Substance and Structure in the Art Therapeutic Process - Working with Mental Handicap.* Inscape, Summer 1986, S. 18-22

GONICK-BARRIS, S.E. (1976) *Art for Children with Minimal Brain Dysfunction.* American Journal of Art Therapy, Vol. 15, S.67-73

GRAY, J. (1985/86) *Art Therapy as Psychotherapy with the Mentally Handicapped.* Inscape, Late issue 1985/February 1986, S. 3-7, S. 21-22

HAMMANS, S. (1984) *I shout in a high temper.* In: *Art Therapy as Psychotherapy in Relation to the Mentally Handicapped?* Proceedings of the Conference held in Nov. 1984 at Herts College of Art and Design, St Albans

HAMMANS, S. (1992) *Letter to the editors.* In: CASE, C. UND DALLEY, T. (1992) *The Handbook of Art Therapy,* London, Routledge, S. 25-31

HENLEY, D. (1989) *Artistic Giftedness in the Multiply Handicapped,* in: WADESON, H. (Hrsg.), *Advances in Art Therapy,* New York, John Wiley & Sons

HENLEY, D. (1992) *Exceptional Children: Exceptional Art,* Worcester, Massachusetts, Davis Publications, Inc.

HERRMANN, U. (2000a), *Kunst und geistige Behinderung: ein besonderer Dialog.* In: HERRMANN, U., EGGERT, A. UND LEGER-STIER, E.: *Schritt für Schritt in die Welt der Kunst. Gestalterisches Arbeiten mit geistig behinderten Kindern und Jugendlichen,* Hannover, Workshop Hannover e.V. (Hrsg.)

HERRMANN, U. (2000 b) *Developing in splendid isolation? A critical analysis of German art therapy approaches in key papers from 1990-1999.* Inscape, Vol. 5 (2)

HERRMANN, U. (2001) *Mein eigenes Haus. Kunsttherapie als Psychotherapie für Kinder und Jugendliche mit NCL.* in: NCL. *Zur Lebenssituation von blinden Kindern und heranwachsenden mit einer unheilbaren Abbauerkrankung;* Beiträge aus Pädagogik, Therapie und Medizin. Zusammengestellt von Hartmut Schlegel. Schriftenreihe zur Theorie und Praxis der Blindenbildung, Landesbildungszentrum für Blinde/VZFB, Hannover

Hughes, R. (1985/86) *Art Therapy as Psychotherapy with the Mentally Handicapped.* Inscape, Late issue 1985/February 1986, S.8-10, pp.20-21

Hughes, R. (1988) *Transitional Phenomena and the Potential Space in Art Therapy as with the Mentally Handicapped.* Inscape, Journal of Art Therapy, Summer 1988, S. 4-8

Jones, G. (1995) *Education and Assessment Services.* In: Malin, N. (Hrsg.) *Services for people with learning disabilities,* London, Routledge

Kläger, M. (1977) *A retarded woman's graphic and verbal expression.* American Journal of Art Therapy, Vol. 16, S. 145-48

Kläger, M. (1992) *Nonverbal thinking and problems of decoding exemplified by artwork of people with developmental disabilities.* American Journal of Art Therapy, Vol. 31, S. 41-45

Liebmann, M. (1986) *Art Therapy for Groups,* London, Routledge

Lindsay, Z. (1972) *Art and the handicapped child,* London, Studio Vista Publishers

Lowenfeld, V.(1957) *Creative and Mental Growth,* 3rd edition, New York, McMillan

McGregor, I. (1990) *Unusual drawing development in children.* In: Case, C. und Dalley, T., *Working with children in art therapy,* London, Routledge

Menzen, K.H. (1987) *Therapeutische Indikationen im Bereich von Behinderung.* Kunst und Gesundheit, Kunst & Therapie, Heft 11

Menzen, K.-H. (1990) *Kunsttherapie mit wahrnehmungsgestörten und geistig behinderten Menschen.* in: Petzold/Ort (Hrsg.) *Die neuen Kreativitätstherapien.* Handbuch der Kunsttherapie.Vol. 1, Paderborn, Junferman

Menzen, K.-H. (1994) *Heilpädagogische Kunsttherapie,* Freiburg/Brsg., Lambertus

Mertens, Melanie (1996) *Kunsttherapie- Entwicklung eines Berufsbildes. Argumente für die Anerkennung durch die gesetzliche Krankenversicherungen,* Hamburg, Kova Verlag

Montgomery, D. (1990) *Children with Learning Difficulties,* London/New York, Cassel/Nichols

Payne, H. (Hrsg.) (1993) *One River, Many Currents.* Handbook of Inquiry in the Arts Therapies, London, Jessica Kingsley

Pearson, M. (1985/86) *Art Therapy as Psychotherapy with the Mentally Handicapped,* Inscape, Late issue 1985/February 1986, S. 14-16, S. 18-19

Petersen, P. (Hrsg.) (1990) *Ansätze kunsttherapeutischer Forschung,* Berlin, Springer Verlag

Petersen, P. (1991) *Notwendigkeit der Zusammenarbeit kunsttherapeutischer Schulen. Gibt es eine gemeinsame Sprache?* Ein Vortrag. in: Rech, Peter (Hrsg.) *Kunst & Therapie,* 17, S. 84-98

Rabiger, S. (1990) *Art Therapy as a Container*. in: Case, C. und Dalley, T. (Hrsg.), *Working with Children in Art Therapy*, London, Tavistock/ Routledge

Race, D. (1995) *Classification of people with learning disabilities*, in: Malin, N.(Hrsg.) *Services for people with learning disabilities*, London, Routledge

Rees, M. (1984) *Ethological constructs of territoriality and dominance and their implications for the practice of art therapy with institutionalised mentally handicapped patients*, in: *Art Therapy as Psychotherapy in Relation to the Mentally Handicapped?* Proceedings of the Conference, November 1984 am Herts College of Art and Design, St. Albans

Rees, M. (1995) *Making sense of marking space*. In: Gilroy, A. und Lee, C. (Hrsg.) *Art and Music: Therapy and Research*, London/ New York, Routledge

Rees, M. (Hrsg.) (1998) *Drawing on Difference. Art therapy with people who have learning difficulties*, London/New York, Routledge

Robinson Russel, E. (1979) *Measurement of Intelligence by Means of Children's Drawings*. American Journal of Art Therapy, Vol. 18, S. 101-117

Rubin, J. (1978) *Child Art Therapy*, New York, Van Nostrand Reinhold

Russel, J. (1995) *Leisure and recreation services*; in: Malin, N.(Hrsg.) *Services for people with learning disabilities*, London, Routledge

Schwartz, F. (1970) *Structure and Potential in Art Education*, Waltham, Mass., Ginn-Blaisdell

Silver, R. (1973) *Cognitive Skills Development through Art Experience*, Educational Resources Information Center of the U.S. Office of Education, ED No 084745

Silver, R. (1978) *Developing Cognitive and Creative Skills Through Art. Programmes for Children with Communication Disorders or Learning Disabilities*, Baltimore, University Park Press

Sinason, V. (1992) *Mental handicap and the human condition. New approaches from the Tavistock*, London, Free Association Books

Solnit , A.J. und Stark, M.H. (1961) *Mourning and the birth of a defective child*. Psychoanalytic Study of the Child, 16, S. 523-537

Stamatelos, T. und Mott, D.W. (1993) *Learned helplessness in persons with mental retardation. Art as a client-centred treatment modality*. The Arts in Psychotherapy, Vol. 10, Anko International Inc., S. 241-249

Stokes, J. und Sinason, V. (1992) *Secondary Mental Handicap as a Defense*. In: Conboy-Hill, S. und Witman, A.: *Psychotherapy and Mental Handicap*, London, Sage Publications

Stott, J. und Males, B. (1986) *Kunsttherapie für geistig behinderte Menschen*, in: Dalley, T. (Hrsg.) *Kunst als Therapie*, Rheda-Wiedenbrück, Daedalus

Strand, S. (1990) *Counteracting Isolation: group art therapy for people with learning difficulties*, in: Group Analysis, 23 (3), S. 255-63

THEUNISSEN, G. (1989) *Wege aus der Hospitalisierung: Ästhetische Erziehung mit schwerstbehinderten Erwachsenen*, Bonn, Psychiatrie-Verlag

THEUNISSEN, G. (Hrsg.) (1997) *Kunst, ästhetische Praxis und geistige Behinderung*, Bad Heilbrunn, Klinkhardt

THIES, J. (1987) *Bilder von Behinderten. Aus der Welt psychisch Kranker und geistig Behinderter*, Nürtingen, Verlag Freie Kunstschule

TIPPLE, R. (1992) *Art Therapy with people who have severe learning difficulties*. In: WALLER, E. UND GILROY, A. (Hrsg.) *Art Therapy*. A Handbook, Buckingham/ New York, Open University Press

TIPPLE, R. (1993) *Challenging assumptions: the importance of transference processes in work with people with learning difficulties*. Inscape, Summer 1993, S. 2-9

TIPPLE, R. (1994) *Communication and interpretation in art therapy with people who have a learning disability*, Inscape, Vol. 2, S. 31-35

WALLER, D. (1991) *Becoming A Profession*. The History of Art Therapy in Britain 1940-82, London/New York, Routledge

WALLER, D. (1998) *Towards a European Art Therapy*, Buckingham, Philadelphia, Open University Press

WILSON, L. (1980) *Theory and Practice of Art Therapy with the Mentally Retarded*. In: ULMAN, E. und LEVY, C.A.: (Hrsg.) *Art Therapy Viewpoints*, New York, Schokken Books

WODDIS, J. (1992) *Art therapy: new problems, new solutions?* In: WALLER, D. UND GILROY, A. (Hrsg.) *Art Therapy*. A Handbook, Open University Press, Buckingham, New York

Laurie Wilson

Psychodynamische Kunsttherapie

Psychodynamische Kunsttherapie war der Ausdruck, den Margaret Naumburg verwendete, um die Kunsttherapie zu beschreiben und zu definieren, die sie in den späten 1940er Jahren in den USA einführte. Den Rahmen für ihre Arbeit bildete eine auf dem Gebiet der psychischen Gesundheit von Psychiatern dominierte Szene, die von der Psychoanalyse gefesselt war. Freuds Entdeckungen hatten diese Psychiater überzeugt und bildeten den Gegenstand utopischer Träume. Die Psychoanalyse war ein tiefenpsychologischer Ansatz, dessen Ziel darin bestand, schädliches unbewusstes Material zu Tage zu fördern. Sie war ein Mittel, das alle heilen und bei jeder Population zweckmäßig angewendet werden konnte. Jede andere Methode erschien oberflächlich.

Als Naumburg ihr Wissen über Kunst und Psychoanalyse verband, verblüffte sie ihr Publikum, indem sie zeigte, wie das Innenleben von Patienten, mit denen sie arbeitete, durch deren Kunst ganz unmittelbar enthüllt werden konnte. Es schien eine sehr natürliche Verbindung zu sein. Die Idee, dass die verbotenen Gedanken und Gefühle eines Menschen in den Bildern, die er schuf, sichtbar werden könnten, kannten die Psychoanalytiker und Psychologen, die mit dem Konzept der Projektion vertraut waren. Projektion (im Sinne der Psychoanalyse) wird als ein mentaler Vorgang definiert, „bei dem Eigenschaften, Gefühle und Wünsche, die eine Person an sich ablehnt, vom Selbst ausgeschlossen und auf eine andere Person oder Sache übertragen werden".[1] Zu lernen wie man die geheimen Botschaften des Unbewussten durch Entschlüsselung der künstlerischen Arbeiten von Patienten liest, konnte außerordentlich großen Nutzen bringen. Wenn eine begabte Bilderleserin wie Naumburg ihre Fähigkeiten mit geschickten Befragungen der Patienten über ihre künstlerische Arbeit verbinden konnte, führte das zu erstaunlichen Ergebnissen. Sie konnte ihnen helfen, sich selbst zu verstehen. Dem psychiatrischen Team konnte sie helfen, seine manchmal unergründlichen und störrischen Patienten, die nicht sprechen konnten oder wollten, zu begreifen. Ihre Arbeit und die weiteren Entdeckungen und Methoden Edith Kramers, die dem Instrumentarium der Kunsttherapie die wirkungsvollen Mittel der Ich-Psychologie hinzufügte, bildeten die Grundlagen für eine höchst erfolgreiche und allgemein anwendbare neue Methode der Therapie.

Aber – wie zu erwarten war – eignen sich psychoanalytische Methoden nicht für jedermann, noch sind sie ein Allheilmittel. Ein solches gibt es nicht. Doch die Reaktionen auf die utopischen Träume und den Anspruch auf Allmacht, der von den psychoanalytischen oder psychodynamischen Ansätzen erhoben wurde, waren, zumindest in den USA, äußerst heftig. Wir haben gelernt, die Grenzen bestimmter Ansätze oder Verfahren besser zu verstehen. Manche Kunsttherapeuten

[1] J. Laplanche und J.B. Pontalis (1973) *The Language of Psychoanalysis*, S. 349

sind so weit gegangen zu behaupten, dass der psychodynamische Ansatz in unserem Fach überholt sei. Ich bestreite diese Behauptung mit Nachdruck, denn tatsächlich basiert die gesamte Kunsttherapie in gewissem Maß auf Ideen und Konzepten, die im Grundsatz psychoanalytisch sind – das Unbewusste, die lebenslange Wirkkraft der Kindheitserfahrungen – um nur zwei zu nennen. Ausschlaggebend und bereits oben erwähnt ist die Neigung des Menschen, verborgene innere Gedanken und Gefühle nach außen auf „andere Personen oder Dinge" – wie etwa künstlerische Arbeiten – zu projizieren; dies ist der wichtigste Lehrsatz der Kunsttherapie. Was ein Kunsttherapeut aus diesem Gedanken macht, ist ein anderes Thema für ein eigenes Kapitel. Jedoch möchte ich an dieser Stelle unterstreichen, dass das Wissen um die Möglichkeit, unbewusstes Material durch den künstlerischen Prozess zum Ausdruck zu bringen, die Leitlinie für meine Arbeit mit Francine bildete.

Kunsttherapie mit einem zwölf Jahre alten Mädchen, das unter Angstzuständen litt

Francine, ein zwölf Jahre altes Mädchen, wurde von einem Psychologen zur Kunsttherapie an eine Vorstadtklinik in New Jersey überwiesen, da die Behandlung in einer Sackgasse angelangt war. Als ältestes von zwei Geschwistern lebte sie mit ihrer eben erst geschiedenen Mutter und ihrer jüngeren Schwester zusammen. Nach der Geburt ihrer Schwester, ein Zeitpunkt, zu dem Francine drei Jahre alt war, wandten beide Eltern ihre Aufmerksamkeit von dem bis dahin angebeteten einzigen Kind, zu dem die Mutter eine besonders enge Beziehung hatte ab. Von da an tat Francine sich mit neuen Erfahrungen schwer, was sich in einer langen Krankengeschichte von Alpträumen, Ticks und verschiedenen somatischen Symptomen manifestierte.

Vor kurzem aufgetretene Probleme äußerten sich in Form von Phobien, übermäßiger Unselbständigkeit und Reaktionen, die durch Trennungen von der Mutter ausgelöst wurden. Es waren unter anderem Träume, in denen sie und ihre Mutter starben; eine nächtliche Episode, von der sie behauptete, dass jemand ihr folgte und sie zwang, etwas zu tun – wie zum Beispiel ihre Mutter zu töten; und wiederholte Äußerungen, dass sie sich davor fürchtete, erwachsen zu werden, weil dadurch ihre Mutter alt würde und sterben müsste und sie sich ein Leben ohne ihre Mutter nicht vorstellen konnte. Diese Befürchtungen trieben sie zum Handeln, wann immer ihre Mutter nach der Scheidung versuchte, sich mit einem Mann zu verabreden. Sobald ein Besucher kam, verschwand Francine in ihrem Schlafzimmer, wo sie stundenlang schrie und weinte und ihre Schuhe an die Tür warf.

Da sie sich keiner feindlichen Gefühle ihrer Mutter gegenüber bewusst war, wurde Francine während der Behandlung bei einem Psychologen immer schweigsamer, so dass dieser schon fast soweit war, in der momentanen Situation den Gedanken an eine weitere Therapie aufzugeben. Als letzten Ausweg überwies er Francine zur Kunsttherapie in der Hoffnung, sie könnte ihr neue Ausdrucks- und Kommunikationsmöglichkeiten eröffnen. Der Psychologe, dem der Zorn und die Enttäuschung bewusst war, die das Mädchen seiner Mutter gegenüber empfand, berichtete, dass Francine nie dazu in der Lage gewesen war, solche Gefühle wahrzunehmen – doch sie so weit zu bringen, wurde nur als langfristiges Ziel ins Auge gefasst.

Francine kam ab März einmal wöchentlich zur Kunsttherapie; es wurde vereinbart, dass die Behandlung zumindest bis Ende Juni dauern sollte. In der ersten Sitzung wurde Francine eine Auswahl an Zeichenmaterial, verschiedene Größen und Arten von Papier, Ton und Malfarben angeboten, und sie wurde ermuntert, damit alles zu machen, was sie wollte. Sie schuf sieben defensive und stereotype Bilder, die trotzdem einige ihrer Sorgen und auch ihrer Fähigkeiten zeigten.

Sie begann mit ihrem Lieblingsthema und zeichnete eine Vielzahl von Herzen, von denen die meisten miteinander verbunden waren. Dann zeichnete sie eine Figur, die ziemlich unreif wirkte und erklärte, dass sie das so gelernt habe, als sie vier Jahre alt war. Als ich dazu bemerkte, dass sie diese Art lange beibehalten hätte und sie fragte, ob sie lernen wollte, Menschen auf andere Weise zu zeichnen, antwortete sie, dass sie mit Menschen nicht kreativ sein könnte, dafür aber mit Herzen.

Sie lehnte dann Farben, ein Medium, das dazu anregt, Gefühle auszudrücken, ab und gestaltete statt dessen ein feines, dekoratives Muster auf einer flachen Tontafel. Es folgten zwei Arbeiten, die große Abwehr zeigten: ein Paar Würfel aus Ton und eine Wachsstiftzeichnung mit dem nahezu gesamten Repertoire der für Mädchen vor der Pubertät typischen Stereotypen – ein Regenbogen, ein Schmetterling, eine lachende Sonne, Blumen und Luftballons.

Schließlich zeichnete sie noch Gesichter von Stoffpuppen und sprach dann kurz darüber, dass sie nicht bekommen hätte, was sie sich wünschte, dass es ihr aber nichts ausmachte. (Sie besaß zu dieser Zeit keine eigene Puppe, aber eine ihrer Kusinen, die vier Jahre alt war, hatte eine.) Ihre letzte Arbeit war eine Liste mit Haustieren und Hobbys. Somit zeigte sich bereits in der ersten Sitzung ein Ausdrucksmuster, wenn auch gehemmt und defensiv. Die Angst, die Francine davor hatte, Menschen anders zeichnen zu lernen, als sie es mit vier Jahren getan hatte, ihre ausgeprägteg Fähigkeit, sich mit dem regressivsten Material, dem Ton, auszudrücken, ihre Vorliebe für stereotype, hoffnungsvolle Bilder, all das passte zu dem Bild eines Mädchens, das mit aller Macht gegen uneingestandene Gefühle ankämpfte.

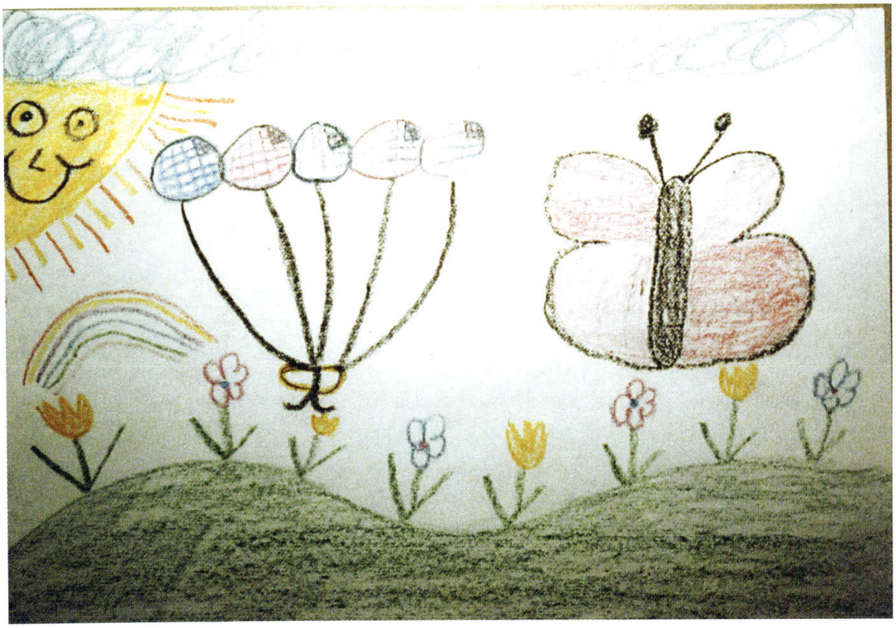

Abb. 1: Regenbogen und Blumen

In der nächsten Sitzung wurde dieser Kampf noch offensichtlicher. Sie begann mit Pastellkreiden, mit denen sie relativ frei experimentierte, und sie genoss das Durcheinander, das dieses Medium erzeugte. Nachdem sie alle Farben miteinander verschmiert hatte, reagierte sie auf ihr Bild mit großer Enttäuschung und Unzufriedenheit, verließ den Raum, um sich die Hände zu waschen und kehrte dann zu einem weiteren „Herz"- Bild zurück. Sie erklärte, dass Herzen alles Mögliche darstellen konnten – Freunde, Feinde, Mutter, Vater, eine Gruppe oder allein zu sein. Sie stimmte mir zu, als ich sagte, dass ein Mensch in jeder dieser Situationen unterschiedliche Gefühle hätte.

Nachdem sie in dieser fast völlig schweigen verlaufenden Sitzung noch einige Bilder geschaffen hatte, zeichnete sie die flüchtige Skizze eines Strichmännchens, das den Rockstar Michael Jackson darstellte. Da ich vermutete, dass die flammenartigen Striche am Kopf der Figur sich auf einen vor kurzem ereigneten Vorfall bezogen, als Jacksons Haare während der Aufnahmen für einen Werbespot plötzlich Feuer fingen, sagte ich, dass es ziemlich bedrohlich gewesen sein musste und fragte sie, was sie sich dabei gedacht hatte. Diese Frage löste bei ihr einen bemerkenswerten Ausbruch zorniger Gefühle über die herzlose und unfaire Ausbeutung Jacksons durch den Filmproduzenten aus, den sie als „versnobt" bezeichnete. Als ich sie fragte, ob ihr so etwas Ähnliches auch passiert sei, sagte sie: „Ja, aber ich bin mit manchen Leuten auch versnobt". Mit dieser letzten Bemerkung strich sie das ganze Bild energisch durch und warf es weg.

Im Verlauf der neun Monate dauernden Behandlung tauchten in ihren künstlerischen Arbeiten viele Themen auf. Gelegentlich gab es Arbeiten, die das Wechselspiel von Abwehr und Triebkraft in abstrakter Formqualität zu zeigen schienen. Ein solches Beispiel war eine Pastellzeichnung, die entstand, nachdem Francine ein fotografisches Tierlexikon durchgesehen hatte.

Während sie in dem Buch blätterte, hatte sie bei jedem Bild, das entweder sexuell oder aggressiv auf sie wirkte, empört aufgeschrien. Ihre Zeichnung begann sie mit einem schwarzen Gittermuster, dessen Linien sie mit dem Lineal zog. Nachdem sie die 160 Quadrate, die dabei entstanden waren, gezählt hatte, begann sie damit, sie anzumalen, wobei sie von den beiden Seiten zur Mitte hin arbeitete. Das Ergebnis dieser zwanghaft systematischen Methode war eine erstaunlich feinfühlige und dynamische Sublimierungsarbeit. Francines Abwehrmechanismen hatten für eine temporäre Struktur gesorgt, die ausreichte, um ihre Gefühle unter Kontrolle zu bringen. Das Gleichgewicht war harmonisch und der Erfolg gab, zumindest in meinen Augen, Anlass zu Hoffnungen.

Nach einigen Monaten, als feststand, dass sie während des Sommers weiter zu mir in die Klinik kommen würde, begann sie, ihre Ängste und Sorgen offen darzustellen und zu besprechen. Währenddessen waren ihre Sitzungen mit dem Psychologen auf Grund von Terminschwierigkeiten gekürzt worden. Der Zeichnung, die diese neue Phase einleitete, gab Francine den Titel „Eine Straße – wartet“ (siehe Abbildung 2).

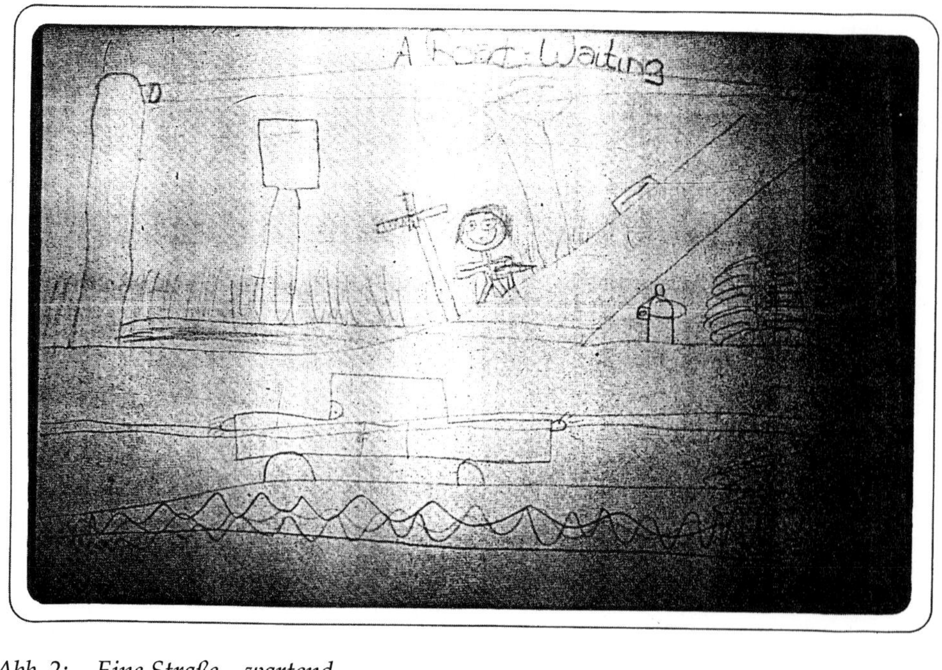

Abb. 2: Eine Straße – wartend

Sie konnte die Frau auf dem Bild mit ihrer Mutter und ihren Befürchtungen, die Mutter könnte sterben, in Verbindung bringen. Wir begannen, nach inhaltlichen Mustern zu suchen und zu klären, wann diese Ängste auftraten. Allmählich konnte sie erkennen, dass zwischen ihren Schlafproblemen und ihrem Wunsch, der Mutter nahe zu sein, Zusammenhänge bestanden.

Sie brachte Gedichte und ihr Tagebuch mit und während der Sitzungen waren ihre Zeichnungen eher wie Kritzeleien, die ganz ungezwungen die Gefühle nachzeichneten, die sie gerade zu erforschen begann. Francine sprach über ihre Verwirrung und machte sich Gedanken über die Beziehung zwischen Liebe und Hass sowie über ihre Wünsche und Ängste, die eigenen Gefühle zu verstehen. Sie beschrieb, auf welche Weise sie sich selbst Angst machte, und ich überredete sie dazu, ihre „Panik" zu zeichnen (siehe Abbildung 3).

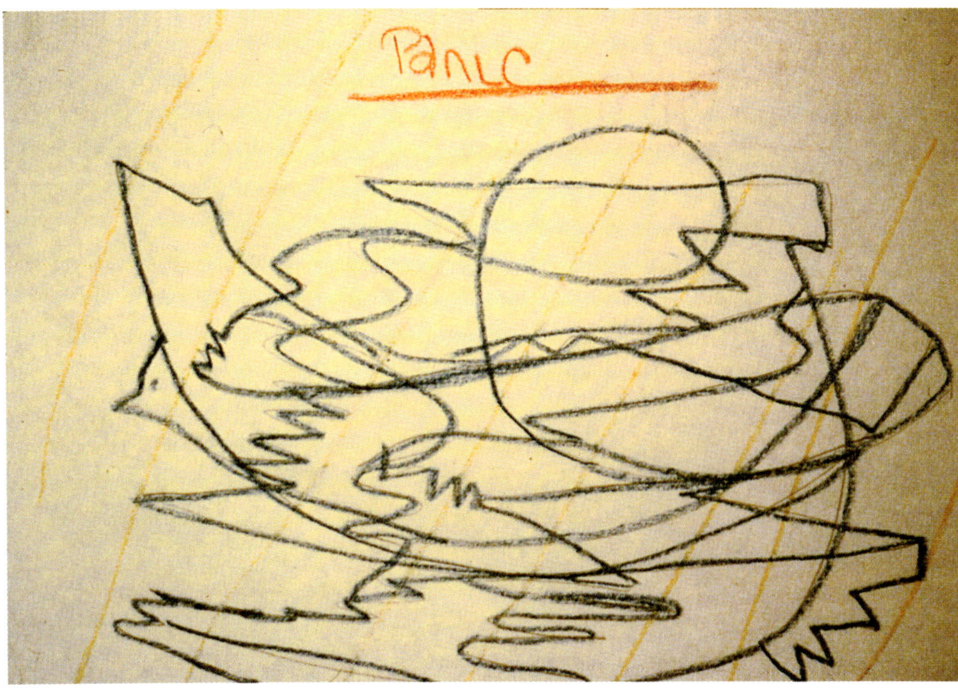

Abb. 3: Panik

Danach konnte Francine zum ersten Mal über Gefühle des Zorns ihrer Mutter gegenüber sprechen. Wir beendeten die Sitzung damit, dass ich ihr vorschlug, sie sollte versuchen, darüber nachzudenken, welche Gedanken oder Gefühle sie bewegten, kurz bevor sie in Angst oder Panik geriet.

Drei Tage später hatte sie am Abend zu Hause eine Panikattacke. Als sie vorbei war, interpretierte die Mutter Francine diesen Vorfall und sagte, dass ihr Zorn auf sie der Grund dafür gewesen sei. In der Sitzung, die unmittelbar nach diesem Anfall stattfand, beschrieb Francine ihr Erlebnis und zeigte mir eine Beschreibung, die sie in ihr Tagebuch eingetragen hatte. Dann bat sie mich, ihr zu erklären, was eine Panikattacke sei und weshalb sie ihr passiert sei. Die Erklärung ihrer Mutter hatte sie genauso erregt, verwirrt und bestürzt wie der Vorfall selbst.

In der nächsten Sitzung rekonstruierten wir, was am Tag der Attacke vorgefallen war. Sie hatte an diesem Tag erfahren, dass der Vater von Sam, einem ihrer Campingfreunde, zwei Tage zuvor an einem Herzanfall gestorben war. Sie sprach mit Hochachtung von Sam, der so tat, „als wäre nichts passiert und nicht wollte, dass jemand ihn bemitleidete". Nachdem wir darüber gesprochen hatten, dass Menschen ihre Gefühle auf verschiedene Weise ausdrücken können – auch mit ihrem Körper in Form von Panikattacken – schlug ich ihr vor zu zeichnen, wie sie ihren Anfall empfunden hatte.

Sie zögerte zu zeichnen, war aber bereit, als Alternative eine abstrakte Collage aus Buntpapier zu machen (vgl. Abbildung 4).

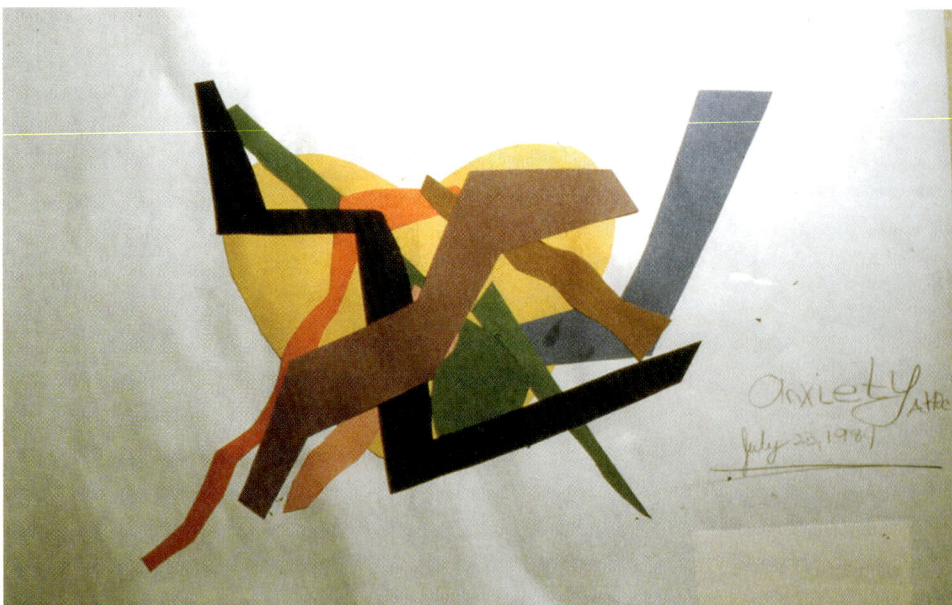

Abb. 4: Papiercollage Angstattacke

Francine stellte sich selbst als großes gelbes Herz dar, verwendete gezackte schwarze und lila Formen, um die stechenden Schmerzen, die sie gefühlt hatte, wiederzugeben, und orangefarbene Wellenlinien, die ihr „Zittern" darstellten. Sie gab dem Bild diesen Titel, sagte weiter nichts darüber und bat mich dann, mit ihr Jacks (ein Kinderspiel für mehrere Mitspieler, bei dem Metallsternchen auf den

Boden geworfen werden, von denen man so viele wie möglich aufheben muss, bis man einen kleinen Ball, den man in die Luft wirft, wieder auffängt) zu spielen. Sie sagte, dass sie immer wieder Jacks spielte, weil sie dabei vergessen kann, wie schlecht sie sich fühlt. Während wir miteinander spielten, gelang es ihr, in aller Ruhe die Beziehung zwischen den Gefühlen, die Sams traurige Erfahrung in ihr geweckt hatte, ihrer Abneigung gegenüber Ereignissen, die traurig endeten, und ihrer Panikattacke zu erforschen.

Als Francine in die nächste Sitzung kam, wirkte sie teilnahmslos und erzählte mir, dass sie in der Nacht Fieber gehabt hatte und sich noch immer schwindlig fühlte. Dann zeigte sie mit ein Gedicht, das sie zwei Tage nach der letzten Sitzung zu Hause geschrieben hatte. Es trug den Titel „Wachstumsschmerzen“. Sein Inhalt bezog sich auf ihre Angst, von der Mutter getrennt zu sein, und es endete mit den Zeilen: „Ich möchte wissen, was es (Wachsen) ist, und ich möchte es sehr bald wissen: Ich wünschte, ich wüsste es schon jetzt.“

Ich schlug vor, sie könnte ein Bild über ihre verschiedenen Gefühle anfertigen, das ihr vielleicht helfen würde herauszufinden, was sie wissen wollte. Nach anfänglichem Zögern begann sie zu zeichnen, und während sie zeichnete, weinte sie. Sie schuf eine Reihe sehr schematischer Bilder, die in Worten und Bildern die Gefühle schilderten, die sie mit Wachstum verband: Schmerz, Einsamkeit, Leere, Panik, Hass und Zorn – elf „Wachstumsschmerzen“.

Als Francine mit dem Zeichnen fertig war, brachen ihre Ängste und Gefühle in einem wahren Redestrom aus ihr heraus. Während sie weinte und über die Bilder und ihre Gefühle sprach, schien sie ganz unerwartet zu entdecken, dass sie sich von ihnen distanzieren und allmählich ihre eigene Ambivalenz akzeptieren konnte.

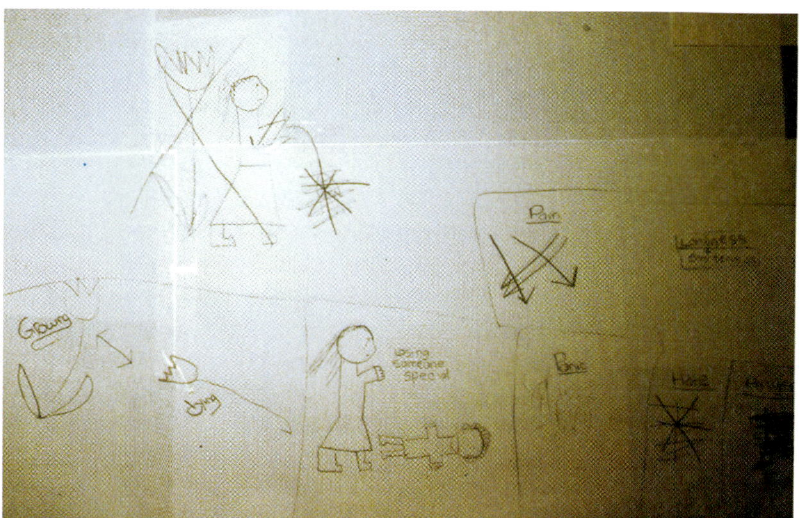

Abb. 5: Wachstumsschmerzen

Die nächste Sitzung verlief nach einem ähnlichen Schema mit Gesprächen und künstlerischer Arbeit, wobei ihre Zorngefühle der Mutter gegenüber und ihre Angst, die Gefühle an sich könnten Schaden anrichten, im Vordergrund standen.

Sie sprach offen über ihre Schuldgefühle, weil sie herausgefunden hatte, dass ihre Mutter nicht fehlerlos war, und fragte sich, ob sie vielleicht adoptiert worden war.

In der letzten Sitzung vor den Sommerferien sprach sie mit Begeisterung über ihre Zukunftspläne und mit Gelassenheit über die Beziehung zu ihrer Mutter und die Trennung von mir und dem Psychologen, der ebenfalls gerade in Urlaub war. Dann zeichnete sie ein Bild, dem sie den Titel „Die Sonne beginnt wieder zu scheinen" gab und kommentierte, dass sie sich nun besser fühlte und dass es ihr half, wenn sie Bilder zeichnen und über Dinge sprechen konnte.

Als ich nach einem Monat zurückkam, berichtete der Psychologe, dass sich der Zustand Francines entscheidend verbessert hatte. Ihre Mutter fand, dass sie sich normal verhielt und war über ihre Fortschritte erfreut. Obwohl Francine noch ein paar Mal zu Kunsttherapiesitzungen kam, zeigte sich schon bald, weil sie symptomfrei blieb, dass sie und ihre Mutter keinen Grund für eine Fortsetzung der Behandlung sahen. Nachgespräche nach acht Monaten und dann nach zwei Jahren ergaben, dass Francine eine gute Schülerin war, ein reges soziales Leben mit ihren Freunden führte und nicht mehr unter Angstsymptomen oder Depressionen litt.

Diskussion

Der offensichtliche Erfolg der Kunsttherapie mit Francine kann auf verschiedene Faktoren zurückgeführt werden. Die künstlerischen Materialien boten ihr eine Form des Ausdruck während einer Zeit, als sie Worte nicht verwenden konnte. Außerdem können wir davon ausgehen, dass der symbolische Ausdruck ihrer unbewussten Konflikte und Gefühle im künstlerischen Prozess zu einer gewissen Katharsis führte und ihr die erneute Fähigkeit gab, an diesen Gefühlen und Konflikten zu arbeiten, und zwar dieses Mal mit Worten. Francine selbst erlebte die sichtbaren konkreten Darstellungen ihrer Probleme als integrierende und klärende Erfahrungen.

Künstlerische Arbeit kann sowohl im Rahmen einer therapeutischen Beziehung als auch außerhalb eine verinnerlichte, integrierende Erfahrung sein. Francines Bild ihrer „Panik" ist eine ausdrucksstarke Darstellung der bewussten und unbewussten Gefühle, die mit ihrer Erfahrung von Panik in Zusammenhang stehen. Als die Erfahrung im Bild festgehalten war, gab es einen Zugang zur Sprache und zur verbalen Interpretation. Es scheint, dass eine Erinnerung oder Erfahrung für die Patientin „realer" wird, wenn davon ein sichtbares Bild entsteht, vor allem, wenn die Erfahrung anschließend benannt und besprochen wird. Selbst wenn das geschaffene Werk symbolisch mehrere Ebenen von der unbewussten Erinnerung, dem Gefühl oder der Erfahrung entfernt ist – wie Michael Jackson, der für Francine steht, oder der unsichtbare Ausbeuter, der Vater und/oder Mutter repräsentiert – scheint es doch eine Aufgabe zu erfüllen.

Ich vermute, dass die verschobene Darstellung dazu führt, ein gewisses Maß an Gefühlen ausdrücken und verknüpfen zu können, und dass auf diese Weise verdrängtes Material von einer unbewussten zu einer vorbewussten Ebene aufzusteigen beginnt. Darin sehe ich die Grundlage für eine Arbeit, die in der Psychotherapie "innerhalb von Metaphern" stattfindet. Im Lauf der Zeit wird die Metapher oft verständlicher, wie bei Francine, die während der 11. Sitzung begann, direkt über ihre Gefühle ihrer Mutter gegenüber zu sprechen.

Die künstlerischen Arbeiten von Patienten und die damit verbundenen Assoziationen und Kommentare können dem Kunsttherapeuten genügend Informationen geben, um etwas über die Stellung und die Natur aktueller Abwehrmechanismen, Triebe und Konflikte aussagen zu können. So konnte ich bei Francine auf Grund der stark defensiven und stereotypen Bilder von Herzen, Blumen, Regenbogen usw., die in ihren ersten Sitzungen entstanden, herausfinden, dass sie darum kämpfte, verschiedene schmerzliche Gefühle in Schach zu halten.

Man könnte argumentieren, dass die stereotypen Bilder, die Francine verwendete, typisch für die Kunst eines Mädchens vor und zu Beginn der Pubertät sind. Wie bei jeder Art von Abwehr waren es auch hier die Übertreibung und der Eindruck des Übermaßes, die auf Schwierigkeiten hinwiesen, die über die normalen Entwicklungsprobleme hinausgingen. Es waren einfach zu viele Herzen und Blumen. Und es folgten zu rasch Hinweise auf unterschwellige aggressive Gefühle.

Während der zweiten Sitzung tauchten einige dieser Gefühle auf, nicht nur in den Bildern und ihren Assoziationen, als sie das Strichmännchen zeichnete, das Michael Jackson darstellte, und von ihren Zorngefühlen seinem Ausbeuter gegenüber erzählte, sondern auch in der Art und Weise, wie sie das Bild energisch verdeckte und es wegwarf. Die symbolische Verschiebung des Zorns, den sie beiden Eltern gegenüber empfand, konnte in diesem frühen Stadium zum Ausdruck gebracht werden, solange ihr die unbewusste Bedeutung nicht nahe gebracht wurde.

Wir wollen zwei verschiedene Ereignisse aus der Behandlung dieses Mädchens näher untersuchen, bei denen die künstlerische Arbeit eine wichtige Auswirkung auf den Verlauf der Sitzung und auf die Behandlung zu haben schien. Das erste ist die Collage „Panikattacke" (Abb. 4), und das zweite die Serie von Bleistiftzeichnungen, die Francines Befürchtungen, die Mutter zu verlieren, darstellten („Wachstumsschmerzen" Abb. 5). Beide Sitzungen fanden zu einem relativ späten Zeitpunkt dieser Kurzzeitbehandlung statt, als bereits ein festes therapeutisches Bündnis bestand.

Francine war zugesichert worden, dass sie die Kunsttherapie weiter besuchen könnte, so lange sie diese brauchte, und sie hatte wiederholt die Erfahrung gemacht, dass sie während der Sitzungen selbst bestimmen konnte, wie viel sie sprechen bzw. künstlerisch arbeiten wollte. Zu dieser Zeit hatte sie sich auch angewöhnt, direkt mit mir über ihre Gefühle zu sprechen und verwendete nicht mehr nur Metaphern, um ihre Verwirrung auszudrücken.

In der Sitzung nach der Panikattacke schien es offensichtlich, dass Francine Schwierigkeiten hatte, verbale Ausdrucksmöglichkeiten zu akzeptieren oder zu verwenden, um ihre jüngste schlimme Erfahrung und die Gefühle, die dabei aufgetaucht waren, zu begreifen oder damit fertig zu werden. Die Bemühungen ihrer Mutter, ihr in der Nacht, als sie den Anfall hatte, zu helfen, und mein Gespräch mit ihr hatten ihr keine Klarheit über die Geschehnisse gebracht. Doch sobald sie ihr Erlebnis bildlich dargestellt hatte (Abb. 4), konnte sie darüber sprechen, sie konnte es verstehen und beruhigt akzeptieren.

Einerseits können wir dieses Beispiel als einen Fall betrachten, in dem die Kunsttherapeutin als Hilfs-Ich diente, d.h. ihr Wissen über ein psychisches Phänomen anwandte und half, dieses Wissen durch die Kombination von bildlicher Darstellung und Gespräch zu erläutern und auf die Person zu beziehen. Andererseits könnten wir dieses Beispiel ebenso gut als eine nicht sprachliche, sensomotorische Erfahrung verstehen, bei der ein unbewusster Inhalt abgeleiteter Fantasien zunächst in eine andere symbolische Form übertragen wird – durch künstlerischen Ausdruck –, bevor er ins Bewusstsein gelangen und mit Hilfe des Gesprächs vollständig integriert werden kann.

Die Veränderung, die eintrat, als Francine ihre Panikattacke bildlich darstellte, scheint ein Beispiel für eine kontrollierte Regression zu sein, die zu einer neuen Integration von unbewusstem, vorbewusstem und bewusstem Material führte. Die zweistufige Sequenz erfüllte offenbar die Funktion, das Erlebnis für die Patientin auf eine Weise zu konkretisieren, wie es zuvor nicht möglich gewesen war. Es führte zu einer neuen Fähigkeit und Bereitschaft, ihre inneren Ängste zu überwinden und in den folgenden Sitzungen dazu überzugehen, sich noch offener ihren lang verdrängten ambivalenten Gefühlen ihrer Mutter gegenüber anzunähern.

Die zweite Situation, als Francine unter Tränen über ihr schematisches Bild „Wachstumsschmerzen" (Abb. 5) sprach, kann als eine kathartische oder abreagierende Erfahrung betrachtet werden. Ihre Bereitschaft, von Bildern zu Worten überzugehen, ohne dabei zu einer übertrieben defensiven Haltung zurückzukehren, entwickelte sich nach einer relativ kurzen Zeit, die für sie jedoch lang genug war, um es ihr zu erlauben und sie zu ermutigen, ihre intensiven Gefühle zu sublimieren und sie in etwas zu verwandeln, das Susanne Langer als „präsentative" oder Emotionen weckende Symbole der Kunst bezeichnet.

In der Kunsttherapie kann dieser Zeitraum verschieden lang sein, je nach den psychischen Bedürfnissen der Patienten; und man geht davon aus, dass während dieser Zeit ein wichtiger psychischer Reifungsprozess stattfindet. Bei vielen Patienten äußert sich dies in der Entwicklung stärkerer und gesünderer Ich – Funktionen, besonders in der Fähigkeit zu sublimieren, größerer Selbständigkeit und einer erhöhten Bereitschaft, unmittelbare Gefühlsentladungen zu verzögern.

Francine war besser als andere Kunsttherapie-Patienten für eine Behandlung geeignet, die auf Einsicht ausgerichtet war. Weil sie sich von ihren seelischen Konflikten und Spannungen befreien konnte, war es ihr möglich, eine affektive Beziehung zu dem verdrängten Inhalt herzustellen, der in ihrer Zeichnung zum Ausdruck kam. Wir können das nicht nur als eine Überbrückung der Barrieren zwischen Vorbewusstem und Bewusstem verstehen, sondern auch als Bindung von Affekten (Gefühlen), die bis dahin zu stark waren, um bewusst geäußert oder gar akzeptiert zu werden.

Wieder scheint mir, dass der zweistufige Prozess – zuerst die bildliche Darstellung der schmerzlichen Gefühle, dann ihre Übertragung in Worte – in diesem Fall besonders wirkungsvoll war. Nachdem die Gefühle wahrgenommen und besprochen wurden, konnten sie Teil einer erkennbaren äußeren Realität werden und den Wechsel von einem sich ständig wiederholenden symptomatischen Verhalten zum Denken und zur Einsicht ermöglichen. Wahrscheinlich hat auch das Verhalten der Kunsttherapeutin Francine in mehrfacher Hinsicht geholfen, sich positiv zu entwickeln. Da die Kunsttherapeutin selbst Künstlerin ist und die künstlerische Arbeit förderte, war sie für das Mädchen, das mit kontrollierter Regression vertraut war, ein Vorbild. Außerdem wurden regressive Materialien in einem Umfeld angeboten, das sie frei gewähren ließ und deswegen darin unterstützte, regressive Gefühle und Wünsche bildlich auszudrücken. Trotzdem wurde sie zur Autonomie in allen Aspekten der künstlerischen Arbeit ermutigt und ihr besonders im Hinblick auf ihre fortschreitende Adoleszenz geholfen. Schließlich wurde manchmal ein Produkt erwartet, das sie entweder als eine über ihre Fähigkeiten hinausgehende Forderung empfand, oder als ein Vertrauen auf ihre potenzielle Stärke.

Francines Fall zeigt, dass, wenn Patienten bedeutungsvolle sichtbare Bilder schaffen, dies zur Katharsis und zur Fähigkeit führen kann, über bisher unzugängliche Konflikte sprechen zu können. Die Verschiebung auf sichtbare, bildliche Darstellungen ermöglicht sowohl die Äußerung als auch die Bindung von Affekten. Die Abbildung unbewusster Gefühle, Gedanken und Fantasien scheint deren Verschiebung auf eine vorbewusste oder bewusste Ebene zu fördern.

Als Francine daher den Punkt erreicht hatte, an dem sie in der Lage war, über ihre Probleme zu sprechen, konnte die künstlerische Arbeit ihr helfen, Klarheit über ihre Gefühle und Entdeckungen zu gewinnen und sie zu integrieren - und zwar, wenn Worte nicht ausreichten, weil sie entweder durch ständiges Wiederholen ihre Bedeutung verloren hatten oder zu überwältigend waren, um akzeptiert zu werden. Die konkreten Darstellungen ihres Gefühlszustandes erlaubten es ihr, diese Gefühle zu akzeptieren und die Verantwortung für sie zu übernehmen. Als sie die Realität ihrer künstlerischen Arbeit und die Rolle, die sie dabei spielte, anerkannte, konnte sie auch beginnen, die Gefühle, die dahinter standen, zu akzeptieren.

Schlussbemerkungen

Der Psychologe, der Francine behandelte, wusste, dass zumindest einige ihrer Probleme darin lagen, dass sie sich ihre Zorngefühle der Mutter gegenüber nicht eingestand. Sie zu erkennen war zu gefährlich. Sie blieben unbewusst oder zumindest außer Reichweite, weil so „böse" Gefühle beängstigend und nicht erlaubt waren. Sie direkt in Worte zu fassen, hätte Francine zutiefst erschreckt und der Psychologe hat diese Falle klugerweise vermieden. Doch diese Gefühle wirkten sich auf Francines Leben störend aus und mussten ihr irgendwie zu Bewusstsein gebracht werden. Eine psychodynamische Methode der Kunsttherapie bot diesen Zugang.

Indem ich sie ermutigte, zu zeichnen oder herzustellen, was immer sie wollte, führte ich Francine in die Richtung einer freien und assoziativen Kunsttherapie. Psychodynamisch orientierte Kunsttherapeuten, denen die Prinzipien und praktischen Anwendungsmöglichkeiten der Psychoanalyse bekannt sind, ohne dass sie diese starr imitieren, können Wege finden oder erfinden, ihren Patienten zu helfen, sich schwierigen Gedanken oder Gefühlen anzunähern. Ich wusste, dass Francine sich sehr dagegen wehrte, ihre verbotenen Gefühle zu erkennen, und ich habe die Mächte, die das Unbewusste zurückhalten, immer respektiert. Francines Rasterzeichnung mit den 160 Quadraten war ein solcher Ausdruck ihres passiven Widerstandes gegen eine direkte Konfrontation mit unangenehmen Gefühlen. Da diese Zeichnung neben ihrer Strenge eine Reihe fein nuancierter Farben aufwies, konnte ich mir denken, dass Francine flexibler war, als es den Anschein hatte.

Als Francine schließlich ihre „Panikattacke“ bekam und sie mit Buntpapier darstellen konnte, war es nicht mehr so schwer, den nächsten Schritt zu tun und das bereits bekannte Gefühl in Worte zu übersetzen. Es war aus einer tiefen Verborgenheit an die Oberfläche gelangt und hatte eine deutlich sichtbare Form angenommen. In dem Francine die Übersetzung oder Umwandlung von Gefühlen in Formen und schließlich in Worte übte, lernte sie, wie sie das Unbewusste bewusst machen konnte. Nur durch ein genaues Verstehen der psychodynamischen Konzepte war ich in der Lage, dieses junge Mädchen so weit zu lenken, dass sie sich verschiedene Schwierigkeiten ihres Innenlebens bewusst machen konnte. Nicht alle Kinder sind bereit oder fähig, den Schritt von Bildern zu Worten zu machen, und es ist keineswegs immer angebracht, in diese Richtung zu gehen. Doch in diesem Fall war es eine richtige Entscheidung. Die benötigte Zeit war in diesem Fall sehr kurz – neun Monate – und die Ergebnisse waren positiv, was ein Therapeut nicht immer sagen kann. Doch ich glaube, dass dieser Behandlungsverlauf deutlich zeigt, welchen Wert ein psychodynamischer Ansatz der Kunsttherapie haben kann.

Kate Charbonneau

Ein amerikanisches AIDS-PROJEKT: Leben durch die Kunst

Einführung

Das Programm *Leben durch die Kunst* (Living Through Art - LTA) fand am Damien Center in der Clinton Avenue, Albany, New York statt. Die Kirche Grace and Holy Innocents schließt direkt an das Gebäude an. Das Damien Center ist eine offene Hilfseinrichtung für Menschen mit HIV/AIDS, ihre Partner und Familien. Father Ron ist hier Pfarrer und Seelsorger. Es bedeutet immer eine Herausforderung, einen Platz für Programme zu finden. In unserem Fall kam noch dazu, dass die Räumlichkeiten mit anderen Institutionen geteilt werden mussten. *Leben durch die Kunst* nutzte den Essbereich und Veranstaltungsräume im ersten Stock, wenn diese frei waren. Durch eine gute Kommunikation und Organisation, die auf die Menschen, denen wir dienten, zugeschnitten war, konnte LTA die zur Verfügung stehenden Räume effizient und im Sinne aller Aufgaben nutzen.

Leben durch die Kunst wurde sowohl für Klienten als auch für die Betreuer des „Aids Council of Northeastern New York" angeboten. Es wies in Bezug auf Rasse, Alter, Geschlecht, Religion und sozioökonomischen Hintergrund eine breite Streuung auf. Viele Personen litten sowohl an psychischen als auch an physischen Krankheiten. Die meisten kämpften mit Verlusten, die sie in ihrem Leben erlitten hatten, mit der Stigmatisierung durch AIDS, verbunden mit der Angst vor der Schwächung durch die Krankheit und vor dem nahen Tod. Probleme, die viele unserer Künstler beschäftigten, ergaben sich durch Armut, Abhängigkeit, Rassismus, Analphabetentum, Kriminalität, sexuellen Missbrauch, Prostitution und Obdachlosigkeit.

Wir begannen mit einer „offenen" Gruppe, die wir mit Absicht auf einen Tag und Abend festlegten, an dem eine weitere Veranstaltung im Damien Center, der sogenannte *„Wohnraum" (Living Room),* stattfand. *Der Wohnraum* war nach einem Vorbild gestaltet, das in San Francisco für eine offene Teilnehmergruppe konzipiert worden war. Es war ein gemütlicher Raum, der dem Wohnbereich einer Familie entsprach, in dem es Sofas, Tische und Stühle, Spiele, Fernsehen, Musik und Kleinigkeiten zu essen gab. Es stand immer ein für AIDS/HIV ausgebildeter Sozialarbeiter zur Verfügung, mit dem man Privatgespräche führen konnte und der sich auch an Gruppenaktivitäten wie Gesellschaftsspielen, dem Kartenspiel oder zwanglosen Unterhaltungen beteiligte. Father Ron stand an unseren *„Leben durch die Kunst"*- Abenden für seelischen Beistand ebenfalls zur Verfügung. Er war in der Nachbarschaft für seine Straßenseelsorge bekannt. Er hatte die Grace and Holy Innocents Kirche den obdachlosen Menschen von Albany geöffnet, die er mit Nahrung und Kleidern versorgte und manchmal auch beherbergte. Er schuf einen Ort, an dem Menschen aller Religionen beten konnten. Er selbst half gerne mit, verschiedene Begräbniszeremonien und auch „heilende Messen" für jene Menschen zu gestalten, die ihre Lieben durch AIDS verloren hatten.

Unser Team am Damien Center bestand aus Father Ron, Peg, Kate und Elaine. Als sich das Programm ausweitete, waren wir für die Hilfe von drei, oft bis zu sechs freiwilligen Mitarbeitern sehr dankbar.

Die wöchentlich im Rahmen des Programms *Leben durch die Kunst* stattfindenden Sitzungen dauerten acht Stunden. Vor jeder Sitzung verwandelten wir den Bereich Wohnraum/Suppenküche in einen Raum für kreatives Arbeiten. Es war unser Ziel, das Projekt ästhetisch und im Interesse der Gemeinschaft und des Einzelnen zu gestalten.

In dem Bemühen, eine Privatsphäre zu schaffen, brachten wir an den Fenstern zur Straße Vorhänge an. Dann unterteilten wir den großen Raum durch Wandschirme und Gardinen in kleinere Bereiche. Die einzelnen Arbeitbereiche wurden mit tragbaren Lampen beleuchtet.

Um in unserem Raum ein Gemeinschaftsgefühl entstehen zu lassen, wurden über große Tische und das Klavier bunt bedruckte Stoffe gelegt, die von karibischen, afrikanischen oder anderen Kulturkreisen inspiriert waren. Die Wände aus Gasbetonsteinen eigneten sich als Galerie zur Ausstellung von Arbeiten. Wir präsentierten in diesem Bereich sorgfältig ausgewählte Farbpaletten und Materialien. Wir hielten uns an das „Füllhorn"-Prinzip – eine großzügige Einladung in die Welt der Linien, Farben, Klänge, des Sehens und des schöpferischen Ausdrucks, aus denen Kunst besteht. Wir öffneten alle Verpackungen und bemühten uns, sie so anzubieten, dass unsere Klienten und ihre Familien dazu angeregt wurden, ihre vielen Möglichkeiten zu nutzen. Auf einem nahen Ecktisch lag eine große Auswahl von Kunstbüchern und multikulturellem Informationsmaterial.

Auf Grund ihrer ästhetischen Wirkung brachten wir Blumen aus dem Garten und Kerzen mit und sorgten für eine Vielfalt an Musik.

Den Kern unserer Klientengruppe bildeten Markus, Mohammed, Joey, David, Earl, Sandra, Maria, Paula, Andrea und Michael. Sie waren von ihren psychologischen Beratern zur Teilnahme an dem Projekt eingeladen worden. Ich traf mich mit diesen Betreuern vor der ersten Sitzung, um sie zu fragen, weshalb sie diese Leute ausgesucht hatten. Danach traf ich mich einmal wöchentlich mit einem Team von sechs Beratern zu zweistündigen Fallgesprächen.

Unsere Klienten galten in der AIDS–Gemeinde als „Senioren". Sie alle befanden sich in verschiedenen Stadien von AIDS/HIV. Sie waren alle miteinander bekannt, da sie gemeinsam an früheren Veranstaltungen des AIDS-Council teilgenommen hatten, wie beispielsweise an einem Sommerlager in den Bergen, bei dem alternative Therapien mit Massage, Akupunktur und Ernährung sowie die Pflege elementarer sozialer Kontakte miteinander verbunden wurden. Wir glaubten, dass diese Gruppe von „Senioren", mit denen wir unser Kunstprojekt starteten, vielleicht als Vorbild für die gesamte AIDS-Gemeinde dienen könnte und wir hofften, dass andere ihrem Beispiel folgen würden.

In unserer ersten Sitzung zeigte ich unseren Klienten den Raum und die verschiedenen Materialien. Ich stellte mich ihnen vor und sprach über die große Bedeutung, die Kreativität meiner Meinung nach besitzt. Ich begann meine Vorstellung mit der Beschreibung meiner Ausbildung und meines Lebens als Künstlerin. Ich sprach darüber, was ich über diese Krankheit, über die noch immer der Schleier eines Geheimnisses gebreitet ist, wusste. Als ich mich in dem Raum umblickte, sah ich Gesichter, die gesund wirkten und andere, bis auf die Knochen abgemagert und mit hervortretenden Augen. Ich wusste, dass ich aus meinem Herzen heraus sprechen musste; es war keine Zeit zu verlieren.

Ich erzählte ihnen, wie ich über HIV/AIDS erfahren und die damit verbundene Isolation, Einsamkeit und Verzweiflung gesehen hatte. Doch ich hatte auch den inneren und äußeren Kampf dagegen miterlebt. Ich sagte: „die Wahrheit ist, dass ihr den Kampf verlieren werdet, doch nicht ohne ein strahlendes Aufleuchten". „Wir sind insofern gleich, als wir alle sterben müssen", erklärte ich. „Doch vielleicht möchten wir in der Zeit, die uns noch bleibt, etwas sagen, tun oder sein?" Es gab für unsere Treffen drei Gründe: einen Weg zu finden, wie sie ihre persönlichen Erfahrungen mit AIDS ausdrücken konnten: durch expressive künstlerische Tätigkeit – wie Malen, Zeichnen, Tonbandaufnahmen, Videos und die Herstellung von Quilts ein „Gefäß" für ihre Gedanken zu finden und sie anderen mitzuteilen, sie zu informieren und dabei mitzuhelfen, das Schweigen über ihre Krankheit zu brechen. Ich bat sie, etwas über sich selbst zu sagen. Schließlich sagte ich ihnen, dass ich mein gesamtes Wissen über künstlerisches Arbeiten und die Möglichkeit, sich durch die Kunst mitzuteilen, mit ihnen teilen würde, wenn sie sich entschlossen, an diesem Gruppenprojekt teilzunehmen.

Wir arbeiteten mit unseren Teilnehmern wöchentlich und verwendeten die künstlerische Arbeit als eine Metapher für Erkenntnis und Lebensbetrachtung. Viele von ihnen hatten bisher noch keine Erfahrung mit Kunst. Es war auch nicht notwendig.

Unsere Künstler arbeiteten hauptsächlich auf drei Gebieten:

- Malen und Zeichnen
  Die Teilnehmer zeichneten, malten und gestalteten Collagen und verwendeten Materialien wie Feder und Tinte, Kohlestifte, Pastellkreiden, Zeitungen, Klebstoff, Wasserfarben und Acrylfarben. Diese künstlerischen Arbeiten feierten das Leben, seinen Sinn und die Natur. Sie zeigten Emotionen und Ängste, von denen manche zu stark waren, um sie in Worte zu fassen. Waren sie einmal sichtbar, konnte mit Hilfe des Therapeuten begonnen werden, sie zu verarbeiten.
  - Manchmal arbeiteten Eltern und Kinder auf dem selben Blatt Papier und teilten durch ihr gemeinsames Zeichnen und Malen ihre Zeit, ihr Können und ihre Gefühle miteinander.
  - Manche unserer Künstler stellten aus Fundstücken Bildwerke zusammen und schufen so ganze Welten. Manchen dienten sie als eine Art schützender Barriere.

- Lebensrückschau:
  Die an dieser Aktivität Beteiligten erforschten ihre persönliche Geschichte und Kultur mit Ausdrucksmitteln wie Kalender, Tagebuch und Fotografie. Mit Hilfe von Tonband- und Videoaufnahmen erforschten sie ihre Vergangenheit, ihre Beziehungen und ihr Leben mit AIDS. In einigen Fällen wurden diese Aufnahmen speziell für Familienmitglieder hergestellt, als ein Geschenk, das nach dem Tod des Künstlers den Hinterbliebenen in ihrer Trauer helfen sollte.

- Stoffarbeiten:
  Durch Bemalen, Kleben und Nähen von Stoffen wurden Wandbehänge und große Erinnerungsbilder geschaffen. Sie stellten Botschaften dar, die Hoffnung und Liebe, aber auch Frustration und Verzweiflung ausdrückten. Es waren grafische Darstellungen und schriftliche Botschaften, die uns alle über das Leben mit der Krankheit informierten.
  Während der Totenwachen und Gedenkmessen verkündeten die Stoffbilder und die Roben der Geistlichen Botschaften der Zusammengehörigkeit und der Liebe zu den Menschen. Für die Teilnehmer und ihre Lieben begann mit der Schaffung dieser Projekte und der Planung der Messen der Prozess des Akzeptierens von Tod und Vergänglichkeit. Einige unserer Bilder wurden dem New York State Museum gewidmet und dort ausgestellt. Sie wurden Teil der Wanderausstellung „*Names Project Memorial Quilt*“, dem internationalen Symbol für den Kampf gegen AIDS.

Zwischen unseren Sitzungen blieben wir mit unseren Klienten telefonisch, durch Briefe oder persönlich durch private Treffen zur Beratung und Fürsprache in Verbindung. Wir trafen sie in der Gemeinde, zu Hause, in Büros, bei Hilfsveranstaltungen, in Spitälern oder in der Kirche bei Taufen, Totenwachen und Gedenkmessen.

Um die emotionale Stabilität unserer Teilnehmer zu sichern, hielt der AIDS Council of Northeastern New York regelmäßig Fallbesprechungen ab. Dabei traf die Kunsttherapeutin mit anderen beteiligten Fachleuten und mit Personen von anderen Büros, Institutionen und aus der Gemeinde zusammen, was sich für alle Beteiligten als nützlich erwies.

Ob es sich um die Herstellung eines Quilts, um Kunst für eine Ausstellung, Kunst um ihrer selbst willen oder eine Videoaufnahme zur Information als Teil eines Lebensberichtes handelte, die Kommunikation mit den größeren Gemeinschaften der Außenwelt stellte sich als äußerst wichtig heraus. Die Teilnehmer an unserem Projekt erhielten durch ihre Aktivitäten eine Stimme und konnten ihre persönlichen Fähigkeiten verstärkt einsetzen. Ein Teilnehmer wollte dank *Leben durch die Kunst* unbedingt lesen lernen. Die Entdeckung seiner malerischen Fähigkeiten motivierte ihn auch zum Lesen. Viele unserer Teilnehmer hatten wenig Erfahrung mit irgendeiner Art von Erfolg. Die Tatsache, dass ihre Arbeiten öffentlich ausgestellt wurden, steigerte sowohl ihre Produktivität als auch ihr Selbstwertgefühl.

Unsere Gruppe war bunt gemischt. Vorurteile und Konflikte waren stets präsent. Wir versuchten diese Spannungen für Diskussionen zu nutzen, die dann oft mit Scherzen und besserem Verständnis für einander endeten. Obwohl unsere Interaktion mit der Gruppe und private Beratungen sich auf die künstlerische Arbeit konzentrierten, standen in diesen Arbeiten oft kulturelle Wurzeln und die Erweiterung persönlicher Geschichten und Identitäten im Vordergrund. Die Zusammenarbeit in der Gruppe schuf häufig mehr Verständnis und Toleranz. AIDS war nicht mehr die einzige Gemeinsamkeit, die sie verband.

Wenn Gruppen erkannten, dass sie etwas verband, sprachen die Mitglieder über Probleme wie Vertrauen, Respekt und Gemeinschaftsbildung. Sweater, T-Shirts und Postkarten wurden künstlerisch gestaltet und verkauft, um Geldmittel für das Programm aufzubringen. Unsere Künstler haben ihre Arbeiten in drei Ausstellungen von *Leben durch die Kunst* gezeigt, unter anderem im New York State Museum in Albany.

Leben durch die Kunst brachte eine Reihe beruflicher Bereiche miteinander in Verbindung. Sozialarbeit, Kunsttherapie und Beratungstätigkeit schufen gemeinsam ein Umfeld, das ein Gefühl der Sicherheit gab. Es förderte die emotionale und spirituelle Entwicklung. Es schuf die Voraussetzungen für die Bildung einer Gemeinschaft, die Einfluss nehmen konnte. Im Rahmen des Programms entstehen weiterhin künstlerische Arbeiten, durch die AIDS ein sehr menschliches Gesicht erhält.

Teilnehmer an dem Programm *Leben durch die Kunst*

Marcus: 45 Jahre alt. Afroamerikaner im Endstadium von AIDS/HIV.
Kunst: Wandbehang: „Nehmt keine Drogen“ (Abb. 1)
Videoaufnahme in Zusammenarbeit mit Barbara Richer, Therapeutin, Dr. Miller, Arzt, Albany Medical Center
Themen der Videoaufnahme:
Lebensgeschichte, zerbrochenes Familienleben, die „gütige Mutter“, Armut, Rassismus, Helden der Bürgerrechtsbewegung, Drogen und Alkohol, Ehe, Gefängnis, Zukunftswünsche für seine Tochter und seinen Enkel, Angst vor dem Tod, Religion, Vorbereitung auf den Tod und Planung des Begräbnisses.

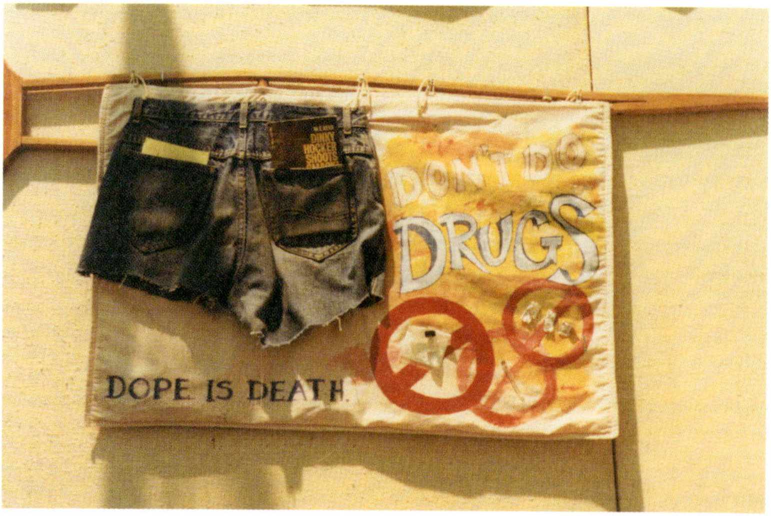

Abb. 1

Bei unserem ersten Gespräch sagte Marcus, er wolle sich für den Rest seines Lebens auf drei Dinge konzentrieren, und zwar:

1. Ehrlich mit seiner Tochter und seinem Enkel über sein Leben zu sprechen, wer er war, und warum er Verschiedenes getan hatte
2. etwas zu tun, was „wertvoll" war, Kindern die Gefährlichkeit von Drogen nahe zu bringen
3. sich in seiner verbleibenden Zeit um Kinder mit HIV/AIDS zu kümmern.

Marcus hatte zwei Jahre lang als freiwilliger Helfer in Farano House, einem Pflegeheim für Säuglinge und Kinder mit HIV/AIDS, gearbeitet. Er gab folgende Gründe dafür an: „Es ist nicht schwierig, mit diesen Kindern umzugehen, es macht mir nichts aus, ihr Erbrochenes wegzuwischen und ihre Hintern zu sauber zu machen..., und dann setze ich mich mit ihnen in den großen Schaukelstuhl und sehe ihnen beim Schlafen zu."

Gruppendynamik: Markus besaß eine ruhige Überlegenheit. Stark abgemagert und von Schmerzen geplagt, kam er aus religiösen Motiven in unsere Gruppe. Er war kein Moralprediger, wie andere, die strenge Drogen- und Alkoholentzugsprogramme mitgemacht hatten, war aber daran interessiert, dass getan wurde, was er für nötig hielt. Er hatte einen mutigen Plan und hatte diesen Abschnitt seines Lebens so begonnen, wie viele ältere Menschen – eine Mission zu erfüllen und etwas zu hinterlassen, das anderen helfen kann.

Während der Videoaufnahmen war Markus immer sehr gepflegt und trug stolz sein „Malcolm X"-Shirt, das ihm lose von seinen abgemagerten Schultern hing. Seine Wohnung war in tadellosem Zustand, geschmückt mit Familienfotos von seiner Frau, Mutter, Tochter, Bruder und Enkel. Neben den Familienangehörigen gab es Bilder von Helden seiner Kultur: Malcolm X, Dr. Luther, Betty Carter und Billy Holiday. Die Gespräche drehten sich um das Familienleben und persönlich erlittenen Schmerz, verbunden mit Mut und dem Wunsch zu leben. Er weinte sehr, als das Gespräch auf seine Mutter kam, mit der er noch nicht „im Reinen" war (Ross).

Die letzten Tage mit Marcus waren schwer für mich. Er war das erste Mitglied der Gruppe, das ich sterben sah. Im Krankenhaus bat er mich, darauf zu achten, dass die Schwestern das Morphium „niedrig dosieren" und erklärte dazu: „ Ich war mein Leben lang von Drogen betäubt, ich möchte meinen Tod spüren... Ich bin dazu bereit.

Tagebucheintragung...

Sonntagmorgen, 15. August

Father Coffi und ich waschen Marcus, er seufzt zufrieden, und wir decken ihn mit dem Quilt zu, den die Kinder bemalt haben. Er dreht seinen langen, dünnen Hals zum Fenster und flüstert, „sorgt dafür, dass sie diese verdammten Betten zum Licht drehen." Dann stirbt er.

Joey: 44 Jahre alt, Hispano-Amerikaner. AIDS im Frühstadium
Joey war stolz, zurückhaltend, loyal und humorvoll. Er besaß ein ausgeprägtes Gefühl für seine Familie, in der hinsichtlich seiner HIV/AIDS-Erkrankung und seiner Drogenabhängigkeit strengste Verschwiegenheit herrschte. Er hatte eine zweijährige Haftstrafe wegen Körperverletzung/Diebstahl (im Zusammenhang mit Drogen) verbüßt. Joey war mit Diensten des Aids Council nicht in Kontakt gekommen.

Kunst: Gemälde: „Die Monster Bilder" (Abb. 2)

Joey beschrieb diese Bilder als das „Monster im Inneren", das ihn dazu treibt, Drogen zu nehmen. Er sagte, dass dieses „Monster" von seinem „wahren" Selbst getrennt sei. „Das Monster kann dein Leben beherrschen, das Gute in dir wegnehmen". Das „Monster" brachte ihn dazu, seiner Familie „Schande" zu machen, zu stehlen, Drogen zu nehmen, AIDS zu bekommen, anderen Schaden zuzufügen – „Es verwirrt deinen Kopf".

Joeys Intelligenz zeigte sich in seiner Fähigkeit, sich völlig in die Malerei zu vertiefen. Er hatte noch nie in seinem Leben gemalt. Seine Wissbegier war grenzenlos und zeigte sich in seinen Fragen über künstlerische Techniken und in seinem experimentellen Mischen von Farben. Er beschäftigte sich stundenlang mit unseren Büchern und erforschte durch seine Malerei seine puertoricanische Kultur. Er arbeitete ruhig und gleichmäßig.

Nach und nach präsentierte er mir die Metaphern in seinen Bildern und beschrieb die schillernden „heißen" Farben als „zerstörerisch, Besitz ergreifend". Erst nachdem Joey einige Monate gemalt hatte, begann er, über seine Mutter zu sprechen, über ihre Spiritualität und über die Angst, die ihre Rituale, die er „Voodoo" nannte, ihm als Kind einjagten. Er konnte auch darüber sprechen, wie streng sie mit ihm als kleinem Jungen war. Er sagte, dass er nicht wusste, ob sie ihn liebte oder nicht, dass er harte Schläge erdulden musste und dass er sie ständig verteidigen wollte. Sie nannte ihn einen „wilden" Jungen, sie „musste dafür sorgen, dass ich nicht aus der Reihe tanze", erklärte er.

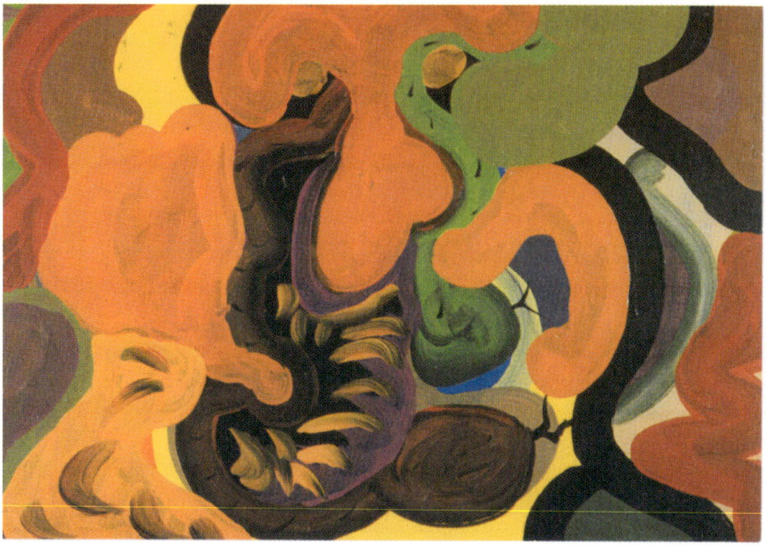

Abb. 2

Ich begann, die Ursprünge des „Monsterbildes" zu verstehen. Die Entwurzelung seiner Familie (von Puerto Rico nach New York), seine Verwirrung wegen des Verhaltens seiner Mutter, und die große Armut, die seine Familie ertragen musste, machten das Leben für ihn schwer. Es kann gut sein, dass seine Mutter die Probleme der Familie auf ihren erstgeborenen Sohn übertragen hat. Joey flüchtete aus dieser Welt, indem er kriminell wurde und Drogen nahm.

Gruppendynamik: Joey arbeitete ständig an einem Platz, den er für sich allein vorbereitet und gestaltet hatte. Er vertiefte sich in die taktile Beschaffenheit und Leuchtkraft der Farben, die er direkt aus der Flasche auftrug. Er arbeitete schnell und stellte in jeder Sitzung ein Bild fertig. Nach einigen Wochen begann er, Fragen über das Mischen von Farben zu stellen. Mit seinen intellektuellen Interessen wuchs auch sein Wunsch, über sich zu sprechen. Seine künstlerische und seine menschliche Entwicklung nahmen zur gleichen Zeit neue Form an.

Allmählich entwickelte Joey großen Stolz auf seine Bilder. Er bat darum, Arbeitsmaterial mit nach Hause nehmen zu dürfen. Während dieser Zeit besuchte er zum ersten Mal nach acht Jahren auch wieder seine Mutter in New York. Schließlich gestand er ihr, dass er sich mit dem AIDS/HIV Virus infiziert hatte.

Joey malt noch immer in Albany. Er beteiligte sich an zwei Ausstellungen und er verkauft seine Bilder. Vor kurzem nahm er den Kontakt zu seiner Tochter in

Kalifornien wieder auf, die er seit ihrer Geburt nicht mehr gesehen hatte. Er verwendet das Geld, das er mit seinen Bildern verdient, um ihren Collegebesuch zu finanzieren. Seine Mutter besucht ihn regelmäßig in Albany. Joey hat auch eine Beziehung mit einer Puertoricanerin und ihrem Sohn. Seine Bilder haben sich verändert. Zwar sind sie noch immer abstrakt, doch die Farbkompositionen wirken nicht mehr so zornig und bewegt. Er verwendet lieber Farbmischungen als Kontrastfarben. Die Formen sind klar umrissen und voneinander getrennt, sie sind aber auch eng aneinander gebunden.

David: Amerikaner irischer Abstammung, 39 Jahre alt, HIV/AIDS im Anfangsstadium
Kunst: Hinterglasmalerei: „AIDS ist nicht diskriminierend“ (Abb. 3)
Installation: „Tisch und Stühle“ (Abb. 4), (Abb. 6)
Hinterglasmalerei und Installation: „AIDS Fenster“ (Abb. 5)

David war nicht von Anfang an in unserer Gruppe. Ich nannte ihn den „Satelliten“. Es gelang ihm, einen Job zu bekommen, der darin bestand, während unserer Sitzungen die Küche sauber zu halten. Er verbrachte Stunden mit dieser Arbeit. Father Ron zog ihn damit auf, wie mustergültig sauber die Küche geworden war.

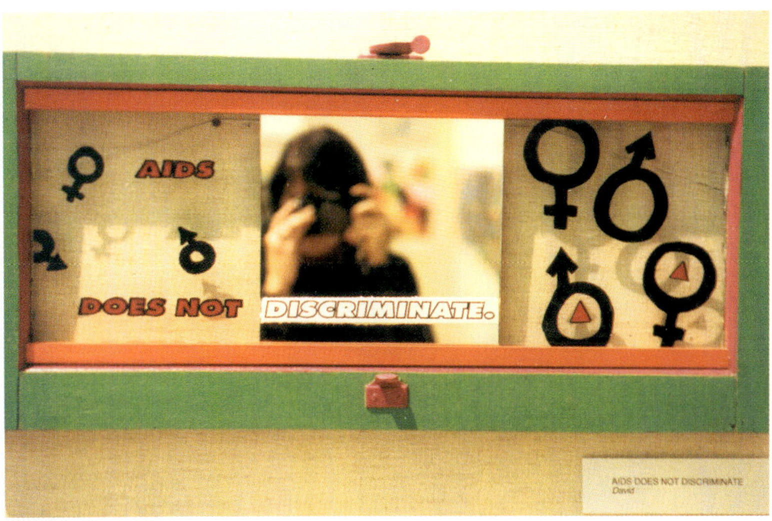

Abb. 3: Aids ist nicht diskriminierend

Nachdem er uns vier Wochen lang „umkreist“ hatte, kam David privat zu mir. Er sagte, dass er im Gefängnis gelernt hatte, auf Glas zu malen. Er würde nun diese Glasbilder gerne „für die Kinder malen – um ihre Schlafräume zu verschönern“. Die Woche darauf kam er mit einem Fenster, das er auf seinem Weg zur Gruppe im Müll gefunden hatte. Er setzte sich, befestigte ein Farbcomic aus der

Sonntagszeitung mit Klebeband unter dem Glas und malte dann das Comic auf dem Glas nach.

Einige Wochen lang fuhr David fort, diese Comics auf gerahmtes Glas zu malen. Er schenkte sie den Frauen und Kindern. Er schloss mit vielen Kindern Freundschaft, da er innerlich selbst wie ein Kind war. Ich begann David mit Hilfe von Kunstbüchern mit den frühesten Traditionen amerikanischer Hinterglasmalerei bekannt zu machen. Inzwischen hatte ich ihn so gut kennen gelernt, um zu wissen, dass er politisch aktiv und aufrührerisch war, speziell wenn es im Zusammenhang mit HIV/AIDS um Fragen ging, die Frauen, Kinder und Bürgerrechte betrafen. Ich forderte David auf, zu versuchen, diese starken Gefühle in seine künstlerische Arbeit zu integrieren. Er nahm diese Herausforderung an und schuf eine Reihe außergewöhnlicher Arbeiten, die seine Überzeugungen der Welt klar und deutlich mitteilten.

Während dieser Zeit kam David auch wieder mit seiner Familie zusammen, die geschlossen die Ausstellung im Museum besuchte. Er übernahm die Aufgabe, Ferienveranstaltungen für Kinder zu organisieren, die er und andere durch den Verkauf ihrer handgefertigten Weihnachtskarten finanzierten. Als David in das Schlussstadium von AIDS kam, fuhr er nach New York City, um seine beiden Söhne wieder zu sehen.

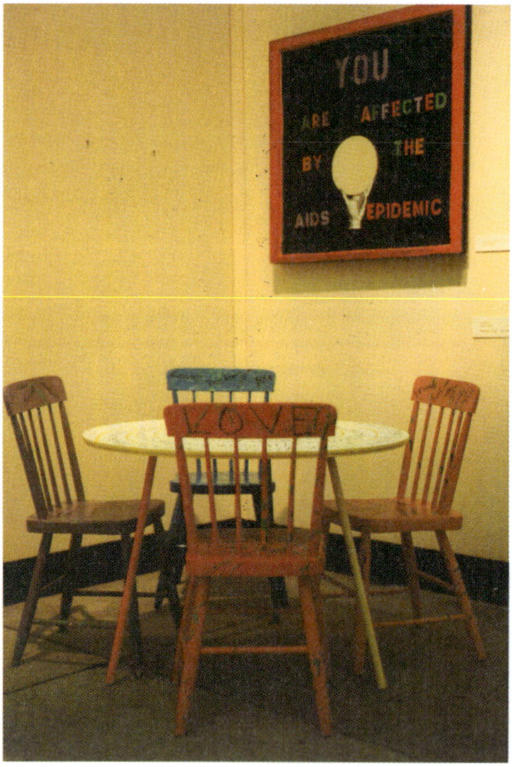

Abb. 4: Tisch und Stühle

Gruppendynamik: David hatte in der Gruppe eine führende Position.

Als seine künstlerische Arbeit in den Mittelpunkt rückte, konnte er auch seine politischen Interessen verfolgen. Er verbrachte sein letztes Lebensjahr damit, sich für Frauen und Kinder mit HIV/AIDS einzusetzen. Er verfasste viele Briefe an Regierungsvertreter. Wenn einer Frau das Wohnrecht in bestimmten Vierteln von Albany verweigert wurde oder ihre Familie keine ordentliche medizinische Versorgung erhielt, saß er stundenlang im Büro des Bürgermeisters. Er brachte die Medien dazu, seine politischen Aktivitäten zu unterstützen.

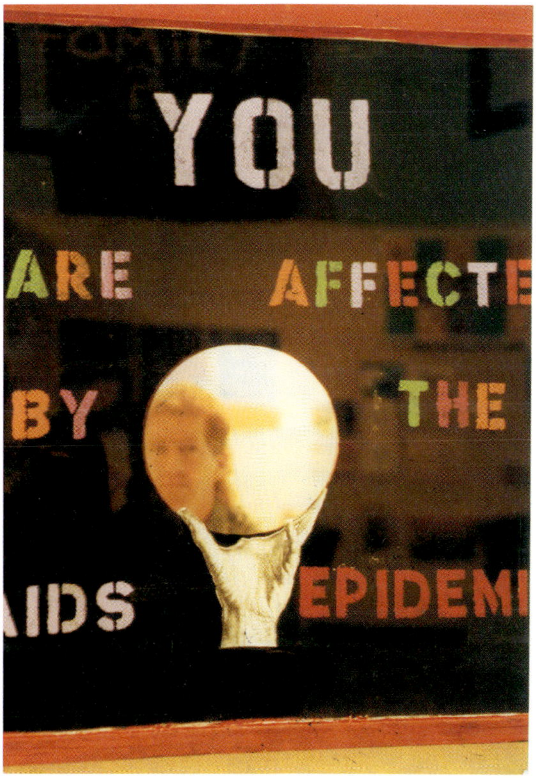

Abb. 5: "Aids Fenster" [Hinterglasmalerei und Installation]

David brachte laufend Menschen mit HIV/AIDS zu unserer Gruppe mit. Gleichzeitig schuf er neue Kunstwerke. Er nahm alte Tische und Stühle von der Straße mit, auf die er seine Botschaften an die Welt schrieb. Er sah sich als einen „Robin Hood" und sagte, er habe gewusst, dass „seine Fähigkeiten als Dieb eines Tages zu etwas gut sein würden".

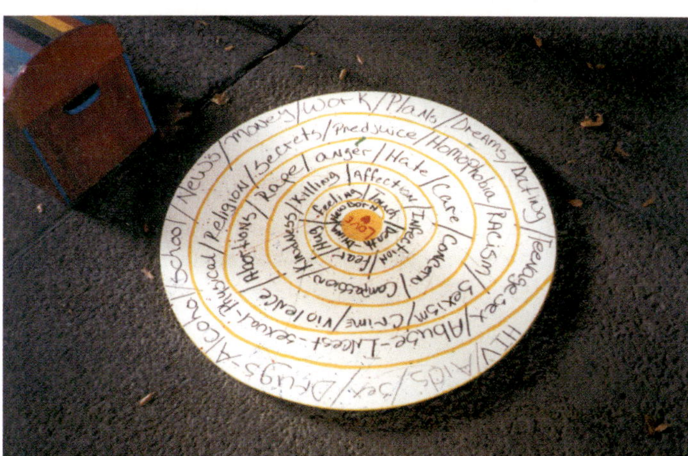

Abb. 6

Tagebucheintragung...

22. Dezember

An einem verschneiten Dezembermorgen rief mich David an und fragte, ob ich ihm helfen könnte, eine Busfahrkarte nach Long Island zu kaufen. Er kam am Abend bei seiner Mutter an, saß friedlich mit ihr beim Abendessen und starb später im Schlaf in dem Bett, in dem er schon als Kind geschlafen hatte.

Earl: Afroamerikaner, 46 Jahre alt, Vollbild von HIV/AIDS
Sohn eines Farmpächters in South Carolina
Er befindet sich in einer Erholungsphase seiner Abhängigkeit von Drogen und Alkohol. Grundschulbildung.

Künstlerische Arbeit: „Die Wasser-Bilder" (Abb. 7)
Malen, Zeichnen und die Kunst des Lesens

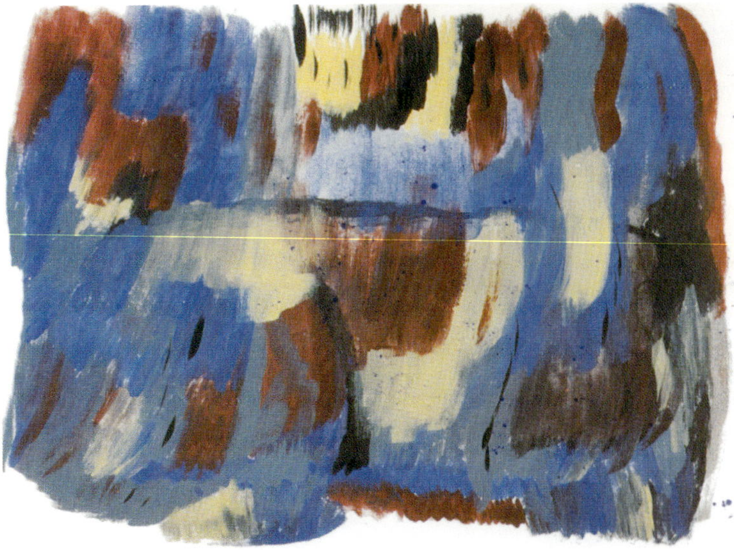

Abb. 7

Earl war ein großer Mann mit breitem Lächeln, der zu Beginn einige Gruppensitzungen beobachtend verbrachte, bevor er mit dem Malen und Zeichnen anfing. Earl malte 30 bis 40 Bilder, die er später „die Wasser-Bilder" nannte. Diese Werke begannen als Variationen horizontaler Pinselstriche in Blau und Grün. Er saß in jeder Sitzung ruhig und friedlich da, mischte Pigmente und malte. Nachdem er wochenlang diese spontanen abstrakten Bilder gemalt hatte, wurden sie in der Farb- und Lichtgebung komplexer.

Eines Tages sprach Earl darüber, wie er sich von beängstigenden Symptomen befreit hatte, die manchmal beim Aufwachen aus dem Schlaf aufgetaucht waren: eine Unfähigkeit, völlig wach zu werden, Augen, die er nicht öffnen konnte, ein Körper, der sich nicht bewegen wollte. Wir sprachen darüber, dass der Schlaf ein

Zustand war, in dem wir gleichzeitig in zwei Welten zu sein scheinen, und wie schwer es oft ist, in die reale Welt zurückzukehren. Dann sprach er über seine Kindheit. Über die Felder des Südens und seine bevorzugten Schwimmplätze während des Sommers, die Bewässerungsgräben. Er erzählte, dass er einen besten Freund hatte, und dass ihm nicht bewusst war, wie stark und tief und reißend das Wasser nach den Regenfällen sein konnte. Dass er versuchte, seinen Freund zu retten und sie sich verzweifelt umarmten, dass er glaubte, seine Lungen würden platzen und dass nur einer zurück an die Oberfläche kam... Ich erinnerte ihn, dass er sehr mutig war, ein Kind und doch auch schon ein Mann.

Nach dieser Bilderserie begann Earl zu zeichnen. Er nahm ein Buch mit Werken von Picasso, das wir zur Verfügung hatten. Er kopierte einige Porträts (von Picassos Familienangehörigen).

Auf der Straße vor unserem Raum im Damien Center legte er einen Garten mit Gemüse und Sonnenblumen an. Er erzählte uns über die Zeit, als er in South Carolina aufwuchs und zeichnete die Mitglieder seiner Familie. Er verbrachte den Sommer auch damit, lesen zu lernen. Er wollte die Bibel lesen können.

Am Ende des Sommers kam Earl wieder mit seiner Frau und seiner Tochter Earlene zusammen, obwohl er nicht wieder mit ihnen zusammenlebte. Er führte einen ständigen verzweifelten Kampf gegen seine Drogenabhängigkeit. Er versuchte es bei einer Kirche nach der anderen, und immer, wenn er mit Heroin „anfing", begann er in einer anderen Kirche wieder von vorn.

Nachdem ich diese Gruppe verlassen hatte, traf ich mich jeweils zweimal um die Feiertagszeiten mit Earl. Sein Gesundheitszustand verschlechterte sich zusehends. Im letzten Frühling rief er mich an einem Sonntagvormittag an und fragte mich, ob ich seiner Tochter Earlene helfen könnte, ihn nach Hause zu bringen.

Tagebucheintragung...

14. Juni

Nach einem zweistündigen Kampf mit dem medizinischen Personal unterzeichneten Earl's Tochter und ich eine Erklärung und nahmen ihren Vater aus dem Krankenhaus mit. Wir brachten ihn nach Hause in seine Wohnung in der Clinton Avenue, die vier Blocks entfernt lag. Dreißig Minuten nachdem wir dort angekommen waren, starb Earl. Als ich bei ihm saß und auf seinen letzten erlösenden Atemzug wartete, sah ich, dass die Wände seiner Wohnung mit seinen Zeichnungen und Bildern von verschiedenen Menschen tapeziert waren. Ich sah Kopien von Picassobildern, Zeichnungen von seinen Kindern, Zeichnungen von den Helden seiner Kultur und Bilder vom Wasser.

Mutter und Kind: Maria und Sandra, Hispanische Mutter und ihre Tochter.
Maria, die Mutter, befand sich im Anfangsstadium von HIV/AIDS.
Sandra war nicht mit HIV/AIDS infiziert.
Maria war 26 Jahre alt, drogen- und alkoholabhängig.
Sandra war 6.

Sandras künstlerische Arbeit: Mit Fingerfarben gemalte Bilder.
Marias künstlerische Arbeit: Zeichnungen aus Kunstbüchern (Feder und Tinte)

„Mitgift für mein Kind Sandra", Inhalt: Familienandenken, Fotos, eine Videoaufnahme mit Ratschlägen für wichtige Entwicklungsphasen im Leben eines Kindes, Zukunftswünsche einer Mutter für ihr Kind. (Abb. 9)

Künstlerische Arbeit von Maria und Sandra:
„Spirituelle Handmalerei Mutter/Kind" (Abb. 8)

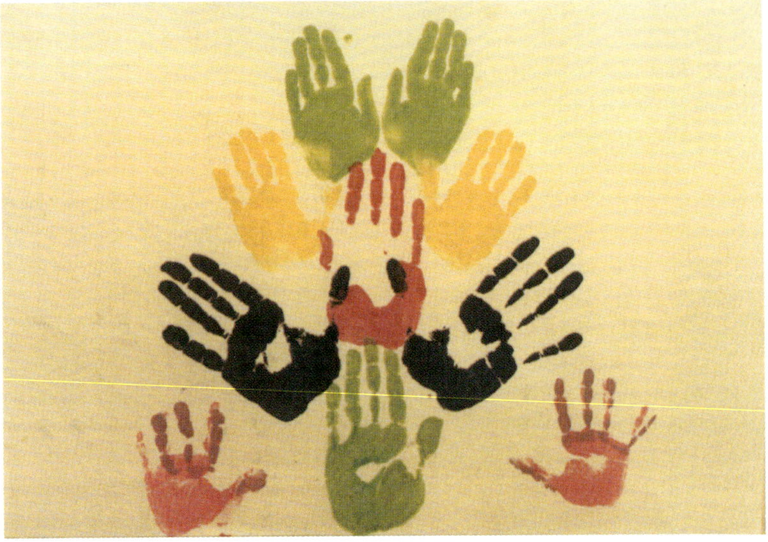

Abb. 8

Die ersten Treffen mit Maria und Sandra waren schwierig. Maria hatte gerade ihre erste Entzugstherapie beendet. Sie war eindeutig mit sich selbst beschäftigt und äußerte offen ihre Befürchtung, dass sie es nicht schaffen könnte, „sauber" zu bleiben. Maria war fest entschlossen, für Sandra zu sorgen, hatte aber Probleme, die damit verbundenen täglichen Aufgaben zu erfüllen.

Sandra war ein trauriges und ängstliches Kind, das die ganze Aufmerksamkeit seiner Mutter benötigte. Bis zur Einweisung ihrer Mutter hatte Sandra in den sechs Jahren ihres Lebens sowohl körperlich als auch seelisch viel Vernachlässigung erfahren.

Maria hatte keinen Kontakt zu ihrer eigenen Mutter, die in Puerto Rico lebte. Sie war auf die Unterstützung anderer Frauen ihres Therapieprogramms angewiesen. Sie fürchtete sich vor Männern und gab zu, dass sie bereits früher und auch noch immer von Manny, ihrem drogenabhängigen Freund, körperlich misshandelt wurde.

Nach einigen Treffen entschieden Maria und ich, dass es vielleicht besser wäre, wenn sie und Sandra getrennt mit mir arbeiteten, was jedoch im gleichen Raum geschehen sollte. Es erwies sich als eine gute Entscheidung. Maria beschäftigte sich immer intensiver mit dem Zeichnen von Booten. Sie sprach über die schwierige Beziehung zu ihrer Mutter und gleichzeitig sehnte sie sich danach, ihr nahe zu sein.

Sandra war zufrieden, dass sie mit anderen Kindern, die auch malten, zusammen sein konnte. Glücklich erzeugte sie verschiedene Farbtöne und experimentierte mit der taktilen Beschaffenheit der Farbe. Eine freiwillige Helferin zeigte ihr die Verwendung von Fingerfarben und brachte ihr bei, wie man Ordnung schafft und nach der Arbeit aufräumt.

Nach kurzer Zeit begann Maria, Briefe an ihre Mutter zu schreiben. Durch diese Korrespondenz entwickelte sich zwischen ihnen eine reife Beziehung. Maria konnte nun die destruktiven Beziehungen, die ihre Mutter mit Männern hatte, ebenso verstehen wie ihre eigenen. Schließlich trennte Maria sich von Manny. Zum ersten Mal in ihrem Leben war sie in der Lage, mit ihrem Kind zusammen zu sein, ohne einen gewalttätigen Mann in der Familie zu haben.

Marias Mutter und Schwester erfüllten eine „Mission" und übersiedelten nach Albany, um eine Art Familienleben zu schaffen und einander zu unterstützen. Während dieser Zeit begann Maria, sich auf die Frage zu konzentrieren, was nach ihrem Tod aus ihrer Tochter werden sollte. Sie und ihre Mutter kamen überein, dass Sandra nach Puerto Rico zu ihrer Großmutter und der Tante zurückgehen sollte. Auch würde Maria mit Sandra dorthin fahren, um an diesem neuen Ort für ihr Kind eine Erinnerung an sich zu schaffen. Während dieser Zeit gestalteten Maria, ihre Mutter und ihre Schwester ein neues „Nest" für Sandra. Als Marias AIDS-Erkrankung schlimmer wurde, fing sie an, sich auf ihren Wunsch zu konzentrieren, ihrem Kind für die Zeit nach ihrem Tod etwas Bleibendes zu hinterlassen. Wir sprachen darüber, was ihre Familie in diesem Fall in früheren Zeiten getan hätte. Marias Mutter erzählte ihr, dass sie von ihrer eigenen Mutter eine Schachtel bekommen hatte – eine Schachtel aus Karton, in der sich Fotos, Briefe und Erinnerungsstücke befanden. Diese Familienentdeckung brachte Maria und mich auf die Idee, eine Mitgift in Form einer Schachtel zu schaffen. Wir bauten Marias „Mitgift-Schachtel" aus Holz. Maria bemalte sie in den warmen Rot- und Orangetönen ihrer Kultur. Mit einer unheimlichen Zielstrebigkeit und großem Eifer arbeitete diese junge Mutter daran, die Schachtel mit der Mitgift ihrer Tochter zu füllen. Während der gemeinsamen Zeit gab es nun viel weniger Spannungen zwischen Mutter und Tochter. Sie schufen zusammen Bilder („Spirituelle Handmalerei Mutter/Kind). Sie stellten in der Suppenküche Backwerk her. Sie spielten Spiele und fotografierten sich gegenseitig.

Die Schachtel füllte sich mit Fotos, Zeichnungen, gemalten Bildern und Briefen. Sie enthielt auch ein sorgfältig geplantes Videoband. Darauf sprach Maria zu Sandra über verschiedene Ereignisse in ihrem Leben und erzählte über das Erwachsenwerden. Wir arbeiteten zwei Wochen lang an der Aufnahme, die eine Länge von zwei Stunden hatte. Maria betitelte das Band „meine Hoffnungen für mein Kind Sandra“. Es wurden folgende Themen behandelt:

1. Sandras Geburt
2. Sandras Vater
3. Die Bedeutung der Familie und des Zusammenhaltens, respektvolles Verhalten gegenüber Großmutter und Tante
4. Spiritualität und Religion, wie sie uns hilft, auf dem rechten Weg zu bleiben
5. Freundschaft
6. Anleitung für Körper- und Haarpflege, Kleidung und Make-up
7. Menstruation, ihre Bedeutung und Geburtenkontrolle
8. Beziehung zu Männern, Selbstachtung, und wann man Sex haben soll
9. Drogen und Alkohol
10. Ehe
11. Kindererziehung und Verantwortung den Kindern gegenüber.

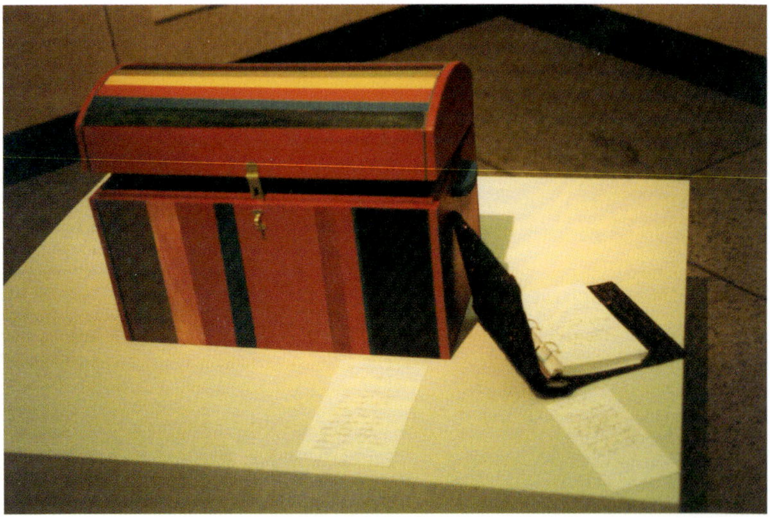

Abb. 9: Mitgift für mein Kind Sandra

Maria und Sandra leben noch immer in Albany. Marias Mutter und Schwester sind nach Puerto Rico zurückgekehrt. Maria kommt ohne Drogen und Alkohol zurecht. Sie ist darauf bedacht, gesund zu bleiben. Sie führt auch ihr Tagebuch weiter.

Schlussbemerkungen

Als wir die möglichen Gründe für den Erfolg des Projektes *Leben durch die Kunst* untersuchten, kamen wir zu dem Schluss, dass es sich bei diesem Programm um eine gemeinsame Arbeit handelte, die jeden Klienten auf den folgenden Ebenen mit einbezog: auf der Persönlichkeitsebene, der dyadischen/ familiären Ebene und auf der Gemeinschaftsebene. Wenn wir dieses erweiterte Blickfeld verwenden, können wir soziale und kontextuelle Risikofaktoren erkennen, die Einzelpersonen und Gemeinschaften für AIDS prädestinieren, und wir können wirksamere Interventionsprogramme entwickeln. Da AIDS sich in den unterentwickelten Ländern der Welt und in den ärmsten Bevölkerungsschichten höher entwickelter Länder immer weiter ausbreitet, müssen verstärkt die allgemeinen sozialen und ökonomischen Faktoren berücksichtigt werden, die Personen und Gemeinschaften verwundbar machen. Wenn wir Interventionsprogramme in Gemeinschaften durchführen, werden wir uns den kontextuellen Faktoren dieser Epidemie eingehender widmen können.

Leben durch die Kunst war ein erfolgreiches Projekt. Es gab Menschen mit HIV/ AIDS eine Stimme, um sowohl einzeln als auch gemeinsam zu sprechen und den anderen Mitgliedern der Gemeinde zu sagen, wer sie sind. Acht Stunden jede Woche wurde diesen Menschen in dieser Nachbarschaft eine offene Tür geboten, um die eigene Persönlichkeit mit einer Vielzahl kreativer Mittel zum Ausdruck zu bringen. Von dem Tag an, als die erste Gruppe gebildet wurde, war es eine gemeinsame Erfahrung, als einige Senioren aus der Nachbarschaft zusammen mit der Kunsttherapeutin die Gruppe leiteten. Es waren auch im *„Wohnraum"* Betreuer anwesend, die bei medizinischen Problemen halfen, und es standen der Gruppe Geistliche verschiedener Glaubensbekenntnisse zur Verfügung. Die Organisationen unseres öffentlichen Gesundheitswesens haben schon große Schwierigkeiten, einfach nur zu den Menschen zu gelangen, die dringend medizinische Versorgung und ein gewisses Maß an Bildung benötigen. *Leben durch die Kunst* war Teil eines vielschichtigen Systems von Dienstleistungen, die den Klienten angeboten wurden. Seinen Erfolg verdankte es im Wesentlichen der guten Zusammenarbeit zwischen dem Northeastern Aids Council, kirchlichen Hilfseinrichtungen und dem Albany Medical Center. Dieses Projekt baute auf dem Selbstverständnis, das es aus den Bedürfnissen der Menschen, denen es dienen sollte, entsprungen war. Die daran beteiligten Menschen steuerten es. Es war ein Glück, dass dieses Projekt nicht in einer Institution außerhalb der gewohnten Umgebung durchgeführt wurde. Die Zeit, in der sich diese Menschen trafen, um künstlerisch zu arbeiten, war nicht auf Sitzungen beschränkt, die genau eine Stunde dauerten. Die Mitarbeiter dieses Projekts konnten bei den Menschen, die kamen und gingen, bleiben, und waren bereit, sich Zeit zu nehmen, um ihnen nach Bedarf zu helfen. Da diese Menschen sich in einem offenen Raum und ohne zeitliche Begrenzung trafen, konnten sie sich anscheinend intensiver auf die Schaffung künstlerischer Arbeiten einlassen, in denen sie zum Ausdruck brachten, was sie vor ihrem Tod zu sagen hatten. Es gab Menschen, die zwei Jahre hindurch wöchentlich in diese Gruppe kamen. Das Projekt diente 152 Klienten und Familien. Wie lange sie jede Woche blieben, hing von ihrem physischen und psychischen Zustand ab. Es war offensichtlich, dass viele dieser Menschen länger blieben, wenn sie unter emotionalen Schwierigkeiten litten. Beeindruckend war zu erfahren, mit welcher Stärke und Ausdauer sie nach und nach durch vorsichtige Einsicht so weit kamen, ihr Leben zu verstehen, und wie sie schließlich begannen, sich intensiv damit zu befassen, was der Tod für sie bedeutete.

Durch Zeichnungen, Bilder, Skulpturen, schriftliche Aufzeichnungen, Quilts, Lieder, Gespräche, die Vorbereitung ihres eigenen Begräbnisses und durch Videos teilten diese Menschen uns mit, wer sie waren, erkannten Fehler, die sie gemacht hatten, lernten, sich selbst zu verstehen und wie es möglich wurde, dass sie an HIV/AIDS erkrankten und weshalb und wie andere sich vor dieser schrecklichen Krankheit schützen könnten.

Weil diese kreativen Aktivitäten sich über einen fortlaufenden Zeitraum erstreckten und ihnen in ihrer vertrauten Umgebung ermöglicht wurden, konnte diese Gemeinschaft von Menschen einen sehr weit gesteckten Rahmen erkennen, der nicht nur HIV/AIDS umfasste, sondern auch Antworten auf Fragen suchte wie zum Beispiel, weshalb es in dieser Nachbarschaft zweimal so viele Menschen mit HIV/AIDS gab als anderswo, weshalb junge Menschen die High School nicht abschlossen, warum 44 % der Menschen hier unter der Armutsgrenze lebten, warum alle größeren Betriebe abgewandert waren, warum es für die Jugend nichts zu tun gibt, keine Jobs, keine Freizeitmöglichkeiten, nicht einmal ein Restaurant, wo sie sich treffen könnten. Diese Gedanken und ihre Aktivitätsbereitschaft gab den Menschen ein Ziel und ihrem Leben einen Sinn. Und dadurch, dass sie ihre Anliegen durch die Kunst zum Ausdruck brachten, erhielten sie visuell eine dauerhafte Stimme. Während der letzten Tage ihres Lebens begannen diese Menschen, ihre Nachbarschaft wieder aufzubauen, die Jugendlichen zu beraten und zu unterrichten. Sie pflanzten Gärten an und protestierten bei Vertretern der Regierung gegen die ungerechten Lebensbedingungen in dieser Gemeinde. Es scheint, dass der schöpferische Prozess ein Auslösemechanismus war, der jedem Einzelnen Bedeutung verlieh. Als diese Menschen anfingen, durch die Kunst ihre Stimme zu finden, konnten sie über sich hinaus gehen und in die Welt hinein reichen. Darüber sprach Markus in den letzten Tagen seines Lebens mit uns: „Ich akzeptiere den Tod nicht wirklich, aber ich wehre mich auch nicht dagegen....es ist einfach eine Tatsache, dass wir alle dazu bestimmt sind, zu sterben. Ich kann aber selbst entscheiden, wie ich damit umgehe. Ich will es nicht ableugnen; er bereitet mir Schmerzen. Einmal in meinem Leben möchte ich keine Drogen nehmen, ich muss meinen eigenen Tod spüren können." Während der letzten Stunden seines Lebens bat Marcus mich, im Krankenhaus zu sagen, „Sie sollen die verdammten Betten umdrehen, damit die Menschen durch die Fenster das Licht sehen können, wenn sie sterben".

Martha Haeseler

Das Selbst erschaffen: Kunsttherapie mit einer Künstlerin mit Essstörungen

In diesem Bericht geht es um die noch andauernde Langzeitarbeit in der Einzelkunsttherapie mit einer Künstlerin, die während des größten Teils ihres Lebens an einer Essstörung gelitten hat. Die hier dargestellten Themen befassen sich unter anderem mit der Anwendung ihrer künstlerischen Arbeit in der Therapie, der Dynamik ihrer Beziehung zur Kunsttherapeutin und zu ihrer Gesprächstherapeutin, der Verwendung der künstlerischen Arbeit, die von der Kunsttherapeutin während der Sitzung geschaffen wurde, sowie die psychologischen Theorien, die für die Arbeit relevant sein können. Aus Gründen der Vertraulichkeit werden hier nicht die Bilder der Klientin, sondern die der Kunsttherapeutin veröffentlicht.

Maggie
Einleitende Bemerkungen

Maggie war über dreißig Jahre alt, als sie zu mir in die Kunsttherapie kam. Sie hatte drei Jahre lang zweimal wöchentlich eine Gesprächstherapie besucht und sie selbst wie auch ihre Therapeutin hatten das Gefühl, dass sie in ihrer Arbeit in einer Sackgasse angelangt waren. Maggie hatte an einem Seminar über Selbstausdruck in der Kunst teilgenommen und glaubte, dass ihr die Kunsttherapie vielleicht helfen könnte. Ich habe mit ihr zwölf Jahre lang in Einzeltherapie gearbeitet. Während dieser Zeit hat sie es mit zwei Kunsttherapie-Gruppen versucht und es wieder aufgegeben und war in Gesprächstherapie bei einer Therapeutin, von der sie dann zu einer anderen wechselte.

Ihre Essstörung hat folgende Vorgeschichte. Mit sieben Jahren begann sie in Geschäften Babynahrung zu stehlen, die sie heimlich aß. Mit elf Jahren wurde sie anorektisch, magerte ohne Behandlung bis zum Skelett ab und blieb auf ihrem Gewicht stehen, bis sie auf das College kam, wo sie dann bulimisch wurde. Sie litt sechzehn Jahre an Bulimie, bis sie sich schließlich nach einer Auseinandersetzung mit ihrem Freund entschloss, sich einer Therapie zu unterziehen. Die Bulimie hörte auf, als sie mit der Therapie und einer strengen Diät begann. Vor etwa fünf Jahren bekam sie wieder Bulimie, die sie vor eineinhalb Jahren aufgab. Sie hält sich auf niedrigem Gewicht, weiß, dass sie zu dünn ist, und muss sich zum Essen zwingen.

Maggie ist eine kommerzielle Künstlerin, die robuste kleine Kinder bei fröhlichem Spiel sowie Bären und andere Tiere zeichnet. Während der Zeit, die wir zusammen arbeiteten, fing sie an, Kunstunterricht für Kinder zu geben. Sie wohnt mehr als eine Stunde von mir entfernt und lebt mit einem zwanzigjährigen Partner sowie mit einigen Katzen, Vögeln und Kaninchen zusammen. Wir treffen uns für eineinhalb Stunden in meinem Atelier. In der Regel widmen wir eine Stunde dem Gespräch, arbeiten eine halbe Stunde künstlerisch und sprechen am Schluss noch ein paar Minuten miteinander. Wir arbeiten gleichzeitig und zwar hauptsächlich mit Pastellkreiden, Farbstiften und manchmal mit Temperafarben. Ihre künstlerischen Arbeiten sind oft sehr ausdrucksvoll und helfen ihr, die Probleme, die sie bedrücken, sichtbar zu machen, zu ertragen und von ihnen Abstand zu gewinnen. Meine künstlerische Arbeit richtet sich nach ihren Bedürfnissen, wie die später angeführten Beispiele zeigen werden. Ich arbeite in Sitzungen mit Klienten oft selbst künstlerisch.[1]

Theorien, die mit Maggies Arbeit in der Kunsttherapie zusammenhängen

Freud führte die Essensverweigerung auf ungelöste sexuelle Probleme zurück.[2] Brumberg schreibt, dass von den 1940ern bis in die 1960er Jahre „Psychotherapeuten berichteten, dass anorektische Frauen sich vor dem Essen fürchteten, weil sie es mit Schwängerung gleichsetzten und Fettleibigkeit als eine Art Schwangerschaft betrachteten".[3] Anna Freud[4] definierte Askese als eine Abwehr der Jugendlichen gegen ihren Hang zur Regression auf inzestuöse Objekte. In der Askese wird jeder Instinkt als Gegner des Ich betrachtet, und alle Triebe und instinktiven Regungen werden ausnahmslos unterdrückt. Jugendliche mit dieser Abwehrhaltung empfinden es oft als eine Schwäche, körperlichen Bedürfnissen nachzugeben, und sind der Meinung, sie sollten nur von Geist oder Verstand erfüllt sein.[5] Laufer und Laufer definieren den „Zusammenbruch der Entwicklung in der Adoleszenz als unbewusste Ablehnung des geschlechtlichen Körpers… Es ist ein Zusammenbruch im Prozess der Integration vom physisch reifen Körperbild in das eigene Vorstellungsbild."[6] Der Jugendliche fürchtet, dass sein Körper „ihn mit schmerzlichen oder beängstigenden Fantasien und Emotionen überwältigt".[7]

Hilde Bruch schreibt: „Anorexia Nervosa hängt mit Defiziten in der Entwicklung zusammen und hat nur sekundär mit sexuellen Konflikten zu tun".[8] Sie führt die Störung auf die frühesten Wechselbeziehungen zwischen Mutter und Kind

---

1 Vgl. Haeseler, M. (1989) *Should art therapists draw alongside their clients?*

2 Freud, S. (1966) *Pre-psychoanalytic publications and unpublished drafts*, S. 200 f.

3 Brumberg, J. J. (1988) *Fasting girls: The emergence of anorexia nervosa as a modern disease*, S. S. 224-225

4 Freud, A. (1937/1966) *Das Ich und die Abwehrmechanismen*, Frankfurt/M., Fischer

5 Freud, A., a.a.O., S. S. 153-158

6 Laufer, M., & Laufer, M.E. (1984), *Adolescence and developmental breakdown: A psychoanalytic view*, S. 22

7 ebd., S. 23

8 Bruch, H. (1968/1985) *Anorexia nervosa and its differential diagnosis*, S. 329

zurück. Sie schreibt, dass eine normale Entwicklung davon abhängt, dass zwischen dem Bedürfnis des Säuglings, der Signalisierung diese Bedürfnisses, der Reaktion der Mutter und der Befriedigung des Bedürfnisses ein erkennbarer Zusammenhang besteht. „Wenn Reaktionen auf Hinweise, die vom Kind ausgehen, stets unpassend oder widersprüchlich sind, gelingt es dem Kind nicht, das Gefühl zu entwickeln, seinen eigenen Körper beherrschen zu können. Statt dessen wird es erleben, dass es seine körperlichen Funktionen nicht unter Kontrolle hat, begleitet von einem fehlenden Bewusstsein, sein eigenes Leben zu leben; und es ist der Überzeugung, dass alle Bemühungen und Bestrebungen umsonst sind".[9] Das Unvermögen einer Mutter, auf Schlüsselhinweise ihres Kindes richtig zu reagieren, spielt bei der von Winnicott beschriebenen Entwicklung des falschen Selbst eine zentrale Rolle.[10] Er schreibt, dass sich das wahre, kreative Selbst entwickelt, wenn die Mutter auf die spontanen Gesten des Kindes wiederholt positiv reagiert und sie widerspiegelt, und damit dem Baby ein Gefühl der Allmacht gibt. Das falsche Selbst entwickelt sich, wenn die Mutter, weil sie mit ihren eigenen Bedürfnissen beschäftigt ist, das Kind nicht als ein von ihr getrenntes Wesen sehen kann, so dass es ihr nicht gelingt, die spontanen Gesten des Säuglings zu erkennen und sie diese „durch ihre eigenen Gesten ersetzt, denen das Kind Sinn geben muss, indem es sich anpasst".[11] Er sagt, dass bei Kindern, „ die in eine falsche Existenz gedrängt werden… das klinische Bild einer allgemeinen Erregbarkeit sowie Ernährungs- und anderer Funktionsstörungen entsteht, die zwar zunächst klinisch verschwinden können, später jedoch in einer ernsten Form wieder in Erscheinung treten".[12] Solche Kinder haben Schwierigkeiten, sich innerlich zu beruhigen und suchen außerhalb etwas, das ihnen hilft, ihre Spannungen abzubauen. Ähnlich schreibt Kohut[13], dass im Fall eines frühen Mangels an Einfühlungsvermögen, oder wenn die Unabhängigkeit des Kindes nicht widergespiegelt wird, ein solches Kind in seinem Leben stets nach der allmächtigen Mutter sucht, mit der es verschmelzen kann.

Nach der Objektbeziehungstheorie beginnt das Kind in der Phase des Übergangsphänomens, wenn es das Gefühl entwickelt, ein von der Mutter getrenntes Wesen zu sein, mit Hilfe des Übergangsobjektes eine positive, umweltbezogene Mutter zu verinnerlichen. Indem es die Mutter und sein Selbst auf ein weiches Objekt projiziert, kann das Kind beginnen, seine Spannungen in Abwesenheit der Mutter zu regulieren und Objektkonstanz zu entwickeln, d.h. das Gefühl, dass die Mutter immer weiter existiert. Wenn das Kind dann ungestört in Anwesenheit der Mutter spielt, entwickelt sich die von Winnicott beschriebene „Fähigkeit, allein zu

---

9 Bruch, H. (1968/1985) *Anorexia nervosa and its differential diagnosis,* S. 564

10 Winnicott, D. W. (1984), Ich-Verzerrung in Form des wahren und des falschen Selbst, in: *Reifungsprozese und fördernde Umwelt*

11 a.a.O., S. 145

12 ebd., S. 146

13 Kohut, H. & Wolf, E. (1978) *The disorders of the self and their treatment in outline*

sein".[14] Die Mutter bietet die haltende Umgebung, den potenziellen Raum, und wenn sie sich in das Spiel ihres Kindes nicht einmischt, fängt das Kind an, sich seinen eigenen „Möglichkeitsraum" zu schaffen.

Ogden schreibt: „Wenn das gesunde Kind allein gelassen wird, ist die selbstgeschaffene „environmental" Mutter stets anwesend".[15] Er sagt, wenn die Mutter sich in das Spiel des Kindes einmischt, wird das Kind von der Mutter als allmächtigem Objekt abhängig. Falls die Mutter als Objekt emotional und physisch nicht anwesend ist, wenn sie gebraucht wird, hält das Kind an einer „Mutter als allmächtigem inneren Objekt"[16] fest, das zu einer magischen und unveränderlichen Form von Sicherheit wird. Das steht im Gegensatz zu einer normalen Entwicklung, bei der die verinnerlichte Mutter sich als Folge ihrer Anpassung als reales äußeres Objekt an ihr Kind ebenfalls anpasst und verändert.

Ogden stellt den Begriff der Dreiheit vor. Zuerst bildet die Mutter mit dem Baby eine Einheit, dann wird dem Baby bewusst, dass es ein gesondertes Wesen ist und die Mutter ein Objekt, und nun sind sie zwei. Schließlich entwickelt das Baby ein Gefühl des interpretierenden Selbst, als ein Subjekt, ein getrenntes Selbst, das sowohl sich als auch die Mutter beobachten kann.[17] Wenn die Einheit von Mutter und Kind zu früh auseinander bricht und sich noch kein interpretierendes Selbst entwickelt hat, kann es sein, dass alles unter dem Eindruck der Allmacht des Säuglings erlebt wird. Phantasieobjekte verselbständigen sich, wie bei einer wahnhaften Übertragung, in der „ein(e) Therapeut(in) der Mutter des Klienten nicht ähnlich ist, sondern sie i s t seine Mutter".[18]

Nach Odgen ist unkontrolliertes Essen und Erbrechen für eine primitive frühkindliche Bindung an die Mutter als allmächtigem inneren Objekt charakteristisch. „Die Mutter unkontrollierten Essens und Erbrechens ist die Mutter körperlicher Funktionen, von der man sich nicht trennen kann, die man verschlingt, mit seinem Blut vermischt und dann zum Teil erbricht, um nicht in ihr aufzugehen oder von ihr in Besitz genommen zu werden. Es ist die Mutter, der ein Patient trotz widersprüchlicher Gefühle treu und völlig ergeben ist und sich von ihr nicht lösen kann".[19]

---

[14] Winnicott, D. W. (1984) *Die Fähigkeit zum Allein sein,* in: *Reifungsprozesse und fördernde Umwelt*

[15] Ogden, T. (1986) *The matrix of the mind: Object relations and the psychoanalytic dialogue,* S. 183

[16] a.a.O., S. 197

[17] Ogden, T. (1986) *The matrix of the mind: Object relations and the psychoanalytic dialogue,* S. 213

[18] a.a.O., S. 217

[19] a.a.O., S. 217

Das therapeutische Bündnis

Goodsit schreibt, dass „Anorektiker ein Defizit an selbstregulierenden Strukturen aufweisen... Sie...brauchen eine symbiotische Beziehung, um unversehrt zu bleiben und sich gegen Psychosen, völlige Zerstörung und Trennungsängste zu verteidigen.[20] Bruch rät dem Therapeuten „ein Mentor, ein Führender zu sein, der den Patienten aufmerksam beobachtet und ihm hilft seine unreifen Einstellungen zu ändern".[21] Odgen schreibt, dass Therapeuten manchmal den Patienten von sich als Objekt abhängig machen und glauben, damit die Therapie zu unterstützen. Er betont, wie wichtig es ist, einen therapeutischen Rahmen zu schaffen, in dem sich das Selbst entwickeln kann.[22] Winnicott sagt, dass „der Einzelne im Laufe der Zeit eine Mutter, die das Ich unterstützt, verinnerlicht und auf diese Weise fähig wird, allein zu bleiben, ohne immer wieder auf die Mutter oder das Symbol für die Mutter zurückzugreifen".[23] Therapeuten müssen die Abhängigkeitsbedürfnisse dieser Patienten erkennen und akzeptieren, während sie den unterstützenden therapeutischen Rahmen schaffen, in dem die Klienten ihre eigenen Stärken und ihre Handlungsfähigkeit finden und weiter entwickeln können.

Kunsttherapie

Bruch schreibt: „Die wichtigste therapeutische Aufgabe besteht darin, diesen Patienten bewusst zu machen, dass es Gefühle und Regungen gibt, die in ihnen selbst entstehen und dass sie lernen können, sie zu erkennen".[24] Der Impuls, künstlerisch zu arbeiten, entsteht spontan und kommt aus dem Inneren. Die Kunst kann vorbewusste Gedanken und Gefühle erschließen und sichtbar machen. Außerdem findet in der Kunst ein Prozess statt, der zu einem sichtbaren dauerhaften Produkt führt; künstlerisches Arbeiten erfordert physische Aktivität und die Verwendung von Materialien, die nicht vom Körper, sondern von außen kommen. Der schöpferische Prozess kann als eine Inszenierung betrachtet werden, als ein Weg, etwas, das im Inneren vorhanden ist, nach außen zu bringen, so dass alle es sehen können, statt es zu erbrechen oder in sich zu verschließen. Er bietet die Möglichkeit, auf lustbetonte Weise Material zu verändern, und sich dadurch in ein Spiel zu versenken, sich zu entspannen und eine Übergangsbeziehung zu erleben. Meiner Erfahrung nach scheinen viele Menschen mit Essstörungen, obwohl sie oft äußerst ordentlich sind, mit Farben geradezu verschwenderisch umzugehen, und es macht ihnen Spaß, ihre Ärmel aufzurollen und mit den Farben zu spritzen, sie verfließen

---

20 Goodsit, A. (1985) *Self Psychology and the treatment of anorexia nervosa,* S. 61

21 Bruch, H. (1968/1985) *Anorexia nervosa and its differential diagnosis,* S. 32

22 Ogden, T. (1986) *The matrix of the mind: Object relations and the psychoanalytic dialogue,* S. 185 f.

23 Winnicott, D. W. (1978) *Die Fähigkeit zum Allein sein,* S. 32

24 Bruch, H. (1968/1985) *Anorexia nervosa and its differential diagnosis,* S. 566

zu lassen und zu verschmieren, um ihre visuellen, taktilen und expressiven Möglichkeiten zu erforschen. Niederland (1976) schreibt, dass ein früh erlittenes Trauma die Entwicklung des Körperbildes und des Selbstbildes beeinträchtigt und dass während der schöpferischen Arbeit das Gefühl des Künstlers, an einer Störung zu leiden, verschwindet. „Der schöpferische Akt ist eine unbewusste Wiederherstellung des Körper-Ichs".[25] In der künstlerischen Arbeit wiederholt sich auch der Prozess der Trennung und Individuation, wenn der Künstler zuerst mit seiner Arbeit verschmilzt und sich dann von ihr trennt. Das Kunstwerk selbst kann als eine Art Übergangsobjekt betrachtet werden. Der Kunsttherapeut schafft den Rahmen, in dem die spontane Geste stattfinden kann, er spiegelt sie wider und hilft dem wahren Selbst, sich zu entwickeln. Edith Kramer[26] schreibt, dass die Kunst als symbolisches Äquivalent für Erfahrungen betrachtet werden kann. Als es Maggie gelang, ein Selbst zu zeichnen, konnte sie damit beginnen, ihr wahres Selbst zu finden.

Erste Mitteilungen durch künstlerische Werke und Diskussion

Die Mutter

In der ersten Sitzung brachte mir Maggie ein Bild, das sie in dem Kunstseminar gemalt hatte und auf dem eine Mutter mit blutroten Fingernägeln zu sehen war, ein Baby im Arm haltend. Ihr Zorn auf ihre Mutter kam durch die Kunst unmittelbar zum Ausbruch. Sie beschrieb eine kritische, Furcht einflößende Mutter, die keine Zuneigung für ihre Kinder zeigte. Maggie erinnert sich nicht, dass ihre Mutter sie jemals in den Arm genommen hat, und es gibt kein Foto, auf dem sie zusammen zu sehen sind. Solange sich Maggie zurück erinnern kann, fühlte sie sich immer als Belastung für ihre Mutter und konnte sie nie zufrieden stellen. Während Maggies Kindheit traf ihre Mutter alle Entscheidungen für sie und mischte sich in alle ihre Aktivitäten ein, nur um ihr zu sagen, was sie falsch machte. Jeden Morgen fragte Maggie ihre Mutter, was sie anziehen sollte, da ihre Mutter sie immer kritisierte, wenn sie selbst etwas aussuchte. Einmal wollte Maggie ein rotes Hemd, das ihre Mutter ausgesucht hatte, nicht tragen und als sie allein in ihrem Zimmer war, ließ sie ihre Wut daran aus, trat auf ihm herum und biss hinein. Das rote Hemd wurde zu einem Bild, das in Maggies künstlerischen Arbeiten ständig wiederkehrte und zeigte, dass Maggie fähig war, ihren Zorn auszudrücken. Sie sagt: „Unser ganzes Leben war eine Lüge". Diese Lüge stellte sich und ihre Familie nach außen hin als perfekt dar, während die Atmosphäre zu Hause angespannt war und die Mutter sich bis zum Abendessen nie anzog oder kämmte und sich in der Nacht mit Süßigkeiten voll stopfte, die ihre Kinder nur zufällig zu sehen bekamen. Obwohl Maggie deutlich erkennen konnte, dass ihre Mutter an einer Störung litt, hielt sie den Mythos der perfekten und starken Mutter aufrecht und reagierte verhängnis-

[25] Niederland, W. (1976) *Psychoanalytic approaches to artistic creativity*, S. 196

[26] Kramer, E. (1979) *Childhood and art therapy: Notes on theory and application*

voll, als sie erkennen musste, dass die Mutter nur mit sich selbst beschäftigt war und für ihre erwachsene Tochter kein Interesse zeigte. In den ersten Jahren, die wir miteinander arbeiteten, hatte jeder ihrer Besuche bei der Familie zur Folge, dass sie danach wochen- oder monatelang nicht fähig war, das Bett zu verlassen. Schon zu Beginn der Therapie musste geklärt werden, dass es keinen Betrug an der Mutter bedeutete, wenn man anders war als sie. Als Marie begann, in den Sitzungen künstlerisch zu arbeiten, erschreckte sie die Intensität ihrer Arbeit; lange Zeit hatte sie das Bedürfnis, beruhigende Bilder zu zeichnen, bevor sie die Sitzung verließ. Sie zeichnete oft einen Kreis am Himmel, den sie als ein böses, Furcht einflößendes, alles verschlingendes Wesen beschrieb. Sie nannte es Goz. Bedeutungen, die üblicherweise der Sonne zugeschrieben werden, können unter anderem eine bestimmte Autorität, den Vater, Licht, Wärme, Spiritualität beinhalten. Kramer (2000) glaubt, dass die Sonne das Gesicht der Mutter darstellen könnte, da es das erste Bild ist, das sich der Säugling einprägt. Für Maggie ist das Wesen am Himmel zerstörerisch, gottähnlich und trügerisch, wie der Zauberer von Oz. Vielleicht stellt das Bild von Goz die Mutter als verinnerlichtes allmächtiges Objekt dar, wie Odgen es bezeichnet hat. In einer der ersten Sitzungen zeichnete ich ein Bild von Maggies Händen, die ihr halb geschlossenes Skizzenbuch halten, auf dem das Bild von Goz teilweise zu sehen ist. Ich wollte ihr damit sagen, dass sie selbst entscheiden kann, wie weit sie sich mit erschreckendem Material auseinandersetzen will.

Der Vater

Maggie erzählte schließlich, dass sie, im Gegensatz zur Mutter, die sie nie berührte, schöne Erinnerungen an ihren Vater hatte, der sie im Arm hielt und ihr vorlas. Wenn ihre Mutter sie kritisiert hatte und sie sich darüber aufregte, sagte er: „Sie meint es nicht so, es hat nichts zu bedeuten". Maggie dachte, es bedeutete: „nichts ist wichtig, es gibt nichts, das Bedeutung hat". Der Vater tröstete sie nie, wenn die Mutter ihre Wutanfälle hatte. Statt dessen suchte er bei Maggie Trost und beklagte sich, wie kaltherzig die Mutter ihm gegenüber sei. Als sie älter wurde, klagte er ihr, dass die Mutter kein Interesse an Sex hätte und sagte Maggie, dass sie die Einzige in der Familie sei, die ihn gern habe. Sie erinnert sich an unangebrachte Berührungen, und dass er manchmal vor ihr seine Geschlechtsorgane anfasste. Bis er vor kurzem starb, küsste er sie noch immer auf den Mund, berührte bei jeder Begrüßung ihre Brust und wollte eine exklusive Beziehung mit ihr haben. Als Kind erkannte Maggie, dass etwas an der Beziehung zu ihrem Vater nicht stimmte; die Mutter und ihre Schwestern waren eifersüchtig auf das innige Verhältnis des Vaters zu Maggie, und der Vater hielt die körperlichen Grenzen zwischen ihnen nicht immer ein. In einer der ersten Zeichnungen in der Kunsttherapie gab sie ihrem Vater zu verstehen, dass er sich schämen sollte, nicht sie. Trotz ihres Ärgers, hatte sie das Gefühl und diesen Eindruck hat sie noch immer, dass er der Einzige in der Familie war, dem sie etwas bedeutete.

Maggies Körper

Sie verriet, dass sie ihren Körper hasst. Sie hasst seine Bedürfnisse, hasst es, berührt zu werden, und manchmal kratzt und zwickt sie ihren Körper unbarmherzig, während sie sich duscht. Sie sagte, dass die Mutter ihren eigenen Körper und die Körper ihrer Töchter hasste. Wenn Maggie als Kind mit ihren Schuhen Schnee ins Haus brachte, schrie die Mutter: „Ich werde dir den Hintern versohlen, bis du blutest". Damals dachte Maggie, es wäre eine passende Strafe für ihr Masturbieren, das in ihr Schuldgefühle auslöste. Als die Mutter die Unterwäsche ihrer älteren Schwester im Waschbecken fand, in dem diese sie eingeweicht hatte, weil sie mit Menstruationsblut befleckt war, schrie sie empört: „ Ich hatte euch lieber, als ihr noch Babys wart". Maggie bemühte sich, nicht die Regel zu bekommen, bis sie das Haus ihrer Mutter verließ. Maggie kann an ihrem Körper am ehesten Gefallen finden, wenn sie schwimmt oder läuft.

Bulimie

Zu Beginn unserer Arbeit sagte sie, dass Bulimie ihre einzige Möglichkeit war, sich zu verteidigen. Ohne sie fühlte sie sich immer angespannt und hörte innerlich die Stimme ihrer Mutter, die sie ständig kritisierte. Solange Maggie Bulimie hatte, konnte sie mit ihrer Mutter gut zurechtkommen. Sie sagte dazu: „Ich konnte etwas haben, von dem ich wusste, dass ich es loswerden konnte." Sie konnte die gute Mutter nur behalten, wenn sie sich von der schlechten befreite. Wenn sie Bulimie hatte, konnte sie das Essen genießen, und vor allem gefiel es ihr, knusprige Sachen zu kauen, weil sie dabei das Gefühl hatte, das Essen zu zerstören, ihm Gewalt anzutun, und weil sie wusste, dass sie es wieder loswerden konnte, nachdem sie es verschlungen hatte. Wenn sie nicht bulemisch war, betrachtete sie Essen als etwas Verbotenes: „Es ist nichts für mich, ich kann es nicht haben." Während der Bulimie konnte sie Berührungen ertragen und hatte mit ihrem Partner eine sexuelle Beziehung, die für sie annehmbar war (sie konnte ja alles erbrechen). Seit sie die Bulimie aufgegeben hat, weicht sie seinen Berührungen aus, doch er unterstützt sie emotional, obwohl sie keine körperliche Beziehung haben. Sie sagte, dass die Planung des Essens und Erbrechens während der Bulimie ihr half, ihre täglichen Ängste zu überwinden, und dass nur das Erbrechen ihre Anspannung lösen konnte. Sie konnte sich durch Spaziergänge oder Schwimmen davon ablenken, doch dann kam der Punkt, an dem sie sich wieder sagte: „Na und, das macht doch nichts, ist doch alles egal".

Geschwister; frühe Verluste

Die erstgeborenen Kinder der Familie waren siamesische Zwillinge, zwei Jungen, die bei der Geburt starben. Von diesem Familiengeheimnis erfuhr Maggie erst als Erwachsene. Dann kamen drei Töchter, von denen Maggie die jüngste war.

Ihre Mutter sagte oft, sie wünschte, Maggie wäre ein Junge geworden. Als Maggie dreieinhalb Jahre alt war, wurde ihr Bruder geboren. Er musste nach der Geburt operiert werden, und beide Eltern verbrachten viel Zeit im Krankenhaus. Maggie fürchtete sich vor ihrer ältesten Schwester, bis sie vier war. Dann schloss die Schwester mit ihr Freundschaft und wurde ihre „Komplizin". Die Mädchen stahlen gemeinsam Lebensmittel, klagten über ihre Mutter, träumten davon, gemeinsam fortzulaufen und ein besseres Leben zu beginnen, und wurden gleichzeitig anorektisch. Die Schwester gab die Anorexie kurz danach auf und stoppte jegliche Kommunikation mit Maggie. Maggie betrachtet den Verlust der Zuneigung ihrer Schwester im Alter von elf Jahren als etwas, das viel schrecklicher war als die Abwesenheit ihrer Eltern nach der Geburt des Bruders. Erikson schreibt, dass Kinder mit einer frühen Sehnsucht nach Identität sich oft eng an einen Bruder oder eine Schwester binden, auf eine Art und Weise, die dem Verhalten von Zwillingen entspricht. Es sei so, als gäben sie ihre Identität für die eines Bruders oder einer Schwester auf, in der Hoffnung, durch eine Art von Verschmelzung eine bedeutendere und bessere Identität zu erhalten. Die Enttäuschung, die kommen muss, wenn das künstliche Zwillingsverhältnis zerbricht, ist dann um so traumatischer.[27] Zur Zeit steht Maggie ihrem Bruder nahe, nicht aber ihren Schwestern, die beide Alkoholprobleme und andere Schwierigkeiten haben.

Übergangsobjekte

Maggie erinnert sich an kein Übergangsobjekt aus ihrer frühen Kindheit. Als der Bruder geboren wurde und die Mutter nicht da war, gab die Frau, die in dieser Zeit für die Kinder sorgte, Maggie einen Schwamm in Form einer Gummiente. Maggie und die Ente wurden unzertrennlich. Sie erinnert sich, dass sie die Ente auf eine ganz bestimmte Weise hinter den Ohren angefasst und an ihr gerochen hat, um sich zu trösten. Als ich sie fragte, wie sie gerochen hat, sagte sie: „Sie roch wie ich". Als die Ente unansehnlich zu werden begann, versuchte die Mutter, sie wegzuwerfen, aber Maggie holte sie aus dem Müll zurück. Die Ente löste sich in zwei Teile auf, als Maggie fünf Jahre alt war, und Maggie bat die Mutter um eine neue. Als die Mutter nein sagte, sparte sie das Geld für ihr Mittagessen in der Schule, indem sie nicht aß, und kaufte sich selbst eine Ente und später noch eine; jede wurde für sie zu einem unzertrennlichen Freund. Maggie erinnert sich an das Lied, das sie immer sang, wenn sie die Ente streichelte:[28]

Me baby quack quack, baby duck wants lunch.
Give me lunch, or I'll give you a punch on the nose
Like a big fat rose.

---

[27] vgl. z.B. Erikson, E. H. (1966) *Identität und Lebenszyklus*

[28] Mein Baby macht quak quak, das Entenbaby möchte Mittag essen.
Gib mir was zu essen, sonst schlag ich dir auf die Nase
Wie eine große dicke Rose.

Als Maggie sieben Jahre alt war, schenkte die Mutter ihr einen Bären. Der Bär tat Maggie Leid, weil er bei einem so unglücklichen Mädchen sein musste. Es gab kein Übergangsobjekt, das die tröstliche Bindung zwischen einer Mutter und ihrem Baby verkörpert. Die Ente roch nur nach Maggie und verkörperte ihren Hunger und ihre Aggressionen. Der Bär wurde wie die Mutter, beherrschendes Objekt, um das Maggie sich kümmern musste und das ihr Leid tat. In der Kunsttherapie wurde ihr Skizzenbuch zu einem Übergangsobjekt, das ihre Werke und ihre Gefühle sowie die Anerkennung, die sie bei mir dafür fand, verkörperte. In den ersten fünf Jahren unserer Arbeit zeichnete sie sich oft als Mädchen, das sein Skizzenbuch fest umklammert hält, und sie sagte, dass es ihr half, sich mit mir außerhalb der Sitzungen verbunden zu fühlen.

Schwerpunkte in der Therapie

Bei dem Versuch, zwölf Jahre Arbeit, in denen jeder von uns über 600 Zeichnungen und Bilder geschaffen hat, nach Gruppen zu ordnen, habe ich einige wesentliche Themenbereiche, mit denen wir uns in unserer gemeinsamen Arbeit befasst haben, ausgewählt.

Das Bewältigen zwanghafter Gedanken und das Setzen von Grenzen

Maggie hat eine lang andauernde Beziehung mit einem Mann, in der sie sich gegenseitig unterstützen; sie hat gelernt, Gefühle zu äußern und Konflikte mit ihm zu lösen. Beziehungen mit Frauen waren jedoch sehr häufig schwierig. Sie fühlte sich fast auf eine süchtige Weise zu Frauen hingezogen, die sie zuerst für stark und beschützend hielt, doch bei denen sich dann meistens herausstellte, dass sie kontrollierend und selbstsüchtig, oft sogar selbstzerstörerisch waren. Maggie fühlte sich neben ihnen wie unsichtbar, sie hatte das Gefühl, von ihnen bedrängt und beherrscht zu werden und hatte den Eindruck: „Sie verwandeln sich alle in meine Mutter." Als wir miteinander zu arbeiten begannen, war jede Interaktion mit anderen so anstrengend, dass sie die meiste Zeit im Bett verbrachte, über ihr Verhalten anderen gegenüber nachdachte und auf sich selbst wütend war, dass sie ihr Identitätsgefühl verlor, sobald sie mit anderen zusammen war. Sie versuchte es mit Gruppentherapie und arbeitete mit mir hart daran zu lernen, sich in der Gruppe durchzusetzen. Doch ihre Grübeleien führten schließlich dazu, dass sie die Gruppe verließ. Einmal brachte sie einen Stein mit, auf den sie „eine Kriegerin mit einem Kopfschmuck" gemalt hatte. Ab und zu zeichnete ich sie mit diesem Stein in ihren Händen oder mit dem Kopfschmuck und der Fahne ihres Landes, um ihr zu helfen, geeignete Abwehrmechanismen zu entwickeln. Ich ermutigte sie auch, grüblerische Gedanken durch Visualisierung unter Kontrolle zu bringen. Wenn zum Beispiel jemand „groß und einschüchternd wie Mutter" wurde, riet ich ihr, diese Person klein zu zeichnen, vielleicht als summende Biene. Einmal erzählte Maggie, dass sie sich auf der Fahrt zur Sitzung plötzlich verzweifelt und wie in einer Falle fühlte, als sie die kritisierende Stimme ihrer Mutter in ihrem Kopf hörte. Dann zeichnete sie sich, wie sie sagte: „Mutter, steig aus meinem Auto aus". Sie lachte und sagte, wenn sie dieses Bild heraufbeschwor, konnte sie von einer passiven zur aktiven Kontrolle ihrer Gedanken wechseln. Vor kurzem dachte sie sich das Bild einer Schachtel aus, in die sie manchmal, wenn es nötig wird, ihre beängstigenden Gedanken stecken kann.

„Du kannst es haben"

Maggie sagt, dass ihr alles, was man ihr gab, gleich wieder weggenommen wurde. Was es auch war, es wurde ihr gesagt, dass sie es falsch behandelte und kaputt machen würde. Sie begann sich zu sagen: „Ich kann es nicht haben, es ist nichts für mich". Sie denkt über viele Dinge so, auch über Essen. Wenn sie ihre Katze fressen sieht, hilft es ihr, daran zu denken, dass sie auch essen kann. Wenn ich für sie Lebensmittel zeichne, hilft es ihr, sich bewusst zu sagen „ich kann es haben, es ist für mich". Wenn ich sie in einem gemütlichen, sicheren Raum, umgeben von ihren Haustieren, zeichne, fühlt sie sich getröstet. Oft habe ich etwas auf die Bilder geschrieben, wie „Du hast ein Recht auf Gefühle", oder „Es ist richtig, zu wollen und zu fragen", oder „Es macht etwas aus", oder „Es gibt mehr für dich als deinen Schmerz." Auf ein Bild (vgl. Abbildung 1) schrieb ich: „Ich kann an dem festhalten, was für mich richtig ist". Sie sagte, dass diese Bilder und Worte ihr geholfen hätten, an ihre Grundsätze zu glauben.

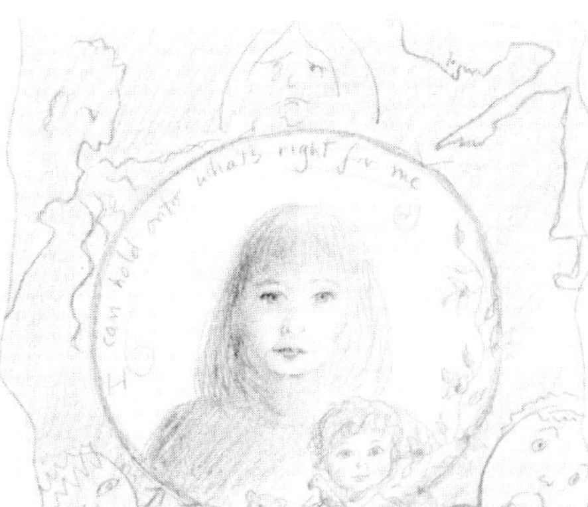

Abb. 1

Emotionen zulassen, statt sich von ihnen zu befreien

Während unserer gemeinsamen Arbeit hat Maggie immer wieder kleine Mädchen gezeichnet. In der Regel sehen die Mädchen traurig, ängstlich oder böse aus. Maggie sagt, dass es ihr gut tut, sie zu zeichnen, weil sie zum Ausdruck bringen, wie sie sich selbst gerade fühlt. Nach der Sitzung gefielen ihr die Mädchen jedoch lange Zeit nicht. Sie waren „eine Qual, denn sie sollten nicht wollen oder fühlen." Wenn sie dann bei mir in der Sitzung war, konnte sie die Mädchen wieder gern haben und es schien, als könnte sie die gute Mutter nur in meiner Gegenwart verinnerlichen. Sie träumte oft von einem Mädchen, das sich verirrt hatte und ihre Hilfe brauchte; doch sie konnte ihm nicht helfen. Wir haben konsequent daran gearbeitet, der erwachsenen Maggie die Fähigkeit zu geben, Mitgefühl für das Kind zu haben und zu akzeptieren, dass die Gefühle des Kindes wie Hunger und Zorn sowie andere Wünsche und Bedürfnisse nicht „zu viel, eine Qual" sind.

Selbstberuhigung, Übergangsbeziehung und die Fähigkeit allein zu sein

In den Sitzungen zeichnete Maggie oft Enten, um sich selbst zu beruhigen, vor allem, wenn sie davor etwas gezeichnet hatte, das mit starken Affekten verbunden war. Sie sagte, dass sie sich wohl fühlen konnte, wenn sie die Sitzung verließ, dass dieses gute Gefühl jedoch bald verschwand und an seine Stelle selbstkritische und zwanghafte Gedanken traten. Der ihr bekannteste Weg, sich von ihren Ängsten und Grübeleien zu befreien, war für sie ein Zustand der Gleichgültigkeit, in dem „nichts etwas ausmacht, mir alles egal ist" und das Erbrechen, um die Angst loszuwerden. Im Lauf der Zeit sagte sie, dass sie die guten Gefühle länger erhalten konnte, vor allem, wenn sie künstlerisch arbeitete. Dadurch, dass ich mich mit meiner eigenen Arbeit beschäftigte, während sie zeichnete, war ich möglicherweise so etwas wie Winnicott's Mutter, die sich nicht einmischt[29] und habe so Maggie vielleicht geholfen, die Fähigkeit, allein zu sein, zu entwickeln. Um ihr das Gefühl zu geben, dass zwischen ihrer Arbeit und mir eine Verbindung bestand, zeichnete ich in den ersten Sitzungen manchmal Bilder, die Maggie zu Hause zeigen, wo sie über unsere Sitzung nachdenkt. Auf einem dieser Bilder ist Maggie im Vordergrund beim Zeichnen zu sehen, während sie und ich uns im Hintergrund vor einem erleuchteten Fenster befinden und Seite an Seite mit unserer künstlerischen Arbeit beschäftigt sind. Auf der Abbildung 2 sitze ich etwas entfernt von Maggie, während sie und ihr kindliches Selbst in meinem Atelier gemeinsam an einer Zeichnung arbeiten. In neueren Zeichnungen habe ich Maggie zu Hause dargestellt, umgeben und unterstützt von ihren Haustieren und ihrem männlichen Partner,

---

[29] vgl. Winnicott, D. W. (1978) *Die Fähigkeit zum Allein sein*

ohne dabei einen Bezug zu ihren Therapeuten herzustellen. Vor kurzem erzählte mir Maggie, sie habe eine kleine Puppe modelliert, die sie an mich erinnert, und fand, dass die Gegenwart der Puppe tröstlich auf sie wirkte.

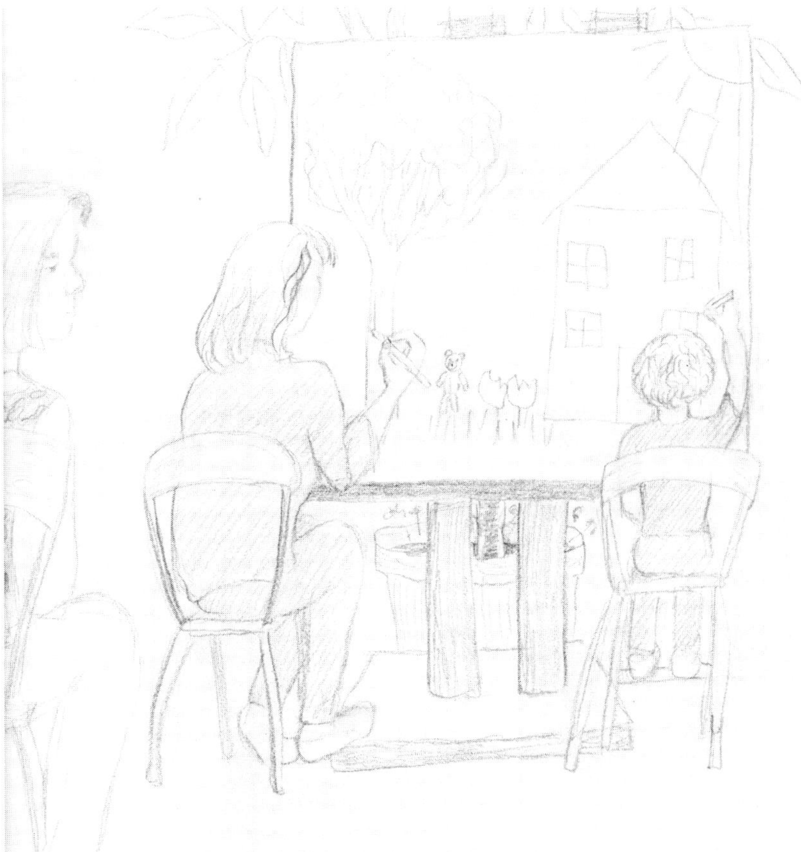

Abb. 2

Gedanken über Deprivation und Hunger; „Du kannst nicht alles haben, was du willst"

Maggie kann inzwischen manchmal akzeptieren, dass ihre Emotionen und Wünsche nicht „zu viel" sind. In ihrer Rolle als Kunsterzieherin gibt sie sich große Mühe, den Bedürfnissen der Kinder, für die sie verantwortlich ist, gerecht zu werden. Wenn sie einem Kind etwas gibt, hat sie das Gefühl, dadurch indirekt selbst etwas zu bekommen. Was sie jetzt lernt ist, dass Kinder nicht nur Zuwendung und Verständnis benötigen; sie brauchen auch Grenzen. Dies ist ein schwieriger Lernprozess für jemanden, der glaubt, dass er als Kind nichts hatte und sich doch alles wünschte. Als sie erkannte, das Kinder auf notwendige Grenzen, die ihnen im Unterricht gesetzt werden mussten, positiv reagierten, begannen wir über ihre Erfahrungen als elfjähriges Mädchen zu sprechen.

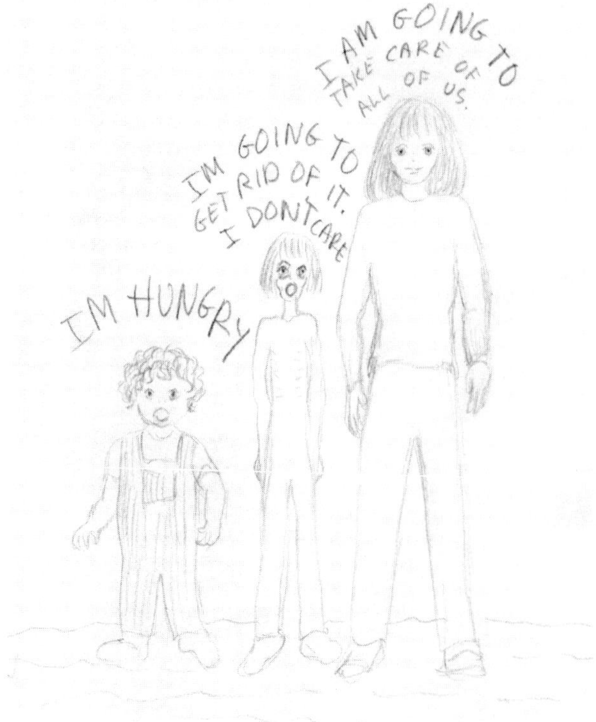
I AM GOING TO
TAKE CARE OF
ALL OF US.
I'M GOING TO
GET RID OF IT.
I DON'T CARE
I'M HUNGRY

Abb. 3

In diesem Alter entdeckte sie die Möglichkeit, sich von ihren Sehnsüchten durch das Hungern zu befreien. Sie dachte „jetzt habe ich etwas, das ich will, und niemand kann es mir wegnehmen". Die erwachsene Maggie hat noch immer Schwierigkeiten, für die willensstarke Elfjährige Mitgefühl zu empfinden, doch sie beginnt zu erkennen, dass es nicht gut für sie ist, alles, was sie will, zu bekommen (unkontrolliert essen / erbrechen). Auf Bild 3 habe ich Maggie gemeinsam mit dem hungrigen Kind und dem trotzigen magersüchtigen Mädchen als jemanden dargestellt, der die Kontrolle inne hat. Vor kurzem hat Maggie begonnen, elfjährige Mädchen zu zeichnen. Sie sagt, dass sie manchmal „unmöglich" sind, ihr aber trotzdem gefallen.

Das Tolerieren von Beziehungen zu anderen Therapeuten

Maggies Beziehung zu ihren anderen Therapeutinnen war ein fester Bestandteil unserer Arbeit. Es wurde offensichtlich, dass Maggie mir gegenüber eine idealisierende Übertragung entwickelt hatte, die anfänglich ihrer anderen Therapeutin gegenüber bestand. In einer ihrer ersten Sitzungen mit mir zeichnete sie sich als kleines Kind, das von der anderen Therapeutin gehalten wird und sagte, dass sie sich schämte, weil sie den Wunsch hatte, sich gehalten und umsorgt zu fühlen. Mit diesen Wünschen hatte sie ihr gegenüber eine starke negative Übertragung entwickelt, in der die Therapeutin rasch zur unersättlichen Mutter wurde, die Maggie als eine Belastung und Enttäuschung betrachtete. Maggie konnte zwar verstehen, was geschah, glaubte aber nicht, dass sie etwas dagegen tun konnte. Sie sagte: „Wenn ich mit ihr zusammen bin, kann ich sie als mitfühlend empfinden, doch später denke ich dann, wie negativ sie mich beurteilen muss, und das macht mich verrückt, und dann hasse ich sie." Ich ermutigte sie, mit der Therapeutin über ihre Gefühle zu sprechen. Die Therapeutin und ich kamen überein, dass trotz der Möglichkeit einer Spaltung zwischen einer guten und einer bösen Therapeutin es Maggie nützen würde, mit mir über ihre andere Therapie zu sprechen, dass ich aber versuchen würde, sie davon abzubringen, sich in unseren Sitzungen auf diese Beziehung zu konzentrieren. Maggie fasste das als Kritik auf und wurde zum ersten Mal wütend auf mich. Wir konnten dies durcharbeiten, aber ihre Beziehung zu ihrer anderen Therapeutin verschlechterte sich schließlich so sehr, dass diese die Therapie mit der Begründung beendete, dass Maggie ihre negative Übertragung, die psychotische Ausmaße angenommen hatte, nicht überwinden konnte. Diese Entscheidung war für Maggie niederschmetternd, denn sie glaubte, abgelehnt zu werden, weil sie als Patientin versagt hatte. Doch sie begann mit einer anderen Therapeutin zu arbeiten, von der sie das Gefühl hatte, dass sie verständnisvoller war und eine bessere Beziehung zu ihr aufbauen konnte. Doch auch diese Therapeutin bekam bald ihre negative Übertragung zu spüren, allerdings gab es einen Unterschied – Maggie lernte mit der Zeit, in die Sitzungen zurückzukehren und dort über ihren Zorn und das Gefühl, ungeliebt, verlassen und Kritik ausgesetzt zu sein, zu sprechen und ihr Gefühl der Verbundenheit mit ihr wieder herzustellen. Für Maggie, die auf Grund übermächtiger Übertragungen nicht in der Lage war, ihre therapeutische Arbeit weiter zu führen, war es nützlich, eine zweite Therapeutin, nämlich mich, zu haben, die ihr half, die Übertragung gegenüber der ersten Therapeutin durchzuarbeiten. Ich zeichnete oft Bilder, auf denen wir drei gemeinsam arbeiten, und die beiden um Konfliktlösung bemüht sind. Wenn Ogden über Dreiheit spricht, sagt er, dass die Beziehung zu einer anderen Person als der Mutter, oft handelt es sich dabei um den Vater, dem Kind hilft, sich wahrzunehmen und zu einem Subjekt zu werden, statt nur Objekt der Mutter zu sein.[30]

[30] Ogden, T. (1986) *The matrix of the mind: Object relations and the psychoanalytic dialogue*, S. 126

Maggie ärgert sich noch immer rasch über ihre Therapeutin, was zum Teil daran liegt, dass deren etwas direktiver und konfrontierender Stil Maggie weiterhin das Gefühl gibt, eine Enttäuschung für andere zu sein und nie genug zu tun. Es ist ihr jedoch bewusst, dass es ihr hilft, sich weiter zu bemühen, nicht in ihre frühere, selbstkritische Denkweise zurückzufallen.

Die Trauer um Verluste

Ein erschütterndes Ereignis liegt etwa fünf Jahre zurück; damals starb der Mann der anderen Therapeutin. Maggie empfand den Verlust der Therapeutin mit, hatte jedoch gleichzeitig das Gefühl, selbst etwas verloren zu haben, und dass die Therapeutin ihr nicht mehr so nahe stand. Sie begann wieder zu erbrechen, und es blieb einige Jahre so, in denen sie betrauerte, was sie verloren hatte. Allmählich nahm sie die Beziehung zu ihrer Therapeutin wieder auf. Ich glaube, dass sie in dieser Zeit den Verlust der Mutter als verinnerlichtes magisches und allmächtiges Objekt betrauert hat. Als es ihr gelang, mit der kritischen Stimme der Mutter in ihrem Inneren auf andere Weise als durch Erbrechen umzugehen, konnte sie auch eine andere Beziehung zu ihrer wirklichen Mutter finden und sie als Mensch besser verstehen.

Dieses Jahr starb ihr Vater ganz plötzlich im Alter von siebenundneunzig Jahren. Sie war inzwischen in der Lage, sich mit seinen guten Seiten zu identifizieren und sie anzuerkennen, ohne die negativen Seiten zu verleugnen. Sie sagte: „Ich weiß, dass ich weiter daran arbeiten muss, aber nicht jetzt". Die Begegnungen mit der Familie, die im Zusammenhang mit dem Tod des Vaters stattfanden, zeigten ihr, wie die Mutter ihrer Kindheit in den ungesunden Beziehungen und schlecht angepassten Verhaltensweisen ihrer Schwestern weiterlebt, während ihre wirkliche Mutter inzwischen etwas flexibler geworden ist und manchmal zeigt, dass sie sich um Maggie sorgt.

Selbstfindung

Als Maggie das unkontrollierte Essen und Erbrechen zum ersten Mal aufgab, tat sie es für ihre erste Therapeutin. Sie sagte, dass sie Tag und Nacht über ihre Therapeutin nachdachte, und es tat, um eine gute Patientin zu sein und von ihr anerkannt zu werden. Als sie sich vor eineinhalb Jahren wieder angestrengt bemühte, mit dem Erbrechen aufzuhören, zeichnete sie das Bild eines Mädchens, das sich den Bauch hält und sagte, dass es sein „Selbst" festhalte. Sie wünscht sich noch immer, sie könnte es auf die gewohnte Weise „loswerden", aber sie spürt, dass sie es eher für sich als für andere tut, wenn sie nicht mehr erbricht. Woche für Woche kämpft sie darum, sich das Gefühl zu bewahren, ein Selbst zu besitzen, doch sie weiß, dass es da ist.

Die Bedeutung meiner künstlerischen Arbeit in der Therapie

Goodsit schreibt: „Ich glaube, dass die Wirkung darin liegt, dass der Therapeut die Defizite, die das Selbst des Patienten aufweist, aktiv überwindet".[31] Er sagt, es sei wichtig, dass Therapeuten die Unselbständigkeit und Idealisierung von Klienten mit Essstörungen tolerieren und ihnen ihr Ich und ihre Selbstorganisation zur Verfügung stellen, bis sie sich selbst finden können. Meine künstlerische Arbeit bot mir die Möglichkeit, Maggie etwas von meinen Ich-Stärken zu geben, bis sie ihre eigenen entwickeln (zeichnen und malen) konnte.

Viele Jahre lang war meine künstlerische Arbeit für Maggie wichtig. Zu Beginn konnte ich durch Einfühlung den Sturm ihrer Gefühle widerspiegeln und ihr dann helfen, Wege zu finden, sich dagegen zu schützen. Das bestätigte ihre Gefühle und half ihr auch, sich damit zu identifizieren, dass ich sie als einen Menschen betrachtete, der in diesem Sturm Schutz finden *konnte*. Als ich meine Arbeiten durchsah, bemerkte ich, dass ich oft das Bild eines Kreises als Behälter benutzte, um innerhalb des Kreises einen sicheren Zufluchtsort zu schaffen und alles, was nicht zu bewältigen war, auszuschließen.[32] Ich zeichnete Maggie auch oft, während sie etwas Rundes hält, wie zum Beispiel den runden Stein mit der Kriegerin, den ich bereits erwähnt habe, um ihr das Gefühl zu vermitteln, dass sie ihre Gefühle betrachten, sich von ihnen distanzieren und damit zu einem Subjekt werden konnte und nicht nur Objekt bleiben musste. Einmal zeichnete ich ein Bild, auf dem Maggie und ihre Therapeutin zwischen sich eine Kugel halten, die viele Farben, sowohl kräftige als auch zarte, aufweist. Dadurch, dass ich den Kreis dazu benutzte, um Maggie sowohl zu beruhigen als auch zu stärken, verwandelte ich das Furcht erregende Bild des Goz in etwas, das sie kontrollieren konnte. Als ich sie als einen Menschen darstellte, der Stärken hat, half ich ihr, sich an diese Stärken zu erinnern. Manchmal fragte sie mich, ob sie mein Skizzenbuch zwischen den Sitzungen mit nach Hause nehmen dürfte, um sich im wahrsten Sinne des Wortes an den Bildern festzuhalten. Ein paar Mal nahm sie meine Arbeiten auch in die Sitzung mit ihrer anderen Therapeutin mit. Sie sagte, dass es ihr half, über die Gefühle, die in den künstlerischen Arbeiten zum Ausdruck gebracht wurden, zu sprechen, ohne die Beziehung zu ihrer anderen Therapeutin zu verlieren. In den letzten Jahren ist es ihr immer wieder gelungen, sowohl die Stürme zu tolerieren als auch sich ihren eigenen Schutz zu schaffen, und sie hat gelernt, ihre eigenen Stärken höher einzuschätzen. Aus diesem Grund werden meine künstlerischen Arbeiten immer weniger wichtig. Meine Skizzenbücher sind im Lauf der Jahre dünner geworden, ich verwende weniger Ausdrucksmedien, und manchmal zeichne ich überhaupt nicht.

Die Bedeutung, die Maggies künstlerische Arbeit für sie hat

Maggie erinnert sich, dass sie als Kind in ihrem Zimmer stundenlang allein gezeichnet hat. Wenn sie in der Gegenwart ihrer Mutter zeichnete, sagte diese ihr immer, was sie anders machen sollte. Wenn Maggie sich aufregte, sang sie während des Malens „es geht mir gut, es geht mir gut". Die glücklichen Kinder und Tiere, die Maggie in ihren kommerziellen Arbeiten zeichnete, können einerseits ein Versuch sein, ihre unglückliche Kindheit wieder gutzumachen, andererseits können sie auch dazu dienen, das Gefühl der frühkindlichen Bindung an die Mutter aufrecht zu erhalten, um zu versuchen, sich von ihr zu trennen. Als wir uns kennen lernten, erzählte sie mir, dass sie sich nur lebendig und leistungsfähig fühlte, wenn sie künstlerisch arbeitete, dass sie aber festgestellt habe, dass etwas sie daran hinderte, es zu tun. Mit der Zeit gelang es ihr, in meiner Gegenwart künstlerisch zu arbeiten. Susan Deri schreibt: „Die Mutter, die sich in alles einmischt, verdrängt die spontane Kreativität aus dem potentiellen Freiraum, der zwischen ihr und dem Kind besteht... (weil) ihr eigener Lebensraum eine Kluft zwischen ihr und der Welt bildet und sie das Kind dazu verwendet, um diese Lücke zu schließen".[33] Sie sagt, dass manche Kinder darauf reagieren, indem sie sich von der Welt zurückziehen, und obwohl sie in ihrem Vorbewusstsein einen reichen Schatz an Symbolen entwickeln, bilden diese Symbole keine Brücke zur Mutter oder anderen Personen. „Wenn der Analytiker als ein außenstehender Mensch, der Interesse zeigt, erkannt wird, kann der gehemmte Fluss der Symbolbildung allmählich von innen nach außen dringen... Der Analytiker erhält im Leben des Patienten als Zweiter die Chance, diesem die Welt als ein teilnehmender Partner, der für die schöpferischen Leistungen des Patienten empfänglich ist, zurückzugeben.[34]

Durch ihre künstlerische Arbeit konnte Maggie starke Gefühle, die mit Deprivationen, die sie in ihrer Kindheit erlitten hat, in Zusammenhang standen, erkennen, sie zum Ausdruck bringen und lernen, sie zu kontrollieren. Durch das Zeichnen trauriger und zorniger Mädchen konnte sie innerlich ihre eigenen Gefühle des Hungers und der Hilfsbedürftigkeit verstehen, statt sich für diese Gefühle zu hassen. Sie hat gelernt, sich selbst zu beruhigen, wenn etwas sie aus der Fassung gebracht hat. Sie beginnt, Distanz zu dem willensstarken Kind zu entwickeln und es zu bemitleiden, weil es nur eine Möglichkeit hatte, mit seinen Emotionen fertig zu werden. Am wichtigsten aber ist, dass sie fähig war, ihr Selbstgefühl zu entwickeln, zu zeichnen und zu malen und ihre inneren Stärken zu entdecken, die ihr helfen können, innere und äußere Erfahrungen zu tolerieren und damit fertig zu werden.

Zusammenfassung

Maggie erlebt noch immer seelische Zustände, die ihr unerträglich erscheinen. Sie beschreibt sie folgendermaßen: „Ich glaube, ich werde verrückt, verliere mich selbst. Ich kann es nirgends aushalten. Dann hasse ich die Art, wie ich fühle und ich hasse mich und will mich davon befreien". Ich erinnere sie dann daran, dass diese Gefühle uns zeigen, dass es noch immer Bereiche gibt, auf die wir achten müssen. Sie hat Strategien entwickelt, die ihr helfen, diese Gefühle zu ertragen, ohne zu erbrechen. Es können Wochen vergehen, ohne dass diese Gefühle im Vordergrund stehen. Es gibt viele Probleme, mit denen sie weiter zu kämpfen hat, vor allem ist es der Hass, den sie ihrem Körper und ihrer Sexualität gegenüber empfindet; sie fragt sich, ob sie jemals in der Lage sein wird, das Essen und Berührungen als angenehm zu empfinden. Trotzdem beginnt sie zum ersten Mal daran zu glauben, dass es ihr gelingen könnte, in dieser Hinsicht etwas zu ändern. Als sie zum Beispiel im letzten Winter krank wurde und das Gefühl hatte, ihr Leben sei in Gefahr, konnte sie ihre Ernährung verändern und dabei bleiben, um ihren Gesundheitszustand zu verbessern.

Ich denke, dass die künstlerischen Arbeiten, die Maggie neben mir geschaffen hat (so als wäre sie mit der guten Mutter zusammen, die Winnicott beschreibt), ihr geholfen haben, ihr negatives, verinnerlichtes Mutterbild s weit aufzugeben, dass sie manchmal wieder das Gefühl hat, dass die Welt gut ist und dass auch sie in ihrem Inneren gut und stark ist. Aus einer Frau, die jeder Kontakt mit anderen Menschen lähmte, wurde eine selbstständige Kunsterzieherin, die schwierige Situationen mit Kollegen und Freunden meistert, und Kindern angemessene Grenzen setzen kann. Während sie früher Erfahrungen und unerträgliche Gefühle nur passiv erleben konnte (als Objekt), fühlt sie sich nun stark und fähig, Emotionen und Erfahrungen zu meistern (als Subjekt). Sie kann sich zur Zeit nicht vorstellen, die Kunsttherapie aufzugeben. Unsere Arbeit geht weiter, doch mit der Zeit hat meine Rolle sich verändert. Ich spiegle nicht mehr aktiv ihre Gefühle wider und beruhige sie, sondern sorge für die Umgebung, in der ihr Selbstgefühl weiter wachsen kann. Als ich ihr erzählte, dass ich daran dachte, diesen Artikel zu schreiben, und sie um die Erlaubnis bat, über unsere gemeinsame Arbeit zu schreiben, sagte sie: „Das ist eine ausgezeichnete Idee. Es wäre wunderbar, wenn ich anderen, die ähnliche Probleme haben wie ich, helfen könnte, etwas über Kunsttherapie zu erfahren."

Literatur

Bruch, H. (1968) Anorexia nervosa and its differential diagnosis, *Journal of Nervous and Mental Diseases*

Bruch, H. (1985) *Anorexia nervosa: The therapeutic task*, in: Garner, D., & Garfinkle, P. (Eds.), *Handbook of psychotherapy for anorexia nervosa and bulimia*, New York, Guilford Press

Brumberg, J. J. (1988) *Fasting girls: The emergence of anorexia nervosa as a modern disease*, Cambridge, MA, Harvard University Press

Deri, S. (1984) *Symbolization and creativity*, New York, International Universities Press

Erikson, E. (1973) *Identität und Lebenszyklus*, Frankfurt/M., Suhrkamp

Freud, A. (1937/1966) *Das Ich und die Abwehrmechanismen*, Frankfurt/M., Fischer

Freud, S. (1966) *Pre-psychoanalytic publications and unpublished drafts*, in: Strachey, J., *The Standard Edition of the Complete Psychological Works of Sigmund Freud*, Vol. 1, London, Hogarth Press

GOODSIT, A. (1985) *Self Psychology and the treatment of anorexia nervosa,* in: Garner, D., & Garfinkle, P. (Eds.), *Handbook of psychotherapy for anorexia nervosa and bulimia,* New York, Guilford Press

HAESELER, M. (1989) *Should art therapists draw alongside their clients?* American Journal of Art Therapy, 27, S. 70-79

HORNYAK, L. M., & BAKER, E. (1989) *Experiential therapies for eating disorders,* New York, the Guilford Press

KOHUT, H. & WOLF, E. (1978) The disorders of the self and their treatment in outline, *International Journal of Psychoanalysis,* 59, S. 413-425.

KRAMER, E. (1979) *Childhood and art therapy: Notes on theory and application,* New York, Schocken Books

KRAMER, E. (2000) *Personal communication*

LAUFER, M., & LAUFER, M.E. (1984) *Adolescence and developmental breakdown: A psychoanalytic view,* New Haven, CT, Yale University Press

NIEDERLAND, W. (1976) *Psychoanalytic approaches to artistic creativity.* Psychoanalytic Quarterly, 45, S. 185-212.

OGDEN, T. (1986) *The matrix of the mind: Object relations and the psychoanalytic dialogue,* Northvale, New Jersey: Jason Aronson Inc.

WINNICOTT, D. W. (1978) *Die Fähigkeit zum Allein sein,* in: *Reifungsprozese und fördernde Umwelt,* Frankfurt/M., Fischer

WINNICOTT, D. W. (1984), *Ich-Verzerrung in Form des wahren und des falschen Selbst,* in: *Reifungsprozese und fördernde Umwelt,* Frankfurt/M., Fischer

WINNICOTT, D. W. (1985), *Die Lokalisierung des kulturellen Erlebens,* in: *Vom Spiel zur Kreativität,* Stuttgart, Klett-Cotta

Martina Gmerek

„...sonst bedeutet es gar nichts" – Angst und Aggression in der Kunsttherapie

Das Grundwissen der Kunsttherapie habe ich von Edith Kramer erworben, die in diesem Buch mit zwei Beiträgen vertreten ist. Sie ist eine Pionierin des Fachs, und ich hatte das große Glück, sie gleich am Anfang meiner Ausbildung persönlich kennen zu lernen. Es gibt eine Fülle von Texten von ihr – gesprochene und geschriebene –, die mich und meine Arbeitsweise beeinflusst und geprägt haben. Sie ist mir Lehrerin und Vorbild geworden.

Mein Aufsatz behandelt das Thema Angst, da die Angst meiner Überzeugung nach eines der zentralen Gebiete des menschlichen Seelenlebens ist. Ich selber bin ebenso wenig frei von Angst wie andere Menschen. Die Erfahrung lehrte mich, dass alle wichtigen Schritte im Leben eines Menschen mit Angst einher gehen. Erfolgreich in der Bewältigung zentraler Lebensaufgaben ist man, wenn man sich mit der Angst auseinander setzt. Die Mühe lohnt, denn die Angst kann auch als schöpferische Antriebskraft wirken.

Kramers Theoriemaxime bilden die Grundlage meiner kunsttherapeutischen Arbeitsweise. Sie ist aktive Künstlerin und Pädagogin, und sie hebt mit Nachdruck die heilende Wirkung der bildenden Künste hervor. In jahrzehntelanger Praxis hat sie einen beträchtlichen Erfahrungsschatz bezüglich der normalen und krankhaften menschlichen Entwicklung erworben, der sich in allen ihren Aussagen niederschlägt. Als Hauptaufgaben der kunsttherapeutischen Behandlung nennt sie die Stützung des Ichs sowie die Förderung der Reifungsprozesse und der Identitätsbildung. Kunsttherapie ist für sie eine Ergänzung der Psychotherapie. Ihr Verständnis der Psychologie des Kindes geht auf die Theorien Freuds und seiner Anhänger zurück.[1]

Davon ausgehend wird in dieser Arbeit zunächst der theoretische Hintergrund skizziert. Bestimmte psychoanalytische Grundgedanken zu den Themenkomplexen Vertrauen, Angst und Aggression stehen am Anfang.

Mit der Darstellung einer Fallgeschichte soll anschließend die krankhafte Form der Angst an Hand eines Beispiels beschrieben werden. Ich werde einen jungen Mann vorstellen, der mit der Diagnose Angstneurose zu einer stationären psychotherapeutischen Behandlung in die Klinik kam, in der ich als Kunsttherapeutin arbeite. Während der Zeit, die ich ihn kunsttherapeutisch behandelte, war der Verlauf seiner Entwicklung für mich besonders eindrucksvoll.

---

1 siehe ihr erstes in deutscher Sprache veröffentlichtes Grundlagenwerk: Edith Kramer, (1975) *Kunst als Therapie mit Kindern*

Vertrauen

Katrin Asper bezeichnet die frühe Kindheit als Inbegriff der Geborgenheit und Wärme. „Das Kleinkind kann gar nicht gedacht werden ohne seine Mutter, ohne eine liebevolle, pflegende und hegende Umgebung".[2] Sie erinnert an die künstlerischen Darstellungen von Käthe Kollwitz, die in ihrem Werk ein ergreifendes Bild der Mutter-Kind-Beziehung geschaffen hat.

Der Säugling äußert seine Bedürfnisse in einer konstruktiv-aggressiven Weise, destruktiv erscheint sein Gebaren allenfalls aus der Sicht des Erwachsenen. Besorgnis, etwa seine Mutter zu verletzen, ist dem Menschen als Säugling nicht gegeben. Voraussetzung für die wachsende Fähigkeit, sich der frühen Trieberfüllung zu erinnern, ist nach dem Konzept Donald W. Winnicott's die ausreichend gut („good enough") erlebte Primärbeziehung. Das verinnerlichte Erlebnis, gehalten und versorgt worden zu sein, kann im späteren Leben bei dem Wunsch nach Bedürfnisbefriedigung durch andere Menschen mit einbezogen werden.[3]

Erik Erikson spricht von dem „Ur-Vertrauen" als einem Gefühl des Sich-Verlassen-Dürfens" auf den anderen und auf sich selbst, eine frühe, unbewusste Erfahrung des Säuglings. Die Verletzung und Enttäuschung dieses notwendigen ersten Vertrauens, das Erlebnis von Verlassenheit lässt den Menschen später mit sich selbst und den anderen uneins sein. Es schlägt sich nieder in „Ur-Mißtrauen" und führt zu Rückzug und Krankheit.[4]

Die schlimmste Angst im Leben des Menschen ist also diejenige, verlassen zu werden und sich schutzlos oder hilflos zu fühlen. In der Alltagssprache nennen wir diesen Zustand „mutterseelenalleine".

Angst

Aus leidvollen Erfahrungen in der Kindheit entstehen oft seelische und körperliche Störungen, die es dem erwachsenen Menschen schwer machen, sein Leben zu meistern. Durch den erlebten Mangel an Gefühlswärme und die unerfüllt gebliebenen Bedürfnisse in der gestörten Zwischenmenschlichkeit erwachsen Hilflosigkeit und Angst.

John Bowlby beschreibt in seinem Buch über die Trennung von Mutter und Kind folgende wichtige Phänomene: Bei allen beobachteten Kindern im Alter zwischen ein und neun Jahren sah er eine gesteigerte Anhänglichkeit, ein Festhalten und sich in den Weg stellen, wenn Trennung von den Eltern drohte. Diese lebhaften Gefühlsäußerungen sind der primäre Ausdruck von Liebe; die Affekte der Kinder nennt er „funktionale Wut". Zeigt es sich nun, dass die Eltern verständnisvoll

---

2 Katrin Asper (1990) *Verlassenheit und Selbstentfremdung*, S. 44

3 Donald W. Winnicott (1974) *Reifungsprozesse und fördernde Umwelt*, S. 63-70

4 Erik Erikson (1966) *Identität und Lebenszyklus*, S. 69

und einfühlsam mit ihrem wütenden Kind umgehen, wird es sich beruhigen. Die gute Beziehung bleibt auch bei einer Trennung bestehen. Anders entwickelt es sich, wenn die Eltern verärgert und zornig auf ihr „ungezogenes" Kind reagieren: Die heftigen Ausbrüche steigern sich, das Kind gerät außer sich; der ursprüngliche Liebesappell wandelt sich in destruktives Verhalten mit aggressiver Komponente. Bowlby spricht von „dysfunktionaler Wut".[5]

Das Kind wird in einem panikartigen Zustand allein gelassen, die heftigen Affekte entladen sich mit zerstörerischer Energie gegen das eigene Selbst bis zur körperlichen Erschöpfung und inneren Leere. Als Folge dieses traumatischen Zustands stellt sich ein vernichtendes Gefühl von Verlassenheit und Angst ein, von dem angenommen werden kann, dass es in Trennungssituationen beim erwachsenen Menschen wiederbelebt wird.

Angstneurose

Die Bezeichnung Angstneurose wurde von Sigmund Freud geprägt. Er macht eine begriffliche Unterscheidung zwischen Furcht oder Realangst und neurotischer Angst. „Realgefahr ist eine Gefahr, die wir kennen, Realangst die Angst vor einer solchen bekannten Gefahr. Die neurotische Angst ist die Angst vor einer Gefahr, die wir nicht kennen. Die neurotische Gefahr muss also erst gesucht werden; die Analyse hat uns gelehrt, sie ist eine Triebgefahr."[6] Der Säugling ist wegen seiner motorischen und psychischen Hilflosigkeit der Angst ausgeliefert.

Nach Freud löst einmal in einer Gefahrensituation erlebte Angst und Hilflosigkeit in darauf folgenden Situationen Erinnerung und Erwartung aus. Die ursprüngliche Angst erscheint als Erkennungssignal, das traumatische Erlebnis wird vorhergesehen. Das Ich reproduziert das Trauma in gemilderter Form mit der Absicht, die Gefahr zu kontrollieren und für Schutz zu sorgen. Das heranwachsende Kind versucht im Spiel, passiv erlebte Hilflosigkeit psychisch zu bewältigen. Aktiv wiederholt es beunruhigende Lebenssituationen in abgeschwächter spielerischer Weise.

Hier findet laut Freud die erste Verschiebung der Angstreaktion von der Ursprungssituation auf die befürchtete Gefahrensituation statt. Die Triebgefahr wird verinnerlicht. Es folgen weitere Verschiebungen auf die äußere Bedingung der Gefahr und den Objektverlust. Diese Gefahr, Trennung und Verlust des schützenden Objekts - beim kleinen Kind meist die Mutter - wird übersteigert erlebt. Passivität als unerwünschte Folge von Verwöhnung verstärkt die psychische Hilflosigkeit des Kindes. Kinder bringen sich mit ihren Handlungen ständig in Lebensgefahr, weshalb sie auf das schützende Objekt nicht verzichten können. Auch in Be-

---

[5] John Bowlby (1976) *Trennung; Psychische Schäden als Folge der Trennung von Mutter und Kind*, S. 297 ff.

[6] Sigmund Freud, (1926/1992) *Hemmung, Symptome und Angst*, S. 107

zug auf die äußere Realgefahr muss eine Verinnerlichung stattgefunden haben, damit das Ich sie als Folge einer erlebten Hilflosigkeit erkennen kann. Freud sagt, dass der Mensch nicht oder nur sehr selten über die instinktive Erkenntnis von außen drohenden Gefahren verfügt.[7]

Es klangen zwei Typen des ängstlichen Kindes an: Das von seinen Eltern alleine gelassene, missverstandene, wütend aktive Kind, wie Bowlby es beobachtet hat, und das verwöhnte, durch Überversorgung hilflos gehaltene, passiv gewordene Kind, wie Freud es beschreibt. Obwohl die äußeren Umstände ganz unterschiedlich sind, handelt es sich beide Male um Vernachlässigung in dem Sinne, dass die kindlichen Bedürfnisse nicht erkannt und ernst genommen werden. Ein überbehütetes Kind hat nicht genug Spielraum, Angst einflößende Lebenssituationen nachzuahmen und zu verarbeiten. Das unverstandene, allein gelassene Kind kann kein ausreichendes Selbstvertrauen entwickeln.

Das angstneurotische Syndrom

Stavros Mentzos und seine Mitarbeiter beziehen sich in ihrer Arbeit über die Angstneurose auf die Darstellung Freuds und entwickeln seine Gedanken weiter.[8]

Es geht Mentzos zunächst um die Somatisierung der Angst. Alle Patienten erleben körpernahe Angstzustände bei gleichzeitigen negativen Untersuchungsbefunden. Begleiterscheinungen und Äquivalente der Angstanfälle wie Herzjagen, Atemstörungen, Schwitzen, Schwindelgefühle, Durchfälle, Zittern, Schlafstörungen und Ähnliches, aber auch die Befürchtung der Patienten, durch Organausfall (Herz, Gehirn, Atmung usw.) zu sterben oder die Kontrolle zu verlieren, definieren das angstneurotische Syndrom. Sobald eine Sicherheit bietende Person - bevorzugt ein Mediziner - erscheint, lassen die Symptome wieder nach.

Die Frage ist, wie ein biologisch zweckmäßiges, schützendes, sinnvolles Reaktionsmuster unangemessen „pathologisch" in Gang kommen und zu nachteiligen Ängsten führen kann.

Diffuse, körpernah erlebte und grundlos erscheinende Angstzustände beim Erwachsenen nennt Mentzos eine regressive Reaktivierung früherer Angstmodi. Er beschreibt eine entwicklungspsychologische Reifungstendenz von der diffusen Angst des Kleinkindes hin zur realen Furcht vor einer konkreten Gefahr mit eindeutigem Signalcharakter beim Erwachsenen. „Die Fähigkeit zur sinnvollen Kontrolle der Angst ist ein Indikator, ein Maß für die Ich-Reife".[9]

Die neurotische Angst ist die Angst vor dem Verlust des Selbst bei der Trennung von einer Vertrauensperson - also nicht die Angst, jemanden zu verlieren, sondern die Angst, sich selbst zu verlieren. Die verinnerlichte Vorstellung von ei-

---

[7] Sigmund Freud (1926/1992) a.a.O., S. 106-114

[8] Stavros Mentzos (Hrsg.) (1993) *Angstneurose*

[9] Stavros Mentzos, a.a.O., S. 15

ner schützenden Person - Objektrepräsentanz genannt - entsteht mit der Differenzierung von Selbst- und Primärobjekt. Die Bildung dieser Repräsentanz beginnt im achten Lebensmonat und entwickelt sich langsam im Laufe der nächsten zwei Jahre. Diese Entwicklung kann offenbar zu verschiedenen Zeitpunkten gestört werden. Die Ängste des erwachsenen neurotischen Patienten ähneln der sogenannten „Achtmonatsangst" des Kleinkindes, also der Phase, in der die Objektrepräsentanz noch nicht stabil ist, weil sie gerade erst beginnt. Klinische Beobachtungen sprechen für eine labile oder schwache Objekt- und damit auch Selbstrepräsentanz des Angstneurotikers.[10]

Beziehungsverhalten

Werden in der Beziehung zum Primärobjekt – meist die Mutter – Gefühlserlebnisse vermieden und Beziehungsaspekte verleugnet, kann das Kind wichtige emotionale Erfahrungen nicht oder nicht ausreichend machen. Es wird im späteren Leben Schwierigkeiten haben, befriedigende Beziehungen anzuknüpfen und zu pflegen.

Nach Mentzos' Mitarbeiter Joachim Roether konstituieren sich aus dem besonderen Beziehungsschicksal zwei unterschiedliche Bindungstypen: der stets klammernd agierende A-Typ, der Größenphantasien verleugnen und abwehren muss, und der demonstrativ autonom wirkende B-Typ, der an der eigenen Größe und damit der Nichtigkeit des anderen festhält. Gemeinsames Merkmal scheint das überhöhte Ich-Ideal zu sein. In beiden Fällen handelt es sich um Abhängigkeitsbeziehungen. Es entwickelt sich regelmäßig ein charakteristischer Bindungsmodus, eine Art psychosoziales Angst-Abwehrarrangement, das auch in der therapeutischen Beziehung zum Tragen kommt.[11]

Mentzos' Mitarbeiterin Helen Schoenhals betont die Wichtigkeit von zwischenmenschlichen Interaktionen, die mit Gefühlen verbunden sind. Ohne affektive Erfahrungen kann keine Objektkonstanz gebildet und kein stabiles Selbstgefühl entwickelt werden. An die Stelle von Gefühlsbeziehungen treten bei dem Angstneurotiker Versorgungsbeziehungen. Der Glaube an die Wirksamkeit konkreter Handlungen, die eine große angstlindernde Funktion haben, herrscht vor. „Sich-Ablenken" spielt im Alltagsverhalten des Angstpatienten eine große Rolle. Es verweist auf eine bestimmte Mutter-Kind-Beziehung, in der nur physische Mangelzustände versorgt wurden, während auf die lustbetonten, traurigen, aggressiven oder sonstigen Affektzustände des Kindes weder gefühlsmäßig noch bestätigend eingegangen wurde.

[10] Stavros Mentzos (1993) a.a.O., S. 11-24

[11] Joachim Roether: *Die aktuellen Beziehungen der Angstneurotiker.* in: Stavros Mentzos Hg. (1993) a.a.O., S. 99-135

Die somatische Erkrankung ist eine Verschiebung der Verlustängste auf den Körper. Symbolisch manifestiert sich im physischen Symptom die Existenzangst als Angst um die eigene Gesundheit, die in der Organsprache ausgedrückt wird. Diese Konkretisierung ermöglicht es dem Patienten, von seinen Verlassenheitsgefühlen abzusehen, und eröffnet ihm die Möglichkeit, Schutz und materielle Hilfe im Bereich der instrumentellen Medizin zu suchen. Ähnlich wie in seinen Kindheitserfahrungen, in denen Affekte nicht mit Gefühlsreaktionen, sondern mit beschwichtigenden Mitteln beantwortet wurden, erhofft er sich intuitiv auf diesem Weg Kontrolle über seine Angst vor seelischen und körperlichen Krankheiten. Die hilflose Panik entfaltet sich am Körpersymptom und vermittelt zumindest im körperlichen Erleben eine Art äußerliches Selbstgefühl.[12]

Aggression

Aus einem starken Bedürfnis nach Sicherheit wehrt der Angstneurotiker schwierige Anforderungen ab. Es entsteht der Wunsch nach Macht und Kontrolle, feindselige, aggressive Verhaltensweisen werden ausgeprägt.

Dorothee Vogel, Mentzos Mitarbeiterin, berichtet, dass die Angstpatienten sich selbst allgemein freundlich und zurückhaltend sehen. Sie behaupten, alles zu vermeiden, was eine harmonische Beziehung stören könnte. Im Gegensatz zu dieser Selbsteinschätzung lässt sich in Ausnahmesituationen heftiges, ungeduldiges, rücksichtsloses Verhalten bis hin zu Destruktivität oder Selbstdestruktivität beobachten. Kommt es zu Konflikten oder Streitereien, erleben sich die Patienten als hilflose, wütend reagierende Opfer, die sich in die Enge getrieben sehen, ohne eigene Anteile wahrzunehmen. Sie scheinen in einem bedrohlichen Ausmaß von aggressiv-destruktiven Gefühlen bestimmt zu werden. Diese Affekte sind in die erwachsene Persönlichkeit nicht integriert, sondern müssen auf verschiedene Weise abgewehrt und kontrolliert werden.

Die Verleugnung aggressiver Gefühle ist das Ergebnis der vom Ich zensierten, abgewiesenen Wünsche nach Autonomie. Angstneurotiker üben Zurückhaltung und Verzicht im Umgang mit der inneren und äußeren Welt zugunsten einer erhofften Sicherheit vor der Angst, allein und hilflos zu sein. Selbstbehauptung mit der Fähigkeit, sich abzugrenzen und etwas für sich in Anspruch zu nehmen, ist plan- und sinnvolle Aggressivität. Sie ähnelt den Triebwünschen aus der oralen, analen und genitalen Körpersphäre, der Freude der Kinder an ihren wachsenden Fähigkeiten. Versagung führt zu Unlust, die laut Vogel als Impuls für aggressive Zerstörungsabsichten verstanden werden kann.

Das Ich befindet sich im Spannungsfeld gegensätzlicher Neigungen: den symbiotischen Verschmelzungswünschen steht das Streben nach Trennung und Eigen-

12 Helen Schoenhals: *Zur Repräsentanzenwelt des Angstneurotikers.* in: Stavros Mentzos (1993), a.a.O., S. 25-46

ständigkeit entgegen. Um ein symbiotisches Verhältnis aufrecht zu erhalten, muss das Bedürfnis nach Autonomie abgewehrt und verleugnet werden. Hier vermutet Vogel ebenfalls eine Quelle für Neid, Wut und Hassgefühle.

Für die Arbeit mit den angstneurotischen Patienten ist es wichtig, ihren symbiotischen Anklammerungstendenzen, dem Drängen nach Versorgung und materiellen Handlungen nicht übermäßig nachzugeben. Es ist die Aufgabe des Therapeuten, ihren ausgeprägten Wunsch nach Selbständigkeit zu beleben und zu fördern. Vogel betont: „Wir sollten sie nicht nur schonen und versorgen, sondern auch gelegentlich schubsen". [13]

Die kunsttherapeutische Behandlung

Nach meinem Exkurs in die psychoanalytische Theoriewelt möchte ich die Wirkung der kunsttherapeutischen Methode am praktischen Beispiel darstellen. Die Frage ist, wie sich die krankhafte Angst eines Menschen in der kunsttherapeutischen Behandlung zeigt. Lebt der Angstneurotiker in der Beziehung zur Kunsttherapeutin seine regressiven Versorgungswünsche aus? Bietet ihm der Umgang mit den künstlerischen Materialien Möglichkeiten, aggressiven Impulsen nachzugeben? Gibt ihm die künstlerische Betätigung Gelegenheit, sein Streben nach Selbständigkeit zu verwirklichen? Mit der Beschreibung eines kunsttherapeutischen Prozesses versuche ich, auf diese Fragen exemplarisch Antworten zu finden.

Kurz zum Behandlungsrahmen: Die Klinik verfügt über eine Abteilung für Innere Medizin mit therapeutischem Angebot für psychosomatisch erkrankte Menschen. Die Patienten leben in Zwei- bis Dreibettzimmern bei relativ hoher Selbstverantwortung bezüglich der alltäglichen Aufgaben. Die Behandlung umfasst analytisch orientierte Einzel- und Gruppenpsychotherapie sowie Konzentrative Bewegungstherapie und Kunsttherapie als Gruppenangebot im geschlossenen stationären Rahmen. Ein besonders geschultes Pflegeteam begleitet die Patienten und ist rund um die Uhr ansprechbar, ein Körperarzt ist jederzeit verfügbar.

Kunsttherapie stellt im klinischen Rahmen eine Erweiterung und Ergänzung der medizinischen und psychotherapeutischen Behandlung dar. Künstlerische Vorerfahrung ist dafür nicht erforderlich. Die Patienten sollen angeregt und ermutigt werden, ihre eigenen schöpferischen Kräfte zu entdecken und neue Ausdrucksmöglichkeiten zu entfalten. Im nonverbalen Umgang mit künstlerischen Materialien machen sie neue Erfahrungen. Auf individuelle Weise werden Gefühle und Stimmungen mitgeteilt, Einstellungs- und Verhaltensänderungen erprobt, Affektentladung und Kompensation erlebt. Die gestalterischen Übungen bereichern den Aktionsradius der durch Krankheit eingeschränkten Menschen. Im schützenden Klima des Kunstraums entstehen Beziehungen zu anderen und Geborgenheit in der Gruppe. Unsagbare, unbewusste Fantasien können geformt und dargestellt,

[13] Dorothee Vogel: *Die Bedeutung der Aggressivität für das Klinische Bild der Psychodynamik der Angstneurose*

sichtbar und kommunizierbar gemacht werden. Über die künstlerische Betätigung sollen die Menschen ihre Fähigkeit verbessern, Erkrankungen und Konflikte zu meistern.

Mein Arbeitsweise als Kunsttherapeutin hat sich im Laufe der Jahre durch meine künstlerische Praxis und pädagogische wie therapeutische Lebens- und Berufserfahrung herausgebildet. Sie entspricht meiner Persönlichkeit und ist den klinischen Arbeitsbedingungen angepasst.

Voraussetzung für kreatives Arbeiten ist eine bestimmte Ordnung im Raum, die ich immer wieder neu herstelle. In Schränken und Regalen gibt es eine feste Anordnung der vorhandenen Materialien, die übersichtlich und klar ist, um einfache Benutzung zu gewährleisten. Im Raum sind Arbeitsmöglichkeiten im Sitzen an Tischen und im Stehen an der Wand vorhanden. Eine äußere feste Struktur liefert den Rahmen für den nötigen inneren Freiraum, um eigene authentische Ausdrucksmöglichkeiten zu suchen und zu finden. Es werden keine Themen vorgegeben.

Nach kurzer Anfangsbegrüßung folgt eine etwa einstündige Gestaltungsphase, in der nach Möglichkeit nicht gesprochen werden soll. Das Ende dieser Phase wird rechtzeitig angekündigt. Die Überwachung der Ruhe und des zeitlichen Ablaufs ist wichtig, damit jeder Einzelne in seine Arbeit versinken, wieder auftauchen und ein – manchmal vorläufiges – Ende finden kann. Die Reinigung der Materialien und das Aufräumen des Arbeitsplatzes gehören untrennbar zum Ritual des Gestaltungsprozesses dazu. Ungefähr die letzten zwanzig Minuten sind der Schlussbetrachtung gewidmet. Dafür werden alle entstandenen Arbeiten, sofern jeder damit einverstanden ist, ausgestellt oder aufgehängt. Alle Gruppenmitglieder werden ermuntert, über Erlebtes und Sichtbares miteinander ins Gespräch zu kommen.

Als leitende Therapeutin nehme ich nur beobachtend und kommentierend teil. Mit Geduld, Vorschlägen bezüglich des Materials und seiner Gebrauchsmöglichkeiten, Kunstpostkarten und Büchern als Referenz- und Anschauungsmaterial sowie meinem unterstützenden Angebot soll der jeweils eigene Stil gefördert werden. Meine Interventionen beziehen sich immer auf die gestalterische Arbeit und sind entweder Fragen, Ermutigungen, Hinweise zum Material oder praktische Anregungen und Assistenz bei der Lösung selbst gestellter Aufgaben.

Die Fallgeschichte

Der Patient, auf den ich hier näher eingehe, befand sich zwölf Wochen in stationärer Behandlung. Ich nenne ihn Herrn A. Gemeinsam mit sechs weiteren Patienten, die an ähnlichen oder anderen psychosomatischen Erkrankungen litten, nahm er an den oben genannten Therapien teil. Die von mir geleitete Kunsttherapie dauerte jeweils anderthalb Stunden und fand über den gesamten Behandlungszeitraum zweimal wöchentlich als geschlossene Gruppe statt.

Anamnese

Bei Aufnahme in der Klinik war Herr A. 22 Jahre alt und kam durch Überweisung seines behandelnden Arztes. Er klagte über eine diffuse Angst, manchmal bis zur Panik gesteigert, die mit Würgereiz, Zittern, Schweißausbrüchen, Magen-Darm-Beschwerden und Schwindelgefühl einher gehe.

Herr A. berichtete, er habe die ersten neun Lebensjahre im Bett und auch später noch im Zimmer seiner Mutter geschlafen. Sein Vater sei aus beruflichen Gründen nur an den Wochenenden zu Hause gewesen. Herr A. hat noch einen fünf Jahre jüngeren Bruder. Die Mutter habe sich wohl sehr alleine und überfordert mit den zwei Kindern gefühlt. Herr A. erinnerte Konkurrenz und Größenphantasien seinem Vater gegenüber.

Als er zwölf Jahre alt war, sei die Familie nach Berlin gezogen, weil der Vater hier eine neue Arbeit gefunden habe. Die Mutter habe mit starker Angst reagiert, sei kaum noch aus dem Haus gegangen und habe die Abwesenheit von Herrn A. kaum ertragen können. Er seinerseits habe sich in der neuen Schule isoliert gefühlt und sich nicht recht einleben können.

Zwei Jahre später sei sein Vater schwer herzkrank geworden. Alle hätten ihn als verändert, reizbar und ungeduldig erlebt, Herr A. habe manchmal dessen Tod herbei gesehnt, und es sei unausgesprochen klar gewesen, dass der Vater nicht mehr lange leben würde. Der Vater starb, als Herr A. fünfzehn war.

Die Mutter habe später einen Freund gehabt, was zum Ausschluss von Herrn A. aus dem Schlafzimmer geführt habe. Unter der verschlossenen Tür habe er sehr gelitten, sei aber weiterhin Mutters „Liebling" geblieben.

Damals seien zum ersten Mal massive Ängste aufgetreten, und der Schulbesuch wäre ihm unmöglich geworden. Mit sechzehn Jahren sei er in eine kinder- und jugendpsychiatrische Klinik zu einer mehrere Monate dauernden stationären Therapie gekommen. Er habe sich dort sehr bald besser gefühlt, als ihm klar wurde, dass er Abstand von der Mutter wollte. Er sei danach in eine therapeutische Wohngemeinschaft gezogen, habe sein Abitur gemacht und ein Studium begonnen. Dies habe er inzwischen abgebrochen und eine Ausbildung angefangen.

Erste Begegnung

Bei unserem Vorgespräch sah mich Herr A. etwas ängstlich und abweisend an und begrüßte mich mit weichem Händedruck. Seine wiederholte Bemerkung auf meine Fragen war zunächst „naja, es geht so".

Gestaltung interessiere ihn nicht besonders, vor allem Malen mit Wasserfarben habe er schon in der Schule nie gemocht, der Kunstunterricht sei von der Grundschule an für ihn immer scheußlich gewesen. Einer, der herum ginge, einem sage, wie man was besser machen solle, und was man malen müsse. Lästig und fremdbestimmt sei das gewesen, und in der 10. Klasse habe er Kunst gleich abgewählt.

Früher zu Hause zeichnete er gelegentlich mit Stiften, aber irgendwann habe er damit aufgehört.

Musik sei sein bevorzugtes Medium, Klavier spiele er seit Jahren, klassische und moderne Musik gefiele ihm, und bestimmte Opern liebe er, besuche sie wiederholt. Ein angefangenes Studium der Musikwissenschaften habe ihn verärgert und abgestoßen, als elitär abgehobenes Theoretisieren fernab jeder wirklichen Musik bezeichnete er das dort Erlebte.

Durch zufälliges Jobben in einer Steuerberaterkanzlei habe er eine Lehre als Steuerberater angefangen, das sei klar und „analytisch", außerdem eine solide Sache zum Geld verdienen. In ferner Zukunft sehe er sich an der Musikhochschule in den Fächern Musik/Dramaturgie mit dem Ziel, selber Opern auf die Bühne zu bringen.

Beim Sprechen von seinen Interessen kam er leicht ins Dozieren, ließ Musikernamen fallen, beschrieb Aufführungen, kritisierte viel, Studenten, Darsteller und Besucher, verfiel aber auch in schwärmende Bewunderung und Beschreibung von Musik und Bühnenbild.

Er schien bemüht, entgegenkommend zu wirken, sah heimlich auf die Uhr und wurde zuletzt undeutlich und ausweichend. Er versuchte zu vermeiden, von der Therapie zu reden, er kenne „das" ja schon aus der Klinik. Tonarbeit in der Beschäftigungs-Therapie kam ihm in den Sinn, einen Drachen aus Holz und Nägeln habe er angefertigt. Auf mein Nachfragen hin beschrieb er die Angst als Bauchschmerzen, die sich im Magen-Darm-Bereich auswirkten. Jetzt hier verspüre er nur leichtes Grummeln, aber wenn es richtig schlimm sei, habe er starke Beschwerden. Bei ihm zeigten sich „solche" Gefühle immer in dieser Region.

Herr A. in der kunsttherapeutischen Gruppe

Trotz seiner anfänglich ablehnenden Einstellung versäumte Herr A. keine Kunsttherapie-Stunde. Seine gestalterische Arbeit verlief in mehreren Phasen. Charakteristisch war und blieb, dass er sich verbal sehr zurückhielt, still versunken für sich arbeitete und nur auf Ansprache durch mich oder Gruppenmitglieder knappe Kommentare abgab. Allgemein zeigte er großen Ernst und war mit Konzentration, wachsender Experimentierfreude und viel Einfallsreichtum bei der Sache.

In der ersten Phase arbeitete Herr A. fast nur linear. Sein Anfangsbild zeichnete er mit Feder und schwarzer Tinte auf ein weißes Blatt. Sicher und gleichmäßig entstand die feine Kontur eines Baumes: ein breiter Stamm mit sichtbaren Wurzelansätzen, darüber eine große, fast runde Krone, in die einige dicke Äste hinein ragten. Innerhalb der geschlossenen Kontur des Wipfels begann er, Blatt an Blatt zu setzten, füllte aber nur einen handflächengroßen Teil aus; mehr als zwei Drittel blieben leer. Mit einer Linie links und rechts der Wurzeln deutete er den Boden an. Er wirkte ruhig und zufrieden bei der Arbeit, beanstandete aber am Schluss, dass das Bild nicht fertig geworden sei.

Am Ende der Therapie zeigte Herr A. diese Baumzeichnung noch einmal, und sie war vollendet. In seinem Zimmer hätte sie über dem Bett gehangen und wäre von ihm nach und nach ausgefüllt worden. Der Stamm war noch immer eine leere geschlossene Linie. Die Baumkrone erschien nun außerordentlich fein und präzise gefüllt, aus einiger Entfernung wirkte sie wie eine dunkle Wolke. Den unteren Teil hatte er dicht mit Reihen dunkelgrüner Striche bedeckt und betonte, „die grüne Wiese" sei auch erst später hinzugekommen.

Als symbolische Selbstdarstellung betrachtet, vermittelt dieser Baum mit seinen abgeschlossenen Umrisslinien Abgrenzung und Verschlossenheit. Schematisch und leer wirken die Flächen. Das Vorhaben, sie mit einem bestimmten Muster exakt zu bedecken, war zu groß, als dass es in dieser einen ersten Stunde hätte erfüllt werden können. Die dunkle Struktur im Kopfteil lässt düstere Gedanken ahnen, die scheinbar im Laufe der Therapie noch zunahmen. Erst später konnte Herr A. seinem Baum mit dem grünen Gras einen Nährboden geben.

Anfangs beherrschten Abwertung und Kontrollwünsche Herrn A.s schöpferische Versuche. Diese Art, an eine Aufgabe heranzugehen, ist typisch für ihn. Wie aus seiner Lebensgeschichte schon erkennbar, steht seine Angst in direktem Zusammenhang mit Autoritätskonflikten. Sein Studium musste er abbrechen, weil die an sich selbst gestellten Grandiositätsanforderungen nicht erfüllbar waren und er in Abwehr seiner Versagensängste die vorgeschriebenen Seminare als unergiebig und langweilig abwertete. Die letzte große Angstattacke während seiner Ausbildung, die ihn in die Klinik brachte, stand in Zusammenhang mit der Unmöglichkeit, selbst gestellte überzogene Anforderungen zu erfüllen. Sein ängstlicher Rückzug in Schweigen, die Zurückhaltung zugunsten von Sicherheitshoffnungen bezüglich der klinischen Behandlung zeigten sich zunächst auch in den Kunsttherapie.

Herr A. fertigte noch weitere Zeichnungen an, die ebenfalls von seinem sparsamen, genauen und feinen Stil geprägt waren. Allerdings wählte er nun schwarzes Papier. Ein Kopf mit bunten hochstehenden Haarlinien entstand, wobei er alle Farbstifte der Reihe nach verwendete, dann aber murrend das Blatt wendete. Auf der Rückseite arbeitete er weiter. Links und an der Unterkante verteilte er rote Buchstaben (das ganze Alphabet), zog eine Begrenzungslinie mit Spitzen und Bögen herum; rechts, in das so entstandene obere Feld, zeichnete er weiße verschlungene Linien und sich überlagernde, durchkreuzende geometrische Formen.

Bei der Betrachtung war er wieder nicht zufrieden. Von weitem gesehen war ihm das Rot zu blass. Einer Mitpatientin in seiner Nähe erschien es, als erkenne sie in den beiden rot und weiß gefüllten Bereichen zwei Wesen, die sich nahe seien, ohne sich verstehen zu können, weil sie verschiedene Sprachen sprächen. Alle weißen Formen und Striche schienen ihr von den Haarbögen der Vorderseite diese Blattes auszugehen, die er der Gruppe aber nicht zeigen wollte. Auf eine andere Mitpatientin wirkte diese Buntstiftzeichnung wie Gegensätze im Kopf: links die strenge Sprache, rechts die verworrenen Gefühle. Herr A. hörte sich alles stumm an.

Herr A. probierte in dieser Anfangsphase zwar schon zögernd Kreide und Wasserfarbe aus, vollendete diese Bilder aber nicht zu seiner Zufriedenheit. Auch auf meine Bitte hin wollte er sie nicht zeigen, wertete sie ab und hüllte sich beharrlich in Schweigen, wenn Gruppenmitglieder ihn darauf ansprachen. Diese abweisende Haltung wurde von den anderen um so mehr bedauert, als die verschiedenen Rottöne und gegensätzliche Darstellung Anregungen lieferten, über seine Bilder in einen Dialog zu treten. Er hingegen wehrte sich gegen diese Beziehungsangebote.

Es entstand noch eine Zeichnung mit Feder und Tinte. Mit schnellem roten Strich begann Herr A. auf weißem Blatt, warf es aber sogleich unzufrieden in den Mülleimer, holte ein schwarzes und begann von Neuem. Wiederum arbeitete er mit Rot und zeichnete zwei Felder, von denen das eine organisch verbundene Ornamente aufwies und wie eine Keule in das andere hinein ragte, das isoliert schwebende, geometrische Formen enthielt. Während sich bei der Arbeit die nasse rote Tinte stark vom Schwarz abhob und wie frisches Blut anmutete, war sie getrocknet auf dem dunklen Grund fast unsichtbar. Einige in der Gruppe hatten diesen Vorgang beobachtet, alle erinnerten sich an sein früheres Bild mit dem weißen und roten Muster, hartnäckig verweigerte er aber jedes Gespräch.

Die wiederkehrende rote Farbe mit ihrem Signalcharakter, das Nebeneinander von sich abgrenzenden und ineinander eindringenden Feldern wie auch die Polarität der Formen illustrieren den Gemütszustand von Herrn A. anschaulich. Hin- und hergerissen von seinen hohen Ansprüchen und dem Bestreben, keine - wahrscheinlich als Schwäche erlebte - Gefühlsregung preiszugeben, zeugen die gestalterischen Arbeiten in der Anfangsphase von dem großen inneren Druck und seiner Hemmung, überhaupt Gefühle auszudrücken.

Unsicherheit und Selbstzweifel entluden sich aber bereits nonverbal am Material und im Umgang damit. Schon die spitze, kratzende Feder ermöglicht etwas Energieabfuhr. Das Verwerfen, Herabsetzen, auf der Rückseite Weiterarbeiten, Wegwerfen und Neubeginnen sind alles Handlungen, um etwas zu erschaffen und wieder zu vernichten, vergleichbar dem impulsiven Ausprobieren des Kleinkindes. Seine Verweigerung den Gruppenmitgliedern gegenüber wirkte kindlich trotzig und hatte eine leicht aggressive Färbung. Er hörte wohl ihre Beobachtungen und Kommentare, behielt aber dazu wie auch zur Farbe Rot seine Gedanken für sich. Wir erlebten Versagung und Unlust als Zeichen namenloser Angst.

Das Rot in seinen Arbeiten wirkte auf mich buchstäblich wie „Rot sehen", also wütend sein, besonders in dem Versuch mit Wasserfarben, bei dem er zusätzlich noch das Wort „ROT" mit Pinselstrichen hineinschrieb. Unterdrückte Wut als Gegensatz zur Ohnmacht, in die ihn seine Angstzustände versetzte, hatte er deutlich sichtbar gemacht. Die glänzend rote Tinte auf dem schwarzen Papier kann aber auch in Zusammenhang mit Blut, Schmerz und Sexualität gesehen werden. Seine symbiotische Mutterbindung, die Rivalität zum Vater und die erlebte Kränkung durch den späteren Freund der Mutter schienen unbewusst wieder aufzuleben.

Starke Impulse und der Wunsch, diese mit dem Verstand zu kontrollieren, prägten eindrucksvoll die ersten Arbeiten von Herrn A.

In der nächsten Phase entdeckte Herr A. die Pastellkreide. Beim ersten Versuch mit diesem Material war er sehr unzufrieden gewesen und wollte das Bild nicht zeigen. Alles wirkte licht und schwebend in diesem von ihm auf mein Nachfragen als unfertig bezeichneten Bild: zwischen rotbraunen Strichen gab es drei dunkle Gebäude: ein kleines Haus, ein etwas größeres Haus und eine Kirche mit spitzem Turm. Die Dreieckskonstellation erlaubt mehrere Assoziationen in Bezug auf den Patienten. Einmal die Vater-Mutter-Sohn Beziehung, zum anderen die ängstliche, allein gelassene Mutter mit den zwei Kindern, von denen er der mit dem Vater konkurrierende „Lieblingssohn" war, darüber hinaus aber auch die Pubertät des Patienten, in der die Mutter sich nach dem Tod des Vaters einem anderen Mann zuwandte. Jedenfalls hatte Herr A. diese angefangene Zeichnung weder anschauen noch besprechen wollen.

Nun bestrich er ein kleines Querformat dick mit königsblauer Pastellkreide, verteilte den Kreidestaub mit den Fingern darauf und besah wohlwollend seine blaugefärbte Hand. Darüber zeichnete er mit Schwarz an die untere Blattkante eine orientalische Häusersilhouette. Beinahe seufzend sah ich ihn sich zögernd erheben und seine Hände waschen. Schließlich malte er links oben noch einen runden, gelbweißen Mond mit vielen verwischten Sternen ins Blau hinein. Warme Sommernacht-Stimmung strahlte das Bild aus. Herr A. wirkte freundlich gelöst, „Nachthimmel" war sein Thema gewesen, erzählte er freimütig. Die Erschaffung dieses Bildes hatte ihm sichtlich Spaß gemacht.

Außerhalb der kunsttherapeutischen Gruppensitzung schuf er noch weitere solcher himmelblauen Bilder, mit gewölbter Landschaftssilhouette und wieder mit rundem Baum. Offensichtlich erfüllte die Verstreichung der Kreide auf dem Papier regressive Wünsche nach Zärtlichkeit und Streicheln, ohne dass sich Herr A. dessen bewusst war. Das Erlebnis machte ihn weich und sanft, scheinbar belebte es warme Erinnerungen an lange vergangene Nächte wieder. Als er diese Kreidebilder später wieder betrachtete, sprach er leise wie zu sich selbst: „Die blauen sind die ‚Nacht- und Nebel- Bilder'."

Zum Orient hatte er keine Beziehung, und auch mein Nachfragen blieb ergebnislos. Auf mich wirkten die orientalischen Gebäude, von denen nur der obere Teil dargestellt war, wie ein weibliches und ein männliches Symbol: ein runder Zwiebelturm wie eine weibliche Brust, mit Mondsichel an der Spitze, neben einem hochragenden, phallisch geformten, spitzen Minarett. Auch der blasse runde Mond wiederholte noch einmal das weibliche, warme, runde Element. In seinen außerhalb gezeichneten Bildern, die er bereitwillig mitbrachte, um sie mir zu zeigen, sah man ebenfalls Rundungen und aufragende phallische Baumformen.

Besonders begrüßenswert war es, dass Herr A. seine frühere Freude am Zeichnen wieder entdeckt hatte. Von nun an zeichnete er häufig und fertigte eine ganze Reihe von Skizzen und Bildern an. Die meisten hatten Karikaturcharakter und zeigten Köpfe und Gesichter. In einer Serie porträtierte er alle Gruppenmitglieder in spöttisch überzeichneter Weise. Die Gruppe nahm es mit Humor auf und freute sich über seine wachsende Kontaktaufnahme und zunehmende Lebendigkeit. Auch in den kunsttherapeutischen Sitzungen griff er noch mehrmals zur Pastellkreide.

Die folgende Gestaltungsphase von Herrn A. war von mutigem Experimentieren und symbolischer Ausdrucksvielfalt gekennzeichnet. Er begann, sich der vorhandenen Materialien und Werkzeuge im Kunstraum selbständig zu bedienen und sie nach Bedarf zu kombinieren. Anregungen oder Vorschläge von mir nahm er, wenn überhaupt, nur stumm zur Kenntnis, versorgte sich aber stets selber mit allem Möglichen und probierte immer so lange, bis er zufrieden war.

Mit braunem Buntstift zeichnete er eine zusammengerollte Schlangenlinie, murrte unzufrieden, warf das Blatt weg, holte sich die Pastellkreide und begann noch einmal neu. Schere und Fixierspray hatte er sich gleich mitgebracht. Er besprühte seine Schlangenzeichnung, ganz so wie ich es mit seinen vorangegangenen Kreidebildern gemacht hatte, indem er wortlos einfach kurz den Raum verließ. Dann schnitt er die eingerollte Form aus. Einige Male nahm er sie am Schwanzende aus der Mitte heraus hoch, so dass sie sich über dem Tisch ringelte; die anderen guckten neugierig zu. Dann hängte er die Schlange an die Wand, den Kopf nach oben (Abbildung 1).

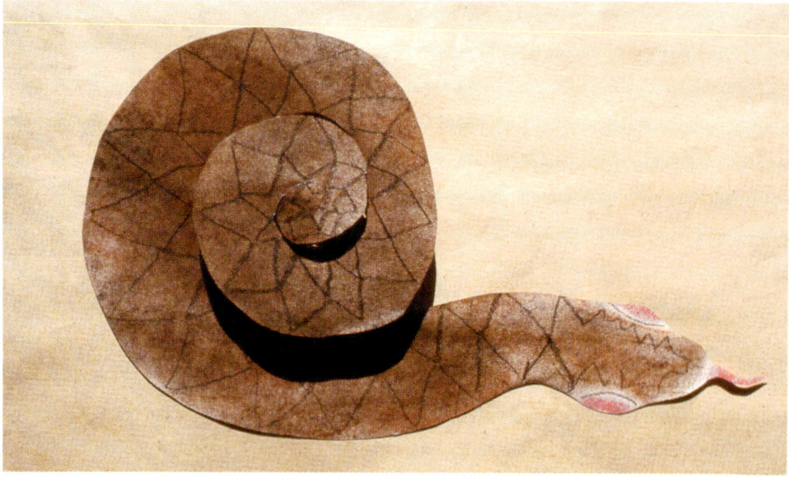

Abb. 1: Die Schlange

Auf mein Nachfragen meinte er knapp, die Idee sei ihm hier so gekommen, das richtige Material hätte er erst finden müssen, aber sonst bedeute es gar nichts. Ich ermutigte alle, Ideen zu dem Symbol Schlange zu äußern, aber als wir begannen, Begriffe und Eigenschaften wie Urwesen, glatt, stark, gefährlich, Paradies, falsch, giftig und Ähnliches zusammenzutragen, wollte er das weder hören noch dazu Stellung nehmen.

Die Figur der Schlange ist ein uraltes Symbol mit vielfältigen Bedeutungen, man trifft sie in sämtlichen Mythen antiker Kulturen an. Ihr Körper ist langgestreckt und ohne Extremitäten, sie windet und schlängelt sich, um vorwärts zu kommen. Alle Schlangen leben von tierischer Kost, sie töten ihre Nahrung durch Umschlingen und Ersticken oder durch Totbeißen, manche Arten verfügen über ein tödliches Gift in ihren Zähnen. Ihr Kiefer ermöglicht ihnen das Verschlingen größerer Beute, die dann erst nach dem Einverleiben langsam verdaut wird. Ihre gesamte Oberhaut wird periodisch abgestreift und völlig erneuert.

Als Symbol ist die Schlange nicht notwendig ein weibliches Wesen. Mit ihrer Fähigkeit sich zu häuten ist sie Sinnbild des ewigen Lebenskreislaufs und der Erneuerung und wurde wie eine Gottheit verehrt, die Schöpfung, Heilung und Unsterblichkeit verkörpert. In der Bibel erscheint sie als das klügste aller Tiere, das über Weisheit und Wissen verfügt, weshalb sie als Verführerin auftritt und dem ersten Menschenpaar Erleuchtung verspricht. Sie ist also ein göttliches Ebenbild, aber zugleich bedrohlich und heimtückisch, mit unsichtbaren, enormen Kräften und geheimem Gift ausgestattet und deshalb gefürchtet.[14]

Die von Herrn A. gestaltete Schlange ist spiralförmig zusammengerollt. Sie hat einen braunen Körper mit schwarzem gezacktem Muster. Mit seiner spielerischen Bewegung hat er sie beinahe lebendig werden lassen, man konnte sich gut vorstellen, wie sie sich um etwas herum wickelt, um es zu halten oder zu erdrücken. Die anklammernde Mutter des Patienten kam mir dabei zuerst in den Sinn, denn bevor er seine Schlange mit ihrer schlängelnden Fähigkeit ausstattete, schuf er sie mit der im lieb gewordenen Pastellkreide, die er sachte auf dem Körper verteilte.

Grelles Rosarot verwendete Herr A. für die Augen und die Zunge und weist damit auf die Gefährlichkeit der Schlange hin. Der Akt ihrer Erschaffung war aber nicht nur ein sanfter, streichelnder, sondern auch ein aggressiver, denn Herr A. benutze die Schere, um der Schlange ihre Form zu geben und versah ihren Körper mit dunklen Spitzen. Mit ihrer braunen Farbe und runden Form ähnelt sie einem Kothaufen und lässt sich mit analen Impulsen in Verbindung bringen. Auf der Bedeutungsebene wehrte er jede Absicht und jeglichen Bezug energisch ab; aber die planvolle, geschickte Art und Weise seines Vorgehens erlaubt andere Vermutungen.

Das Bild der Schlange passt hervorragend zu den Größenphantasien von Herrn A. Sie repräsentiert Klugheit und verborgene, von ihm nicht ausgelebte, aggressive Kräfte. In seinem kindlichen Erleben gehörte die Mutter ihm. Diese wiederum bestärkte seine Fantasie noch durch ihr ängstliches Festhalten. Der Vater war ein Eindringling, den er fort wünschte, der sich aber auch rächen konnte. Der tote Vater war nicht weniger bedrohlich, sondern als internalisiertes Objekt auch ein internalisierter Rächer, vor dem er sich fürchten musste. Der einzige Schutz be-

14 siehe unter dem Stichwort „Schlange" im *Brockhaus - Die Enzyklopädie* (1998) den neunzehnten Band.

stand in der verfrühten Vorstellung, erwachsen, also groß, stark und mächtig zu sein, wie es in der Grandiosität ihren Ausdruck findet.

Widersprüchlichkeit findet Ausdruck im Symbol der Schlange, einem zugleich bewunderten und gefürchteten Objekt. Die kindlichen Empfindungen einer symbiotischen Mutter gegenüber sind von großer Ambivalenz gekennzeichnet, denn das Kind strebt nach Selbständigkeit und Loslösung, doch ohne das schützende Objekt erlebt es sich hilflos und verlassen. In seiner Hingabe beim Malen mit Pastellkreide blitzte schon zuvor etwas von Herrn A.s ambivalenten Gefühlen auf. Den runden, weich gezeichneten Zwiebelturm versah er intuitiv mit einer Mondsichel, die ihre beiden scharfen Spitzen auf den Turm gerichtet hat.

Mit der Herstellung der Schlange ist Herrn A. die Symbolisierung seiner Ängste gelungen, wodurch er einen ersten Schritt in die Autonomie vollbracht hat. In der Auseinandersetzung mit dem Material ist er aktiver und selbstbewusster geworden. Sein Streben, die Bilder seiner Einbildungskraft plastisch umzusetzen, verschaffte ihm Freude und Genugtuung. Er wurde zugleich lebendiger und machte durch seine Werke mehr auf sich aufmerksam. Die Gruppenmitglieder belohnten seine Arbeiten mit viel Interesse und Anerkennung. So erlebte er das Gefühl, in seinen Bildern angesehen und angenommen zu werden, was sich vertrauens- und beziehungsstiftend auswirkte.

Im nächsten Bild schien mir Herr A. alle seine bisherigen gestalterischen Erfahrungen und Erlebnisse zu reflektieren und zu verdichten. Nach tuschelndem Kontakt mit der Nachbarin versank er wieder in dem Verreiben nachtblauer Kreide, setzte Schwarz darüber, links wie ein Baumschatten, rechts zackig ansteigend. Nach längerem Betrachten (er hatte eine Schere daneben gelegt) holte er sich Pinsel, Palette, rote Farbe und malte eine Kontur als Trennungslinie zwischen beide Flächen (Abbildung 2).

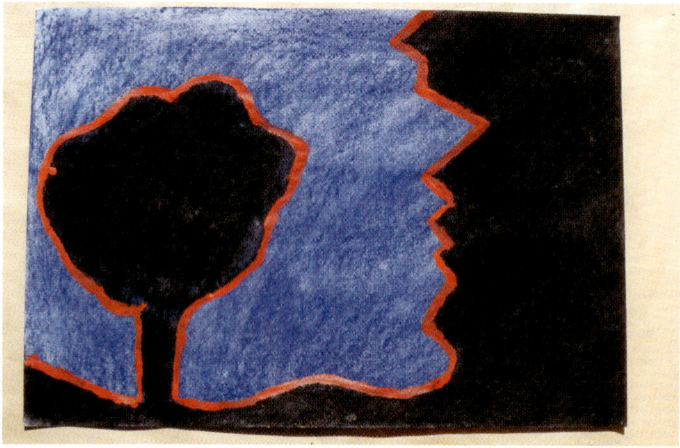

Abb. 2: Baumprofil - Vexierbild

Über seine Absichten mit der Schere schwieg er sich aus, erklärte aber, dass die Fortsetzung der Baumsilhouette nicht wie geplant rechts weitergegangen wäre, deshalb hätte er die rote Linie draufgesetzt. Nun sei er gar nicht zufrieden, fände es scheußlich, könnte nicht hinsehen oder gar darüber reden.

Die miteinander flimmernden Komplementärfarben machten es zum Vexierbild: Man sieht neben der nächtlichen Landschaft ein blaues Gesichtsprofil, aber auch noch ein schwarzes, dessen Kontur sich als Trennlinie scharf rot abhebt. Die anderen in der Gruppe bestätigten diese Wahrnehmung, er selber hatte das schon längst entdeckt. Daher rührte sein Unbehagen.

Die schon mehrfach wiederholte Baumform erscheint in diesem Bild verschmolzen mit einem Gesichtsprofil und der signalroten Farbe, wobei gleichzeitig alle Elemente auch getrennt und für sich stehen. Das dichte, düstere Schwarz steht wieder neben seiner, wie er später verriet, Lieblingsfarbe Blau, von wo aus gesehen das Bild wie ein Profil wirkt, dessen Hals sich nach innen bis an die Schläfen umstülpt. Ob Selbstporträt oder verinnerlichte beobachtende Kontrollfigur bleibt offen. Die sich schlängelnde rote Linie trennt und verbindet alles gleichermaßen. Sie ist schmerzlich grell und scharf, als sei sie die Schnittstelle der Angst.

Herr A. wurde immer freier und sicherer in seiner bildlichen Arbeitsweise. Er hatte mittlerweile zu mir wie zu den Gruppenmitgliedern eine Beziehung aufgebaut und Vertrauen gefasst. Dieser Umstand erlaubte es ihm, in der nun kommenden Phase, auch stark beängstigende Fantasien zu gestalten und aggressive Impulse auszuleben. Er hatte sich angewöhnt, seinen Arbeitsplatz zunächst mit allen etwa benötigten Materialien zu versehen.

Für sein folgendes Bild holte er sich Papier, Klebstoff, Watte, Schere, roter Gouache-Farbe und Pinsel, bevor er begann. Zwölf abgezupfte Wattehäufchen verteilte er auf ein schwarzes Blatt und klebte sie fest. Er betupfte sie mit dem Pinsel rot und schnitt an der rechten Schmalkante ein spitzes Dreieck heraus. Diese Schnittkante malte er vorsichtig rot, wobei er ein Papiertuch unterlegte. Danach reinigte er gründlich alle bisher benutzten Materialien und räumte den Tisch frei. Das übrig gebliebene spitze Dreieck hatte er halbiert, dann klebte er die schwarzen Papierdreiecke auf ein weißes Blatt wie zwei Segel. Mit Ölkreide zeichnete er dazu ein braunes Boot, ein weit geöffnetes schwarzes Maul mit vielen spitzen Zähnen und ein rotes Auge im Schwarz darüber (Abbildung 3).

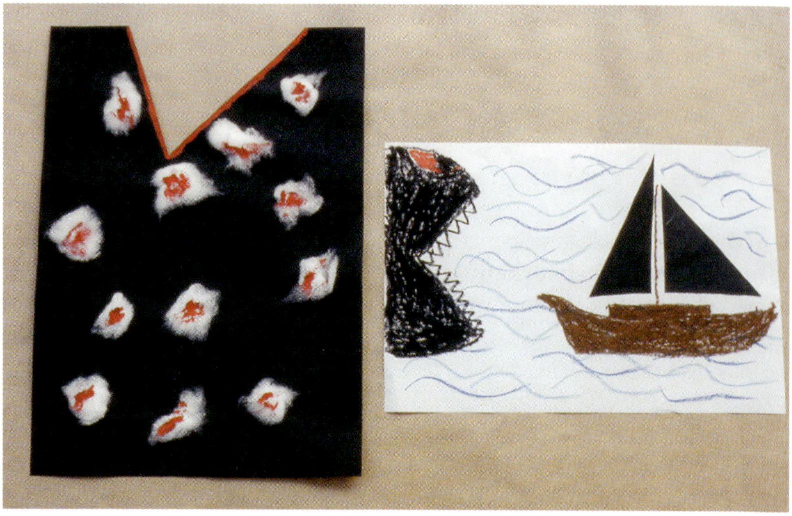

Abb. 3: schwarz-weißes Doppelbild

Zur Schlussbetrachtung starrten alle wortlos auf das gefährliche Maul und die rot befleckte Watte mit dem spitzroten Einschnitt im Schwarz daneben. Er hätte etwas mit Watte machen wollen, erklärte er. Das Resultat schien dem zu entsprechen, aber er führte es nicht näher aus. Ich hakte weiter nach. Dem 2. Bild hätte vor allem die Absicht zugrunde gelegen, mit den herausgeschnittenen Resten etwas anzufangen. Dem Schiff wäre es bestimmt, verschlungen zu werden, sagte er schließlich.

Die Gestaltung von Herrn A. zeigt inzwischen offen aggressive Elemente. Kramer betont, dass aus der destruktiven Kraft aggressiver Impulse dem Ich konstruktive Energie zufließt, die für die schöpferische Arbeit unentbehrlich ist.[15] Mit diesem erschreckenden Doppelbild schaffte es Herr A., etwas von seiner unaussprechlichen Angst an uns abzugeben. Die Sprachlosigkeit übertrug sich auf die anderen, während er immerhin einige Worte fand, den Schmerz und seine Befürchtung anzudeuten, die in seiner Darstellung eindrucksvoll ergänzt und illustriert werden. Watte und rote Farbe erinnern an die Versorgung von blutenden Verletzungen, das Schiff steht hier stellvertretend für seine Existenzangst.

Herr A. war inzwischen in der Lage, sein Vorgehen in einer Weise planmäßig zu strukturieren, dass er es schaffte, seine Themen zu realisieren. Das Nachlassen seiner Größenvorstellung ist eine wichtige Voraussetzung zur Bewältigung von Alltagsaufgaben. Ich betrachte die Entwicklung von Herrn A. als eine Art psychischer Nachreifung. Es gelang ihm, die Angst als Warnsignal zu erleben, also eine

---

[15] Edith Kramer, (1975) *Kunst als Therapie mit Kindern*, S.152-204

erwachsene Fähigkeit zu entwickeln und seine beängstigenden Fantasien bildlich plastisch auszudrücken. In den psychotherapeutischen Einzel- und Gruppengesprächen half Herrn A. seine Introspektionsfähigkeit. Einsicht und Milderung seiner Angstzustände wurden jetzt langsam möglich.

In der letzten Phase zeigten sich naturgemäß Schwankungen. Herr A. entwertete immer wieder abwinkend die Anerkennung, die er für seine einfallsreichen Werke erntete. Bemerkungen wie, er hätte lediglich etwas ausprobieren wollen, weil es sonst so langweilig wäre, oder es stelle gar nichts dar, sei nur Materialerprobung, jeder könne darin erkennen, was er wolle, aber tatsächlich sei nichts davon enthalten, fielen noch gelegentlich. Aber er ergriff jetzt häufiger das Wort und sprach Gefühle und Zweifel offen aus, wurde allgemein kommunikativer und kooperativer im Umgang mit den anderen in der Gruppe.

Nach einem Belastungsurlaub am Wochenende kam Herr A. nur ungern auf die Station zurück und zweifelte die Therapie an. In der Kunsttherapie am Montag darauf fertigte er ein Porträt (Abbildung 4). Als Hintergrund wählte er ein graues Tonpapier, das er mit Graukreide noch grauer färbte. Nachdem er sich wie üblich die Hände gewaschen hatte, begann er mit Ockergelb ein Gesicht zu zeichnen. Den tief dunkelblauen Augen malte er rote Ränder, Nase und Mund wurden ebenso rot wie der schmale Oberkörper, der ohne Hals bis dicht ans Kinn reichte. Oben fügte er einen wilden braunen Haarschopf an, alles war reichlich verwischt. Die anderen fanden, das Porträt hätte etwas Puppen- oder Clownhaftes mit traurigem Ausdruck, was er jedoch abwehrte. Er fand, sein Porträt sei nicht traurig genug geworden und sagte, es handele sich um mehrere Personen, genau drei, in einer.

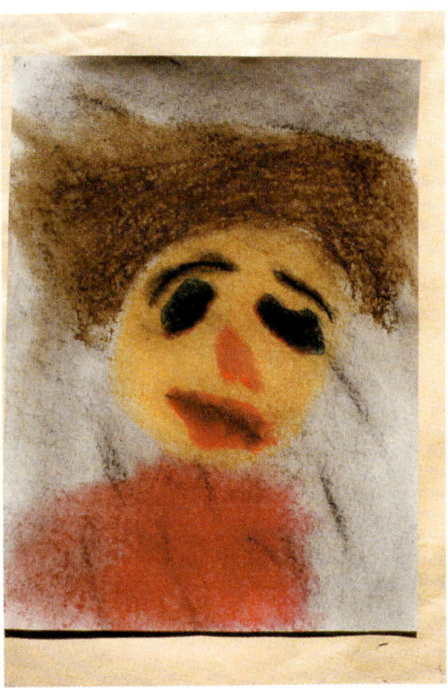

Abb. 4: trauriges Porträt

Aus den psychotherapeutischen Gesprächen erfuhr ich, dass Herr A. begonnen hatte, sich mit seinen Todeswünschen dem Vater gegenüber auseinander zu setzen. Nachträglich löste dieses Verlangen, den Vater als Rivalen loszuwerden, heftige Schuldgefühle in ihm aus. Die Verarbeitung seiner kindlichen Aggression ermöglichte es ihm jetzt verspätet, erstmals ernsthaft Trauer über den Tod seines Vaters zu empfinden. Diese Trauer konnte er in seiner Porträtzeichnung angemessen umsetzen, auch wenn er selber seine Darstellung zu schwach fand. Die Abwertung und Unzufriedenheit lassen sich vielleicht eher als Zeichen der Gefühlsdichte verstehen, denn seine Mutter ist wahrscheinlich in die traurigen Gefühle mit eingeschlossen. Damit wären dann auch die ambivalenten Empfindungen wiederbelebt, und diese weckten vielleicht Erinnerungen an die Ohnmacht und zerstörerische Wut aus frühen Kindertagen. Neben dem traurigen Ausdruck spiegelt das verschmierte, unglückliche Gesicht in dem Bild von Herrn A. auch eine ziemlich aufgelöste Verfassung wider. Mich erinnerte es an den Anblick eines verheulten, verzweifelten Kleinkindes. Das viele Rot im Bild spricht ebenfalls für Schmerz und gefährliche aggressive Impulse.

Zum Ende des stationären Aufenthalts drückte Herr A. noch einige spöttische Einfälle in Sprache aus. So erfand er ein Kreuzworträtsel, das er nebst blauem Stift an die Wand hängte, wie eine Aufforderung, es zu lösen. Alle rätselten gemeinsam und amüsierten sich. Die Antwort auf die eine Frage, „Haben wir alle", kam unisono: „ANGST". Jemand erbot sich, die Lösungen in die waagerechten Felder zu schreiben, senkrecht in rot markierten Kästchen ergab sich ein neues Wort: „STINKSAUER", ein allen wohl vertrauter Ausspruch von Herrn A., der dann aufgefordert wurde, die dazugehörige Frage hinzu zu schreiben, die lautete: „Was ist A. täglich?". Alle wollten eine Kopie dieses Blattes, und neben dem Spaß war der Ernst der Fragen niemandem entgangen. Hier entdeckte Herr A. den Humor als heilenden und kommunikativen Faktor.

Die Angst wurde von ihm noch auf vielfältige Weise ausgesprochen und sichtbar gemacht. Er schnitt die einzelnen Buchstaben des Wortes aus schwarzem Papier aus, er malte entsprechende Aussagen in seine Bilder. Zum Abschied hinterließ er eingerahmt neben der Tür zum Tagesraum eine handgeschriebene „Speisekarte", die er in Anlehnung an den Kliniknamen „Theos Therapeutisches Restaurant" nannte. Er wies mich extra darauf hin, bezeichnete sein Werk als „makaber", aber ich müsse es mir ansehen. Sein beißender Spott zeigte noch einmal alle seine aggressiven Ideen, mit denen er wohl die bevorstehende Trennung kompensierte. Ich las die erfundenen Namen der Speisen, die alle mehr oder weniger um Angst, Übelkeit und Bauchschmerzen kreisten. Sie waren originell, aber zugleich auch sarkastisch aggressives, ironisches Gegenstück zu wirklichen Speisen und erinnerten mich sehr an seine Beschwerden bei der Aufnahme. Aus der Fülle hier einige Beispiele: „Gemeuchelte Gehirngrillen", „Lammkeule ‚Analytiker Art'", „gefüllte Angstklopse", „Größenwahn süß-sauer", „Panik-Platte nach Art des Hauses (für 3 Phobiker)", „Quark, durchgedreht", „flambiertes Röcheln" und als „Tischwein" „1768er Kotzenessiger Gänsewein".

In der letzten Stunde schuf Herr A. noch ein vollkommen ungegenständliches Bild mit Fingerfarben, die er bis dahin nur einmal mit äußerster Vorsicht und sichtlicher Abscheu ausprobiert hatte. Er schmierte und tupfte alle vorhandenen Farben zu einem wüsten Durcheinander auf das Papier, eine schwarze Fläche dominierte alles. Es ginge so schnell vorbei, er könne es gar nicht fassen, konstatierte er. Seine Verfassung war gedrückt, er wollte nicht darüber reden und man ließ ihn. Insgesamt schien das mutig entstandene Bild seinem Zustand zu entsprechen. Alle saßen wie angeleimt reglos auf ihren Plätzen und wollten sich nicht trennen.

Ergebnis

Im beschriebenen Fall von Herrn A. zeigte sich, dass der sonst übliche abhängige Beziehungsmodus in der Kunsttherapie nicht zum Tragen kam. Er wandte sich kein einziges Mal mit Fragen oder Wünschen an die Therapeutin. Autonome Regungen gewannen schnell die Oberhand, mutig erweiterte und strukturierte er seinen Handlungsspielraum. Seine lähmende Angst, die ihm Bauchschmerzen bereitet und die Kehle zugeschnürt hatte, drückte er lebhaft aus und überwand sie.

Die dargestellten Phasen seines künstlerischen Arbeitens veranschaulichen, wie die zunächst abgewehrte Angst schrittweise von ihm gestaltet wurde. Vom linearen, kontrollierten Zeichnen gelangte er über die sinnliche Qualität der Pastellkreide in einen regressiven Zustand. Wünsche nach Versorgung und Verwöhnung erfüllte er sich selbst mit Hilfe seiner wachsenden künstlerischen Aktivitäten in und außerhalb der Therapiestunden. Beinahe demonstrativ experimentierte er im folgenden Stadium und lebte symbolisch und bildlich aggressive Regungen konstruktiv aus. Seine wachsende Sicherheit in der Handhabung der Materialien gab ihm ein Gefühl von Macht und Eigenständigkeit. Mit seinen provozierenden Karikaturen und extremen gestalterischen Ideen erlebte er Konflikthaftes wie Trennendes in der Beziehung zur Therapeutin und zur Gruppe und hielt es aus. Verschütteten Gefühlen von Trauer und Schmerz gab er sich introspektiv hin, statt sie als beängstigende Symptomen am Körper zu erleben. Schließlich entdeckte Herr A. die wohltuende und beziehungsstiftende Wirkung des Humors und setzte sie als kreatives Mittel ein. Im Verlauf seiner Behandlung nahmen die Angstzustände von Herrn A. spürbar ab. Er verließ die Klinik in erheblich gebessertem Zustand, der auch nach seiner Entlassung anhielt, wie weitere Kontakte ergaben.

Schlussgedanken

Die nonverbale Interaktionsform in der Kunsttherapie scheint ideal für den zurückgezogenen Angstpatienten, dessen Kommunikationsverhalten durch ängstliche Sicherheitswünsche beeinträchtigt ist. Sie bietet ihm die Möglichkeit, über den künstlerischen Ausdruck mit sich selbst, den Gruppenmitgliedern und dem Therapeuten ohne den gewohnten verbalen Austausch in Beziehung zu treten.

Die handlungsbetonte Methode hat zunächst beschwichtigende Funktion, „Sich-

Beschäftigen", um sich abzulenken, ist eine vertraute Vorgehensweise, die hier neu erprobt wird. Zu dem augenfälligen Eindruck der absoluten Kontrolle über die Materialien kommt der Überraschungseffekt als unvorhersehbar gestalterisches Element regelmäßig hinzu. Hier können selbstbestimmt neue Erfahrungen gesammelt werden: Produkte werden wieder zerstört, verändert, neu gestaltet, kritisiert oder in ihrer unbeabsichtigten Form angenommen, gar bewundert.

Die Bildung der Objektrepräsentanz könnte in stabilem, stützendem, nicht abhängigem Rahmen nachträglich möglich werden. Sie entstünde nicht alleine durch versorgende, fördernde Vertrauenspersonen, sondern auch durch die verinnerlichte Selbsterfahrung während des Kunstschaffens. Die vom Erwachsenen geformten Werke veranschaulichen die organisierende Kraft seines Einfallsreichtums. Eine Instrumentalisierung der anderen ist erschwert, weil im kunsttherapeutischen Raum über das Dreiecksverhältnis der künstlerischen Medien kommuniziert und gehandelt wird.

Die Patientengruppe und der Therapeut spielen dabei eine wichtige Rolle. Der Dialog über die visuellen Medien ermöglicht Herausforderung, Perspektivenänderung und Akzeptanz in Form von Lob oder in Ruhe gelassen werden. Das Ausleben aggressiver Impulse ist gefahrlos und schöpferisch möglich, die Mittel des Kunsttherapie-Ateliers werden zu Waffen und Werkzeugen, der Patient für den Zeitraum seiner Aktivitäten zum Herrscher über sie. Das entstandene Werk kann im Nachhinein immer wieder alleine oder gemeinsam angesehen oder weiter bearbeitet werden, verschiedene Standpunkte bezüglich seiner Qualität und Bewertung sind möglich. Die Arbeit liefert Anregungen für künstlerisches Wirken überhaupt.

Das vorgestellte Beispiel regt zu allgemeinen Gedanken an. Das Ergebnis des Einzelfalls entspricht einer Reihe von Erfahrungen, die ich in meiner klinischen Praxis immer wieder mit Angstpatienten mache. Daher wäre eine vergleichende empirische Untersuchung mit anderen ähnlichen Fällen aus den kunsttherapeutischen Behandlungen sinnvoll, um grundlegende Aussagen bezüglich der Relevanz des kunsttherapeutischen Verfahrens machen zu können.

Kunsttherapie vermittelt Erfahrungen, die mit intensiven Gefühlserlebnissen einher gehen, und fördert die Persönlichkeitsbildung. Beziehungsfähigkeit und Bewältigungsstrategien in Konfliktsituationen werden in der Gruppe entwickelt. Das Verfahren eignet sich daher auch als gesellschaftliche Präventivmaßnahme. Mangelzustände und Versäumnisse im Elternhaus könnten frühzeitig ausbalanciert werden, in dem der junge Mensch Struktur, Ordnung und Leidenschaft bei aktiver, schöpferischer Tätigkeit erlebt. Die Einbeziehung kunsttherapeutischer Methoden in Schulen und pädagogischen Kinder-/Jugendeinrichtungen könnte meiner Auffassung nach bezüglich des aggressiven Verhaltens Heranwachsender positive Auswirkungen haben.

Literatur

Asper, K. (1990) *Verlassenheit und Selbstentfremdung,* München, Deutscher Taschenbuch Verlag

Bowlby, J. (1976) *Trennung; Psychische Schäden als Folge der Trennung von Mutter und Kind,* Frankfurt/M., Kindler

Brockhaus – Die Enzyklopädie (1998) in 24 Bänden, Leipzig, Mannheim

Erikson, E. H. (1966) *Identität und Lebenszyklus,* Frankfurt/M., Suhrkamp

Freud, S. (1926/1992), *Hemmung, Symptom und Angst,* Frankfurt/M., Fischer

Kramer, E. (1975). *Kunst als Therapie mit Kindern,* München, E. Reinhardt Verlag

Mentzos, S., Hg. (1993). *Angstneurose.* Fischer Taschenbuch Verlag, Frankfurt am Main

Winnicott, D. W. (1974) *Reifungsprozesse und fördernde Umwelt,* München, Kindler

Shirley Riley

Familienkunsttherapie: Eine Einführung und Fallbeispiele

Familientherapie als Spezialfach auf dem Gebiet des Gesundheitswesens und Kunsttherapie als eine Methode, das Kommunikationssystem der Familie in der Therapie zu verbessern, werden seit den späten 1960er Jahren praktiziert. Zu Beginn war die Familienkunsttherapie allerdings eher auf die diagnostische Beurteilung und Untersuchung des familiären Systems ausgerichtet als auf eine länger dauernde Behandlung von Familien. Der den Lesern in diesem Kapitel vorgestellte Ansatz umfasst den Ablauf der Familientherapie sowie die Beurteilung und Behandlung und stellt die Kunst als die bevorzugte Ausdrucksweise in den Vordergrund, wenn sie gemeinsam mit mündlichem Ausdruck angewandet wird.

Geschichtlicher Überblick

Während der letzten dreißig Jahre ist folgende Literatur über Familienkunsttherapie erschienen: Familienkunstevaluation und kunstbasierte Diagnostik mit Familien und Systemen[1]; Familienkunsttherapie[2]; Paarkunsttherapie[3]; und Integrative Ansätze der Familienkunsttherapie[4]. Viele dieser Autoren stellen den Einsatz des künstlerischen Prozesses als Mittel der Kommunikation und Einsichtnahme in den Mittelpunkt; andere stützen sich auf die wesentlichen Theorien der Familientherapie im Allgemeinen und nutzen diese Theorien als Unterstützung des künstlerischen Ausdrucks, um Veränderungen herbeizuführen, Verständnis zu fördern, die Dynamik des Systems zu erkennen und die Kommunikationsmuster von Familien und Gruppen zu verstehen.[5]

Die Integration von Theorien, seien es Theorien der Familientherapie oder andere grundlegende Rahmenkonzepte, ist für Therapeuten, die mit Familien arbeiten wollen, von zentraler Bedeutung. Während der letzten Jahrzehnte wurden viele Theorien entwickelt, die sich mit der Behandlung und Interventionen im Be-

---

1 Bing, 1970; Kwiatkowska, 1967a, 1978; Kwiatkowska & Wynne, 1971; Landgarten, 1987; Rubin, 1978; Rubin & Magnussen, 1974; Levick & Herring, 1973; Zierer, Sternberg, Finn & Farmer, 1975a, 1975b

2 Kwiatkowska, 1962a, 1967b, 1975, 1978; Kwiatkowska, Day, & Wynne, 1962; Landgarten, 1987; Mueller, 1968; Sobol, 1982; Landgarten, 1975; Rubin, 1978; Malchiodi, 1990

3 Wadeson, 1973, 1976, 1980; Riley, 1999, *Illness in the Family*, S. 211-226; *Adolescent Family Art Therapy*, 1999, S. 193-217

4 Riley & Malchiodi, 1994

5 Malchiodi, C. A. (1990), *Breaking the silence: Art therapy with children from violent homes*, S. 7f.

reich der Familie befassen, und Kunsttherapeuten wandten die Konzepte der Kunsttherapie im Rahmen dieser Theorien an. Die Theorien betreffen: die Herkunftsfamilie, Ansätze nach Bowen und nach Satir, strukturelle, strategische sowie lösungsorientierte und narrative Kurzzeitverfahren. Dieses Kapitel gibt einen kurzen Überblick über die Familienkunsttherapie und zeigt, inwieweit die Auswahl familientheoretischer Ansätze vom System der Familie abhängt und durch die künstlerischen Produkte der Familie untermauert wird.

Gründe für die Behandlung von Familien

Vielen von uns, die auf eine die Familie als Ganzes betreffende Behandlungsmethode vertrauen, fällt es schwer zu glauben, dass es nicht „jedermann" klar ist, dass eine Veränderung bei einer einzelnen Person nur erreicht werden kann, wenn sich die Umgebung, in der sie lebt und handelt, ebenfalls ändert. Für die meisten Menschen ist die Familie der wichtigste und einflussreichste Bereich ihres Lebens. Die Familie vermittelt bestimmte Werte, Moralvorstellungen und Einstellungen, manchmal verbal, doch zum Großteil nonverbal. Jedes Kind entwickelt ein Gefühl für die Stimmungen anderer Familienmitglieder und lernt auch, sich diesen Stimmungen anzupassen, um in der Familie bestehen zu können.

Das Familiensystem ist ein System, in dem ein zirkuläres Feedback stattfindet, und alle Mitglieder haben Anteil daran, wie die positiven und negativen Verhaltensweisen interpretiert werden und sich auf jeden der Beteiligten auswirken. Die Schwierigkeit, die in der Arbeit mit Familien oft auftaucht, liegt darin, dass jedes Familienmitglied das Milieu unterschiedlich interpretiert und seiner Interpretation entsprechend auf Ereignisse und Kommunikationsformen reagiert. Wenn nicht alle Familienmitglieder an der Therapiesitzung teilnehmen, können mögliche Fehlinterpretationen nicht geklärt werden und die redundanten Verhaltensmuster und Missverständnisse bleiben bestehen.

Ein Beispiel: wenn ein Kind in der Beziehung der Eltern Spannungen erlebt, agiert es seine Angst oft durch schlechte Schulleistungen oder zorniges Verhalten aus. Wenn die Eltern nicht verstehen können, weshalb dieses negative Verhalten ein Symptom des gestörten Systems ist, werden sie das Kind als „schlimm" betrachten und sich der Komplexität der Situation und der Rolle, die sie bei dem Problem spielen, nicht bewusst werden. Einem einzelnen Familienmitglied, vor allem wenn es von den anderen abhängig ist, kann durch die Therapie nicht wirksam geholfen werden, wenn es dann in der gleichen Umgebung weiterleben muss, die das Symptom in erster Linie hervorgerufen hat.

Das Ziel ist, die Familie gemeinsam in ein therapeutisches Milieu zu bringen, in dem die interaktiven Stressfaktoren zur Sprache gebracht werden können, statt irgend ein Familienmitglied als „Patienten" auszuwählen.

Die *Familie* ist der Klient, und die „Kur" besteht darin, die zwischenmenschlichen Beziehungen und reaktiven Verhaltensweisen wieder zurechtzurücken, mit dem Ziel, ein kompatibleres System zu schaffen. Die Schwierigkeit liegt darin, dass es entmutigend erscheinen kann, mit einer Familie therapeutisch zu arbeiten, in der verschiedene Alters- und Entwicklungsstufen vertreten sind. Die intellektuellen, emotionalen und konzeptuellen Fähigkeiten von Kindern, Jugendlichen und Erwachsenen unterscheiden sich wesentlich voneinander und diese Tatsache behindert den Prozess der Kommunikation und der Verständigung zwischen den Familienmitgliedern.

Gründe für die Familienkunsttherapie

Wie schon angedeutet wurde, gibt es viele Theorien, die sich mit der Behandlung von Familien befassen, und die Kunsttherapie kann mit allen diesen Theorien in Einklang gebracht werden; der narrative Ansatz scheint jedoch der Arbeitsweise der Kunsttherapie am ehesten zu entsprechen.

Dieser Ansatz besagt, dass an dem Problem, nachdem es beschrieben und dann als der „Feind oder Beherrscher" der ganzen Familie externalisiert worden ist, schließlich mit vereinten Kräften gearbeitet werden kann. Außerdem handelt es sich um eine positive Philosophie, denn es wird nach Stärken und nicht nach Krankheitsbildern gesucht. Es wird erwartet, dass eine Familie Alternativen finden kann und sich eine positive neue Ausgangsbasis schafft.

Das klassische Beispiel, das Michael White (1990) zu seinen Untersuchungen veranlasste, ist der Fall von „Mr. Poo". Mr. Poo war der Tyrann, der das Kommando in seiner Familie übernommen hatte und sie völlig beherrschte, und der Klient, der sich einkotete, litt unter dieser Tyrannei ebenso wie die übrige Familie. Auf die oben erwähnte Weise trennte White das Symptom von dem Kind und stellte die Familie vor die Aufgabe, es zum Verschwinden zu bringen. Da viele Symptome von sämtlichen Familienmitgliedern oft unbewusst noch verstärkt werden, schafft die Externalisierung einen Fokus, und der Therapeut hat eine Arbeitsgrundlage, auf der er die Behandlung aufbauen kann.

Daher scheint diese Methode dem natürlichen Vorteil einer konkreten Ausdrucksform, wie sie in der Kunsttherapie angewandt wird, „angemessen" zu sein. Die Kunsttherapie hat schon immer Emotionen, Verhaltensweisen, wirkliche und fantasierte Situationen durch das künstlerische Produkt nach außen projiziert. Den Grund für die Suche nach Hilfe sichtbar zu machen, ist ein zentrales Anliegen der Kunsttherapie. Für Familien bietet die Sprache der Kunst eine Fülle von Möglichkeiten. Die theoretischen Grundlagen des narrativen Ansatzes eignen sich gut, um mit der Umsetzung der Theorie in greifbare Produkte zu beginnen, die Verbalisierungen entweder ersetzen oder verstärken.

Wenn eine Familie in die Therapie kommt, ist sie besorgt, und die Kinder sind ängstlich. Die Wesensmerkmale der Kunst als der bevorzugten Form therapeutischer Kommunikation sollen im folgenden Abschnitt besprochen werden.

Vorteile der Kunsttherapie: Prozess und Vorgehensweise

Anfänge

Wenn die Familie mit der Therapie beginnt, nimmt der Therapeut eine kurze Vorgeschichte auf und bittet dann **jedes** Familienmitglied, in Form einer Collage, einer Zeichnung oder einer raschen Skizze darzustellen, was es für das Problem in seiner Familie hält. Auf diese Weise bekommt man rasch verschiedene Informationen. Warum ist diese Art der Datenerfassung sinnvoll? Wenn eine Familie gebeten wird, etwas zu zeichnen, wird sie über ihre Schwächen nicht ins Kreuzverhör genommen. Kein Familienmitglied wird als Verursacher des Problems besonders hervorgehoben. Wenn die Familie gemeinsam zeichnet, haben sozusagen alle die Möglichkeit, gleichzeitig zu sprechen, ohne dass dadurch Verwirrung entsteht. Die Zeichnungen der Kinder sind oft eindeutiger als die der Erwachsenen, da konkrete Äußerungen für ihr Alter natürlich sind. Unabhängig von Alter und Entwicklungsstufe sind alle Aussagen gleichwertig und werden als gleich wichtig betrachtet.

Die individuellen und oft voneinander abweichenden Ansichten darüber, worin die Störung des familiären Systems besteht, werden durch die künstlerischen Äußerungen in der ersten Sitzung sichtbar. Wenn die Familie die künstlerischen Produkte jedes Einzelnen von ihnen betrachtet, bietet sich dem Therapeuten die Gelegenheit, unterstützend einzugreifen und auf die vielen unterschiedlichen Standpunkte, die es in einer Familie gleichzeitig geben kann, hinzuweisen. Die Kunst ermöglicht eine sichere Form der Kommunikation, die schon früh die Überzeugungssysteme der Gruppe beleuchten und auch fehlerhafte Wahrnehmungen aufdecken kann. Außerdem macht es den meisten Menschen Spaß, mit bunten Farben zu arbeiten. So beginnt die Therapie mit geringerer Angst und mit weniger Widerstand der jüngeren Teilnehmer. Sogar die Erwachsenen sind von der Freiheit des Ausdrucks beeindruckt, wie in dem sichtbaren, oft mit einer Geschichte verbundenen Produkt deutlich wird. Dadurch entspannen sich die Erwachsenen und nutzen die künstlerische Arbeit, um ihre Themen anzugehen.

Während die Familie mit der künstlerischen Arbeit beschäftigt ist, kann der Therapeut die Interaktionen der Familienmitglieder beobachten. Wenn das künstlerische Produkt besprochen (nicht interpretiert) wird, können auch die Rollen und die hierarchische Ordnung in der Familie beobachtet werden. In einer Sitzung werden sowohl verbale als auch nicht verbale Interaktionen vorgestellt, und sowohl die Familienmitglieder als auch der Therapeut haben ein Gefühl des Zielbewusstseins und der Selbstbestimmung. Mit dem Fortschreiten der Therapie werden die Form und die Vorschläge für die künstlerische Arbeit auf das zentrale aktuelle Problem der Familie abgestimmt. Künstlerische Ausdruckformen werden nie einfach nur aus künstlerischen Erwägungen eingesetzt; sie decken sich stets mit den Zielen des Behandlungsplans.

Um die Methode der Familienkunsttherapie verständlich zu machen, ist es vielleicht am besten, an dieser Stelle das Fallbeispiel einer Familie wiederzugeben und so den Verlauf der Sitzungen und die Funktion der Kunst zu analysieren.

Ein Beispiel der Familienkunsttherapie

Eine fünfköpfige Familie kam zur Behandlung in eine Poliklinik. Die Familienmitglieder waren Vater, Mutter, ein 16 Jahre altes Mädchen, ein 14 Jahre alter Junge und ein jüngeres Mädchen mit 10 Jahren. Diese Familie war ungewöhnlich, weil sie nicht nur ein bemerkenswertes familiäres Weltbild hatte, sondern weil ihre Behandlung auch viele Aspekte zeigte, wie der künstlerische Ausdruck die therapeutische Erfahrung vertiefen kann.

Im Einführungsgespräch stellte sich heraus, dass das ältere Mädchen vor kurzem eine schwere psychische Störung erlitten hatte und einige Zeit in der nahe gelegenen Universitätsklinik stationär aufgenommen worden war. Die Familie war in dieser Situation so wenig kooperativ, dass sie (Katie) vorzeitig entlassen wurde. Als sie zur Behandlung in die Poliklinik kamen, in der ich arbeitete, akzeptierten sie die Familientherapie, weil ihr nicht das Stigma einer „wirklichen" Therapie anhaftete. Als ich sie fragte, weshalb sie der Familientherapie zugestimmt hatten, sagten sie: „Wir sind jetzt dafür bereit". Die ältere Tochter hatte Halluzinationen, war ängstlich und gefährdet. Die Familie wirkte ungewöhnlich gleichgültig, und die erste Intervention bestand darin zu vereinbaren, dass sie auf Grund ihrer Selbstmordgefährdung zu Hause beobachtet und wieder von einem Psychiater behandelt wurde.

Während der gesamten Behandlung tauchte das Thema Schizophrenie in mehrfacher Hinsicht wieder auf. Diese Krankheit war ein Teil des familiären Systems. Die Mutter hatte dieses Problem und auch zwei ihrer Kinder aus einer früheren Ehe.

Auch die Tochter aus der ersten Ehe des Mannes litt an Schizophrenie, und ihr Verhalten wirkte sich auf die Behandlung der Familie negativ aus. In der gegenwärtigen Generation war Katie die „erwählte" Trägerin des Symptoms.

Als die Familie gemeinsam an den künstlerischen Projekten arbeitete, wurde das Ungleichgewicht der Familienhierarchie deutlich. Während der künstlerischen Arbeit wurde der Vater oft von dem Platz am Tisch verdrängt, an dem er zeichnen sollte. Das Verhalten der Familie zeigte deutlich, dass er ausgeschlossen wurde, und trotzdem beklagten sich alle, dass er nicht für sie da sei. In dieser Rolle wurde er auf den Zeichnungen dargestellt. Sie beschuldigten ihn, dass er sich von der Familie zurückzog, doch die Dynamik schien zu beweisen, dass seine Position sich durch das familiäre System entwickelt hatte. Die Mutter schloss sich dem Subsystem der Mädchen an; sie fühlte sich zu ihrer Seite des Tisches hingezogen, saß bei ihnen und kopierte die Arbeit ihrer jüngsten Tochter. Der Sohn (Tom) war in gewisser Hinsicht das Spiegelbild der unsichtbaren Präsenz seines Vaters. Er sprach in der Sitzung fast nichts, doch seine Zeichnungen wurden das Bewertungsinstrument, das dem Therapeuten dazu diente, die Fortschritte der Familie herauszufinden.

Der Arbeitsablauf

Von der ersten Sitzung an war die künstlerische Arbeit ein Indikator für das System der Familie. Sie wurde gebeten, das Problem, das die Familie in die Klinik führte, aus ihrer Sicht darzustellen.

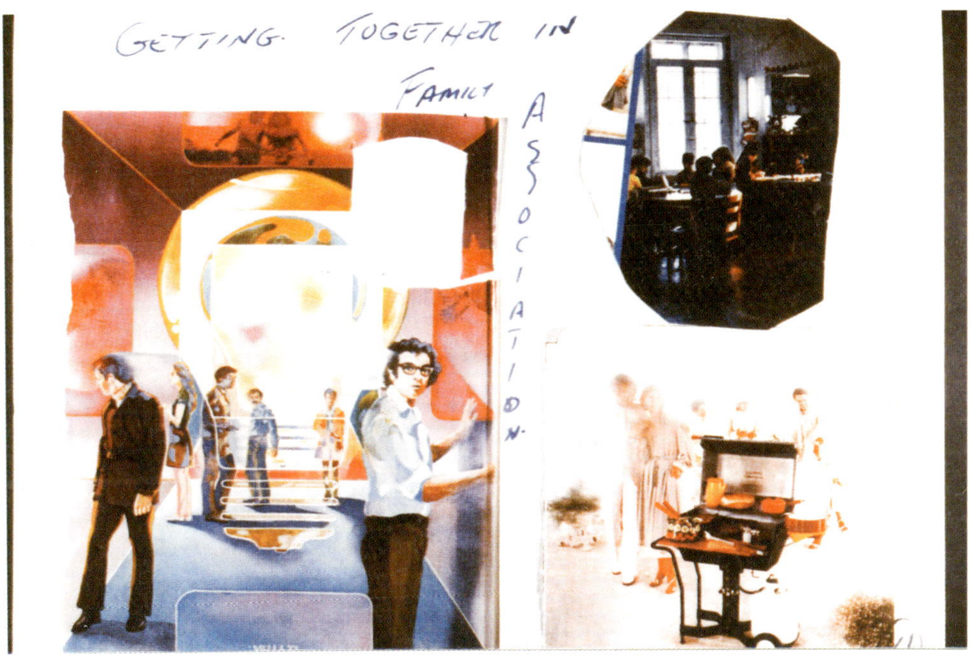

Abb. 1: Erste Sitzung; Vater: „Alle wandten sich von der Familie ab!"

Die Collage des Vaters zeigte viele Figuren, die einander den Rücken zukehrten. Die Mutter wählte Hundebabys und schrieb, dass es ein Spaß für sie war. Die Zehnjährige stellte einen Tisch dar, um den die Familie versammelt war, und einen Blitz, der unter dem Tisch einschlug. Die Sechzehnjährige, die gerade aus dem Krankenhaus entlassen worden war und noch immer Halluzinationen hatte, zeichnete ein körperloses Pferd, und der Sohn malte einen Surfer, der von den Wellen abgeworfen wird und sein Brett verliert. Die Metapher der jüngeren Tochter von dem Blitz, der unter dem Tisch einschlägt, schien meine Befürchtungen zu bestätigen, dass in der Familie die Realitätsprüfung fehlte und sie schwerwiegenden Traumata, die es in ihrer Beziehung zueinander gab, aus dem Weg ging. Jede ernsthafte Diskussion darüber wurde vermieden und war eine Gefahr, die „unter dem Tisch" bleiben musste. In seiner ersten künstlerischen Arbeit äußerte der Vater verbal seine Sorgen über Isolation, doch er (wie die anderen) überging die gefährliche Operation, bei der ihm gerade ein großes Melanom aus dem Rücken entfernt worden war. Sogar seine lebensgefährliche Krebserkrankung wurde ignoriert. Die Mutter produzierte ein oberflächliches „lustiges" Bild, das den Zustand ihrer Tochter und ihre Selbstmordgefährdung ignorierte. Tom, der Sohn, deutete zwar an, dass der Surfer sich in Schwierigkeiten befand, doch seine Metapher wurde erst später im Verlauf der Behandlung klar. Katie zeichnete eines ihrer klischeehaften Lieblingsbilder, einen Pferdekopf. Wann immer sie sich entschloss zu zeichnen, konnte sie dieses Bild beinahe identisch wiedergeben.

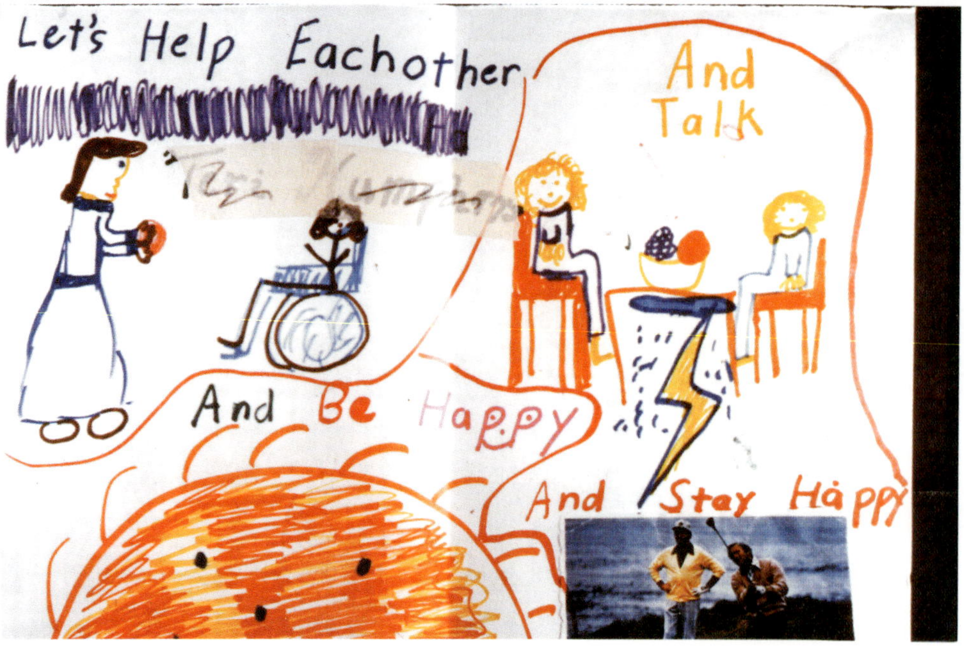
Let's Help Eachother
And Talk
And Be Happy
And Stay Happy

Abb. 2: 10jähriges Mädchen: „Der Blitz, der die Kommunikation abbrechen lässt!"

In dieser ersten Sitzung wurde das Familiensystem beleuchtet, und zwar nicht nur durch die Arbeiten der Familienmitglieder, sondern auch durch die Art, wie sie miteinander umgingen, während der ungewohnte Prozess der Kunsttherapie ablief. Zusätzlich gab es mit dem künstlerischen Produkt einen greifbaren Nachweis über die Sitzung, die der Kunsttherapeut aufbewahrte und die in späteren Sitzungen als Grundlage für vertiefende Schritte diente.

Es war interessant, dass die gesamte Problematik psychischer Erkrankungen weder im Mittelpunkt stand noch ein Thema war, das ins Gespräch gebracht wurde. Erst nach vielen Sitzungen konnte die Therapeutin erkennen, dass Schizophrenie für diese Familie etwas Alltägliches und ihr diese Erfahrung nicht fremd war.

Die Mutter bemerkte einmal: „Ist es nicht interessant, dass wir scheinbar immer, wenn wir ein Problem haben, schizophren sind?" Es erklärte, warum sie nicht auf Katies Symptome achteten und auch die Art, wie sie reagierten, als die Tochter aus der ersten Ehe des Vaters auftauchte und sich äußerst ungewöhnlich verhielt.

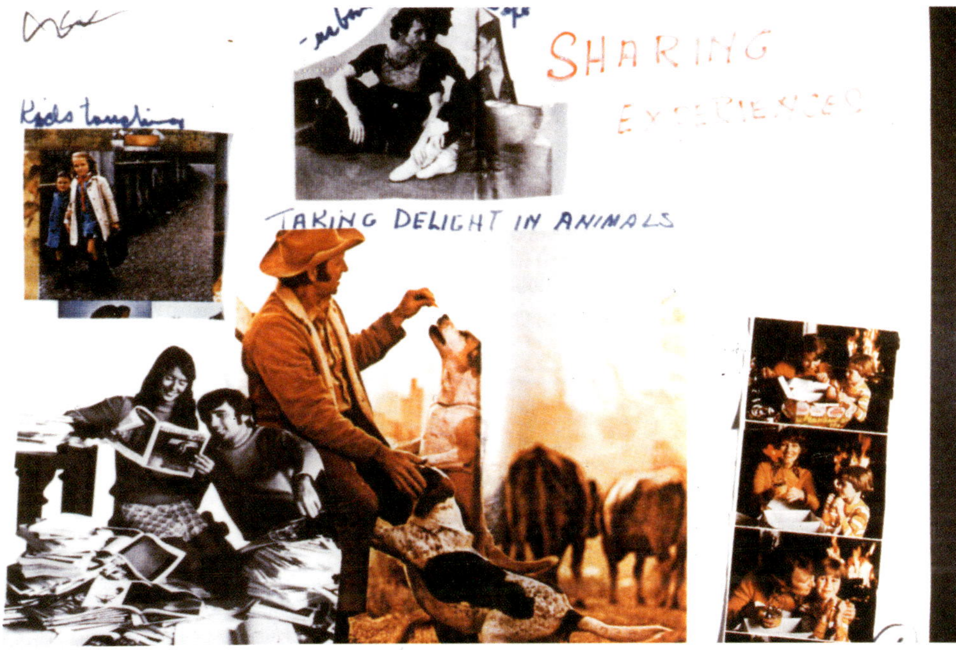

Abb. 3: Mutter: „Erfahrungen teilen (die ernsten Probleme vermeidend)"

Die nächsten Sitzungen befassten sich mit der Familienhierarchie. Keiner der Erwachsenen schien für wichtige familiäre Entscheidungen zuständig zu sein, und die Kinder wurden nicht sehr beschützt. Die Methoden der Familienkunsttherapie, die angewendet wurden, waren einfach, aber wirksam.

Die Kinder wurden aufgefordert, sich gemeinsam an eine Seite des Tisches zu setzen, die Eltern nahmen ihnen gegenüber Platz. Die Subsysteme wurden einfach durch die Sitzordnung in der Kunsttherapie dargestellt. Die Trennung wurde noch stärker betont, indem den Eltern Zeichenaufgaben gegeben wurden, die mit ihren Aufgaben und ihrem Verhalten in der Familie zu tun hatten und die ihnen eine Möglichkeit boten, miteinander zu arbeiten, um Regeln aufzustellen und Strukturen zu schaffen. Die Lösungen, die sie dabei fanden, wurden in Zeichnungen oder Collagen veranschaulicht und anschließend in Gegenwart der Kinder diskutiert. Eine Veränderung durfte nur vorgenommen werden, wenn beide Eltern damit einverstanden waren.

Gleichzeitig wurden die Kinder aufgefordert, gemeinsam zu arbeiten, um eine angenehme häusliche Atmosphäre zu schaffen, Probleme untereinander zu besprechen oder Vorschläge für Ausflüge zu machen, an denen alle teilnahmen.

Es war interessant zu sehen, wie sich das Familiensystem veränderte und zu beobachten, dass die Erwachsenen bereitwilliger auf die Vorschläge eingingen als die Kinder, die ihre Vorrangstellung nicht gern aufgeben wollten.

Durch das Subsystem der künstlerischen Arbeiten der Kinder kam zu Tage, dass Katie von einem älteren Cousin missbraucht worden war. Es handelte sich um körperlichen Missbrauch, der aber einen sexuellen Beiklang hatte. Die Therapeutin konnte sich jedoch nicht vorstellen, dass diese missbräuchlichen Handlungen unbemerkt bleiben konnten; zum Beispiel als Katie gezwungen wurde, ihre Sommersprossen mit einer Drahtbürste abzuschrubben. Als diese vergangenen Übergriffe zur Sprache kamen und Katie ihren Zorn über die Eltern, die nichts taten, um den Missbrauch zu beenden, äußern konnte, gingen ihre aktiven Symptome zurück. Ihre Behandlung wurde auch durch Medikamente unterstützt.

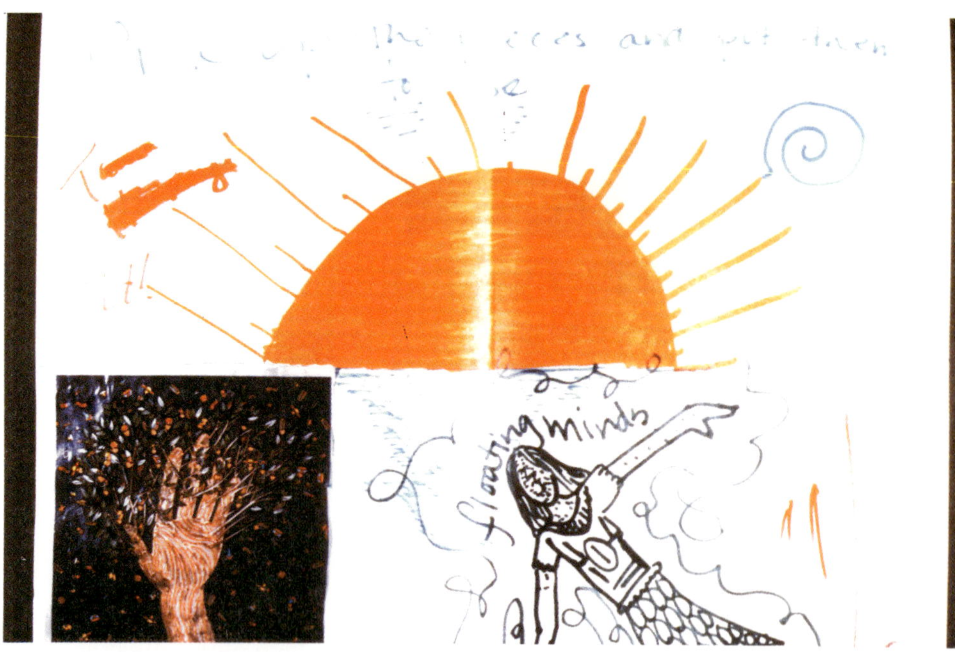

Abb. 4: Erste Sitzung: 16jähriges, schlankes Mädchen: „Nimm die Teile undverwende sie!“

Die Symbole, die in der ersten Sitzung verwendet wurden, blieben mehr oder weniger während der gesamten Behandlung gültig. Als sich dann der Zustand des Mädchens auf Grund der Medikamente und mit Unterstützung der Eltern stabilisierte, wurde ihr Verhalten kontrollierter. Wenn nicht ihre Zeichnungen von körperlosen Pferden, ein Klischeebild, das sie immer weiter produzierte, gewesen wären, hätte das Behandlungsteam ihren Zustand vielleicht stabiler eingeschätzt als er war. Die Kunst lieferte einen Hinweis auf ihren psychischen Zustand. Als sie nach vielen Monaten der Therapie das Pferd schließlich mit einem vollständigen Körper darstellte, schien sich ihr Zustand zu ändern. Ihre Halluzinationen hatten nachgelassen und das Familiensystem hatte sich einigermaßen normalisiert. Die Vervollständigung ihrer Pferdezeichnung deutete darauf hin, dass sie auch ihre Denkvorgänge besser unter Kontrolle hatte.

Diskussion

Der Vater verschaffte sich Respekt durch seine künstlerischen Arbeiten, die zunehmend systematischer wurden und sich auf gut durchdachte Ziele bezogen. Die Familie begann durch seine künstlerischen Botschaften auf ihn zu hören, während sie ihm früher nie zugehört hatten. Die jüngere Tochter behielt in der Familie die Rolle der „Therapeutin" bei, da sie Stressfaktoren und Krisen aufdeckte, sobald sie sich zeigten. Ihre Zeichnungen waren so provokant, dass die übrigen Familienmitglieder ihre Botschaften einfach verstehen mussten. Der Sohn blieb auch weiterhin die meiste Zeit stumm, doch als die Familie Fortschritte machte, gelang es auch dem „Surfer" besser, auf den Wellen zu reiten und sich von den Felsen fernzuhalten, die ihn auf den früheren Bildern bedroht hatten, und es gab nur noch selten Darstellungen, in denen er von seinem Surfbrett fiel.

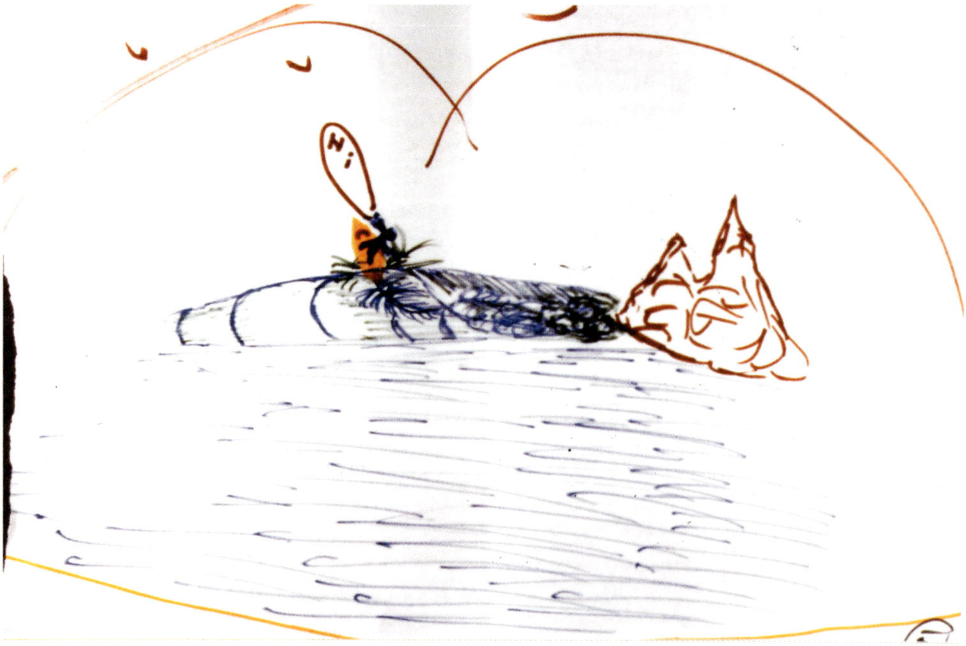

Abb. 5: Erste Sitzung: 14jähriger Junge: „Surfer der vom Brett gefallen und wegen gefährlicher Felsen in Gefahr ist."

Da er seine Arbeiten am Ende jeder Sitzung immer gleich der Therapeutin gab, wurde ihr klar, dass er ihr damit über den Fortschritt bei der Stabilisierung der Familie berichten wollte. Nur die Mutter blieb die meiste Zeit sprunghaft, bis ihr Mann sein Verhalten änderte und ihr zu verstehen gab, dass sie an seine Seite gehörte und sich nicht so verhalten sollte, als wäre sie eine seiner Töchter. Nachdem er diesen ersten Schritt gemacht hatte, begann sie den Kindern deutlicher zu zeigen, dass sie ihre Mutter und nicht ihre Schwester war. Eine Veränderung des Systems wirkt sich auf alle, die Teil dieses Systems sind, aus.

Das Trauma und seine Bewältigung

Zu diesem Zeitpunkt schien die Familie auf dem besten Weg zu sein, die Therapie nicht mehr zu benötigen. Die Therapeutin war überrascht, als sie beiläufig erwähnten, sie hätten „vergessen", zu sagen, dass die 29-jährige Tochter aus der ersten Ehe des Vater bei ihnen eingezogen sei. Sie sei völlig unerwartet aufgetaucht und schliefe mit Katie in einem Zimmer. Die Mutter berichtete als erste über Mary's eigenartiges Verhalten: dass sie sich immer wieder in Unterwäsche auf den Schoß des Vaters setzte und versuchte, ihn von den anderen fern zu halten. Außerdem hatte sie ihren Job verloren, lebte ungeniert vom ohnehin knappen Geld der Familie, weigerte sich, im Haushalt mitzuhelfen, und kam und ging wie es ihr gefiel. Sie wurde von der Polizei aufgegriffen, weil sie nächtelang in einem öffentlichen Parkhaus im Auto schlief und die Polizisten sie für desorientiert und psychisch krank hielten. In der Vergangenheit war sie immer wieder wegen Schizophrenie im Krankenhaus gewesen.

Nach ihrer Verhaftung wurde sie zu ihrer Familie entlassen und gezwungen, wieder ihre Medikamente zu nehmen und in dem selben Krankenhaus, in dem wir uns trafen, an dem Therapieprogramm für ambulante Patienten teilzunehmen. Dieser Versuch, kontrollierend auf sie einzuwirken, führte zu vielen Kämpfen, die in Konfliktzeichnungen dargestellt wurden und dazu führten, dass auf den Bildern des Surfers Stürme in Erscheinung traten. Als Mary aufhörte, ihre Medikamente zu nehmen und ihr Verhalten eskalierte, gab sie die ambulante Therapie auf. Ihr Vater verlangte, dass sie in ein geschütztes Wohnheim ging und von ihnen wegzog. Es war klar, dass ihre schizophrenen Anfälle Katy's Halluzinationen gefördert hatten, und es bedeutete eine wirkliche Gefahr, wenn Mary weiter zu Hause ein und aus ging.

In der Woche nach ihrem Auszug erhielt ich einen dringenden Anruf des Vaters. Helen, die Mutter, war an diesem Morgen früh aufgewacht und sah, dass ihre Stieftochter im Garten hinter dem Haus am Apfelbaum hing. Sie hatte sich erhängt. Glücklicherweise gelang es Helen, sie abzuschneiden, bevor die Kinder sie sahen, und sie konnte ihren Körper in einen ordentlichen Zustand bringen.

Die künstlerischen Projekte der nächsten Wochen konzentrierten sich auf dieses Trauma. Am ersten Tag schrieben (oder zeichneten) alle eine Botschaft für Mary – „Dinge, über die ich nie mit dir sprechen konnte". Diese Zeichnungen wurden gemeinsam gelesen und angesehen und für spätere Sitzungen aufgehoben. In den nächsten Sitzungen brachten alle ihr persönliches Gefühl von Verlust, Trauer, Schuld und Zorn zum Ausdruck. Jeder zeigte sein Bild den anderen, so dass sie ihre Gefühle austauschen und einander trösten konnten und erkannten, wie viele Erscheinungsformen ein traumatischer Verlust haben kann. Es war interessant zu sehen, dass der Apfelbaum ein konstantes Thema der künstlerischen Darstellungen war; manchmal im Vordergrund, oft im Hintergrund.

Nach einigen Monaten stabilisierte sich die Situation der Familie wieder und wir bereiten uns darauf vor, die Therapie zu beenden.

Das Beenden der Therapie

Der Abschluss der Beziehung zu einer Familie kann eine Festigung ihrer neu geschaffenen systemischen Verbindung sein. Der Kunsttherapeut kündigt ihnen an, dass alle künstlerischen Arbeiten aus den Sitzungen ausgestellt und besprochen werden. So bestätigte zum Beispiel diese Übersicht, dass die Bilder des Surfers eindeutig den Verlauf und den Fortschritt der Therapie widerspiegelten. Beginnend mit einem Surfer, der an den Felsen zu zerschellen drohte, bis zu einem übermütigen Surfer, der mit Begeisterung unter der Welle durchgleitet, hatte Tom seine Version der Familiendynamik in seiner Symbolsprache dargestellt.

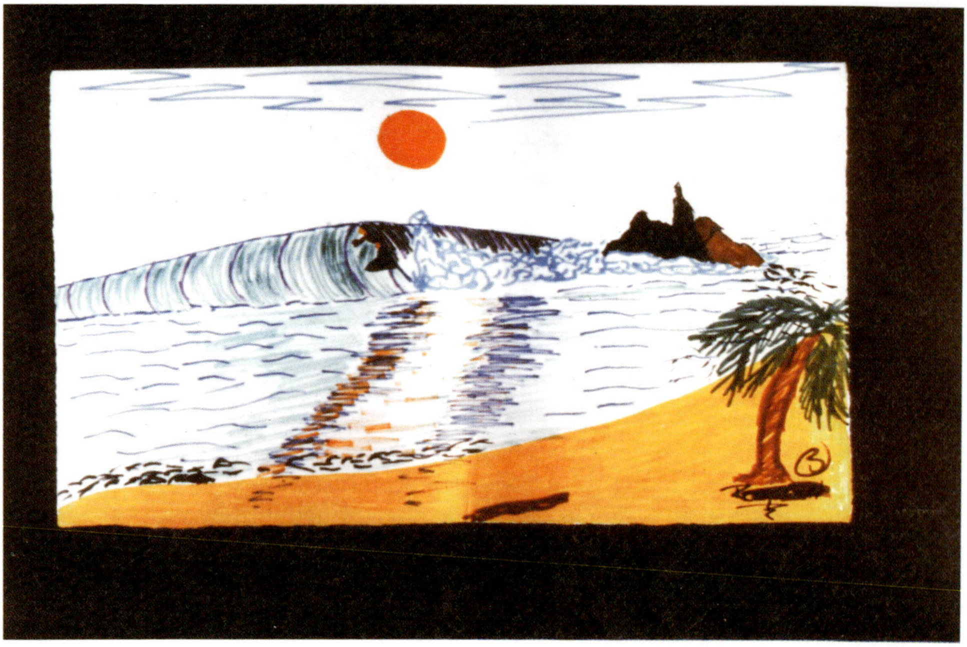

Abb. 6: Spätere Sitzung: 14jähriger Junge: „Ein Surfer auf einer Welle reitend in einem friedlichem tropischen Klima."

Die hierarchischen Ordnung wurde ebenfalls geklärt und alle haben sich dazu geäußert. Als sie sich alle im Verlauf der Therapie entstandenen Arbeiten ansahen, die Zeichnungen der Kinder, die Bilder der Erwachsenen, konnten sie die Meilensteine und Veränderungen, die sie erreicht hatten, schätzen. Die Familie freute sich über ihre Fortschritte und war stolz auf ihre künstlerische Arbeit. Alle übernahmen die Verantwortung für die Anstrengungen, die sie unternommen hatten. Die Zeichnungen der Eltern brachten auf angemessene Weise ihr Bedürfnis zum Ausdruck, für einander da zu sein und Entscheidungen gemeinsam zu treffen. Jedes Familienmitglied konnte sehen, welchen Fortschritt es gemacht hatte. Dadurch, dass die künstlerischen Arbeiten in der Reihenfolge der Sitzungen betrachtet wurden, war es möglich, die Stärken und Schwächen der Familienmitglieder mit neuen Einsichten zu kommentieren. Der Abschluss war eine therapeutische Erfahrung.

Zusätzliche Anregungen und Interventionen

Es gibt in der Familienkunsttherapie einige klassische Interventionen, die von Kunsttherapeuten angewandt werden, um das Familiensystem sichtbar zu machen. Ich präsentiere diese Aufgaben unter dem Vorbehalt, dass ich nicht glaube, dass irgendeine Intervention nützlich ist, wenn sie nicht mit den Bedürfnissen der Klienten übereinstimmt und mit dem Rahmen und den Zielen der Therapie in Zusammenhang steht. Meiner Meinung nach ist es nicht vertretbar, eine Anweisung zu geben, wenn sie nicht aus dem Behandlungsplan hervorgeht. Jedoch kann es nützlich sein, einige dieser Ideen zu Verfügung zu haben, wenn eine entsprechende Situation es erfordert.

Das Familienwandbild

Zu Beginn der Behandlung weiß der Therapeut vielleicht nicht genau, wie das Familiensystem funktioniert. Eine künstlerische Aufgabe, die einen Blick auf die Interaktionen der Familienmitglieder ermöglicht, ist das Familienwandbild. Dafür wird ein großes Blatt Papier an der Wand befestigt und jedes Familienmitglied sucht sich eine Farbe aus, mit der es zeichnen möchte. Dann wird die Familie aufgefordert, ein Thema zu wählen und gemeinsam eine Zeichnung herzustellen. Während der Arbeit verwenden alle immer die selbe Farbe und sie werden auch gebeten, entweder gleichzeitig zu malen oder der Reihe nach, wenn sie es so wollen. Wenn sie das Gefühl haben, dass ihr Wandbild fertig ist, werden sie aufgefordert, sich auf einen Titel zu einigen.

Begründung: Ein Aufgabe, bei der alle Teilnehmer ein einziges Produkt schaffen, kann eine vielfältige Dynamik aufzeigen. Der Therapeut kann dabei Folgendes beobachten:

1. Wer geht bereitwillig an die Aufgabe heran und wer nicht?
2. Wer wird aufgefordert zu beginnen und von wem?
3. Hat man sich von Anfang an auf ein Thema geeinigt?
4. Wurde jemand zum Leiter bestimmt, der Strukturen festlegte?
5. Wenn ja, wer war einverstanden und wer nicht?
6. Wer drang während der Arbeit in den Bereich anderer ein, fügte Details hinzu, zeichnete eine Grundlinie, schmückte die Zeichnung mit Ornamenten, blieb in einer Ecke oder zeichnete über das ganze Papier?
7. Wer entschied, wann das Wandbild fertig war?
8. Wie einigte sich die Familie über den Titel, und wer durfte den Titel schreiben?

Wenn die Familie das Wandbild fertiggestellt hat, werden die Mitglieder gebeten, über den Arbeitsverlauf zu berichten. Was für ein Gefühl war es, miteinander zu zeichnen? Wer leitete die Arbeit, und wer nahm den meisten Platz in Anspruch? Welche Farbe dominierte auf dem Wandbild, und was bedeutete diese dominante Farbe für sie? Was lernten sie von dieser Aufgabe, wenn überhaupt?

Bei dieser Form des künstlerischen Ausdrucks werden die offenen und versteckten Machtspiele und sekundäre Kommunikationsebenen durch die Farbgebung ermittelt, die Bilderwahl und die verbalen Interaktionen werden interpretiert. Ein verbal lautstarkes Familienmitglied wählt vielleicht die zartesten Farben und verhält sich beim Zeichnen zurückhaltend, während das Kind, das oft als nachgiebig und „brav" angesehen wird, in den Mittelpunkt rückt und das Bild mit ausgedehnten Farbflächen und willkürlich eingefügten Zeichen dominiert. Die nicht verbalen Äußerungen sind ebenso wichtig wie die verbalen, und die Systeme und Subsysteme werden sichtbar dargestellt. Die Familie kann sich durch ihr Produkt selbst beobachten und zeigt gewöhnlich großes Verständnis für die Interpretation der künstlerischen Arbeit. Außerdem sagen viele Familien, dass es ihnen Freude macht, etwas gemeinsam zu „tun", und da ihnen versichert wird, dass sie bei ihrem Wandbild auf keinen Fall etwas „falsch" machen können, sagen nachher fast alle, dass es „Spaß" gemacht habe.

Ein solches Wandbild kann in der Therapiesitzung fertiggestellt werden und bietet dem Therapeuten eine Fülle von Informationen, auf denen er die weiteren Behandlungsziele aufbauen kann. Diese Aufgabe ist einerseits zeitsparend und zeigt andererseits ohne großen Aufwand, wie die Familienhierarchie strukturiert ist. Das Wandbildprojekt kann auch nach Bedarf zu einem anderen Zeitpunkt der Behandlung wiederholt werden. Sowohl für den Therapeuten als auch für die Familienmitglieder ist es interessant, in verschiedenen Phasen der Therapie eine Gegenüberstellung ihrer künstlerischen Arbeiten vorzunehmen.

Rundfragen mit Hilfe von Bildern

Wenn der Kunsttherapeut mit der Rundfragetechnik vertraut ist, ist es hilfreich, mit dieser Form der Exploration zu beginnen, nachdem jedes Familienmitglied ein Bild von einem Thema geschaffen hat, das es besprechen möchte. Nachdem das Bild fertiggestellt ist, soll sein Schöpfer es einem anderen Familienmitglied weitergeben und diese Person sagen lassen, was das Bild darstellt. Die übrigen werden aufgefordert zuzuhören und sich nicht einzumischen. Wenn die Interpretation abgeschlossen ist, kann der Therapeut die Mutter fragen, was sie dabei empfand, als der Vater die künstlerische Arbeit ihres Sohnes beschrieb. Diese Methode, das „Wissen" innerhalb des Systems weiterzugeben, weckt Neugier und deckt Missverständnisse und Vermutungen auf.

Viele Familien nehmen an, dass jedes Mitglied versteht, was in ihr vorgeht, weil alle gleich dächten. Dabei handelt es sich um magisches Denken, das durch Methoden wie Rundfragen aufgedeckt werden kann. Die Kunst existiert im Hier und Jetzt und die Familienmitglieder können darüber diskutieren, weshalb sie von der Bedeutung des Bildes eines anderen Familienmitglieds überzeugt waren und dann erkennen mussten, wie sehr sie sich geirrt hatten. Der Therapeut kann diese Situationen verallgemeinern und sie mit anderen Annahmen und Verhaltensweisen, die sich auf die Interaktionen der Familie negativ ausgewirkt haben, in Beziehung setzen.

Allgemeine Bemerkungen über Familienarbeit

Für den Kunsttherapeuten kann es sich oft als nützlich erweisen, wenn er nicht versucht, einen „Fall“ für die Kunsttherapie zu konstruieren oder den Vorgang lang und breit zu erklären, wenn die Familie zum ersten Mal in die Therapie kommt. Familien sind nicht daran interessiert, dass ihr Wunsch nach Hilfe mit einer weiteren Komplikation verbunden wird. Sie wollen ihre Probleme lösen und ihr Leben weiterführen. Man darf nicht vergessen, dass es nicht so einfach ist, Kinder gegen ihren Willen so weit zu bringen, dass sie ihre Zeit opfern, und zu erreichen, dass müde Eltern sich am Ende eines langen Tages noch einmal anstrengen. Meiner Meinung nach genügt es, Material für Collagen bereit zu halten, Bilder aus Zeitungen auszuschneiden und die Familienmitglieder zu bitten, sich ein Bild auszusuchen, aus dem ersichtlich wird, weshalb sie zur Therapie kommen. Das ist eine einfache Methode zu beginnen, die niemanden verängstigt. Wenn gefragt wird: „Weshalb Bilder?“, halte ich es für eine gute Antwort zu sagen: „Es beschleunigt die Therapie, wenn Erzählungen durch Bilder ergänzt werden und wir können dadurch ihre Probleme rascher lösen“. Es ist besser, die Kunsttherapie zu erleben als sie erklärt zu bekommen. Den Kindern wird es Spaß machen, Bilder herzustellen und die Erwachsenen werden bald erkennen, dass es ein weiterer Bereich ist, ihre Verständigung zu fördern. Ich glaube, dass die Kunst am hilfreichsten ist, die sich aus Erzählungen entwickelt. Die Geschichten, die die Familie erzählt, verlangen visuelle Bilder, damit man sie voll und ganz verstehen kann. Wenn die Familie und der Therapeut sich das selbe Bild gemeinsam ansehen, ist die Gefahr weniger groß, auf das innere Bild zu reagieren, das anders ist als das, was der Erzähler beschreibt. Vor allem Kinder profitieren sehr von dieser Methode. Erwachsene interpretieren die Zeichnung eines Kindes oft auf ihre Weise und haben nicht die Geduld, sich ihre wirkliche Bedeutung anzuhören. Außerdem finden Kinder oft nicht die richtigen Worte, um komplizierte Gefühle oder Reaktionen zu beschreiben; doch das Bild kann sie schildern. Der Therapeut kann dem Kind helfen und Wege finden, wie es Bedeutungen seinem Alter entsprechend zum Ausdruck bringen kann. In einer Familiensitzung sind die Beobachtungen der Kinder oft der Schlüssel zu Geheimnissen und versteckten Bedeutungen. Falls in einer Sitzung (aus welchen Gründen auch immer) individuelle künstlerische Arbeiten geschaffen worden sind, empfehle ich, dass der Therapeut einen Weg findet, die künstlerischen Arbeiten in der Mitte des Tisches zu platzieren, um sie gemeinsam zu besprechen. Alles, was in einer Sitzung geschieht, hat Symbolcharakter, und das Zusammenbringen der künstlerischen Arbeiten bringt zum Ausdruck, dass die Familie sich um die Lösung ihrer Probleme bemüht. Ich lasse oft Familienmitglieder (wenn sie dazu bereit sind) ihre Zeichnungen zerschneiden und aus den Teilen ihrer ursprünglichen Bilder ein Mosaik zusammensetzen. Wenn man die Kunst als eine Ausdrucksmöglichkeit des Menschen betrachtet, dann kann die Schaffung eines gemeinsamen Statements aus vielen einzelnen Teilen ein Ausgangspunkt für Gespräche sein. Die Kombination der künstlerischen Arbeiten beeinträchtigt die persönlichen Entfaltung nicht, falls in dieser Hinsicht Bedenken bestehen, da sie jede Form offen lässt, und kein Klebstoff verwendet werden muss, um eine dynamische Reaktion anzudeuten, bei der Veränderungen geschehen können. Ich möchte den Leser noch einmal daran erinnern, dass die Kunst die Ziele und die Entwicklung sowohl der einzelnen Familienmitglieder als auch der Familienstruktur in ihrer Gesamtheit widerspiegelt.

Künstlerische Statements sind ein wesentlicher Bestandteil der therapeutischen Erzählung.

Zusammenfassung

Familien, die zur Therapie kommen, vertreten irrtümlich die Ansicht, dass jedes Familienmitglied auf der selben Ebene spricht und denkt und die selben Überzeugungen hat. Außerdem werden die Entwicklungsstufen und die unterschiedliche Reife der einzelnen Familienmitglieder nicht entsprechend berücksichtigt. Dadurch kommt es zu Missverständnissen und Verhaltensweisen, durch die Spannungen abreagiert werden, weil die Worte unzulänglich oder in der Vergangenheit falsch verstanden worden sind. Wenn eine neue Ausdrucksweise eingeführt wird, die die Bedeutung der Worte ergänzt und verständlicher macht, kann die Familie etwas tun, um ihre Probleme wirksamer zu lösen.

Die Bilder beziehen sich oft nicht nur auf das augenblickliche Thema, sondern enthalten auch Material, das sogar ihren Schöpfer in Erstaunen versetzt. So kann durch die Kunst eine Vielzahl von Problemen an den Tag kommen, und der Familie bietet sich eine Gelegenheit, frühere Verhaltensmuster aufzugeben und alternative Lösungen und Bewusstseinsinhalte zu finden.

Es ist töricht zu glauben, dass die Handlungen jedes einzelnen Familienmitglieds sich nicht auf die anderen auswirken. Es ist äußerst wichtig, dass wir die Familie als Ganzes behandeln und das familiäre Umfeld als Teil des Problems sehen. Starke Familien können aus verschiedenen Gründen auch traumatisiert sein und müssen nicht als pathologisch eingestuft werden, wenn externe Stressfaktoren die Ursache der Störung sind. Jede Familie sollte als einmalige kulturelle Einheit behandelt werden; die Anschauungen, Rituale, Überlieferungen sowie die Art der Kommunikation und der Entwicklungsprobleme sind in jedem Familiensystem unterschiedlich. Wachstum, Verluste und Veränderungen in der Familienstruktur sind alles Gründe für eine Therapie, um sich an die Veränderungen, die in jeder Familie geschehen, erneut anpassen zu können. Die Kunsttherapie kann mehr als konkrete Statements abgeben oder phantasievolle Problemlösungen anbieten; sie nimmt die Kreativität als Gesamtkonzept in die Familientherapie auf. Der Zugang sollte von Anfang an kreativ sein und in jeder einzelnen klinischen Situation muss versucht werden, Theorie, Praxis, Individualität, Kontext und Umfeld zu berücksichtigen und alle Faktoren zu verbinden, um ein einmaliges Resultat zu erzielen, das an sich schon ein Kunstwerk ist. Die Sprache der Kunst ist eine wirksame und wichtige Bereicherung der Familientherapie, die den Bedürfnissen aller Altersstufen und ihren Ausdrucksmöglichkeiten gerecht wird.

Literatur

ANDERSON, W.T. (1990) *Reality isn't what it used to be,* New York, Harper & Row

BATESON, G. (1972) *Steps to an ecology of mind,* New York, Ballantine.

BING, E. (1970) *The conjoint family drawing,* Family Process, 9, S. 173-194.

BROSS, A., & BENJAMIN, M. (1982) *Family therapy: A recursive model of strategic practice,* in: A. Bross (Ed.), *Family Therapy: A Recursive Model of Strategic Practice,* S. 2-33. New York, Guilford

DUHL, F., KANTOR, D., & DUHL, B. (1973) *Learning, space, and action in family therapy: A primer of sculpture,* in: D.A. Bloch (Ed.), *Techniques of family psychotherapy: A primer,* New York, Grune & Stratton

FISCH, R., WEAKLAND, J., & SEGAL, L. (1982) *The tactics of change,* San Francisco, Jossey-Bass

GOLDENBERG, I., & GOLDENBERG, H. (1991) *Family therapy: An overview,* Belmont, CA, Wadsworth

HALEY, J. (1963) *Strategies of psychotherapy,* New York, Grune and Stratton.

HALEY, J. (1973) *The uncommon therapy,* New York, Norton.

HALEY, J. (1973) *Uncommon therapy. The psychiatric techniques of Milton H. Erikson, MD,* New York, Norton

HALEY, J. (1976) *Problem-soliving therapy,* New York, Harper & Row

HOFFMAN, L. (1981) *Foundations of family therapy,* New York, Basic Books

IMBER-BLACK, E., & ROBERTS, J. (1992) *Rituals for our times: Celebrating, healing, and changing our lives and our relationships,* New York, Harper

JOHNSON, D.R. (1991) *Introduction to the special issue on the creative arts therapies and the family.* The Arts in Psychotherapy, 18 (3), S. 187-190

KERR, M.E. (1981) *Family systems theory and therapy,* in: A.S. Gurman & D.P. Kniskern (Eds.), *Handbook of family therapy,* New York, Brunner/ Mazel

KWIATKOWSKA, H.Y. (1962) *Family art therapy: Experiments with a new technique,* Bulletin of Art Therapy, 1 (3), 3-15

KWIATKOWSKA, H.Y. (1967a) *The use of families' art productions for psychiatric evaluation.* Bulletin of Art Therapy, 6, S. 52-69

KWIATKOWSKA, H.Y. (1967b) *Family art therapy.* Family Process, 6 (1), 37-55

KWIATKOWSKA, H.Y. (1975) *Family art therapy: Experiments with a new technique,* in: E. Ulman (Ed.) *Art Therapy in Theory and Practice,* New York, Schocken

KWIATKOWSKA, H.Y. (1978) *Family therapy and evaluation through art,* Springfield, IL., Charles C Thomas

KWIATKOWSKA, H.Y., & MOSHER, L. (1971) *Family art evaluation: Use in families with schizophrenic twins,* Journal of Nervous and Mental Disease, 153 (3)

KWIATKOWSKA, H.Y., DAY, J., & WYNEEM L. (1962), *The schizophrenic patient, his parents and siblings: Observations through family art therapy,* U.S. Department of Health, Education & Welfare, Public Health Service, Washington, DC

LACHMAN-CHAPIN, M., STUNTZ, E., & JONES, N. (1975) *Art therapy in the psychotherapy of a mother and her son,* American Journal of Art Therapy, 14 (4), S. 105-116

LANDGARTEN, H. (1975) *Group art therapy for mothers and daughters,* American Journal of Art Therapy, 14 (2)

LANDGARTEN, H. (1987) *Family art psychotherapy,* New York: Brunner/ Mazel

LANDGARTEN, H. (1987) *Family art psychotherapy: A clinical guide and casebook,* New York, Brunner/Mazel
[deutsche Ausgabe:] (1991) Kunsttherapie als Familientherapie, Karlsruhe, Gerardi

LANDGARTEN, H. (1991) *Perspective: Family creative arts therapies: Past and present,* The Arts in Psychotherapy, 18 (3), S. 191-194

LEVICK, M., & HERRING, J. (1973) *Family dynamics – as seen through art therapy,* Art Psychotherapy, 1 (1), S. 45-54

MADANES, C. (1981) *Strategic family therapy,* San Francisco, Jossey-Bass

MALCHIODI, C. A. (1990) *Breaking the silence: Art therapy with children from violent homes,* New York, Brunner/Mazel

MINUCHIN, S. (1974) *Families and family therapy,* Cambridge, MA, Harvard University

MINUCHIN, S. (1984) *Family kaleidoscope,* Cambridge, MA, Harvard University

MINUCHIN, S., & Fishman, H.C. (1981) *Family therapy techniques,* Cambridge, MA, Harvard University

MUELLER, E. (1968) *Family group art therapy: Treatment of choice for a specific case,* in: I. Jakab (Ed.) *Psychiatry and art: Proceedings of the IV International Colloquium of Psychopathology of Expression,* S. 132-143, Basel, Karger

NEIMEYER, R. (1993) *An appraisal of constructivist psychotherapies,* Journal of Consulting and Clinical Psychology, 61 (2), S. 221-234

PAPP, P. (1976) *Family choreography,* in: P. Guerin, Jr. (Ed.), *Family therapy: Theory and practice,* New York: Gardner

PAPP, P. (1980) *The Greek chorus and other techniques of family therapy,* Family Process, 19, S. 45-57

PAPP, P. (1983) *The process of change,* New York, Guilford

PAPP, P. (1983) *The process of change*, New York, Guilford Riley Couples Art therapy

RILEY, S. (1985) *Draw me a paradox?...Family art psychotherapy utilizing a systemic approach to change*, Art Therapy: Journal of the American Art Therapy Association, 2, S. 116-123

RILEY, S., & MALCHIODI, C.A. (1994) *Integrative approaches to family art therapy*, Chicago, Magnolia Street Publishers

RUBIN, J. (1978) *Child art therapy*, New York, Van Nostrand Reinhold
[deutsche Ausgabe:] (1993) *Kunsttherapie als Kindertherapie*, Karlsruhe, Gerardi

RUBIN, J., & MAGNUSSEN, M. (1974) *A family art evaluation*, Family Process, 13 (2), S. 185-220

SATIR, V. (1982) *The therapist and family therapy: Process model*, in: A. Horne & M. Olsen (Eds.), *Family counseling and therapy*, Itasca, IL, Peacock

SELVINI-PALAZZOLI, M., BOSCOLO, L., CECCHIN, G., & PRATA, G. (1978) *Paradox and counterparadox*. New York, Aaronson

SOBOL, B. (1982) *Art therapy and strategic family therapy*, American Journal of Art Therapy, 21 (2), S. 43-52

WADESON, H. (1973) *Art techniques used in conjoint marital therapy*, American Journal of Art Therapy, 12(3), S. 147-164

WADESON, H. (1976) *The fluid family in multi-family art therapy*, American Journal of Art Therapy, 13 (4), S. 115-118

WADESON, H. (1980), *Art psychotherapy*, New York, Wiley

WATZLAWICK, P. (1984) *The invented reality*, New York, Norton

WATZLAWICK, P., Weakland, J., & Fisch, R. (1974) *Change: Principles of problem formation and problem resolution*, New York, Norton

WEEKS, G. & L'ABATE, L. (1982) *Paradoxical psychotherapy*, New York, Brunner/Mazel

ZIERER, E., STERNBERG, D., FINN, R., & FARMER, M. (1975a) *Family creative analysis: Its role in treatment*. Part 1, Bulletin of Art Therapy, 5 (2), S. 47-63

ZIERER, E., STERNBERG, D., FINN, R., & FARMER, M. (1975b) *Family creative analysis: Its role in treatment*. Part 2. Bulletin of Art Therapy, 5 (3), S. 87-104

Heidrun Pupp

Überlegungen zur entwicklungsfördernden Funktion der Symbolbildung

Fragestellung

Wie erhellend kann es sein, wenn es gelingt, gegenwärtige Lebensblockaden in ihrem Ursprung und ihren Verknüpfungen aufzuspüren! Alles Vergangene scheint im Menschen gespeichert. Traum und freie Assoziation können dabei in weit versunkene Dimensionen führen, deren Ordnungsprinzipien uns nicht mehr spontan geläufig sind. Darüber reflektierend können wir Erkenntnisse erzielen. Aber zeitlich angeordnete Worte sind flüchtig. Daher ist die Faszination allgemein groß, wenn ein sichtbares Objekt eine intrapsychische Botschaft vor aller Augen offen legt. Ein Bild, eine Skulptur sind ein weiterer Königsweg zum Unbewussten. Mit ihm glauben manche, die Geheimspuren versunkener Regungen dingfest machen zu können. Es fragt sich allerdings, ob solch fremd bestimmtes Beweisen auch Ansporn für menschliche Entwicklung sein kann oder ob das Eigentliche nicht noch fehlt? Leben ist ein schöpferischer Prozess, ein immer wieder Erschaffen, Verändern und neu Zusammenfügen. Wenn dieser Fluss gestört ist, welche psychischen Aspekte müssen in einer Kunsttherapie zur Synthese gebracht werden?

Schauen wir uns einmal eine kunsttherapeutische Begegnung genauer an. Vielleicht erahnen wir dann etwas von diesem schöpferischen Prozess und seiner möglichen therapeutischen Wirkung.

Der leitende Gedanke dabei ist: mit Hilfe des Zeichnens, Malens und Modellierens sollen Entwicklungsprozesse in Bewegung gebracht, korrigiert und stabilisiert werden. Vorbedingung ist zuerst, dass der Kunsttherapeut die menschlichen Entwicklungsvorgänge nicht nur intuitiv erahnt, sondern auch wirklich kennt und versteht. Dabei muss er bei ihren ersten Anfängen aus der Säuglings- und Kleinkinderzeit beginnen, weil die dort gebildeten (oder nicht gebildeten) psychischen Strukturen das Fundament für alle darauf folgenden Lebensprozesse sind, einschließlich die des Erwachsenseins und des Alterns. Zudem benötigt der Kunsttherapeut die ständig praktizierte Erfahrung des schöpferischen Prozesses, unbewusste und bewusste seelische Abläufe in sichtbare Formen – in Bilder – umzuwandeln, und zwar auf eine Weise, dass sie für den Betrachter spürbare Aussagekraft besitzen. Und hier beginnen die vielen, noch unentdeckten Geheimnisse und Lebensrätsel: *Was ist dieser schöpferische Prozess, inwiefern wirkt er tatsächlich therapeutisch und warum?*

Dieser Artikel wird nicht die Antwort darauf finden, aber er wird einige interessante Ereignisse und überlegenswerte Hinweise vorstellen können. Im Folgenden möchte ich den angekündigten Einblick in eine kunsttherapeutische Stunde geben.

Die Geschichte vom Anfang: Tamika

Ein kleines, fünfjähriges Mädchen sucht Orientierung. Unruhig läuft es zu allen Ecken, Gängen und Türen, an denen wir gemeinsam vorbeikommen. Ich sage gemeinsam - denn solch ein Gefühl des innigen Zusammengehörens weckt dieses lebendige Kind in mir. Dabei sehen wir uns zum ersten Mal. Gerade habe ich sie von der Klinikstation abgeholt. Ohne Zurückhaltung, ganz aufs Geratewohl, hat sie mich lächelnd und winkend als ihre Vertraute angenommen. Gleichzeitig nutzt sie mich als eine Art „Abfragemaschine": Was ist das, was ist das, was ist das? Zeigt sich da ein gesunder Entdeckungsdrang? Ist das Angst, verloren zu gehen? Oder sucht sie da etwas ganz anderes? Mit diesen Fragen im Hinterkopf lasse ich mich auf ihre Rastlosigkeit ein. Gemeinsam untersuchen wir den Teil des Gebäudes, den wir gerade durchschreiten. Ich erweise mich ihr als „verwendbar".

Im Malraum angekommen, setzt sie ihre angespannte Ortsbesichtigung fort. Kein sattsames Ins-Auge-Fassen, kein schüchternes Ablehnen dieses ihr unbekannten Reviers. Statt dessen huscht sie flüchtig von einem Gegenstand zum anderen, öffnet, berührt, riecht und ergreift, wie ein streunender Hund ohne Herr. Wen wundert das, wenn man ihre Lebensgeschichte erfährt?

Tamika ist eines von sechs Geschwistern. Ihre leibliche Mutter litt unter einem chronisch-psychotischen Prozess. Mit zwei Jahren kam Tamika von ihr fort in eine Pflegefamilie, in der sie - wie sich erst nach drei Jahren herausstellte - vernachlässigt und misshandelt wurde. Eine neue Pflegefamilie wurde gefunden. Doch die Überforderung des Kindes hatte sich bereits in massiven Verhaltensstörungen niedergeschlagen: Wutanfälle, Einnässen, Einkoten und destruktives Spielverhalten. Die neue Pflegemutter brachte das Kind in die psychotherapeutische Klinik und bat um Hilfe.

Nun befinden wir uns also noch nicht in der eigentlichen kunsttherapeutischen Sitzung und dennoch läuft die beobachtende Diagnostik bereits auf vollen Touren: Auch der Kunsttherapeut orientiert sich dabei an den Wissens- und Ordnungssystemen der psychoanalytischen Entwicklungspsychologie, dem Verhältnis zwischen Lebensalter und emotionaler Reife, möglichen Defiziten etc. Hier aber fügen wir Kunsttherapeuten noch etwas hinzu: Indem wir in unserem eigenen Arbeitsbereich die alltägliche menschliche Symbolbildung in künstlerischen Taten gezielter üben und verfeinern, nähern wir uns stetig dem schöpferischen Prozess, der die menschliche Entwicklung rascher vorantreibt. So betrachten wir solch ein fünfjähriges Kind auch unter diesem Gesichtspunkt: Wie viel Symbolbildung ist bereits vorhanden, welches Verhalten kann als Vorstufe, welches als Suche nach Symbolbildung gewertet werden und – wie kann man dieses in eine schöpferische Ordnung umgestalten, wissend, dass solch eine Gestaltung Erkenntnis, Beruhigung und somit Wachstum bedeutet.

So läuft also bereits während der Verhaltensbeobachtung und während des in Gang kommenden Symbolisierungsprozesses beim Kunsttherapeuten beinahe gleichzeitig ein blitzschnelles Kombinieren von diagnostischer Informationsaufnahme, therapeutischem Eingreifen und raschem Zurücktreten ab. Ein Großteil der Kommunikation findet averbal und auf der dem Unbewussten so nahen Handlungsebene statt.

Bei Tamika wollten wir verstehen, inwieweit ihre emotionale Entwicklung einzuschätzen ist und welche Schwerpunkte in einer möglichen kunsttherapeutischen Arbeit gesetzt werden sollten.

Wir wissen, dass im Alter von fünf Jahren normalerweise Spirale, Kreis, Gerade, Kopffüßler, Dreieck, Viereck bereits vorhanden sein sollten - und natürlich auch alle dazugehörenden Kombinationsmöglichkeiten. Abgesehen davon, dass geistig behinderte Kinder aus Mangel an Erkenntnisfähigkeit und Synthesebildung häufig nicht in der Lage sind, solche Symbole voll zu entwickeln, liegt hinter dieser menschlichen Fähigkeit der Intelligenz auch der gesamte Bereich der seelischen Entwicklung. Bereits im Kritzelstadium, in dem das Kleinkind aus seinem Körperschwung heraus Spuren hinterlässt, sind auch Spuren seelischer Befindlichkeit ablesbar.

Was war nun in diesem Sinne mit der kleinen Tamika? - Nachdem ich ihr bei ihren verzweifelten Auffindungsversuchen eine gute Weile dienstbar gewesen war, fand ich einen rhythmischen Wechsel zwischen Anforderung und Ziehenlassen heraus, so dass ich ihre extrem kurze Konzentrationsspanne abfangen und ihre bemerkenswerte Vitalität dennoch für Zeichnen, Malen und Modellieren nutzbar machen konnte. Dieses Vorgehen ermöglichte ihr eine fast rührende Kooperationsfähigkeit. Es klang wie ein: „Wie du mir, so ich dir."

Aufgefordert, zu zeichnen was sie wolle, fuhr sie mit einer raschen, spannungsgeladenen Bewegung über das Blatt und hinterließ eine bebende, längliche Form mit sich unruhig überlappenden Linienenden. (Vgl. Abb. 1)

Dann sah sie mich an, mit dem blanken Blick junger Katzen, erwartungsvoll und frei von Erfahrung, was mich veranlasste, dieses herausgepurzelte Etwas entsprechend zu würdigen. Dabei war es mir, als würde ich in einem unbegrenzten Raum erste Signale setzen, in gewissem Sinne blindlings, denn wir waren beide ein bisschen übertölpelt von diesem Hergang. Diese Szene wiederholte sich noch weitere fünf Male, und ich fragte mich, welchen Stellenwert diese Formen wohl haben mochten. Natürlich hatten sie bereits beim bloßen Betrachten einen Anmutungscharakter, der durchaus schon eine Botschaft vermittelte und der sich noch verstärkte, wenn man diesen Linien nachfuhr. Es war ja geradezu ein körperliches Herausschütteln von - ja wovon eigentlich?

Abb. 1: Eine längliche Form mit sich unruhig überlappenden Linienenden

Inwieweit war das alles ein Ausdruck von Erfahrung oder nur ein Verweigern von Leistung? War sie insgeheim doch fähig, wie ein fünfjähriges Kind Menschen, Tiere, Häuser, Blumen etc. darzustellen? Wir mussten unbedingt verstehen, ob Tamika fähig war, willentlich ein bildnerisches Symbol zu verfertigen.

Das Alltägliche des Symbols

Was ist ein „Symbol" und welche Rolle spielt es in unserem menschlichen Leben? Das Bilden und Benutzen von Symbolen ist eine, speziell dem Menschen zugeeignete, lebensentscheidende Fähigkeit: nämlich aus der Distanz heraus gedanklich - also abstrakt - zu gestalten. Es ist die menschliche Begabung, Erfahrungen im Geiste zu sammeln, zu ordnen und zu speichern, neu, in eigenem Sinne zu kombinieren, um sie dann in einer verdichteten Kurzform abrufbar zur Verfügung zu haben.

Damit erst können wir menschlich miteinander kommunizieren und in eigener Regie am Leben mitgestalten. Wir sind also Wesen, die die Fähigkeit haben, Lebensenergie um ausgewählte Inhalte herum zu gruppieren und bis zu einem „handfesten" Gedankengebilde zusammenzudrücken. Diese abgegrenzten Denkgefäße können wir dann als geistige Flugkörper - frei von jeglicher körperlichen Eingrenzung - überallhin in Bewegung setzen.

Diese Fähigkeit handhaben wir ohne weiteres Aufsehen täglich und ununterbrochen. Dennoch: Sie ist eine der ganz großen Geheimnisse unserer Existenz, die irgendwann im Säuglings- und Kleinkindalter als kleines lebensweisendes Pflänzchen beginnt.

Diese geistige Fähigkeit ist störbar. Unter bestimmten Bedingungen taucht sie gar nicht erst auf oder geht vorübergehend und im schlimmsten Fall für immer verloren. Um Störungen zu verstehen und vor allem, um heilend einwirken zu können, soll zuerst das Wunder ihrer Entstehung bewusst gemacht werden.

Wenn z.B. ein Kleinkind sein organisch angelegtes, grenzenloses „...mamamamamam...", das einfach durch tonvolles Öffnen und Schließen seiner Lippen entsteht, erstmals für ein willentlich eingegrenztes „Mama" einsetzt, um damit seine ihn behütende Liebesperson zu bezeichnen, dann hat dieses Kind einen solchen verdichtenden Abstraktionsschritt vollzogen. Es hat ein Symbol geschaffen. Unter dem absichtsvoll eingesetzten Begriff „Mama" stehen nun all die vielen Erfahrungen, die das Kind mit seiner „Mutter" erlebte: Ihr Gesicht, ihre hantierenden Hände, ihr pochender Körper, ihr Geruch, ihre Stimme, ihr Füttern, ihr Kommen und Gehen und so fort. All dies ist in die komprimierte Form des Symbols „Mama" eingefüllt. Sobald das Kind diesen Begriff für sich erobert hat - intelligent wie gesunde Kinder eben sind - färbt es diese Kurzform gleichzeitig auch mit seinen jeweiligen variablen Emotionen. Es kann „Mama" freudig, ängstlich, fordernd oder zärtlich äußern, und es kann sich die abwesende Mutter in zunehmenden Maße in Erinnerung halten, so dass es mit Dritten auch über die abwesende „Mama" kommunizieren kann. Solch ein befähigtes Kind muss das Abwesende nicht mehr wie ein Hund riechend und streunend allerorts suchen[1], vorausgesetzt, es wurde bis dato ausreichend konstant und liebevoll behütet.

Diese Fähigkeit zur Abstraktion befreit uns Menschen demnach von der an Gegenwärtigkeit gebundenen Mitteilungsform, die uns ausschließlich an körperlichen Austausch fixieren würde, wie z.B. schauen, greifen, halten, schlagen, liebkosen, gehen, essen und so fort.

Diese leiblichen Ereignisse sind zwar die einzigen und daher existenziellen Grundlagen, mit welchen wir die Erfahrung „LEBEN" überhaupt erst vollziehen können. Aber erst die Distanznahme zur Erfahrung ermöglicht uns das Beäugen und damit das Erkennen dieses Lebens. Erst nach solch einem Erkennen kann ein Lebewesen seine bisherigen Mitteilungsbedürfnisse loslösen von Raum, Zeit und leibhaftiger Präsenz, und eine differenzierte, geistige Mitteilungs- und Ausdruckskraft entwickeln, also im wörtlichsten Sinne schöpferisch werden. Diese Fähigkeit der Distanznahme ist nicht auf die Verbalität beschränkt, im Gegenteil, sie beginnt und vervollkommnet sich genauso auf der Ebene des leiblichen Hantierens. Sie setzt mit dem ersten bewussten Gewahrwerden eigener körperlicher Tätigkeit ein.

Man beobachte ein Baby, wenn es mit zwei bis drei Monaten zum ersten Mal mit höchster geistiger Anspannung den Bewegungen seiner eigenen Finger folgt[2]. Da ist es wieder, das Beäugen und Erkennen der eigenen Lebenseinwirkung. Und Sie alle kennen gewiss die Atemlosigkeit, mit der größere Babys die Spuren betrachten, die sie im auf den Tisch gekleckerten Pudding mit ihren eigenen Händen

---

1 Susanne K. Langer (1987) *Philosophie auf neuem Wege*

2 Heidrun Pupp (1981) *Kunsttherapie – eine Hilfe zur Entwicklung der kindlichen Kreativität;* in: G. Biermann (Hrsg.); Handbuch der Kinderpsychotherapie, S. 236

gerade erzeugt haben. Wenn die Kinder dann vor Freude aufkreischen, kann man das durchaus als „Jubilieren" bezeichnen. Sie jubeln über dieses aufregende Abenteuer, zum eigenen leiblichen Geschehen Distanz gewinnen zu können - und sich selbst damit zu erkennen.

Die anfangs aus spielerischen Körperbewegungen entstandenen Spuren zeigen dann mehr und mehr die geistige und emotionale Entwicklungsstufe des heranwachsenden Kindes. Beobachten Sie, wie ein Kleinkind von der Mutter eifrig weg krabbelt oder -läuft, sich nach einer gewissen Entfernung zwar vergewissernd zu ihr umdreht, meist aber lustvoll quietschend sich noch weiter von ihr entfernt, auf dass die (hoffentlich behütende) Mutter es wieder in den wärmenden Hafen zurückholt, worauf das Spiel von Neuem beginnt[3].

Diese Erfahrung, oft genug erlebt, drückt das Kind etwas später auf Papier dann mittels der Spirale aus. Diese Form mit ihrem gesicherten Inneren und dem weiten Ausschweifen in den Raum hinaus könnte in die Worte gefasst werden: „Ich erkenne meinen Ort der Geborgenheit; ich kann mich - im Gegensatz zu früher - eigenständig von ihm loslösen; irgendwie taucht er dann immer wieder auf. Das finde ich schön."

Dann reift die Zeit - so zwischen zwei und drei Jahren - in der sich das Kind in großem Selbstvertrauen von der Mutter entfernen kann, um seine eigenen Interessen zu verfolgen. Dabei prüft es eigenständig die ihm zuträgliche Distanz und - es kehrt von sich aus zielstrebig zur „Mutter" zurück - die, wie es aus vielen Vertrauen aufbauenden Erfahrungen weiß, auch immer verlässlich mit ihrer schützenden Anwesenheit zur Verfügung steht. Das Kind kann also in eigener, gesteuerter Absicht vom Ort der Geborgenheit weggehen und genauso zielstrebig und aktiv dorthin zurückkehren. Sein Geborgenheitsgefühl bleibt trotz Entfernung erhalten. So kann eine in sich selbst ruhende Autonomie im Kinde mehr und mehr gedeihen. Ein „ich will" und „ich kann" steht jetzt an Stelle des früheren „was könnte man hier alles wollen, können?" Diese Erfahrung ermöglicht es dem Kind, das „ich bin ich" zu vollziehen. Es nennt sich selbst zum ersten Mal nicht mehr mit seinem von außen gesteuerten Eigennamen, sondern spricht von sich in der Ich-Form, was wiederum eine abgegrenzte Abstraktion ist.

Zur gleichen Zeit erzählt es auch, in zeichnerischer Gestalt, diesen Vorgang, wie es ihn erlebt und erkannt hat. Es vollzieht den Kreis.

Was ist das eigentlich: ein Kreis? Wie vollzieht sich dieses Gebilde?

Es beginnt mit den wonnevollen körperlichen Armschwüngen, die auf dem Papier locker schweifende Linienkurven unbegrenzt und endlos entstehen lassen - vergleichbar dem verspielten experimentierenden Silbengeplapper des „...mamamamam...". Über den Weg der Spirale entsteht daraus die absichtsvoll beginnende, geistig geplante, emotional und gedanklich gewollte Rundlinie, die zielstrebig zu ihrem Ausgangspunkt zurückfindet, ohne im Endlosen verloren zu gehen und auf Hilfe von außen warten zu müssen. An die Stelle der glatten, luftigen Rund-

---

3 Margret S. Mahler, Fred Pine, Anni Bergmann (1980) *Die psychische Geburt des Menschen*

schwünge - aus dem Impuls geboren - tritt jetzt der mit festem Druck krakelnd und kernig gesetzte Strich der willentlich herbeigeführten Form. Dieses abgegrenzte Gebilde bündelt und verdichtet die Energie des unendlichen Raumes und gliedert ihn in einen Innen- und einen Außenraum, in ein „ICH" und ein „NICHT-ICH".

Die Konzentration des zeichnenden Kindes zeigt den Wert, den es seiner Neuschaffung beimisst, denn dieser Kreis will erzählen von der erlebten geistigen Orientierung und von dem erfahrenen seelischen Halt.

Damit wären wir wieder bei der fünfjährigen Tamika und ihren bebenden, schwingenden Formen und der Frage, ob sie ein beabsichtigtes bildnerisches Symbol bilden könne.

Die Seele und die Form

Ich beschloss, diesem Kind eine konkrete Zeichenaufgabe zu stellen, und zwar eine, in der das mütterliche Containment (also das erlebte, nährende und beschützende Element, das sie bis jetzt in sich einspeichern konnte) offenbar werden konnte. In Anbetracht ihrer zur Zeit so ungesicherten Mutterfigur bat ich sie, ihre derzeitige, sehr mütterlich behütende Stationsschwester zu zeichnen.

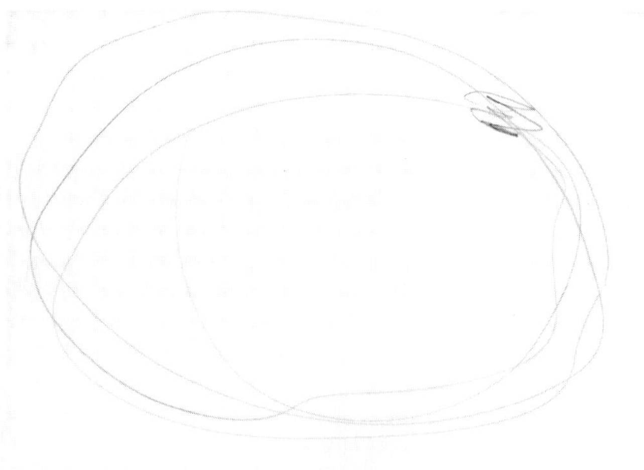

Abb. 2: Kreisrunde Endlinie

Auch dieses Mal gestaltete sie kein altersentsprechendes menschliches Bild. Dennoch: das immer noch impulsiv herausgeschwungene Gebilde unterschied sich wesentlich von allem Vorausgegangenen. Es war weiter, fließender und irgendwie eine runde und wesentlich ruhigere Form. Die Linie nahm allerdings in einem irritierten Gekritzel ihren Anfang, um nach dreieinhalb kreisrunden Schwüngen im Niemandsland auszuschleifen. Obwohl es ein kreisrundes Gebilde war, konnte sich die Ausgangs- und die Endlinie nicht wiederfinden. (Vgl. Abbildung 2)

Als nächstes bat ich sie, einen Vater zu zeichnen. Die Form, die in großem Tempo aus der Mitte herauspurzelte, war die Kombination einer weiten, kreisrund und ruhig fließenden Linie, die eine stark erregte Linie umschloss. (Vgl. Abb. 3)

Abb. 3: "Vater"

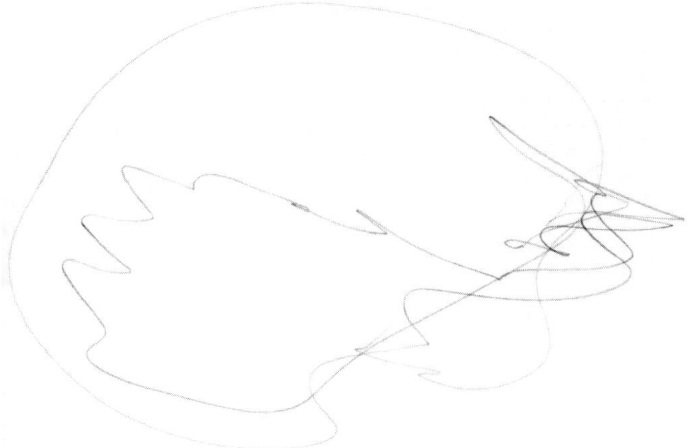

Auf meine Bitte hin, eine Mutter zu zeichnen, entstand das kleinste und unruhigste aller bisherigen Formgebilde. (Vgl. Abbildung 4)

Abb. 4: "Mutter"

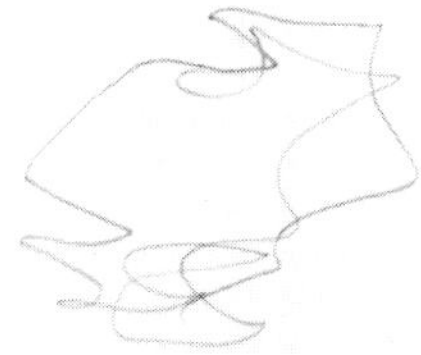

Die letzte Aufgabe bestand darin, ein Haus mit Tür, Fenster und Kamin zu zeichnen. Auch das Haus steht ja symbolisch für das eigene Selbsterleben bzw. für dessen vorausgegangene Erfahrungen mit den ersten Bezugspersonen.

Das Haus der kleinen Tamika war wiederum eine erregte Form, die einem offen gebliebenen Rechteck ähnelte. Die oben erwähnten Öffnungen, die auch das wirkliche Erlebnis von Innen- und Außenraum voraussetzen, wurden durch heftig bewegte Linien repräsentiert und vage, ohne Entscheidung, irgendwie im Inneren des Hauses platziert, ohne dass sie etwas umgrenzen, öffnen oder verschließen konnten. (Vgl. Abbildung 5)

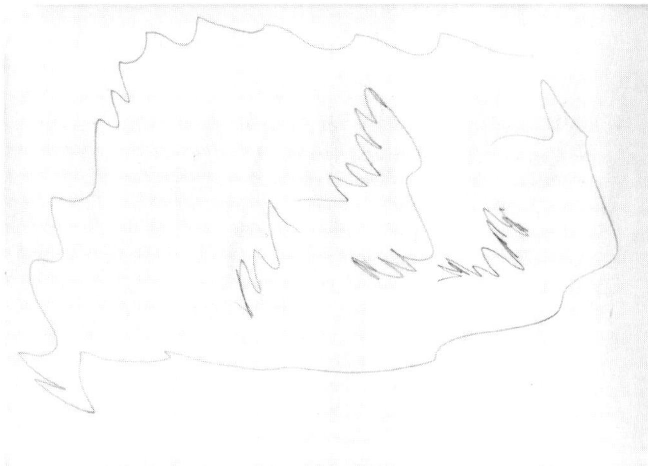

Abb. 5: "Haus"

Diese rasant veräußerten Werke brachten das Kind an die Grenze seiner Belastbarkeit. Sie nahm ihren unruhigen Lauf im Therapieraum wieder auf. Solche Erschöpfungsreaktionen treten nach Prozessen gestalterischer Verdichtung im Allgemeinen in allen Altersstufen bis hin zum professionellen Künstler auf, sind jedoch vom emotionalen, kognitiven und geistigen Befinden sowie vom Übungsgrad des Gestalters abhängig. Ein ausgewogenes fünfjähriges Kind müsste viel länger und differenzierter gestalten können. Dennoch - Tamika gab ihr Bestes. Nach einer Laufpause kam sie bereitwillig wieder an den Tisch zurück und begann, den bereitgelegten großen Klumpen Ton zu testen - so dachte ich zumindest.

Ton als haptische Substanz bietet größten Anstoß für die seelische Integration[4]. Er wird im Allgemeinen zu Beginn lustvoll nach seinem sinnlichen Reiz, seiner Konsistenz und Handhabbarkeit ergründet - die Vorstufe absichtsvollen Gestaltens, vergleichbar den Genusslauten von „...mamamamam...". Doch auch hierbei zeigte Tamika keinen Ansatz von Erforschung oder Gestaltung, griff auch keines meiner schlichten, strukturfördernden Modellierangebote auf, sondern stieg sofort wieder in ein impulsgesteuertes Handeln ein. Schweigend, mit spitzen Fingern, begann sie, den Ton in winzig kleine Stücke zu zerpflücken. Nach einer Weile irritierten Nachfühlens meinerseits gab ich ihrer Handlung einen Namen, in-

4 Edith Kramer (1975) *Kunst als Therapie mit Kindern*, München; dies. (1979), *Childhood and Art Therapy*, New York

dem ich laut formulierte, was sie tat. „Du kannst ja", meinte sie, „nachher alles wieder zusammenmachen."

Als nun aller Ton, in kleinste Teilchen zerrissen, über den Tisch verstreut dalag, begann ich, an ihre zerpflückte Kindheit denkend, die Stücke langsam wieder aneinander zu fügen. Doch Tamika lief weg und streunte wieder im Zimmer herum. Da raffte ich in einem rasanten Augenblick die gesamten Teilchen zusammen, stellte blitzschnell die Einheit des Tonklumpens wieder her und sagte: „Schau, jetzt ist er wieder ganz." Daraufhin war sie fähig, wieder an den Tisch zurückzukehren. Diesmal startete sie damit, den Ton mit einem Bleistift löchernd zu attackieren. Abermals bot ich ihr für ihr affektgesteuertes Tun eine Erweiterung, eine Differenzierungs- und Strukturierungsmöglichkeit an und stellte ihr diverses Modellierbesteck zur Verfügung. Tamika wählte das Messer.

Mit diesem Entschluss kippte die gesamte Situation. Mit gelenkten Bewegungen schnitt sie Scheiben vom Tonklumpen ab und nannte es „Kuchen". Ich akzeptierte diese spielerische Vorstellung und wir gaben vor, diesen köstlichen Kuchen zu essen. Für eine ganze Weile genoss Tamika mit ernstem, ruhigem Blickkontakt dieses nährende Spiel.

Nun wollte ich wissen, ob dieses gemeinsame Spiel einen Einfluss auf ihre Fähigkeit hätte, ein bildnerisches Symbol zu bilden. Ich bat Tamika, einen Kuchen zu zeichnen. Und siehe da, in ihr war ein kleines Stück zusammengewachsen: Zum ersten Mal war sie fähig, mit einer einzigen Linie einen ruhigen, in sich geschlossenen Kreis zu zeichnen.

Tamika erzeugt also nach dieser Erfahrung eine Linie, die mit festem Druck einen eindeutigen Ausgangspunkt besitzt. Damit markiert sie einen Ort ihres Vertrauens, einen Raum also, in welchem ihre Erkundungen zur Ruhe kommen. Aus dieser Ruhe heraus, aus diesem Ort des Wohlfühlens und Niederlassens gewinnt sie die Kraft und die Gelassenheit, um abermals die Welt zu erforschen - diesmal jedoch mit Ruhe. Ihr Weg beginnt nicht haltlos im Niemandsland, die Linie berührt nicht zufällig irgendwann das Blatt, so ganz nebenbei und ohne beteiligte Aufmerksamkeit. Diesmal ist es anders: nach dieser kurzen Zeitspanne akzeptierender und nährender Erfahrung ist sie fähig zu erkennen, was es war, was sie streunend vergeblich gesucht hat. Im selben Augenblick findet sie zu sich selbst.

Ihre Armbewegung manifestiert diese neue, seelische Beruhigung. Nicht impulsgesteuert fegt sie - in primärprozesshaft rasender Fluktuation - über das Blatt. In Kenntnis wohltuender und nicht-wohltuender Befindlichkeit lenkt und kontrolliert sie ihre Armbewegung, die verbleibende Spur betrachtend. In gleichmäßiger, ruhiger Rundung führt sie ihre Hand vom Ort des Vertrauens fort, um nach einem Ausflug wieder an den Ort des Rastens und Aufgehobenseins zurückzukehren. Tamika hat ein ruhiges Ganzes geschaffen, eine geschlossene runde Form, die ein INNEN und ein AUSSEN, ein ICH und ein NICHT-ICH voneinander abgrenzt.

Auch Tamikas Verhalten unterstreicht diesen soeben abgelaufenen psychischen Prozess. Ruhig ist ihr Blickkontakt, ruhig geht sie an meiner Hand zur Station zurück. In Worten formuliert sie den Wunsch, wiederkommen zu wollen. Die anfangs so drängende, die Grenzen verwischende Zutraulichkeit ist einer feinen, stillen Würde gewichen.

Betrachtet man den Kreis von Tamika genauer, erkennt man jedoch, dass dieser psychische Zustand noch kein altvertrauter ist. Die rund zurückkehrende Linie findet zwar zum Ausgangspunkt zurück, schießt jedoch ein ganzes Stück über diesen hinaus, und endet eben doch wieder zufällig ausschleifend. Sie verbleibt jedoch - und das ist prognostisch günstig - innerhalb des gestalteten Kreises. (Vgl. Abbildung 6)

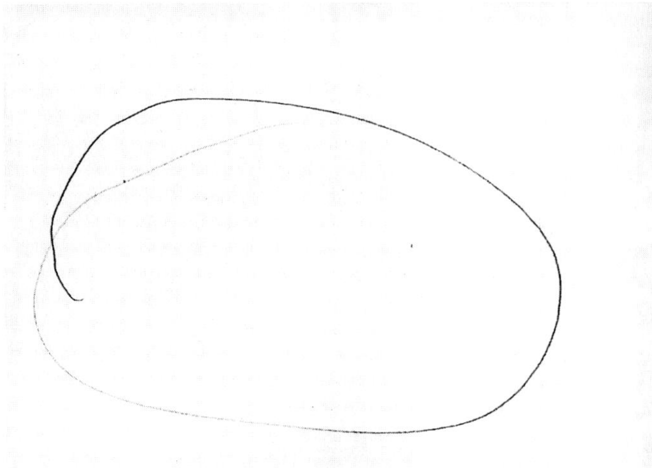

Abb. 6: "Kuchen"

Zusammenfassend ist zu sagen, dass Tamika sehr wohl in Abwesenheit eines unmittelbaren Reizes fähig ist, ein primitives bildnerisches Symbol in sich hervorzurufen und darzustellen (Krankenschwester, Vater, Mutter, Haus, Kuchen). Jedoch ist das Niveau dieser Symbole eher das eines zweieinhalbjährigen Kindes, das zusätzlich in seiner psychischen Abgrenzungsfähigkeit unsicher und erschüttert ist. Tamikas Fähigkeit, sich zu entwickeln, ist beeindruckend. Bereits nach einer kurzen Periode psychisch nährender Erfahrung ist sie fähig, ihre Gefühle zu ordnen und sie - aus dieser neu entstandenen Sammlung heraus - mittels einer entsprechend reiferen symbolischen Form auszudrücken.

Wie konnte das geschehen? Was waren die entwicklungsfördernden Elemente in dieser Begegnung? Kreativität - also die Schöpfungskraft, die unsere Lebensfähigkeit und unsere Lebenslust ausmacht - besteht, ganz unabhängig von Alter, Gesundheit und persönlicher Reife, grundlegend aus zwei Elementen: Zum ersten erfordert sie das lockere, raum- und zeitlos auftauchende Verströmen unzensierter seelischer Energiepotenziale jedweder Art; zum anderen das Aufgreifen, Sortieren und Kanalisieren eben dieser hervortretenden Fülle. Dieser letzte Schritt ist nur durch Distanznahme und Abstrahierung möglich. Eine dieser Abstraktionsformen ist der verbale Begriff, eine andere das bildliche Symbol, eine weitere die durchdachte Bewegung.

Tamikas „Verströmen seelischer Energiepotenziale" war ihr streunendes Suchen - vorerst zumindest. Die Zusammenführung ihrer ungerichteten Energiefülle mit zielorientierten Anforderungen wurde ihr von mir angeboten: Tamika erfuhr einen Wechsel zwischen bedingungslosem Akzeptiertsein ihres Ist-Zustandes einerseits - und eindeutig eingrenzender Aufgabenstellung andererseits. In beiden Ebenen war sie durch die erkennende Beobachtung der Therapeutin gehalten - contained -, wie Bion es nennt[5].

Indem Tamika von einer sie psychisch haltenden Person gebeten wurde, auf Papier „etwas" zu zeichnen, wurde sie angeregt, sich von ihrer grobmotorischen Bewegung zu distanzieren und in einem abstrakten Raum - dem weißen, kleinen, sinnlich reizarmen und abgegrenzten Papier - Striche zu erzeugen. Wie das irritierte Herumlaufen im Zimmer, so ist auch die über das Papier gleitende Handbewegung von Tamikas psychischem Befinden gesteuert, jedoch mit einer entscheidenden Veränderung: Ihre Bewegung offenbart sich in der zurückbleibenden Linie, mit einem Wort: Sie bleibt sichtbar. Dadurch wird ihr eine beobachtende Distanz zu dem, was sie selbst vollzieht, ermöglicht.

In der Folge erlebt Tamika, dass sie einen eigenen seelischen Zustand mitteilen kann, ohne zu agieren, also einzukoten, zu streunen und Ähnliches. Auf diesem Wege der Distanznahme war es ihr möglich, eine höhere Ebene der Kommunikation erfahren, sowie deren wohltuende, selbstnährende Fülle zu erleben. Das „ICH" als organisierendes Prinzip der Persönlichkeit konnte unterschiedliche psychische Funktionen zusammenfügen. Dadurch gewann Tamika größere Autonomie.

Neben der persönlichen Beziehung zwischen Patient und Kunsttherapeut bilden die unterschiedlichen Formen der Zeichnung den Resonanzboden für das jeweils auszudrückende Gefühl. Diese Formen lassen sich bereits körperlich, z.B. im Magen, sehr anders erfühlen und erspüren. Diese gemeinsam betrachteten Gebilde sind vergleichbar mit Worten in einer verbalen Psychotherapie wie: „Ja, so fühlt man sich, wenn..." oder : „Ich verstehe, was du mir sagst". Sinnlich bildhafte Gebilde erreichen den Menschen jedoch auf tieferen seelischen Ebenen.

Wodurch unterscheidet sich die eben beschriebene kunsttherapeutische Szene von verbaler oder von Spieltherapie? Denn Tamika ist noch im psychischen Stadium frühkindlicher Entwicklung, einem Lebensabschnitt, in dem Spiel und Kunst noch nicht voneinander abgegrenzt sind. Was wäre also gewesen, wenn die Stunde mit dem befriedigenden Spiel des gemeinsamen fiktiven Kuchenessens geendet hätte? Anders gefragt: welche Bedeutung hatte die Zeichnung des Kuchens - der Kreis - für Tamikas psychische Entwicklung?

Da ich Tamikas Produktionen nie gelobt und nie abgelehnt, sondern nur neutral zu ihnen aufgefordert und sie hingenommen habe, muss die Frage vor allem in Bezug auf ihre intrapsychische Veränderung gestellt werden. Wenn man dafür

[5] Wilfred R. Bion (1990) *Lernen durch Erfahrung*, Frankfurt/M.

eine Metapher verwenden will, so war Tamika, als sie zu mir kam, vermutlich eingetaucht in eine Welt hektisch blinkender innerer Schwärze. Viele unkoordiniert aufblitzende Funken stoben dabei möglicherweise wie rasende Kometen verbindungs- und beziehungslos durch eine undurchdringliche Finsternis. Die Erfahrung mit der einfühlsam leitenden Therapeutin und der Höhepunkt des gemeinsamen Kuchenessens hüllte sie innerlich möglicherweise in eine sanfte, wärmende Dunkelheit. Die Aufforderung, einen Schritt weiter zu gehen und einen Kommentar zu dieser Erfahrung auf Papier zu notieren („Könntest du jetzt einen Kuchen zeichnen?") hat offenbar wie ein plötzlich eingeschalteter Scheinwerfer das gesamte Ereignis hell erleuchtet. Es muss wie ein Geistesblitz gewesen sein, der ihr selbst die Situation verdeutlicht hat.

Indem sie den Kuchen zeichnete, hat Tamika eine Konzeptualisierung vorgenommen. Sie selbst hat sich ganz autonom eine Deutung des Geschehens gegeben, sie selbst hat sich - reflektierend - eine klar umrissene Grundvorstellung, einen geistigen Entwurf aufgebaut. Damit hatte sie sich sozusagen auf die Metaebene begeben; sie hatte ihre eigene Erfahrung aus dem unmittelbaren Fühlen und Erleben herausgehoben und „von oben" mit dem adäquaten mentalen Signum versehen. Auf diese Weise sind Emotion und Kognition zu einem integrierten Ganzen geworden und haben dergestalt das Erlebte vertieft. Organisations- und Integrationsfähigkeit des ICHs wurden gestärkt und Tamika als verlässliche eigene Kompetenz verfügbar gemacht. Die Abhängigkeit von äußerer Hilfe wird dadurch reduziert. Die Form des Kreises, die Tamika für das nährende Gefühl beim Kuchenessen-Spiel gewählt hatte, ist nun der „Flugkörper" (wie oben beschrieben), den sie jederzeit bewusst wird fabrizieren können, um sich damit die Erinnerung an dieses nährende Wohlbehagen wieder zurückzuholen.

Das Vorsymbolische und die Tragweite der Symbolisierungsfähigkeit

Wie wir gesehen haben, ist es also keine Selbstverständlichkeit, dass Lebewesen dieser Erde ihre seelischen Abläufe in eine sinnlich wahrnehmbare FORM abstrakter Art umzuwandeln imstande sind. Wesen auf der Ebene von Tieren können zwar auch mittels Zeichen und Signalen über eine gewisse Distanz hinweg miteinander kommunizieren. Eine konstruktive Teilnahme an Kultur und Zivilisation ist jedoch ohne Symbolisierungsfähigkeit nicht möglich. Susanne K. Langer bezeichnet das Symbol als ein entscheidendes Werkzeug der Bewusstseinsentwicklung - ja stärker noch - als „die Geburtsstunde aller geistigen Entwicklung". Die Erstellung und Handhabung von Symbolen befähigt uns Menschen, unsere Handlungen „zu synthesieren, zu retardieren und zu modifizieren, indem (wir) Symbole in die Lücken und in das Durcheinander unmittelbarer Erfahrung einschalten"[6].

---

[6] Susanne K. Langer (1987) *Philosophie auf neuem Wege*, S. 37

Bevor sich die geistige Dimension als ein tragendes Lebensgefüge herausbildet, ist der Austausch mit anderen Menschen unabdingbar.

Überall dort also, wo Symbolbildung erst oder wieder aufgebaut werden muss, setzt auch die Psychoanalyse - besonders aber die Kunsttherapie - ihren Schwerpunkt auf diesen strukturbildenden Erkenntnis- und Gestaltungsprozess der schöpferischen Symbolbildung. Dies gilt besonders bei Säuglingen, Borderline-Persönlichkeiten, Psychotikern, traumatisierten Menschen und bei geistig Behinderten.

Das Beispiel von Tamika und dem Kreis lässt die entwicklungsfördernde Potenz der Symbolbildung erkennen. Ohne diese geistige Fähigkeit, Symbole zu bilden, ist ein menschlicher Reifungsprozess nicht möglich.

Aber ebenso benötigen wir zur alltäglichen Kommunikation jenen abstrakten Informationsaustausch, der körperliches Empfinden und psychisches Erleben durch Distanznahme zu einer kulturellen Ausdrucksform umgestaltet. Jedoch genügt es uns Menschen nicht, Erlebtes und Erwünschtes durch die Bildung von Symbolen mit anderen auszutauschen. Wir ersehnen uns auch eine weitere Steigerung unserer geistigen Kapazität.

Tamika vollzog eine wichtige Umwandlung: die Kommentierung von lebendiger Erfahrung mittels eines Aktes der Abstraktion. Sie kennt offenkundig den leiblichen Genuss des Gefüttert-Werdens und des Kuchen-Essens und wiederholt diese Erfahrung durch ein vorgestelltes Handeln, ein „als ob"-Spiel. Ihren Horizont dehnt sie aus, indem sie aus einer übergeordneten Perspektive heraus einen geistigen Kommentar zu dem gerade Erlebten formuliert und den Kuchen zeichnet. Dieser Synthese bildende, geistige Akt ist es, der Selbst-Bewusstsein erzeugt. Es ist Tamika gelungen, ihre konkrete Erfahrung in einen größeren Sinnzusammenhang zu stellen. Das ist das Wesen des Schöpferischen.

Dies zu erreichen ist das Ziel jeder Kunsttherapie und ist das Ziel jeder Kunst.

Literatur

Bion, W.R. (1990), *Lernen durch Erfahrung,* Frankfurt/M., Suhrkamp

Kramer, E. (1975) *Kunst als Therapie mit Kindern,* München, Reinhardt

Kramer, E. (1979) *Childhood and Art Therapy,* New York, Schocken

Mahler, M., Pine, P., Bergmann, A. (1980) *Die psychische Geburt des Menschen,* Frankfurt/M., Fischer

Langer, Susanne K. (1987) *Philosophie auf neuem Wege,* Frankfurt/M

Pupp, H. (1981) *Kunsttherapie- eine Hilfe zur Entwicklung der kindlichen Kreativität;* in: Biermann, G. (Hrsg.): Handbuch der Kinderpsychotherapie, München · Basel, Reinhardt

Index

NAUSNER & NAUSNER | *Verlag*

LEBENSKÜNSTE

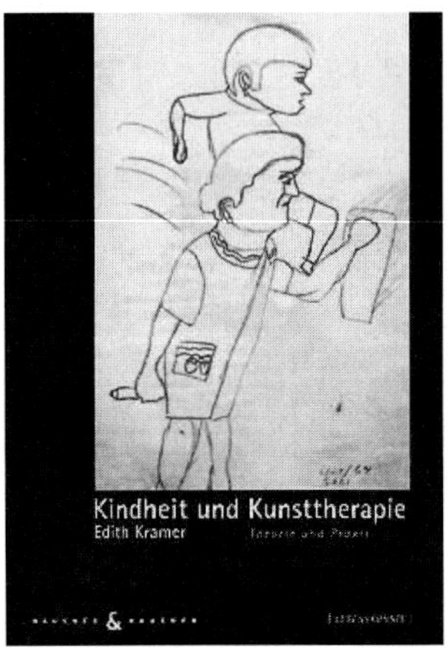

Edith Kramer

Kindheit und Kunsttherapie

Theorie und Praxis

ISBN 3-901402-31-4

Preis EURO 42,—

Neuerscheinung 2003

www.nnv.at

NAUSNER & NAUSNER | *Verlag*

Bibliothek Sozialwissenschaftlicher Emigranten (BSE)

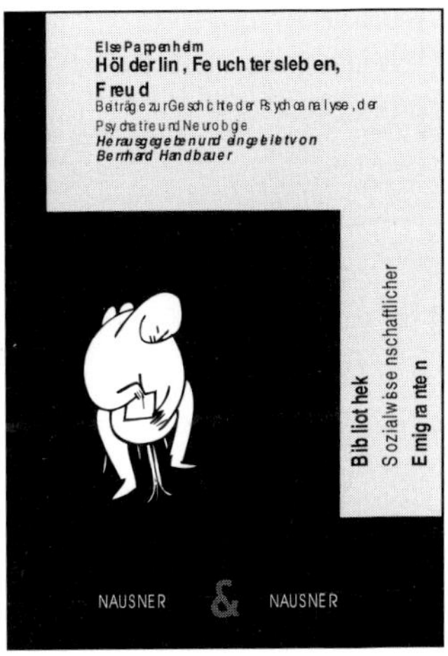

Else Pappenheim

(Bernhard Handlbauer Hg.)

Höderlin, Feuchtersleben, Freud

Beiträge zur Geschichte der Psychoanalyse, der Psychiatrie und zur Neurologie

ISBN 3-901402-40-3
Preis EURO 41,—
BSE Band VII
Neuerscheinung 2003

Nina Rubinstein
Herausgegeben u. eingeleitet von Dirk Raith

Die französische Emigration nach 1789
Ein Beitrag zur Soziologie der Emigration
Ausgewählte Schriften BSE Band VI
ISBN 3-901402-08-X
Preis EURO 34,90

www.nnv.at

NAUSNER & NAUSNER | Verlag

Rose Laub Coser
Herausgegeben von
Lewis A. Coser

Soziale Rollen und Soziale Strukturen
Ausgewählte Schriften BSE Band V
ISBN 3-901402-06-3
Preis EURO 34,90

Kurt Blaukopf
Kommentiert von
Reinhard Müller

Unterwegs zur Musiksoziologie
Auf der Suche nach Heimat und Standort
Ausgewählte Schriften BSE Band IV
ISBN 3-901402-05-5
Preis EURO 38,90

Else Frenkel-Brunswik
Herausgegeben u. eingeleitet von Dietmar Paier

Studien zur autoritären Persönlichkeit
Ausgewählte Schriften BSE Band III
ISBN 3-901402-04-7
Preis EURO 38,90

Emil Lederer
Herausgegeben u. eingeleitet von Claus-Dieter Krohn

Der Massenstaat
Gefahren der klassenlosen Gesellschaft
Ausgewählte Schriften BSE Band II
ISBN 3-901402-03-9
Preis EURO 28,90

Marie Jahoda
Herausgegeben u. eingeleitet von Christian Fleck

Sozialpsychologie der Politik und Kultur
Ausgewählte Schriften BSE Band I
ISBN 3-901402-02-2
Preis EURO 38,90

www.nnv.at